Marcel GARNIER, Pierre LEREBOULLET,
HERSCHER, VILLARET, LIPPMANN, CHIRAY,
RIBOT, JOMIER, P.-Émile WEIL, Paul CARNOT

Les Maladies du Foie

et leur Traitement

PRÉFACE

de M. le Professeur GILBERT

PARIS

J.-B. BAILLIÈRE ET FILS

1910

LES
MALADIES DU FOIE

ET LEUR TRAITEMENT

LES
MALADIES DU FOIE
ET LEUR TRAITEMENT

PAR LES DOCTEURS

Marcel GARNIER, Pierre LEREBOULLET,
HERSCHER, Maurice VILLARET, LIPPMANN,
CHIRAY, RIBOT, JOMIER, P.-Émile WEIL,
Paul CARNOT

Avec 58 Figures dans le texte

PRÉFACE

DE

M. le Professeur GILBERT

PROFESSEUR DE THÉRAPEUTIQUE A LA FACULTÉ DE MÉDECINE DE PARIS
MEMBRE DE L'ACADÉMIE DE MÉDECINE

PARIS

LIBRAIRIE J.-B. BAILLIÈRE ET FILS

19, RUE HAUTEFEUILLE, 19

1910

PRÉFACE

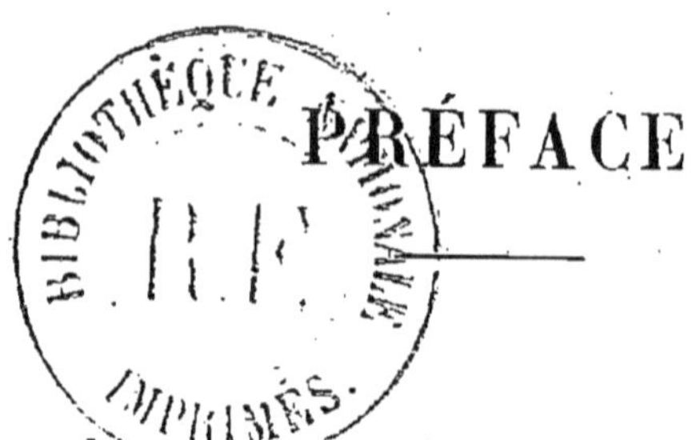

Certains de mes anciens internes se sont réunis pour faire
à l'hôpital Broussais, pendant l'hiver dernier, une série de
leçons sur les maladies du foie et des voies biliaires. Ce
sont ces leçons qu'ils publient aujourd'hui en un volume
dont je suis heureux d'écrire la préface.

Les auteurs, M. Carnot, professeur agrégé, médecin des
hôpitaux, MM. Garnier et Lereboullet, médecins des hôpitaux, MM. Weil, Herscher, Lippmann, Jomier, Chiray, Villaret et Ribot, me sont tous attachés par les liens d'une collaboration étroite et prolongée. Anciens élèves de Broussais,
ils ont continué de fréquenter cet hôpital après leur internat,
y poursuivant dans les salles et au laboratoire des recherches
de longue haleine sur l'anatomie, la physiologie ou la
pathologie hépatiques. Grâce à ce labeur incessant et
soutenu, ils ont pu produire des publications importantes
et se sont acquis le renom d'hépatologues compétents ; ils
étaient donc pleinement qualifiés pour entreprendre un
enseignement spécial sur les maladies du foie.

La matière des leçons a été distribuée d'après les études
particulières que chacun des jeunes professeurs a poursuivies,
sauf exception, sous ma direction et avec ma collaboration.
C'est ainsi que la cholémie, la cholémimétrie et l'ictère,
la cholurie, l'urobilinurie et la stercobilinie ont été dévolus
à Herscher ; la cholémie familiale, les ictères chroniques,
la cirrhose biliaire et la splénomégalie méta-ictérique à
Lereboullet; le syndrome d'hypertension portale à Villaret;

le microbisme biliaire et les suppurations hépatiques à Lippmann ; les cirrhoses hépatiques et les périhépatites à Garnier ; les lésions cellulaires à Jomier ; les connexions pathologiques du foie et du pancréas à Carnot, et celles du foie et de la rate à Weil, etc.

Le lecteur, de la sorte, peut être assuré que le sujet traité par l'auteur lui est familier, qu'il n'a point affaire à un travail de compilation, mais à une œuvre vécue.

Œuvre non de compilation, mais vécue, ce livre préparerait, par suite, des déceptions au lecteur qui y chercherait un exposé complet et neutre des diverses théories, données et conceptions, concernant l'hépatologie. Les auteurs sont allés au fond des choses, ils se sont formé une opinion personnelle, ils se sont prononcés et c'est leur ou plutôt notre commune manière de voir qu'ils mettent en avant, ne rapportant les appréciations contraires que pour les combattre ou les discuter.

Ce que le lecteur trouvera dans ces leçons, c'est donc, par excellence, le détail des acquisitions nouvelles, intangibles et durables ou fallacieuses et périssables, que nous avons introduites dans la science, avec l'exposé des lumières et des progrès qui en ont été la conséquence.

Ainsi limité, l'intérêt de ces leçons n'en est que plus considérable et leur assurera, je l'espère, un succès légitime.

A. GILBERT.

LES MALADIES DU FOIE

ET LEUR TRAITEMENT

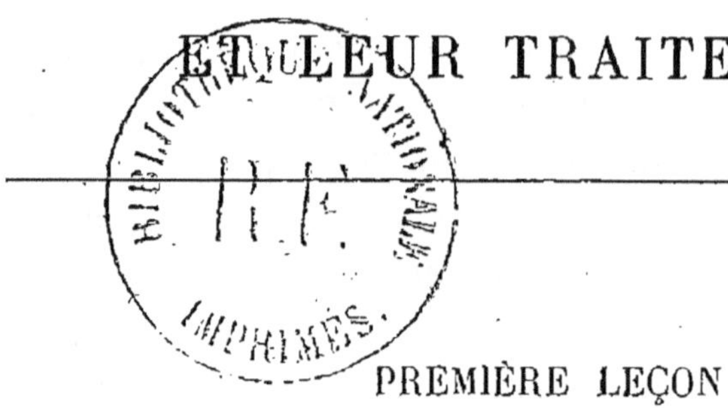

PREMIÈRE LEÇON

SÉMIOLOGIE PHYSIQUE DU FOIE

Par **Marcel GARNIER**.

RAPPORTS DU FOIE AVEC LA PAROI A L'ÉTAT NORMAL : Bord supérieur, bord inférieur ; grande et petite matité hépatique. Variations suivant l'âge ; influence du corset. Anomalies.

LES DIFFÉRENTS PROCÉDÉS D'EXPLORATION PHYSIQUE DU FOIE. — *Inspection.* — *Percussion.* — *Palpation* : procédé du pouce de M. Glénard ; palpation ascendante de M. Mathieu, ballottement hépatique de M. Chauffard. Méthode de M. Gilbert : position du malade et du médecin ; avantages qu'il y a à se servir des deux mains ; palpation du bord postérieur. La palpation renseigne sur la situation, la forme, la consistance, la sensibilité du bord inférieur, et souvent de la face antérieure. Mobilité du foie. Battements hépatiques. Fluctuation. Frémissement hydatique. — *Auscultation* : bruit de frottement, bruit de souffle. — *Radioscopie.*

RÉSULTATS DE L'EXPLORATION PHYSIQUE DU FOIE : Gros foies ; petits foies.

Quand un malade se présente à vous, quelle que soit l'affection dont il se plaigne, vous devez rechercher l'état de ses différents viscères, examiner le thorax et l'abdomen, et, dans cette revue des organes, vous ne négligerez pas de porter votre attention sur le foie. Si votre malade présente par ailleurs un symptôme tel que l'ictère qui d'emblée révèle un trouble des fonctions hépatiques, la nécessité d'examiner le foie s'imposera à vous encore plus impérieusement, et pour que cet examen soit vraiment profitable, vous devrez le pratiquer avec méthode.

Trois procédés principaux sont à votre disposition : l'*inspection*, la *percussion* et surtout la *palpation* ; accessoirement vous aurez recours à l'*amplexion*, l'*auscultation*, la *radioscopie*, autres moyens d'exploration qui, dans certains cas, vous donneront des renseignements utiles.

Mais avant de décrire ces différents procédés, il est nécessaire de rappeler en quelques mots les rapports du foie avec la paroi chez l'homme normal.

I. — Rapports du foie avec la paroi à l'état normal.

Le foie occupe la partie supérieure et droite de l'abdomen. Il est caché dans presque toute son étendue par les fausses côtes. En avant, le bord supérieur de l'organe se trouve sur la ligne mamillaire au niveau de la cinquième côte ; il monte ensuite dans le quatrième espace, pour redescendre vers l'insertion sternale de la sixième côte. En dehors, il se dirige obliquement en bas vers la septième côte, qu'il atteint au niveau de l'aisselle. Le bord inférieur répond au rebord costal ; il le dépasse légèrement en dedans de la ligne mamillaire ; de là, il se dirige à peu près horizontalement en dedans et coupe la ligne médiane en un point un peu plus rapproché de l'appendice xiphoïde que de l'ombilic ; puis il se dirige en dehors et en haut, et atteint le rebord costal gauche au niveau de la huitième côte. Enfin il rejoint le bord supérieur au-dessous du péricarde et du cœur.

La région du foie comprise entre le bord supérieur et le bord inférieur ne se trouve pas en rapport direct avec la paroi dans toute son étendue. Entre le diaphragme et la paroi costale s'insinue en effet le cul-de-sac pleural et la languette pulmonaire. Le cul-de-sac pleural n'a pas d'importance au point de vue qui nous occupe, et, sauf le cas d'épanchement se faisant dans sa cavité, sa présence ne modifie aucunement la sémiologie hépatique ; je me

contenterai de vous rappeler qu'au niveau de la ligne parasternale il est en rapport avec le bord supérieur de la
septième côte, et que de là il descend obliquement pour

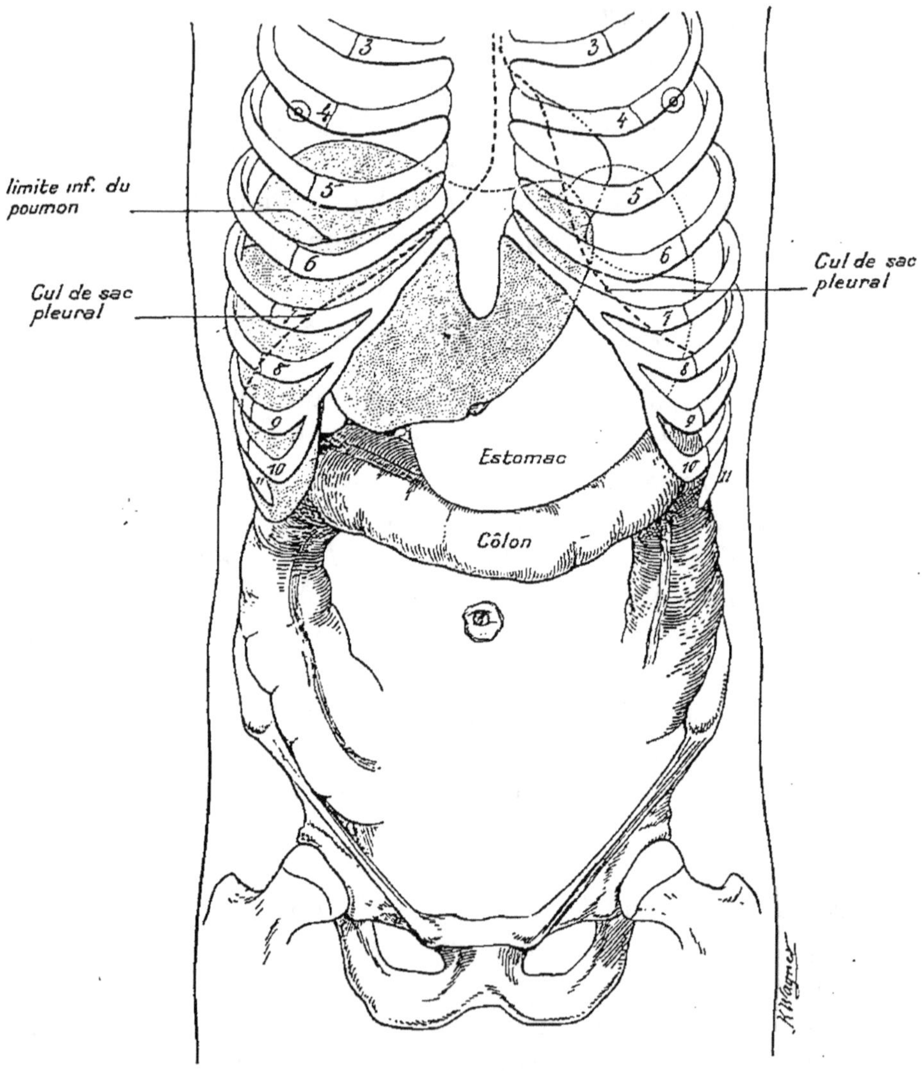

Fig. 1. — Rapports du foie avec la paroi en avant.

atteindre la huitième côte sur la ligne mamillaire. Le trajet
du bord inférieur du poumon est plus intéressant à préciser :
il suit le bord supérieur de la cinquième côte, d'après Sappey,
le bord supérieur de la sixième, d'après Eichhorst, si bien

qu'il y a toujours à l'état normal une languette de poumon qui recouvre la partie supérieure du foie (fig. 1).

Dans toute la région sous-costale, le foie n'est accessible qu'à la percussion. Celle-ci doit être pratiquée de haut en bas. Dans les premiers espaces intercostaux, elle révèle la sonorité pulmonaire ; mais dans le quatrième espace, vous trouverez une notable diminution de cette sonorité ; puis dans le cinquième espace et vers la sixième côte, la matité deviendra absolue. Cette matité continuera jusqu'au rebord costal. Sur la ligne mamillaire, la matité a une hauteur d'environ 10 à 11 centimètres ; elle est un peu moins étendue sur la ligne parasternale. Si vous analysez de près la limite supérieure de la matité, vous verrez qu'elle a une forme concave en bas. Cette surface de matité s'appelle la *grande matité hépatique*. Si vous percutez faiblement, la matité ne paraît débuter qu'après le bord inférieur du poumon, mais elle se continuera de même jusqu'au rebord costal ; c'est la *petite matité hépatique*.

C'est seulement au niveau de la région épigastrique que le foie vient se mettre en rapport direct avec la paroi abdominale ; à ce niveau on peut l'explorer par la palpation.

Latéralement, sur la ligne axillaire, vous rencontrerez la matité hépatique entre le septième espace et le rebord costal.

En arrière, le foie vient se mettre en rapport avec le neuvième, le dixième et le onzième espace intercostal (fig. 2). Il est recouvert encore par le cul-de-sac pleural ; mais celui-ci est vide à ce niveau ; le bord inférieur du poumon n'arrive sur la ligne scapulaire qu'à la neuvième côte. La matité hépatique limite donc la sonorité pulmonaire. En bas, elle se continue avec la matité du rein, si bien qu'elle n'a pas, à ce niveau, d'existence distincte ; vous n'apprécierez ses variations que si elles déterminent une élévation de la limite supérieure.

Les dimensions du foie sont celles qu'on observe chez l'adulte. Chez le nouveau-né, le foie est relativement plus volumineux ; il forme, d'après Murchison, 1/30 ou 1/20 du póids du corps, tandis que chez l'adulte il en constitue seulement 1/40. Aussi ne vous étonnerez-vous pas quand vous rencontrerez à cet âge un foie débordant les fausses côtes, et s'arrêtant à peu de distance de l'ombilic. D'après les recherches récentes de Cruchet et Sérégé, la limite

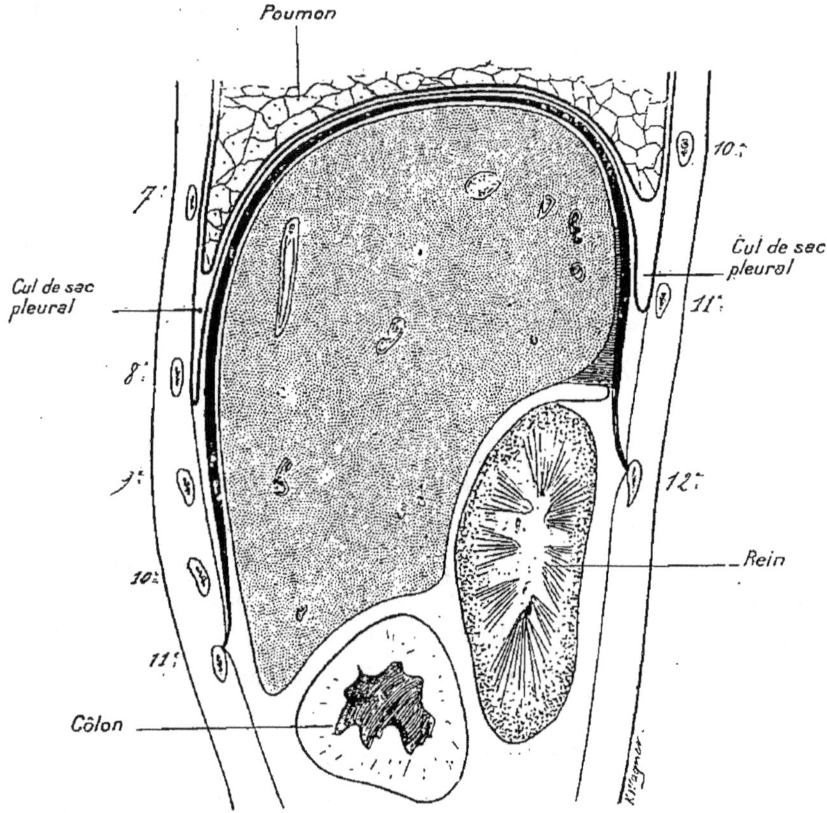

Fig. 2. — Coupe antéro-postérieure passant un peu en dehors du mamelon droit.

inférieure du foie se rencontrerait au-dessous du rebord costal jusque vers l'âge de 14 à 15 ans. Chez le vieillard, au contraire, le foie, comme les autres organes, diminue de volume; cette atrophie sénile, comme l'a montré Demange, ne peut être attribuée à aucun état pathologique précis.

Certaines habitudes, comme le port du corset, entraînent des modifications dans les rapports du foie. Si la constriction porte assez haut, elle détermine un abaissement du foie dans sa totalité ; si elle s'exerce sur la face antérieure de l'organe, elle l'aplatit et, en quelque sorte, l'allonge, si bien que le bord inférieur descend dans l'abdomen, déborde les fausses côtes et devient accessible à la palpation. Quand vous examinerez une femme, vous aurez présente à l'esprit la possibilité de cette déformation, surtout si vous notez sur la peau ces altérations que produit toujours à la longue un corset trop serré.

J'indiquerai enfin pour n'y plus revenir l'influence de certaines déformations et d'anomalies exceptionnelles. Dans le thorax rachitique, chez les gibbeux, le foie est abaissé, et vient prendre des rapports anormaux avec la paroi. Dans l'inversion totale des viscères, il occupe l'hypocondre gauche. Vous serez prévenu de ces bizarreries par les symptômes concomitants.

Comme je viens de le montrer, à l'état physiologique le foie, sur la plus grande partie de son étendue, est séparé de l'observateur par la paroi sterno-costale qui le défend contre ses approches ; si la maladie a pour effet de diminuer son volume, il se cachera davantage sous les fausses côtes et restera inaccessible ; mais si, au contraire, ce qui est le cas le plus fréquent, l'organe devient plus gros, il aura tendance à descendre dans l'abdomen, et s'offrira alors pour ainsi dire à l'examen.

II. — Les différents procédés d'exploration du foie.

Inspection. — L'*inspection* peut déjà, dans certains cas, nous donner des renseignements utiles ; je ne parle pas, bien entendu, des modifications qu'elle pourra révéler au niveau des téguments du fait de l'ictère, de l'ascite ou de la circulation collatérale ; tous ces symptômes seront étudiés dans des leçons ultérieures. Mais en dehors de ces troubles dus à un vice de fonctionnement du foie, les modifications physiques de l'organe peuvent à elles seules retentir sur la forme de la paroi et déterminer des changements dans l'aspect de l'abdomen. Regardez le malade étendu sur le dos, reposant à plat sur son lit ; parfois vous verrez la région de l'hypocondre droit ou la région épigastrique bombant plus ou moins fortement en avant ; la saillie du foie soulève la paroi abdominale qui descend ensuite rapidement vers le pubis ; nous avons observé dans une des salles du service un homme dont le foie hypertrophié faisait une voussure arrondie, nettement visible à l'épigastre.

Pour que l'inspection soit vraiment profitable, il faut examiner le malade debout ; alors vous vous rendrez compte facilement de la déformation du ventre que détermine dans certains cas l'hypertrophie du foie. La région supérieure de l'abdomen fait une saillie plus ou moins marquée ; les fausses côtes sont déjetées en avant, la grande circonférence du corps se trouve à la partie inférieure du thorax ; le ventre est asymétrique, c'est la partie droite qui est surtout développée ; cet aspect si particulier mérite le nom de *ventre hépatique.* Cette déformation est en effet caractéristique ; toutes les tumeurs abdominales ont tendance à gagner la partie inférieure : seul un organe, comme le foie, fixé au diaphragme, peut, en augmentant de volume, faire proéminer la région supérieure. La confusion est possible seulement avec un épanchement pleural droit abaissant le foie ; alors les espaces intercostaux sont distendus et effacés, tandis qu'ils subsistent nettement visibles quand il s'agit d'hypertrophie hépatique.

Pour que les côtes soient ainsi repoussées en dehors, il faut non seulement que le foie soit gros, il est nécessaire aussi que sa consistance soit augmentée. C'est là une deuxième notion que fournit l'inspection. Elle vous montrera encore souvent le bord inférieur de l'organe s'abaissant et remontant alternativement sous l'influence des mouvements respiratoires.

Mais si le pannicule adipeux est développé, si le météorisme intestinal est marqué, si l'ascite est abondante, l'inspection ne vous donnera à peu près aucun renseignement ; et il vous faudra recourir à d'autres méthodes d'examen.

Percussion. — La *percussion* sera utile dans tous les cas pour fixer la limite supérieure du foie. En percutant méthodiquement depuis la clavicule jusqu'aux fausses côtes, des régions sonores aux régions mates, vous déterminerez facilement la limite de la grande matité hépatique ; vous noterez exactement le point où elle commence en avant, latéralement et en arrière ; vous vous rendrez compte si elle occupe son siège normal, ou si elle est au contraire élevée ou abaissée. La forme de cette matité, concave en bas, vous empêchera de la confondre avec celle due à un épanchement pleural. En arrière, la percussion permet souvent de se rendre compte du développement du foie. Quand celui-ci se fait vers la partie supérieure, que le foie est *ascendant*, comme l'on dit parfois, sa matité empiète sur la sonorité pulmonaire et la percussion fixe nettement sa limite.

Toute la surface du foie est mate, rarement cette matité est interrompue dans une zone peu étendue et remplacée par du tympanisme ; c'est alors qu'un abcès gazeux s'est développé dans le foie, diagnostic que confirmeront les symptômes concomitants. Quand le bord inférieur descend dans l'abdomen, il recouvre les anses intestinales et à son niveau la matité devient difficile à mettre en évidence ; une percussion même légère réveille le tympanisme intestinal ; aussi ce moyen ne peut servir à délimiter le bord inférieur ; pour ce faire, la palpation est indispensable.

Palpation. — Plusieurs procédés ont été préconisés, pour pratiquer la palpation méthodique du foie.

Procédé du pouce de M. Glénard. — Les quatre doigts de la main gauche sont glissés sous la région lombaire, tandis que le pouce resté libre explore la partie antérieure ; la main droite est enfoncée dans le flanc droit qu'elle déprime ; puis, on fait faire au malade un grand mouvement d'inspiration, pendant lequel le pouce gauche explore la région sous-costale et constate ou non l'arrivée du bord inférieur du foie, dont il peut reconnaître la forme, la consistance, la sensibilité. Ce procédé est excellent pour reconnaître les hypertrophies peu marquées du foie ; il ne peut être utilisé, quand l'organe est considérablement augmenté de volume ; de plus, il demande un apprentissage assez long.

Palpation ascendante de M. Mathieu. — M. Mathieu a proposé, il y a déjà plusieurs années, un autre mode de palpation du foie, la *palpation ascendante* : les extrémités des deux index et des deux médius réunis dépriment la paroi abdominale, d'abord très bas dans le flanc, puis en remontant de bas en haut vers les fausses côtes. On cherche ainsi à accrocher le bord du foie avec l'extrémité des doigts repliés en crochet. Nous procédons exactement, dit M. Mathieu, comme nous le ferions si nous voulions palper notre propre foie.

Ballottement hépatique de M. Chauffard. — Sous le nom de *ballottement hépatique*, M. Chauffard a décrit une manœuvre qui permet d'étudier par le palper l'état physique du foie ; elle consiste à glisser la main gauche transversalement en arrière, en dessous des fausses côtes ; par une série de petites secousses faites d'arrière en avant, cette main soulève le bord postérieur du foie et l'amène au contact des pulpes digitales droites, placées en avant plus ou moins près des fausses côtes droites ; on se rend compte ainsi de l'état du bord tranchant, de son épaisseur, de sa consistance.

Méthode du professeur Gilbert. — « La palpation représente le mode le plus précieux d'exploration du foie (1). Elle vous permettra non seulement de déterminer la limite inférieure de cet organe, et par suite, avec l'aide de la percussion, d'apprécier ses changements de volume et de place, mais encore elle vous fournira des renseignements sur sa forme et sur sa consistance, sur les pulsations et les soulèvements dont il peut être animé, sur sa mobilité et sur sa sensibilité.

« Pour déterminer par la palpation la limite inférieure du foie, seul point que je désire envisager ici avec vous, il con-

____

(1) Ce passage est extrait d'une clinique faite à l'hôpital Broussais par le professeur Gilbert.

vient de se placer à la droite du sujet et d'ordonner à celui-ci de se mettre dans le décubitus dorsal, bien à plat, les jambes allongées, les bras disposés le long du corps, la tête relevée par un oreiller, la bouche entr'ouverte afin de pouvoir respirer largement.

« Le bord inférieur du foie est accessible à la palpation en avant et en arrière.

« En avant sa situation doit être déterminée sur deux lignes : la ligne mammaire droite et la ligne médiane ; vous compléterez ensuite par une exploration rapide l'examen des autres points, à gauche de la ligne médiane, entre les deux lignes, à droite de la ligne mammaire.

« Procédons d'abord à la recherche du bord antérieur au niveau de la *ligne mammaire*. Pour cela, il convient d'employer les deux mains, afin de mettre en jeu le plus possible d'organes tactiles. Vous disposerez vos mains de telle sorte qu'elles se touchent par leur extrémité libre et divergent par leur talon, la paume de la main gauche tournée vers le thorax, celle de la main droite vers l'arcade crurale (fig. 3). La main gauche offre ainsi une position perpendiculaire au bord du foie, la main droite lui est parallèle, si bien que les deux mains palpent le foie dans des attitudes différentes : la main gauche aborde le rebord hépatique par l'extrémité des pulpes digitales, la main droite par son bord radial.

« Disposées de cette façon, vos mains seront appliquées tout d'abord à la partie inférieure de l'abdomen près de l'arcade crurale. Vous déprimerez brusquement et légèrement la paroi abdominale une seule fois ou, ce qui est souvent préférable, deux ou trois fois successives, grâce à une série de petites secousses très doucement effectuées, et vous apprécierez la résistance qui vous sera opposée. Ces secousses doivent être pratiquées sans violence, sous peine de provoquer la contraction des muscles abdominaux ; plus légèrement vous palperez, mieux vous palperez ; le foie est directement sous la paroi, tout près de vos doigts ; n'allez pas le chercher profondément dans l'abdomen.

« Pendant que vous exécuterez ces dépressions légères,

superficielles, faites respirer largement le malade : le foie, qui suit les mouvements du diaphragme, monte et descend à chaque incursion respiratoire ; son bord passe et repasse sous vos pulpes digitales, qui peuvent ainsi en prendre connaissance.

« Si ce premier contact avec la paroi ne vous a pas révélé

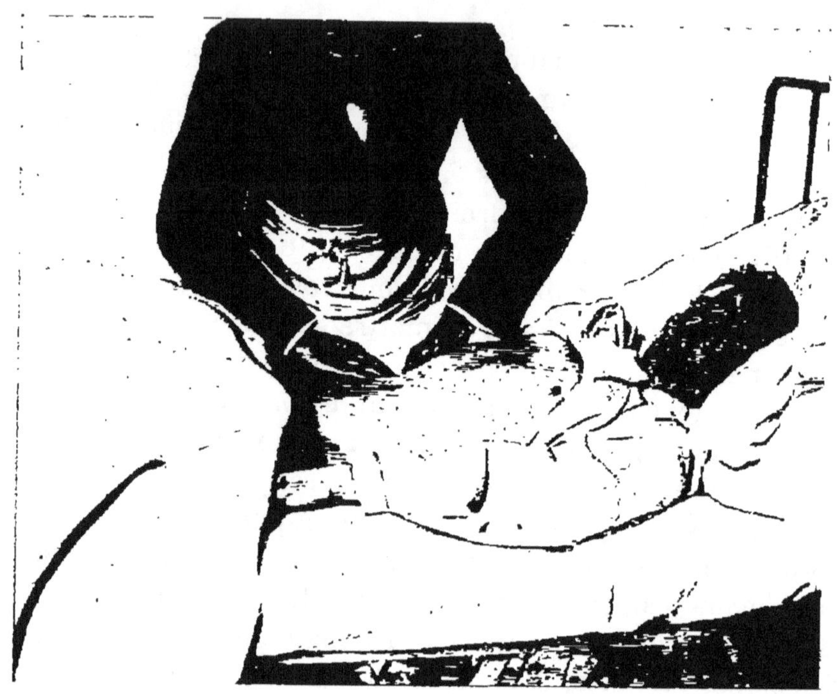

Fig. 3. — Palpation du bord antérieur du foie, méthode du professeur Gilbert.

la présence du foie, reportez vos mains un peu plus haut ; déprimez de nouveau la paroi par une série de petites secousses, et attendez que le foie dans un mouvement respiratoire vienne heurter vos doigts. Si cette recherche est encore infructueuse, effectuez un nouveau déplacement, réitérez la même manœuvre et ainsi jusqu'à ce que vous ayez atteint le rebord costal.

« Dans ces explorations successives, il arrivera un moment où vous percevrez le bord du foie ; la main gauche l'agrippe la première ; si par exception elle l'a laissé échapper, la main droite est là pour le reconnaître. Quand le foie est abaissé ou augmenté de volume, son bord est perçu dans le ventre à plusieurs centimètres des côtes. Quand il a gardé ses rapports normaux, on le sent toujours par la méthode que je viens de vous indiquer; en effet, pendant l'inspiration il se dégage des côtes et vient prendre contact avec la paroi de l'abdomen.

« La palpation du foie dont la consistance est restée normale est toujours délicate. Pourtant en procédant avec douceur, on reconnaît qu'à un moment donné la paroi qui était souple, dépressible, devient plus résistante ; on a la sensation qu'elle est doublée d'un organe compact qui manquait précédemment. C'est là une nuance, mais elle est assez nette pour qu'un médecin exercé ne s'y trompe pas.

« Si le foie est induré, il est beaucoup plus facilement perçu ; alors la main gauche accroche une arête dure, qui soulève ensuite la main droite au passage. La palpation vous renseignera immédiatement sur cette modification de consistance qui a une grosse importance en sémiologie.

« Enfin, il vous arrivera parfois de ne pas sentir le foie dans l'abdomen : l'organe atrophié échappe à la palpation. Cependant si l'atrophie n'est pas trop considérable et si la consistance est accrue, on peut encore le percevoir en faisant exécuter au malade une inspiration profonde. Dans le cas de cirrhose atrophique, quand la paroi abdominale est flasque et relâchée après une ponction d'ascite, les mains peuvent pénétrer derrière le rebord costal et apprécier l'état du foie pendant un mouvement respiratoire.

« Dans la recherche méthodique du rebord du foie sur la ligne mammaire, vous percevrez dans quelques cas une tuméfaction arrondie, piriforme, dont le fond vient s'encastrer dans la partie libre de la main gauche. C'est la vésicule biliaire dilatée qui se dégage du bord inférieur du foie et vient s'offrir au palper. La percussion vous indiquera de la matité et pourra vous être utile, mais la palpation seule, en vous renseignant sur la forme et la consistance, vous permettra d'affirmer l'existence d'un cholécyste.

« Sur la *ligne médiane*, la palpation exercée suivant le procédé que je viens de vous décrire, vous donnera aussi de bons résultats. A ce niveau, la paroi est moins souple que sur les parties latérales ; le raphé fibreux qui forme la ligne blanche est difficilement dépressible. Aussi quand le foie n'est pas induré, on ne le perçoit pas aisément. Pourtant en raison de l'écartement des rebords costaux, il est en cette région en rapport direct avec la paroi, quel que soit son degré d'atrophie. Chez les cirrhotiques, pour peu que l'ascite ne soit pas trop considérable, c'est là qu'il faut aller chercher le foie : les muscles droits écartés laissent pénétrer les pulpes digitales, la paroi est mince ; au besoin une paracentèse lui donnera la souplesse nécessaire. On sentira alors facilement le bord induré de l'organe.

« Ceci fait, une fois déterminé l'emplacement occupé par le foie sur les lignes mammaire droite et médiane, on porte les mains entre ces deux lignes, puis à droite et à gauche de chacune d'elles, et on reconnaît tout le bord inférieur. On note les saillies, les dépressions, les irrégularités qui peuvent s'y rencontrer, et on apprécie l'état de chacun des lobes. '

« Reste enfin à établir la situation du bord inférieur du foie *en arrière*. Ici la percussion ne peut être d'aucun secours ; la matité du foie est continue avec celle du rein et se confond avec celle de la masse sacro-lombaire. La palpation est le seul mode d'exploration que l'on puisse mettre en œuvre, bien qu'elle soit, à tort selon moi, trop souvent négligée.

« Pour cette palpation postérieure, vous vous placerez à droite du malade, qui lui-même sera laissé comme précédemment dans le décubitus dorsal ; vous ne négligerez pas non plus de lui recommander de respirer largement. Vous vous servirez de vos deux mains comme pour le palper antérieur, mais vous leur donnerez une position toute différente. Il faut les disposer en effet comme pour l'amplexion ou comme pour la recherche du ballottement rénal.

« La main droite est placée en avant sur la paroi abdominale, perpendiculairement au corps du malade, l'index de cette main longeant le bord inférieur du foie, déterminé par la manœuvre précédente. La main gauche est glissée en arrière sous la région lombaire droite, l'index dirigé parallèlement à la douzième côte et au-dessous d'elle. Pendant que la main droite appuie sur le foie de façon à le chasser en arrière, la gauche déprime assez fortement la

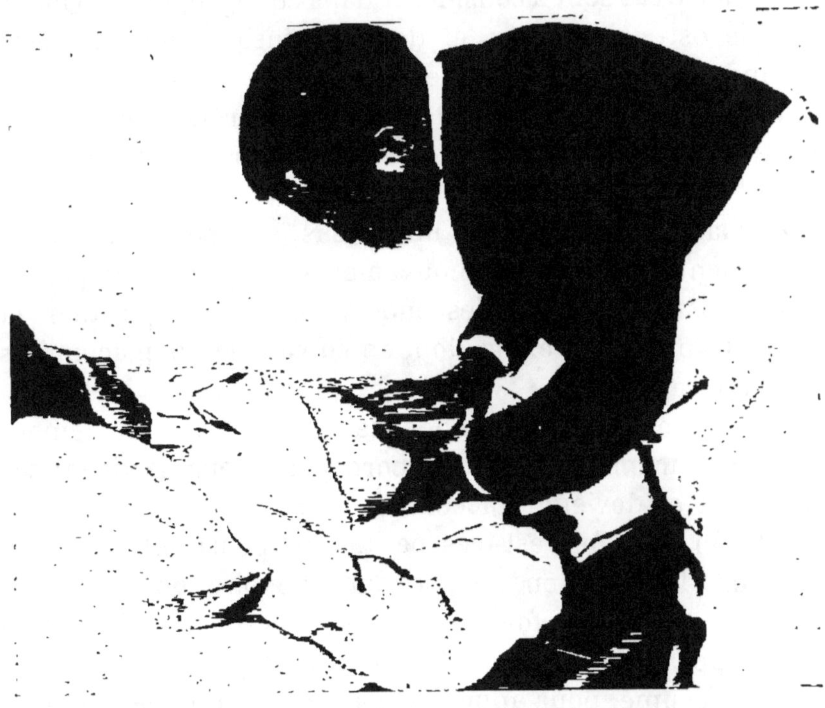

Fig. 4. — Palpation du bord postérieur du foie, méthode du professeur Gilbert.

région lombaire (fig. 4). On fait exécuter alors au malade une respiration ample et on sent très bien le bord postérieur de l'organe émerger de la côte et venir heurter l'index gauche. Comme la main droite perçoit le bord antérieur pendant que la gauche sent le bord postérieur, tout le foie se trouve alors compris entre les deux mains ; l'*amplexion* se trouve ainsi jointe à la palpation.

« Parfois, il y a intérêt à placer la main gauche, non plus comme il a été dit, parallèlement à la dernière côte, mais perpendiculairement à elle, les doigts de cette main repliés en griffe; la pulpe des quatre derniers doigts peut ainsi s'enfoncer profondément dans la région lombaire. L'avantage de cette position est de permettre de déprimer plus facilement les masses musculaires; par contre, la main ainsi disposée entre en contact avec le foie sur une étendue moins grande.

« Quatre cas sont à considérer dans cette palpation. Quand le foie est volumineux et descend jusque dans la fosse iliaque, le bord inférieur n'est pas senti, parce que, même pendant l'inspiration, il reste derrière la crête iliaque; vous sentirez alors l'organe dans son entier glisser sous la main.

« Quand le foie descend moins bas, son bord sera perçu facilement pendant les mouvements respiratoires par la main postérieure; il descend pendant l'inspiration et remonte pendant l'expiration, en suivant les déplacements du diaphragme.

« Si le volume de la glande est normal, c'est seulement pendant l'inspiration que le bord postérieur se dégagera des côtes et deviendra accessible à la palpation.

« Enfin, si le foie est très petit, il ne pourra être senti ni pendant l'inspiration, ni pendant l'expiration : c'est là un cas très rare Parfois, le foie atrophié est basculé et présente encore son bord postérieur à la palpation.

« En résumé, pour apprécier par la palpation la situation du bord inférieur du foie en avant et en arrière, vous vous servirez toujours des deux mains.

« Pour la recherche du bord antérieur, vous les placerez comme il a été indiqué ; vous les appliquerez sur la paroi abdominale qu'elles déprimeront par une secousse brusque et légère, unique ou mieux réitérée. Vous les disposerez tout d'abord au point le plus déclive de la paroi abdominale, puis vous les déplacerez de bas en haut, en recommençant les mêmes secousses brusques et légères à chaque emplacement nouveau. En même temps que vous avancerez ainsi vos mains de bas en haut, le malade respirant largement propulsera son foie du haut en bas à chaque inspiration, si bien que vos mains allant vers le foie pendant que le foie vient vers vos mains, à un moment donné vos mains rencontreront le foie. A ce moment, vous aurez brusquement notion d'un changement de résistance de la paroi abdominale. Ce changement sera d'autant plus accusé que la consistance du foie sera plus accrue ; si l'organe est fortement induré, son bord sera littéralement accroché par les mains. De toutes façons, vous aurez la sensation que la paroi abdominale est doublée d'un plan plus résistant, et que l'organe qui double ainsi la paroi est mobile avec le diaphragme. C'est ce double fait, accroissement de la résistance éprouvée par les mains qui palpent et mobilité de l'organe qui détermine cet accroissement de résistance, qui est caractéristique de la présence du foie.

« Pour aller à la recherche du bord postérieur, vous emploierez encore vos deux mains ; l'une vous servira à refouler le foie en arrière, l'autre appréciera la situation du bord postérieur. Là encore la respiration jouera un rôle primordial. Grâce aux mouvements du diaphragme, le foie abandonnera la dernière côte, et son bord passera et repassera au-devant de la main qui palpe. La palpation du bord postérieur se fait donc au moyen d'une amplexion combinée avec les mouvements respiratoires ; pour le bord antérieur, le procédé que je vous indique est une palpation bimanuelle avec succussions brusques et légères et déplacements successifs de bas en haut, combinée aussi avec l'action des mouvements respiratoires. »

La palpation ne renseigne pas seulement sur la situation et le trajet du bord inférieur. Elle permet d'apprécier la *forme* de ce bord, qui, mince et tranchant à l'état normal, devient, dans beaucoup de cas pathologiques, arrondi et mousse. Elle indique la *consistance* de l'organe : chez l'homme sain, le foie offre peu de résistance ; il se laisse déprimer par les organes voisins, et vous savez que le rein, la capsule surrénale et même l'angle du côlon déterminent des dépressions sur sa face inférieure. C'est cette faiblesse de consistance qui rend sa palpation difficile chez les personnes bien portantes. Sous l'influence de la maladie, il peut devenir plus mou encore ; c'est ce qui arrive quand il est atteint de dégénérescence graisseuse ; vous apprécierez difficilement cet état. Dans beaucoup de cas, au contraire, il est induré, ce qui rend l'exploration de l'organe plus facile ; cette induration indique que le foie a subi de profondes modifications dans sa texture, qu'il est atteint de cirrhose avancée ou de cancer ; dans ce dernier cas, elle peut devenir véritablement ligneuse. Parfois, vous aurez une sensation de tension élastique en une région limitée de l'organe, tandis que le reste aura gardé une consistance normale ou légèrement augmentée ; c'est qu'alors il y aura en ce point une collection liquide.

La palpation du bord inférieur, celle de la partie du foie qui se met en rapport avec la paroi abdominale, vous feront constater parfois l'existence d'inégalités ou même de véritables bosselures ; quand l'organe est parsemé de sillons plus ou moins profonds, entre lesquels le parenchyme est induré, vous penserez au foie ficelé syphilitique. Quand vous percevrez des saillies, des nodosités plus ou moins volumineuses, votre diagnostic inclinera vers le cancer nodulaire. Rarement les granulations des cirrhoses veineuses sont assez développées pour que vous puissiez les percevoir ; vous songerez néanmoins que cela est possible. Dans certains cas, vous ne sentirez qu'une seule saillie ; c'est alors bien souvent qu'existe une collection liquide, un kyste hydatique par exemple. Si la bosselure est apparue rapidement, si elle est sonore à la percussion, vous devrez penser à la possibilité d'une suppuration gazeuse.

A l'état normal, le foie est mobile avec le diaphragme ; il s'abaisse et s'élève à chaque incursion respiratoire : vous suivrez facilement ces mouvements par la vue et par le toucher pour peu que le foie déborde les fausses côtes. Vous rechercherez toujours cette mobilité ; parfois vous la verrez faire défaut ; le foie est soudé à la paroi, immobile ; c'est qu'il y a une périhépatite avec symphyse. Rarement, vous trouverez la mobilité exagérée en quelque sorte ; les ligaments qui soutiennent l'organe sont alors distendus et relâchés et le foie est mobile dans l'abdomen.

Parfois vous réveillerez en palpant le foie une douleur plus ou moins vive ; cette hépatalgie provoquée indique un état pathologique de l'organe, car normalement il est insensible. La douleur peut exister tout le long du bord inférieur ; plus souvent elle est localisée à un point de l'organe, au niveau de la vésicule par exemple ; elle permet de préciser dans certains cas le siège d'un abcès du foie. La douleur peut être discrète, occuper seulement le point où la pression est effectuée ; elle peut aussi s'irradier le long du cou en suivant le trajet du nerf phrénique droit, dans l'épaule, dans le dos et ces irradiations ont une grosse valeur diagnostique. Vous rencontrerez l'hépatalgie chez les diabétiques chez qui elle est fréquente, comme l'ont montré MM. Gilbert et Lereboullet, chez les emphysémateux où elle peut révéler un début de congestion hépatique sous l'influence de la gêne de la circulation cardiaque. En même temps vous noterez parfois des zones d'hyperesthésie cutanée en rapport, suivant le schéma de Head, avec l'altération du viscère sous-jacent.

A côté de ces renseignements principaux, la palpation vous en fournira d'autres, plus rares à la vérité, mais d'une grande valeur par eux-mêmes. C'est ainsi que vous pourrez reconnaître de la *fluctuation*, au niveau d'un abcès ou d'un kyste superficiellement situé ; vous la rencontrerez aussi parfois sur des nodosités cancéreuses, et Hanot a signalé une variété de cancer pseudo-fluctuant dont vous ferez bien de ne pas oublier l'existence.

Assez souvent vous sentirez que le foie est animé de battements ; c'est que le choc de l'aorte ou celui de la pointe du cœur se transmet directement au foie, et ces pulsations n'ont pas alors grande valeur diagnostique. Mais dans d'autres cas, vous constaterez par l'amplexion à chaque battement cardiaque une véritable expansion de l'organe, une augmentation rythmique de volume en rapport avec le reflux du sang ; c'est qu'il y a alors insuffisance tricuspidienne, et qu'à chaque systole cardiaque le sang est lancé à travers l'oreillette dilatée dans les veines caves, donnant ainsi dans le système cave supérieur le pouls veineux jugulaire, et dans le système cave inférieur le *pouls veineux hépatique*.

Enfin la combinaison de la percussion et de la palpation vous permettra de reconnaître dans quelques cas le *frémissement hydatique*. Vous placerez à l'endroit où vous soupçonnez l'existence d'un kyste hydatique, l'index, le médius et l'annulaire de la main gauche, en ayant soin de les écarter les uns des autres ; vous percuterez d'un coup sec et rapide le médius ; dans le cas de kyste hydatique, vous percevrez alors une sensation identique à celle que donne la percussion d'une masse de gélatine. Pendant longtemps on a attribué ce frémissement au heurt des vésicules filles dans le kyste sous l'influence du choc percuteur. On a reconnu maintenant qu'il pouvait être perçu au niveau de tumeurs liquides n'ayant rien de commun avec le kyste hydatique, comme certaines tumeurs de l'ovaire par exemple ; il se produit chaque fois que l'on percute un kyste dans lequel le liquide a acquis une certaine tension ; il n'est pas pathognomonique comme on l'a cru longtemps, il garde néanmoins, quand on le perçoit au niveau de la région hépatique, une grande importance.

Auscultation. — Quand vous aurez épuisé toute la série des notions si diverses que peut vous fournir la palpation, l'examen physique du foie sera bien près d'être terminé. Vous aurez pourtant intérêt parfois à appliquer le stéthoscope sur la région hépatique ; vous pourrez entendre un bruit de souffle systolique doux dans certains cas de foie cardiaque, parfois aussi dans la lithiase biliaire et même dans la cirrhose atrophique. Vous constaterez aussi quelquefois le bruit de frottement périhépatique dû à l'inflammation du péritoine périhépatique ; ce bruit a été comparé par Bertrand au bruit de cuir neuf de la péricardite. Il s'accompagne souvent d'une sensation tactile. Il est utile à constater dans le cas d'abcès du foie ; son apparition précède celle de l'œdème pariétal ; elle précise le diagnostic et indique le point où la ponction doit être pratiquée.

C'est encore une sensation tactile aussi bien qu'auditive que donne la vésicule remplie de calculs quand on la soumet à de légères pressions ; *le bruit de collision*, signalé par Lisfranc, est une sorte de crépitation perçue au moyen du stéthoscope, mais que la main peut aussi reconnaître. De même le frémissement hydatique peut, dans certains cas, être perçu par l'oreille.

Enfin, comme Laënnec l'avait déjà indiqué, l'auscultation peut faire entendre des souffles dans le cas d'abcès du foie ouvert dans les bronches, et du gargouillement quand des gaz intestinaux sont refoulés dans la cavité d'un abcès ouvert dans le tube digestif. De même des signes de pneumothorax seront entendus dans le cas de péritonite périhépatique suppurée et gazeuse située sous le diaphragme. Ce sera encore l'auscultation que vous appliquerez si vous faites usage pour délimiter le foie de la *phonendoscopie*, aujourd'hui un peu délaissée.

Radioscopie. — Reste une dernière méthode qui, dans certains cas malheureusement trop limités, vous fournira des renseignements précieux : je veux parler de la *radioscopie*. Elle ne vous sera d'aucun secours pour délimiter le bord inférieur ; elle ne pourra pas plus que la radiographie vous indiquer l'existence et le siège d'un calcul biliaire ; mais elle vous montrera nettement le trajet du bord supérieur du foie. Vous verrez sur l'écran le diaphragme abaissé ou au contraire élevé ; vous vous rendrez compte des augmentations de volume de la glande qui se font vers le thorax et des déformations du bord supérieur.

III. — Résultats de l'exploration physique du foie.

L'examen physique du foie vous permettra de distinguer trois catégories de faits : ou bien l'organe a un volume normal, ou il est atrophié, ou il est hypertrophié.

Vous ne conclurez à l'atrophie qu'après avoir écarté

certaines causes d'erreur ; parfois une anse intestinale distendue par des gaz vient s'insinuer entre le foie et la paroi costale et détermine du tympanisme à ce niveau ; vous saurez que dans certaines formes de péritonite il y a, par ce mécanisme, disparition complète de la matité hépatique. L'atrophie hépatique est toujours d'un mauvais pronostic : dans les cirrhoses avec ascite, les formes à petit foie sont les plus sérieuses: au cours d'un ictère aigu, la diminution de volume du foie doit faire craindre l'ictère grave, l'atrophie jaune aiguë dont l'issue est fatale.

Plus souvent, vous constaterez l'hypertrophie du foie, l'*hépatomacrosie* comme on disait autrefois, l'*hépatomégalie* comme on dit souvent aujourd'hui, la *mégalhépatie* comme on devrait dire pour parler correctement. Si elle est considérable, vous pourriez la confondre avec une tumeur du cæcum, avec un néoplasme rénal, avec le rein flottant ; mais si vous palpez en suivant le procédé que préconise M. Gilbert, vous éviterez ces erreurs de diagnostic. Vous ne confondrez pas non plus le foie augmenté de volume avec le foie mobile ; dans ce cas, en effet, le foie n'occupe plus sa loge habituelle ; la palpation bimanuelle vous permettra de reconnaître sa mobilité et vous arriverez par une pression appropriée à le remettre dans sa situation normale. Si la *ptose hépatique* est moins accentuée, le foie déborde seulement le rebord costal ; la percussion vous montrera que le bord supérieur est abaissé, vous distinguerez ainsi facilement un foie mobile d'un foie hypertrophié. Enfin, vous vous souviendrez qu'on a décrit des foies à *lobe flottant* : dans ce cas une lame de tissu hépatique détachée du bord inférieur descend dans le ventre, parfois jusque dans le flanc: Riedel, Terrier ont signalé l'allongement de la bande de tissu hépatique qui recouvre la vésicule malade. Vous saisirez ce lobe hypertrophié entre vos doigts, vous en reconnaîtrez la forme, et vous ne le confondrez pas avec la vésicule dilatée, ni avec une tumeur d'un autre organe.

L'hypertrophie du foie peut être généralisée à tout l'organe, ou localisée seulement à certaines de ses parties ; le foie à lobe flottant est un exemple de cette deuxième variété ; mais ces hypertrophies partielles peuvent se rencontrer aussi dans d'autres cas, dans la syphilis hépatique par exemple : vous songerez aussi alors à la possibilité d'une tumeur surajoutée, comme un kyste hydatique.

Quand tout le foie est augmenté de volume, vous vous rendrez compte d'abord de sa consistance ; si elle est diminuée, vous songerez à la dégénérescence graisseuse, fréquente chez les alcooliques ; si elle est ferme, élastique, vous aurez l'attention attirée sur la transformation amyloïde dont vous rechercherez les autres symptômes ; si elle est franchement dure, c'est aux diverses variétés de cirrhose et au cancer que vous devrez penser.

Je vous ai déjà dit comment vous interpréterez la fluctuation, les pulsations que vous percevrez parfois au niveau des foies hypertrophiés, je n'y insisterai pas de nouveau.

Mais je tiens à vous prévenir des changements de forme et de volume, que vous constaterez parfois au niveau du foie au cours d'une même maladie. Dans le cancer massif, l'augmentation rapide du volume de l'organe sera un élément précieux de diagnostic. Dans les cirrhoses alcooliques, dans l'ictère grave, vous reconnaîtrez souvent à des examens successifs parfois très rapprochés que le foie s'atrophie de plus en plus. Dans la congestion hépatique des cardiaques, vous assisterez à des alternatives d'augmentation et de diminution de volume, suivant que la contraction cardiaque devient insuffisante ou au contraire reprend sa force normale ; c'est dans ces cas qu'Hanot a pu dire que le foie *fait l'accordéon.*

Ainsi, l'examen physique du foie fournit nombre de notions précieuses pour le diagnostic. Vous comprenez maintenant toute l'importance qu'il présente ; comme vous avez pu vous en rendre compte, il ne demande de la part du médecin que de l'adresse et du savoir-faire ; il ne nécessite le plus souvent aucune instrumentation spéciale.

Et pourtant il forme la base du diagnostic et dans quelques cas fait prévoir le pronostic. L'examen fonctionnel viendra ensuite ; il permettra de préciser bien des notions, mais il serait bien souvent sans valeur s'il n'était appuyé sur la sémiologie physique.

DEUXIÈME LEÇON

SÉMIOLOGIE FONCTIONNELLE DU FOIE

Par **Pierre LEREBOULLET**.

LA CELLULE HÉPATIQUE ET SES FONCTIONS. — Fonctions du foie à l'état normal. Son rôle dépurateur et son rôle alimentaire. Importance comparée des diverses fonctions du foie à l'état pathologique.
FONCTION URÉOGÉNIQUE. — Hypoazoturie et hyperazoturie. Coefficient azoturique. Ammoniurie expérimentale.
FONCTION GLYCOGÉNIQUE. — Glycosurie digestive spontanée. Glycosurie alimentaire provoquée.
FONCTION ANTITOXIQUE. — Toxicité urinaire dans les maladies du foie.
FONCTION INDOPEXIQUE. — Indicanurie spontanée. Indicanurie expérimentale.
FONCTION MARTIALE. — Modifications du sang. Hémorragies.
Autres signes de l'état fonctionnel du foie : glaucurie intermittente.
FONCTION BILIAIRE. — Signification de l'urobilinurie.
onclusions : Hyperhépatie, anhépatie, parhépatie.

I. — La cellule hépatique et ses fonctions.

Les troubles révélateurs d'une altération hépatique, en dehors des modifications physiques du foie analysées dans la précédente leçon, peuvent être liés à une altération de la cellule amenant une modification de son fonctionnement, à une gêne de la circulation sanguine intrahépatique entraînant secondairement un trouble de la circulation de la veine porte ou de celle de la veine cave inférieure, à un obstacle à la circulation biliaire commandant la cholémie et l'ictère.

Les troubles de la circulation sanguine et ceux de la circulation biliaire seront étudiés dans des leçons ultérieures. Les modifications dans le fonctionnement de la cellule hépatique, qui vont faire l'objet de cette leçon, sont particulièrement importantes à connaître, car d'elles dépend en grande partie le pronostic à porter, comme l'a, il y a longtemps déjà, affirmé Hanot. Elles sont nombreuses, ainsi qu'il est facile de le comprendre, pour peu qu'on se rappelle l'anatomie et la physiologie normale du lobule hépatique et de son élément fondamental, la cellule hépatique.

Je ne puis vous exposer ici les caractères anatomiques du lobule hépatique ; vous savez que chez l'homme, il peut être considéré comme sanguin, ou biliaire, suivant que, faisant appel à des notions de pathologie ou d'anatomie

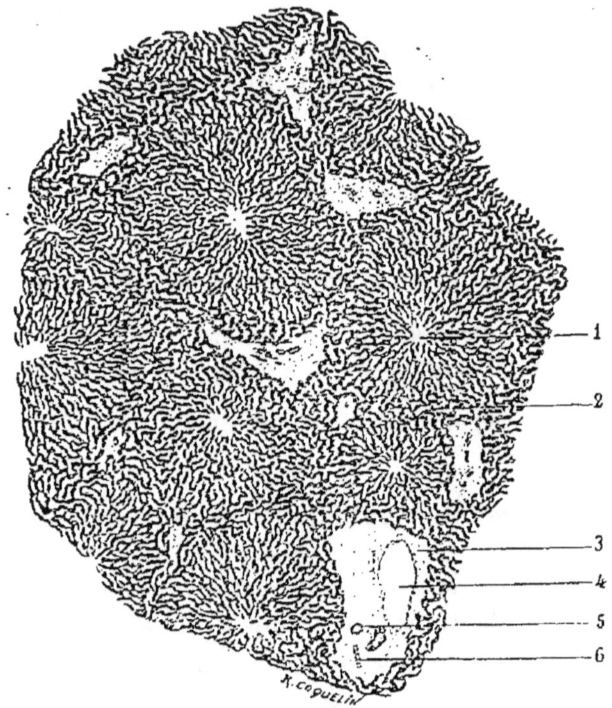

Fig. 5. — Foie humain.

1, veine centrale du lobule. — 2, périphérie du lobule. — 3, espace porte. — 4, veine porte. — 5, artère hépatique. — 6, canaux biliaires (Gr. = 20 d.) (Branca).

comparée, on unit par la pensée les espaces de Kiernan ou les veines sus-hépatiques. La figure que je mets sous vos yeux (fig. 5) vous montre comment on peut comprendre cette double disposition. S'il peut, à l'état pathologique, paraître surtout biliaire, il est pourtant logique de considérer le foie humain comme physiologiquement composé surtout de lobules sanguins, en raison, notamment, du rôle primordial

du foie en tant que glande vasculaire sanguine. MM. Gilbert
et Weil ont fait valoir en faveur de ce rôle prédominant du
lobule sanguin toute une série d'arguments empruntés à
l'anatomie et à la physiologie normales, à l'anatomie comparée, à l'embryogénie, à l'anatomie pathologique ; je ne
puis insister ici sur ces divers arguments qui établissent
nettement que le foie de l'homme doit être avant tout considéré comme une glande vasculaire sanguine (1).

La cellule hépatique est l'élément capital du lobule. De
nombreuses recherches histologiques ont fixé ses carac-

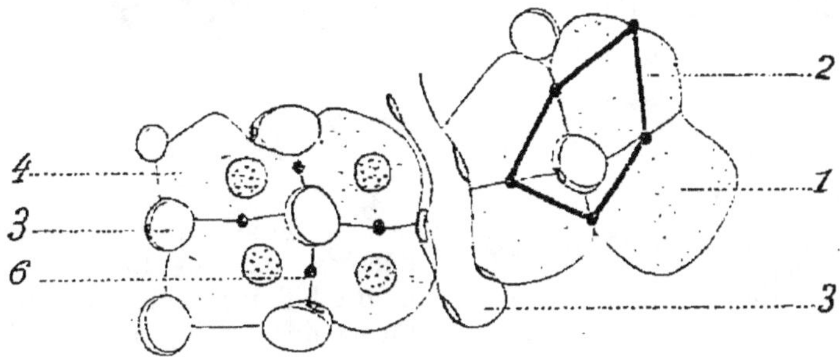

Fig. 6. — Rapports de la cellule hépatique avec les capillaires veineux
et les canalicules biliaires (d'après Stœhr).

A droite, les cellules (1) sont vues, à pic, par une de leurs faces : on
voit le réseau de canalicules biliaires (2) et le capillaire veineux situé au
point de rencontre des quatre cellules hépatiques. A gauche, la coupe
intéresse les cellules hépatiques (4) à leur partie moyenne, au niveau
du noyau ; les capillaires veineux occupent les angles de la cellule ;
les canalicules (6) sont vus en coupe ; ils sont séparés des capillaires
veineux (3) par une demi-face de cellule.

tères que la figure 6 met en relief : elles ont montré notamment ses relations avec les capillaires sanguins et biliaires
et les modifications que subit son réticulum protoplasmique, aux diverses phases de son activité. Parmi ces
recherches, je puis vous rappeler les recherches récentes
de MM. Gilbert et Jomier, qui ont étudié l'état de la cellule
hépatique dans les périodes de jeûne et dans les périodes
d'activité digestive, ses modifications sous l'influence de

(1) GILBERT et WEIL, Le foie est composé de lobules sanguins (*Presse
médicale*, 20 avril 1898).

l'apport de substances alimentaires, dans ce que l'on pourrait appeler la *phase hépatique de la digestion*. A côté de la cellule hépatique, il faut également faire une place à la cellule endothéliale du capillaire sanguin, cellule étoilée, cellule de Kupfer (fig. 7) ; mais si cette cellule a en pathologie un rôle assez important sur lequel ont simultanément insisté MM. Gilbert et Jomier (1) et M. Nathan, elle ne joue qu'un rôle accessoire dans la physiologie du foie.

La cellule hépatique, au contraire, a des fonctions multiples qui s'exercent à l'égard des diverses substances, apportées par la veine porte au foie ; non seulement elle les arrête, elle neutralise souvent leur effet nocif, mais elle les transforme en substances utiles qu'elle rend à l'organisme, soit par la voie sanguine, soit par la voie biliaire.

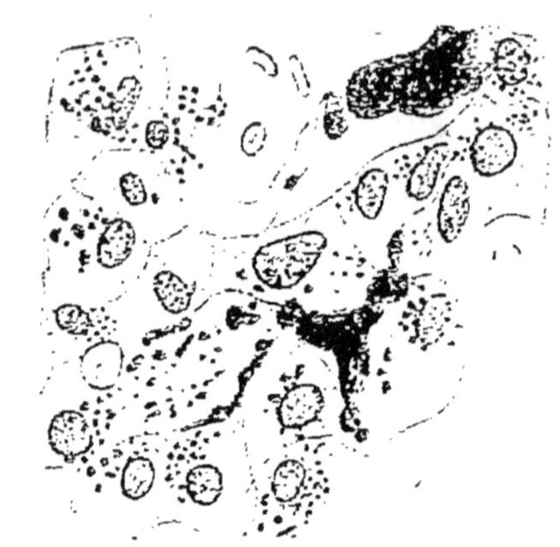

Fig. 7. — Foie d'un malade atteint d'ictère par rétention. Les pigments biliaires apparaissent sous forme de boudins allongés infestant les canalicules biliaires et de granulations qui infiltrent les cellules hépatiques et la cellule étoilée de Kupfer située à la partie supérieure de la figure (Gilbert et Jomier).

Ses *fonctions d'arrêt* s'exercent à l'égard du sucre, des graisses, des matières albuminoïdes, c'est-à-dire de l'ensemble de substances alimentaires utilisables.

Elles s'exercent également à l'égard des poisons intestinaux et de certains produits d'origine intestinale. La cellule hépatique, en d'autres termes, arrête des substances étrangères non assimilables ou toxiques, et, non seulement elle les arrête, mais elle les transforme, elle les élimine ou elle les accumule en les rendant inoffensives. Cet ensemble de fonctions constitue le *rôle dépurateur* du foie, opposé à son *rôle alimentaire*.

(1) GILBERT et JOMIER, La cellule étoilée du foie (*Arch. de méd. expérimentale,* mars 1908).

Je ne puis penser à énumérer ici toutes ces fonctions du foie, je vous mentionnerai seulement que, parmi celles du foie alimentaire, trois principales sont à considérer :

1° *Fonction de fixation et de transformation des graisses*, vue déjà par Claude Bernard, dont le détail histologique a été récemment fixé par MM. Gilbert et Carnot, par Mlle Deflandre et surtout par MM. Gilbert et Jomier qui ont montré combien l'adipopexie hépatique était complexe ; l'étude de cette fonction ne fournit actuellement aucune donnée utile pour l'examen fonctionnel du foie, mais son importance doit être rapprochée de la fréquence de la surcharge et de la dégénérescence graisseuse du foie en pathogénie.

2° Plus importante est la *fonction glycogenique*, vue également par Claude Bernard, qui a établi que le foie arrête le sucre alimentaire, le transforme en glycogène et le rend secondairement sous forme de sucre à l'organisme suivant ses besoins, double fonction que, pour la commodité du langage, on pourrait appeler fonction glycopexique, et fonction glycogénique (fixation du sucre, formation du sucre).

3° Le foie agit aussi sur les albuminoïdes, qu'il peut transformer en graisse, ou en glycogène, suivant les besoins de l'organisme.

Ajoutons enfin que les albuminoïdes non utilisables sont par lui transformés en *urée*. Parmi les fonctions du foie dépurateur, la plus importante est en effet celle qui transforme les produits azotés non assimilables en urée, pour les déverser dans le sang d'où ils sont éliminés avec l'urine, l'urée étant douée d'ailleurs d'un pouvoir diurétique (l'urée est un véritable diurétique physiologique, Bouchard). La *fonction uréopoiétique* est particulièrement utile à connaître pour l'examen fonctionnel du foie.

Moins importante est la *fonction dite de sulfo-conjugaison des phénols* grâce à laquelle, semble-t-il, l'indican est formé.

Le foie enfin accumule et rend inoffensifs toute une série de poisons, sa *fonction antitoxique* ayant été bien mise en lumière par Roger. Il fixe les microbes, et son *pouvoir bactériopexique* paraît chaque jour plus net à la faveur des expériences, montrant la fixation par le foie et par la rate des germes inoculés et notamment du bacille tuberculeux. Les expériences entreprises par Gilbert et Lion, par Yersin, ont montré le pouvoir de captation exercé par le foie vis-à-vis du bacille tuberculeux, mis également en évidence dans les récentes expériences de F. Arloing sur le bacille tuberculeux homogène. Cette fonction d'arrêt s'exerce encore à l'égard de certaines granulations pigmentaires (*fonction granulopexique*), à l'égard des cellules cancéreuses nées dans un autre organe (*fonction cytopexique*) (1) ; la cellule étoilée a dans ses diverses fonctions un rôle important et se montre l'auxiliaire précieux de la cellule hépatique, mais je n'insiste pas, car ce sont là des fonctions sans conséquences sémiologiques.

Enfin le foie *agit sur la composition du sang*, et la teneur de celui-ci en fibrine, en ferment coagulant, en urée, se trouve modifiée sous l'influence des altérations du foie. On sait également le *rôle hématopoiétique* qu'il joue chez le fœtus. Cette action du foie sur la composition du sang est particulièrement importante à connaître. Actuellement de même les relations entre le fer et le foie sont bien établies ; la *fonction martiale* du foie, sur laquelle Castaigne a récemment insisté, doit être présente à l'esprit.

Je vous ai jusqu'à présent parlé des diverses fonctions du foie, et n'ai rien dit de la *fonction biliaire*. C'est que celle-ci, bien que se voyant d'une manière beaucoup plus nette que les fonctions sanguines, est beaucoup moins importante que les autres. De même que dans une usine à gaz, ce sont des matériaux de déchet, coke, huiles lourdes, matières colorantes qui apparaissent d'abord aux yeux du visiteur, alors que le gaz impalpable est évacué par une canalisation dissimulée, de même la bile est ce qui frappe parmi les produits de l'activité hépatique, alors que la

---

(1) GILBERT et CARNOT, Les fonctions hépatiques. Naud, 1902.

sécrétion sanguine n'apparaît pas ; la bile n'est pourtant, quelle que soit son utilité, qu'un produit résiduel, analogue au coke, suivant la comparaison de Gilbert et Weil. Au surplus, cette fonction biliaire devant être l'objet de leçons ultérieures, je n'ai pas à m'appesantir sur elle.

Il résulte de ce que je viens de vous dire que les fonctions qui offrent le plus grand intérêt à étudier, au point de vue de l'examen fonctionnel du foie, sont la fonction uréogénique, la fonction glycogénique, sous son double aspect de glycopexie et de glycogénie, la fonction d'arrêt des poisons, la fonction indopexique, enfin la fonction martiale. Voyons quels renseignements peut fournir l'exploration de ces diverses fonctions.

II. — Fonction uréogénique.

Depuis les recherches de Fourcroy et Vauquelin et surtout celles de Meissner, on sait le rôle du foie dans la formation de l'urée. Divers arguments expérimentaux ont été fournis à l'appui de ce rôle du foie et il y a quelques années les recherches de Ch. Richet et de Chassevant ont établi que la formation de l'urée par le foie aux dépens des sels amoniacaux et des acides amidés se faisait par l'intermédiaire d'un ferment spécial, le *ferment de l'urée*. Il était donc à prévoir que les altérations du foie devaient entraîner des modifications de **l'azoturie** ; et, il y a déjà bien des années, précisant les recherches de Murchison, un travail important de P. Brouardel a montré le rôle des maladies du foie dans la production de l'hypoazoturie. Cette *hypoazoturie* a été, depuis ce travail de Brouardel, vérifiée dans un grand nombre d'états, où la cellule hépatique est touchée ; inversement on a signalé, dans certains cas, l'*hyperazoturie* liée soit à l'accroissement de la désassimilation azotée sans que la cellule hépatique ait à intervenir, soit à la suractivité de la cellule hépatique, mais, pour apprécier ces variations de l'excrétion uréogénique, il faut certaines précautions sur les-

quelles a insisté Dehon dans un récent et important travail (1)
sur le chimisme hépatique, en partie élaboré dans ce service.

L'hypoazoturie peut en effet résulter d'une réduction de
l'alimentation, ou d'un état d'inanition relative lié à des
troubles de l'absorption ou à la rétention des éléments
azotés au sein des humeurs, des épanchements, ou même
des tissus, et l'on sait combien la rétention uréique a été
étudiée dans ces dernières années (Achard, Paisseau,
Widal, Javal). Il faudrait donc établir le bilan exact des
ingesta et des éliminations, pour fixer la valeur de l'hypoazoturie, ce qui est irréalisable en pratique : ce qu'il faut
faire, c'est, autant que possible, ne tenir compte que des
cas dans lesquels les malades ont été soumis à un régime
fixe et doser plusieurs jours de suite la quantité d'urine
pour fixer la moyenne de l'urée éliminée dans les vingt-
quatre heures. C'est, d'autre part, dans les cas où ce régime
fixe n'aura pu être établi, se renseigner sur l'alimentation
du malade et ne tenir compte que des cas où elle est restée
suffisante. Avec ces précautions, on voit alors que les sujets
présentant de l'*hypoazoturie permanente* sont souvent des
sujets ayant une maladie grave du foie et notamment des
cirrhotiques. L'hypoazoturie des cirrhoses, et particulièrement des cirrhoses alcooliques atrophiques, est, nous le
verrons, un symptôme des plus importants qui témoigne
de l'insuffisance cellulaire; de même l'hypoazoturie se voit
parfois dans certains cas d'angiocholite, d'ictère ou encore
au cours de certaines maladies infectieuses qui s'accompagnent de lésions de la cellule.

En regard des faits dans lesquels vous noterez que la
quantité d'urée tombe à 15 grammes, 10 grammes et au-
dessous, il en est d'autres dans lesquels l'urée vous apparaîtra
fortement augmentée ; il en est ainsi chez certains sujets
atteints de cirrhose pigmentaire et de cirrhose hypertrophique alcoolique, chez certains diabétiques. Les chiffres de
40, de 60, de 70, de 100 grammes d'urée témoignent dans

(1) MAURICE DEHON, Contributions à l'étude du chimisme hépatique
dans les maladies du foie. Thèse de Lille, 1906.

ces cas d'une hyperazoturie nette et sont en relation fréquente
avec un hyperfonctionnement du foie. De même dans certains cas de cirrhoses biliaires, analysés dans ma thèse, a pu
être notée l'existence d'une hyperazoturie assez marquée
en relation avec l'hypertrophie, et l'hyperfonctionnement
de l'organe (1).

Ces modifications en plus ou en moins dans l'azoturie
peuvent se voir non plus à l'état chronique, mais à *l'état
passager*. C'est ainsi que, dans l'ictère grave, l'urée peut
tomber à moins de 2 grammes et moins ($0^{gr},20$, $0^{gr},50$).
Inversement au décours de certains ictères catarrhaux, il y
a des décharges d'urée avec élimination considérable, associées d'ailleurs à d'autres éliminations urinaires (Chauffard).
Il en est de même au décours de certaines maladies infectieuses : dans la pneumonie par exemple, il peut y avoir au
moment de la crise une azoturie marquée.

Un second élément plus précis pour se rendre compte
de la valeur de la fonction uréopoiétique est ce que l'on a
appelé le **coefficient azoturique**, donnant la mesure de
l'utilisation des matières azotées ; il consiste dans le *rapport
de l'azote de l'urée à l'azote total* $\dfrac{\text{Az U}}{\text{Az T}}$. Normalement ce
rapport s'élève à 0,85. Il peut être au-dessous de ce chiffre
lors d'hypofonctionnement, tomber à 0,70, 0,60. Il peut être
au-dessus, s'élever à 0,95, ou à près de 100. Mais l'analyse
de l'azote total, qui est toujours assez longue et délicate et
nécessite une technique précise, ainsi que la recherche du
coefficient azoturique, si utile qu'elle soit, ne peuvent être
faites dans tous les cas.

Une autre méthode récemment proposée, c'est la **recherche de l'ammoniaque urinaire**. Son augmentation est
un signe d'insuffisance. Normalement il n'y a que
2 à 5 p. 100 de l'azote total qui est éliminé sous la forme
d'ammoniaque, la quantité d'ammoniaque n'excède pas
70 centigrammes ; à l'état pathologique, il peut y en avoir

(1) P. Lereboullet, Les cirrhoses biliaires. Thèse de Paris, 1902.

jusqu'à 70 p. 100 lors d'hypofonctionnement. Lorsque l'on fait ingérer au préalable au malade de l'acétate d'ammoniaque à la dose de 4 à 5 grammes, si le foie est insuffisant, on doit retrouver une bonne partie de l'ammoniaque dans les urines, c'est la méthode que Gilbert et Carnot ont proposée sous le nom d'*ammoniurie expérimentale*, et ils ont rapporté un certain nombre de cas montrant la valeur de cette méthode. Dehon l'a considérée également comme une méthode précise, à condition d'avoir soumis les malades à un régime fixe pendant les jours qui précèdent l'épreuve et d'avoir chez eux dosé l'ammoniaque pendant ce même temps.

Dehon ajoute que, la **détermination du rapport du carbone total à l'azote total** sera peut-être suscep-tible, elle aussi, de fournir dans l'avenir de précieux renseignements sur l'activité uréogénique du foie. Bouchard a en effet, le premier, fait voir qu'à l'activité de la fonction hépatique devait correspondre une moindre proportion du carbone urinaire et un faible rapport; mais cette méthode ne pourra être utilement employée que lorsque sera établie définitivement la limite des variations physiologiques de ses rapports.

Vous voyez donc que l'exploration de la fonction uréogé-nique peut être faite par un ensemble de moyens relativement précis. Il n'en va pas de même pour d'autres fonctions dans lesquelles les moyens d'investigation sont beaucoup plus limités.

III. — Fonction glycogénique.

Dans les maladies du foie, la fonction glycogénique est souvent troublée; elle peut cependant demeurer normale. Ce que l'on apprécie surtout, c'est le pouvoir fixateur du sucre par le foie, et, en d'autres termes, la glycopexie.

Lorsqu'un malade a une insuffisance hépatique légère ou grave, le sucre doit passer en partie à travers le foie sans être retenu par lui, aussi peut-on se rendre compte de ce passage par l'examen des urines digestives, c'est la **glyco-**

surie digestive spontanée. Mais il peut être bon de provoquer ce passage du sucre dans l'urine en forçant la quantité du sucre ingéré; c'est la **glycosurie alimentaire provoquée**, l'épreuve de Colrat et de Lépine.

Actuellement, malgré de nombreuses objections qui lui ont été faites, elle est un des meilleurs moyens d'apprécier l'activité hépatique ; elle consiste à faire ingérer au malade une dose importante soit de sirop de sucre, soit de glycose, soit enfin de lévulose. Le sucre passe dans les deux ou trois heures qui suivent l'ingestion. Autrefois on donnait 150 grammes de sirop de sucre, dose actuellement reconnue insuffisante; de plus, le sirop de sucre peut prêter à certaines erreurs qui font que l'on préfère actuellement du glucose pur. Certains observateurs ont préconisé comme plus sûr encore le lévulose, mais il ne semble pas que son emploi se soit vulgarisé.

Les causes d'erreur peuvent tenir à l'imperméabilité rénale, empêchant le passage du sucre dans l'urine, à l'insuffisance glycolytique, favorisant la non-destruction du sucre dans les tissus, à un trouble dans l'absorption intestinale, entraînant le retard de cette absorption, enfin à l'existence de circulations collatérales qui font que tout le sucre ingéré ne passe pas par le foie. La manière dont la glycosurie alimentaire provoquée est mise en œuvre permet d'éviter la plupart de ces erreurs (1). Au surplus, le rôle du foie est tellement prépondérant vis-à-vis du sucre que l'intervention de tous les autres phénomènes est, en fait, à peu près négligeable. Il faut faire prendre 150 grammes de glucose pur, dans 300 grammes d'eau, en un quart d'heure environ, puis faire uriner le malade d'heure en heure; on observe si l'urine réduit la liqueur de Fehling et combien de temps dure l'élimination; le sucre doit passer vers la deuxième, troisième ou quatrième heure, si le foie est insuffisant, mais il ne passe qu'en minime quantité relativement à la quantité absorbée.

(1) Castaigne, L'épreuve de la glycosurie alimentaire (*Gazette des hôpitaux*, 1899).

Inversement il est d'autres cas, où, même en forçant les doses, on ne peut arriver à obtenir le passage du sucre. Dans ces faits, on est arrivé jusqu'à donner 250 et 300 grammes de sirop de sucre ou de glucose. Il en était ainsi dans certains cas de cirrhose biliaire étudiés par nous. Une telle exagération du pouvoir fixateur du foie est d'accord avec l'hypothèse de l'hyperfonctionnement.

Enfin il est des cas dans lesquels le sucre existe à l'état spontané dans les urines et d'une manière permanente, ce sont les cas de *diabète* qui peuvent être, comme nous le montrons, groupés en deux catégories, suivant qu'il y a *hyperhépatie* avec grande quantité de sucre dans les urines, maximum loin des repas, hyperazoturie associée, ou qu'inversement il y a *anhépatie* avec peu de sucre et passage uniquement dans les heures digestives, hypoazoturie habituelle. Je reviendrai sur ces faits dans une prochaine leçon.

IV. — Fonction antitoxique.

Le foie neutralisant les poisons, la toxicité urinaire peut être augmentée lorsque le foie devient insuffisant. Cette **toxicité urinaire** a été longtemps analysée à l'aide de la technique fixée par M. le professeur Bouchard et ses élèves. Si actuellement une telle méthode semble pouvoir conduire à un certain nombre d'erreurs, d'ailleurs en partie évitables, il n'en est pas moins vrai qu'elle peut donner des résultats intéressants. Roger, Surmont ont noté qu'il y avait ordinairement de l'hypertoxicité urinaire dans les cirrhoses alcooliques. Quelquefois cependant, il y a hypotoxicité; il en est ainsi, semble-t-il, dans les cirrhoses biliaires dans lesquelles nous avons maintes fois observé une diminution de la toxicité des urines. Néanmoins, cette méthode ne peut fournir que des résultats peu précis à cause des nombreux éléments dont il faut tenir compte pour apprécier leur signification.

V. — Fonction indopexique.

L'indicanurie a été donnée par Gilbert et Weil comme symptôme d'insuffisance hépatique et il semble bien que, lorsqu'aucun trouble intestinal n'existe, cette indicanurie soit susceptible d'une telle interprétation ; tout en étant surtout basée sur des faits cliniques, la doctrine de la fonction indopexique du foie est séduisante. L'intérêt de cette indicanurie de cause hépatique, c'est que parfois elle a paru devancer les autres signes d'insuffisance hépatique suivie ultérieurement de glycosurie alimentaire, c'est aussi qu'elle peut être influencée par les toniques de la cellule hépatique et notamment l'extrait de foie.

M. Dehon a repris notamment **l'épreuve de l'indicanurie expérimentale** telle qu'elle avait été imaginée par Gilbert et Weil. Il en conclut que l'épreuve de l'indol qui consiste à faire ingérer à un sujet 1 milligramme d'indol ne donne chez les sujets normaux aucun passage d'indican (à condition qu'ils aient été préalablement mis au régime lacté), alors qu'elle se montre positive à des degrés divers chez des sujets atteints d'insuffisance hépatique. Pour lui, c'est moins l'indicanurie spontanée, même exagérée, que l'indicanurie expérimentale recherchée chez des sujets mis préalablement au lait, qui peut avoir une valeur dans l'examen fonctionnel du foie (1).

VI. — Fonction martiale.

Est-il des moyens d'apprécier la fonction martiale et l'action exercée par le foie vis-à-vis de la composition du sang ? Il ne semble pas que ces moyens existent à l'époque actuelle. Toutefois l'existence d'une *anémie* plus ou moins

(1) Je dois à ce propos rappeler que, selon A. Robin, le *coefficient d'oxydation du soufre* (ou plus exactement le rapport du soufre complètement oxydé au soufre incomplètement oxydé) peut être utile à rechercher. Normalement de 88 p. 100, il passe à 95 p. 100, lors d'hyperfonctionnement, s'abaissant à 60 p. 100 au cas d'insuffisance.

marquée, celle surtout d'*hémorragies* doivent faire penser à la possibilité d'une altération du foie.

Il est encore d'autres moyens d'apprécier l'insuffisance hépatique, mais ces moyens ne sont pas entrés dans le domaine courant. Les premiers sont basés sur l'élimination du bleu de méthylène qui, se faisant de manière régulière chez le sujet sain, se fait, d'après Chauffard, d'une manière intermittente et irrégulière chez les sujets hépatiques. Cette **glaucurie intermittente**, comme l'a nommée Chauffard, est-elle un symptôme certain d'insuffisance hépatique, nous ne le croyons pas et nous pensons plutôt qu'elle tient aux variations qui s'observent dans les éliminations urinaires chez les hépatiques, chez lesquels, du fait de l'action exercée par le foie sur les reins, le fonctionnement rénal se trouve singulièrement troublé (ainsi qu'ont contribué à l'établir les recherches de Chauffard). Donc, si la glaucurie intermittente peut indiquer l'existence d'un trouble hépatique, elle ne saurait permettre de conclure à l'insuffisance ou à l'hyper-fonctionnement du foie chez tel ou tel malade.

L'épreuve de l'hydrogène sulfuré étudiée expérimentalement par Roger et Garnier consiste dans l'introduction d'une solution aqueuse d'hydrogène sulfuré dans le rectum qui, en cas d'insuffisance, s'élimine en partie par l'air expiré; si elle a une valeur au point de vue expérimental, elle semble dépourvue actuellement de toute application clinique.

VII. — Fonction biliaire.

Nous n'avons pas à étudier ici les troubles de la circulation biliaire qui ne sont pas le plus souvent en rapport avec l'altération fonctionnelle du foie. Il est toutefois utile de rapprocher certaines modifications de l'élimination biliaire des signes que nous venons d'énumérer. La bile, produit d'excrétion, peut être sécrétée en moindre quantité et il en résulte un symptôme particulier amenant une modification dans l'état des matières : c'est l'acholie ou plutôt **l'acholie pigmentaire**, car seule l'absence des pigments est appréciable. Cette acholie pigmentaire étudiée par Hanot, si elle est associée à des signes d'insuffisance, doit faire penser, elle aussi, à l'insuffisance hépatique.

Inversement il est des cas dans lesquels la bile est *éliminée en excès ; il y a* **hypercholie**, avec *vomissements de bile, flux bilieux intestinaux*, et cette hypercholie est dans une certaine mesure en relation avec l'hyperfonctionnement ; enfin il peut y avoir dans certains cas viciation de la fonction biliaire (*paracholie*) sans que celle-ci ait une symptomatologie bien précise. Quant à l'*urobilinurie*, longtemps regardée comme symptôme d'insuffisance, elle doit être actuellement, à la suite des travaux de MM. Gilbert et Herscher, considérée comme n'ayant que rarement cette valeur et étant le plus souvent la conséquence de la transformation de la bilirubine en urobiline au niveau du parenchyme rénal. Cette question de l'urobibiline fera d'ailleurs l'objet d'une leçon spéciale. Dans l'immense majorité des cas, *l'urobilinurie n'est pas un signe d'insuffisance hépatique*.

En résumé, vous voyez donc que l'examen fonctionnel du foie n'est basé, malgré la multiplicité apparente des moyens d'investigation, que sur peu de symptômes. Ceux-ci, fournis avant tout par l'état de la sécrétion urinaire, accessoirement par l'état des fèces, consistent dans l'appréciation de deux fonctions : la fonction uréogénique et la fonction glycogénique. Elles seules peuvent être reconnues, analysées par des méthodes précises. On tire néanmoins de l'ensemble des données ainsi recueillies des conclusions suffisamment nettes pour pouvoir affirmer qu'il y a insuffisance hépatique ou hyperfonctionnement hépatique, ou enfin, plus rarement, simple viciation : les différents états se manifestent d'ailleurs en outre par des modifications cliniques associées, ce qui permet de décrire à présent *l'anhépatie*, l'*hyperhépatie* et la *parhépatie*. Cette description sera abordée dans la prochaine leçon.

En terminant, je dois vous rappeler encore combien il est important de savoir l'état fonctionnel du foie, non seulement pour porter le pronostic de l'affection hépatique, mais aussi pour en fixer le traitement. Certains médicaments stimulent le fonctionnement du foie, d'autres au contraire le ralentissent. Il faut ne les donner que dans les cas où ils sont indiqués.

Souvenez-vous également qu'il ne faut pas que toutes les fonctions du foie soient diminuées ou que toutes soient augmentées pour porter le diagnostic d'insuffisance hépatique ou d'hyperfonctionnement. Il est des insuffisances hépatiques dissociées, portant seulement sur l'une ou l'autre fonction. C'est là une donnée fondamentale sur laquelle j'aurai l'occasion de revenir dans de prochaines leçons.

TROISIÈME LEÇON

TROUBLES FONCTIONNELS DU FOIE

(ANHÉPATIE, HYPERHÉPATIE)

Par Pierre LEREBOULLET.

INSUFFISANCE HÉPATIQUE. — ANHÉPATIE : I. *Causes*. Affections primitives du foie, altérations secondaires à des maladies infectieuses ou toxiques, absence de lésions apparentes.

II. *Symptômes*. — 1° *Grande insuffisance hépatique*. — Ictère grave et ses symptômes. Insuffisance hépatique sans ictère. Variétés étiologiques.

2° *Petite insuffisance hépatique*. — Signes urinaires et signes cliniques. Insuffisance hépatique permanente ou transitoire.

Diabète par anhépatie chronique. — Caractères du rythme de la glycosurie. Signes urinaires associés. Évolution.

III. *Traitement*.

HYPERFONCTIONNEMENT HÉPATIQUE. — HYPERHÉPATIE : I. *Causes*. Maladies du foie (cirrhoses hypertrophiques). Hyperhépatie sans lésions.

II. *Symptômes*. Hyperhépatie des cirrhoses pigmentaires, biliaires ou alcooliques.

Diabète par hyperhépatie. Caractères cliniques et évolution.

III. *Traitement*.

PARHÉPATIE.

Dans une précédente leçon, je vous ai exposé les divers moyens qui permettent d'étudier l'état fonctionnel de la cellule hépatique, et je vous ai montré que tantôt on notait son fonctionnement normal, tantôt on la trouvait insuffisante à sa tâche, tantôt enfin on saisissait ainsi des preuves de son hyperfonctionnement. Après avoir analysé ces moyens, je dois aujourd'hui vous exposer comment se groupent ces divers signes de l'insuffisance et de l'hyperfonctionnement hépatique, quelles sont les causes qui peuvent dévier ainsi le fonctionnement normal de la cellule, quelles sont les circonstances cliniques dans lesquelles vous pourrez observer ces troubles, comment enfin vous y remédierez par une thérapeutique appropriée.

L'insuffisance et l'hyperfonctionnement de la cellule hépatique ne sont pas au surplus les seuls troubles à envisager dans cette étude; la viciation des fonctions hépatiques peut exister également. A ces trois ordres de troubles nous pouvons, avec le professeur Gilbert, donner les noms d'*anhépatie*, d'*hyperhépatie*, de *parhépatie*; il est évident toutefois que, dans l'état actuel de nos connaissances, la parhépatie constitue surtout un chapitre d'attente.

INSUFFISANCE HÉPATIQUE. — ANHÉPATIE

I. — Causes.

Toute altération, organique ou fonctionnelle, de la cellule peut entraîner son insuffisance, mais, dans cette étiologie de l'insuffisance hépatique, divers groupes de faits peuvent être admis.

I. Les plus caractéristiques, mais aussi les plus rares, sont ceux où la destruction avancée du parenchyme hépatique, brusque ou progressive, entraîne le syndrome de la **grande insuffisance hépatique**. Il en est ainsi dans l'*atrophie jaune aiguë du foie*, la *maladie de Frerichs*, cause de l'ictère grave essentiel. Il en est de même dans les dégénérescences du foie consécutives aux intoxications, et notamment à l'*intoxication phosphorée*, dans lesquelles se retrouve le tableau clinique de l'ictère grave.

Au déclin des cirrhoses, notamment lors de cirrhose alcoolique commune, lors de cirrhose graisseuse surtout, la cellule hépatique est profondément et définitivement touchée; l'*ictère grave secondaire*, symptomatique de cette déchéance fonctionnelle, en résulte.

Enfin, dans bon nombre de *maladies infectieuses*, notamment dans la fièvre typhoïde, dans l'érysipèle, dans la scarlatine, dans lesquelles, comme MM. Roger et Garnier ont contribué récemment à l'établir, existent de profondes altérations cellulaires du foie, la grande insuffisance hépatique peut survenir.

II. Dans nombre de cas, les lésions cellulaires hépatiques sont moins avancées, et l'insuffisance secondaire moins prononcée. La **petite insuffisance hépatique** s'observe dans les *cirrhoses alcooliques* à leur période d'état et surtout dans bon nombre d'*affections hépatiques latentes* comme la *stéatose hépatique latente* des *alcooliques* que nous avons décrite avec le professeur Gilbert. Il en est de même lors de *lithiase biliaire* ou d'*angiocholite chronique* légère. Enfin les *maladies infectieuses* créent souvent des altérations hépatiques trop légères pour amener les graves symptômes dus à la destruction prononcée des cellules, mais assez avancées pour provoquer de légers troubles d'insuffisance décelables par un examen attentif.

III. Bien des cas peuvent s'observer, dans lesquels les lésions, appréciables par nos moyens d'investigation, font défaut, dans lesquels pourtant l'altération passagère ou permanente des fonctions hépatiques peut être notée. C'est ainsi que l'**insuffisance hépatique transitoire** s'observe souvent au cours de la *grossesse*; de même et surtout la *colique hépatique* peut, par le mécanisme de l'inhibition, arrêter temporairement les fonctions du foie, amener l'apparition passagère du syndrome de l'insuffisance hépatique (Gilbert et Castaigne).

Dans d'autres circonstances, l'altération fonctionnelle de la cellule demeure permanente, qu'il y ait eu auparavant lithiase biliaire, affection passagère du foie ou toute autre cause provocatrice. Il en est ainsi dans les nombreux faits de **diabète par anhépatie chronique** que nous étudierons plus loin.

L'insuffisance hépatique peut donc, en résumé, résulter d'altérations graves du parenchyme hépatique survenues d'emblée ou à la phase terminale d'une affection hépatique ancienne. Elle peut être la conséquence de lésions plus légères de la glande. Elle peut enfin survenir sans lésions, du seul fait d'un trouble des fonctions de l'organe.

II. — Symptômes.

I. *Grande insuffisance hépatique.* — Ses symptômes nous arrêteront peu. Par leur netteté même ils soulèvent peu de difficultés diagnostiques et ils reproduisent le plus souvent le tableau de l'*ictère grave* qui vous sera plus tard retracé.

Avec sa triade symptomatique fondamentale : *troubles nerveux, désordres thermiques, hémorragies multiples*, associée le plus souvent à un *ictère* plus ou moins marqué, il réalise un type clinique où l'existence d'une insuffisance profonde de la cellule ne peut être niée. Au surplus la diminution rapide de la matité hépatique normale, que dans un cas j'ai pu suivre presque heure par heure (la matité hépatique étant tombée, de dix heures du matin à minuit, de 12 à 4 centimètres) témoigne souvent de la simultanéité de la déchéance organique et de la déchéance fonctionnelle du foie. Notons toutefois dès maintenant la dissociation possible des fonctions de l'organe, alors même qu'il est profondément altéré. Récemment MM. Gilbert et Herscher ont mis en relief l'existence de la *polycholie* dans certains cas d'ictère grave, contrastant avec les altérations anatomiques déjà existantes ; il semble donc que, dans certains cas, alors que les autres fonctions, la fonction azoturique notamment, sont très fortement diminuées, la fonction biliaire subisse une sorte d'exacerbation. Dans d'autres cas d'ailleurs, celle-ci est elle-même diminuée ou supprimée, comme en témoignent l'absence ou la disparition de l'ictère, la décoloration des selles, etc. ; il y a acholie, ou tout au moins *acholie pigmentaire*.

L'ictère grave peut être *primitif* et avoir une évolution rapide ou foudroyante (maladie de Frerichs, intoxication phosphorée). Il peut être *secondaire*, souvent alors subaigu (ictère grave terminal des cirrhoses) ; les malades tombent fréquemment dans le *coma hypothermique* qui se prolonge plusieurs jours ; pareil tableau clinique peut se voir d'ailleurs à la fin de la plupart des affections hépatiques ; s'il est surtout observé lors de cirrhoses communes ou de cirrhoses graisseuses, il existe également dans les cirrhoses syphilitiques ou tuberculeuses, les cirrhoses cardiaques, dont la fin peut être la cachexie cardiaque, mais est souvent également l'ictère grave.

Enfin l'insuffisance hépatique grave peut apparaître brusquement *au cours des maladies aiguës* avec les mêmes symptômes essentiels ; toutefois l'ictère est alors fréquemment peu marqué, les troubles thermiques se marquent sur ceux de la maladie causale ; ce sont surtout les troubles nerveux qui dominent le tableau clinique, accidents délirants ou somnolences. Dans la pneumonie des buveurs notamment, il n'est pas rare d'observer du *delirium tremens*, longtemps considéré comme lié seulement à l'état cérébral, mais rattachable souvent plus étroitement au foie dont le rôle dans la genèse des psychoses au cours des maladies aiguës a été mis en relief par Joffroy, par Klippel, par Maurice Faure, etc. Et de fait, lors de pneumonie entraînant la mort avec des accidents délirants, il est fréquent de trouver à l'autopsie des lésions hépatiques et notamment des lésions de stéatose hépatique latente, antérieures à l'affection aiguë et ayant vraisemblablement facilité la production des accidents délirants terminaux, les malades mourant, comme nous l'avons dit, non de leur maladie de foie, mais à cause de leur maladie de foie (1). Dans certains cas, où la durée des accidents n'est pas trop rapide, on peut d'ailleurs, comme l'a fait Picot (de Bordeaux), noter des indices multiplés d'insuffisance hépatique, au cours de la pneumonie notamment. L'insuffisance hépatique par affection latente du foie peut de même être invoquée, à l'origine des accidents graves qui emportent souvent les alcooliques à la suite d'un traumatisme peu important ou d'une petite opération chirurgicale.

Les grands accidents de l'insuffisance hépatique doivent

______

(1) Gilbert et Lereboullet, La stéatose hépatique latente des alcooliques (*Soc. méd. des hôp.*, 1901).

être reconnus en clinique, en raison de la gravité du pronostic à porter à leur sujet ; ils se rapprochent du tableau offert par certains animaux chez lesquels on a pratiqué la fistule d'Eck ou toute autre opération supprimant le fonctionnement normal du foie. Mais leur relative rareté justifie que nous nous attachions surtout dans cette leçon à l'étude des petites insuffisances hépatiques, plus communes, plus facilement méconnues, plus curables.

II. *Petite insuffisance hépatique.* — A. L'insuffisance hépatique est, je vous l'ai dit, fréquente au cours des cirrhoses. Elle se traduit alors par les symptômes que nous avons analysés au cours de la précédente leçon. Chez les cirrhotiques, on note souvent l'hypoazoturie et les autres indices de la diminution de la fonction uréopoiétique, la glycosurie digestive et la glycosurie alimentaire provoquée, l'indicanurie (assez significative lorsque n'existe aucun indice de fermentations intestinales), l'augmentation du pouvoir toxique des urines ; sans doute on constate souvent aussi de l'urobilinurie, mais celle-ci, vous le savez maintenant, n'est pas un signe d'insuffisance hépatique et doit être regardée comme un signe révélateur de la cholémie.

A ces signes urinaires peuvent s'associer d'autres symptômes, au premier rang desquels des *hémorragies*. Celles-ci, fréquentes chez les hépatiques quels qu'ils soient, sont sans doute en relation avec divers éléments pathogéniques : hypertension portale, cholémie, altérations secondaires des parois vasculaires, etc. Mais au nombre des éléments susceptibles d'intervenir, une place à part doit être faite au trouble fonctionnel du foie. Doyon a récemment montré en effet, dans une série d'expériences judicieusement conduites, le rôle qu'il faut attribuer à l'altération du foie provoquée expérimentalement dans la genèse des troubles de la coagulation sanguine et par suite des hémorragies. Si donc, chez un cirrhotique, des épistaxis, des gingivorragies, du purpura sont notés, alors même que n'existerait aucun signe apparent de cirrhose avancée, il faut craindre l'existence de l'insuffisance hépatique.

De même, lors d'affection biliaire et notamment de cholémie simple familiale, il n'est pas rare de constater l'existence d'hémorragies. Souvent alors on note en outre de la glycosurie digestive, de l'hypoazoturie ; les malades présentent un plus ou moins notable degré d'anémie, de l'asthénie ; et l'on peut alors trouver non pas la cholémie à laquelle on s'attendait, mais une hypocholémie relative qui, jointe à la décoloration des matières, permet logiquement de conclure à une diminution de la fonction biliaire. C'est à de tels faits que, soit chez l'adulte, soit chez l'enfant, on a souvent donné le nom d'insuffisance hépatique essentielle ; ils peuvent être en réalité souvent rattachés à un état biliaire ou hépatique antérieur, qu'il s'agisse de cholémie familiale, qu'il y ait stéatose hépatique ou cirrhose latente.

Dans d'autres cas, l'insuffisance hépatique est transitoire. Elle peut survenir, nous l'avons vu, du fait d'une crise de colique hépatique au cours de laquelle peut se manifester une glycosurie digestive constituant un véritable diabète aigu passager. Elle peut se produire au déclin d'une maladie infectieuse, ou encore apparaître au cours d'une affection comme la chlorose, disparaissant lorsque celle-ci s'améliore. La grossesse peut favoriser l'apparition de l'insuffisance hépatique et, dans bon nombre de cas, la glycosurie, si commune chez les femmes enceintes, relève de l'insuffisance hépatique, à laquelle peuvent sans doute être rattachés certains des troubles que l'on a groupés sous le nom d'hépato-toxémie gravidique.

Il est enfin des cas où l'un des signes de l'insuffisance hépatique que nous venons de décrire domine au point de paraître toute la maladie. Nous avons plus haut parlé des hémorragies comme ayant parfois cette signification. De même la glycosurie peut l'avoir ; c'est le cas pour les faits très nombreux décrits par MM. Gilbert et Weil en 1899 sous le nom de *diabète par anhépatie chronique* (1), et dont nous n'avons guère cessé depuis lors de faire avec

(1) Gilbert et Weil, Du diabète sucré par anhépatie chronique (*Semaine médicale*, 1899).

le professeur Gilbert une étude suivie. Non seulement ces faits permettent de préciser l'origine et la nature de toute une série de cas de diabète, mais en outre ils montrent l'existence fréquente d'*insuffisance hépatique dissociée*, la fonction glycogénique y étant surtout troublée, alors que les autres fonctions restent souvent normales ou même exagérées.

Le diabète par anhépatie est caractérisé essentiellement par l'existence d'une glycosurie que l'examen fractionné des urines montre le plus souvent intermittente, prédominant ou existant exclusivement aux heures des repas, superposable aux glycosuries digestives notées lors d'insuffisance hépatique avérée au cours des maladies du foie.

Cette glycosurie présente divers degrés, que l'examen fractionné (1) met en lumière :

1° Dans les cas les plus légers, le sucre n'apparaît qu'après l'un des repas, en quantité minime; c'est souvent alors le repas du soir seul après lequel on constate le passage du glucose, encore que cette règle n'ait rien d'absolu (1er exemple).

Dans des cas plus prononcés, le sucre existe après les deux repas de midi et du soir, mais en faible quantité, telle que le total du sucre éliminé dans les vingt-quatre heures pourrait passer inaperçu dans une analyse globale;

2° Dans d'autres qui représentent un degré plus accentué,

____

(1) Pour faire cet examen fractionné, il faut suivre la méthode que depuis huit ans nous employons avec le professeur Gilbert, et qui consiste à recueillir séparément les urines du jeûne et les urines digestives. Pour arriver à ce résultat, nous faisous faire au malade deux repas, l'un à midi, l'autre à huit heures du soir et nous lui supprimons toute alimentation dans l'intervalle et jusqu'au repas de midi du lendemain (pas de premier déjeuner).

Après avoir fait uriner le malade à midi et jeté cette urine, nous recueillons dans des flacons séparés et étiquetés à l'avance les urines émises à quatre heures, à huit heures, à minuit, à huit heures du matin, à midi, les urines émises dans l'intervalle (à deux heures par exemple) étant réunies à celles émises ultérieurement (à quatre heures dans l'exemple choisi). Ainsi nous avons les urines des quatre heures qui suivent les repas complètement séparées des urines du jeûne.

le sucre existe non seulement dans les échantillons digestifs, mais également dans l'urine émise de minuit à huit heures ; il continue à faire défaut aux heures les plus éloignées des repas (2e exemple) ;

3o Au degré le plus marqué, le sucre existe dans tous les échantillons (sauf souvent celui du matin), mais toujours on peut mettre en lumière l'influence prédominante de la digestion (3e exemple).

Diabète par anhépatie.

HEURES D'ÉMISSION.	1er EXEMPLE			2e EXEMPLE			3e EXEMPLE		
	Quantité d'urine.	SUCRE au litre.	SUCRE émis.	Quantité d'urine.	SUCRE au litre.	SUCRE émis.	Quantité d'urine.	SUCRE au litre.	SUCRE émis.
	gr.			gr.			gr.		
Midi à 4 h...	190	0	0	130	15,60	2.07	270	28,10	7,58
4 h. à 8 h...	160	0	0	195	0	0	160	8,90	1,42
8 h. à minuit.	130	1,40	0,18	195	34,90	6,84	195	23,20	4,52
Minuit à 8 h.	150	0	0	205	2,20	0,45	345	10,80	3,72
8 h. à midi..	80	0	0	105	0	0	170	traces impondér.	
Totaux...	710	»	0,18	830	»	9,36	1.140	»	17,24

Donc le *rythme de la glycosurie* présente des caractères assez nets. De plus, par cela même qu'il s'agit d'une glycosurie dépendant exclusivement de l'alimentation, celle-ci reste communément une petite glycosurie, n'atteignant le plus souvent que quelques grammes par vingt-quatre heures, arrivant exceptionnellement à 50 grammes et au-dessus.

Lorsque l'on pratique l'*épreuve de la glycosurie alimentaire provoquée*, ainsi que nous l'avons maintes fois fait avec M. Gilbert, on constate que le sucre passe dans les deux à trois heures qui suivent son ingestion en quantité assez marquée, absolument comme lors d'affection hépatique avec insuffisance et que l'influence de l'ingestion du glucose cesse rapidement de se manifester.

La recherche de l'urée montre tantôt une hypoazoturie parallèle (d'autant plus significative que souvent les malades mangent abondamment), tantôt une quantité d'urée normale ou exagérée, ce qui s'explique par la fréquence des insuffisances hépatiques dissociées.

On a noté dans certains cas l'indicanurie, dans d'autres une élévation du taux de l'acide urique, symptômes pouvant, jusqu'à un certain point, plaider en faveur de l'insuffisance hépatique.

Ce qui établit enfin le rôle de l'insuffisance hépatique dans la production de ce diabète, c'est l'influence de certains agents thérapeutiques comme l'opothérapie hépatique, comme la cure alcaline dont l'action doit s'interpréter comme celle d'un excitant des fonctions hépatiques.

Parmi les objections à cette conception du diabète par anhépatie, deux surtout ont été faites : d'une part, il s'agit là d'une glycosurie et non d'un vrai diabète ; d'autre part dans les affections avérées du foie semblables, le diabète ne s'observe pas, alors qu'il devrait exister, puisque l'insuffisance hépatique y est communément notée.

A la première on peut répondre qu'il s'agit bien de vrais diabétiques : la constitution générale des malades, leur aspect sont bien ceux des diabétiques ; ils en ont d'ailleurs d'assez nombreux petits accidents (gingivite expulsive, furoncles, anthrax, gangrène, etc.). Et s'ils ne présentent pas les grands symptômes du diabète, polyphagie, polydipsie, polyurie, c'est sans doute en raison du faible taux de la glycémie chez eux. Parfois l'étiologie révèle à l'origine de tels diabètes une affection hépatique ou biliaire ; on les observe notamment chez les lithiasiques. Toutefois pareille étiologie n'est pas la règle, et si, d'autres fois, on retrouve dans les antécédents des sujets une affection aiguë telle que la pneumonie, il est fréquent que le diabète par anhépatie se constitue sans incidents antérieurs auxquels on puisse faire remonter son apparition ; c'est qu'il s'agit vraisemblablement d'un trouble fonctionnel léger, ne nécessitant nullement à son origine des lésions graves du foie.

Quant à l'absence d'un tel diabète lors de lésions avérées, elle est surtout le fait d'une erreur d'observation. Avec M. Gilbert nous avons montré que si le diabète est rare dans les cirrhoses (1), c'est que communément le malade ne mange que peu ou pas, c'est qu'il est mis au lait, agent curateur du diabète par anhépatie, c'est enfin que sa maladie évolue trop vite pour laisser au diabète et aux symptômes secondaires le temps de se constituer. Que la cirrhose dure, que le malade mange suffisamment, que l'on pratique l'examen fractionné et l'on constatera, même dans la cirrhose atrophique de Laënnec, l'existence d'un léger diabète par anhépatie.

Donc de multiples constatations semblent bien établir l'existence fréquente du diabète par anhépatie, soit à l'état aigu (au cours de maladies infectieuses, après une crise de coliques hépatiques), soit à l'état chronique et justifier l'influence de l'insuffisance hépatique qui, jusqu'aux travaux de Gilbert et Weil, n'avait pas suffisamment été mise en lumière.

III. — Traitement.

L'insuffisance hépatique, lorsqu'elle s'accompagne d'accidents graves, est sans doute justiciable d'une action thérapeutique, mais elle laisse peu d'espoir.

Ce sont surtout les accidents de petite insuffisance hépatique, que l'on peut heureusement influencer. Le régime du *lait*, aliment peu toxique, facilement digestif, susceptible à lui seul d'exciter les fonctions du foie, est souvent indiqué. De même, la cure alcaline (notamment la cure de Vichy) est un excellent moyen de lutter contre les petits accidents de l'insuffisance hépatique, qui sont souvent très heureusement influencés par l'*opothérapie hépatique* (2). Enfin

(1) GILBERT et LEREBOULLET, Du diabète par anhépatie dans les cirrhoses (*Soc. de biologie*, 21 décembre 1901).

(2) GILBERT et LEREBOULLET, Les opothérapies dans le diabète (*Gazette hebdomadaire*, 10 octobre 1901).

exceptionnellement certains agents mécaniques pourront être employés, et nous avons avec M. Gilbert préconisé dans ce but le *massage direct du foie*.

Je dois ajouter qu'il faut se garder d'employer dans ces cas les agents susceptibles de réfréner l'activité hépatique, notamment les arsenicaux et l'opothérapie pancréatique qui, dans de tels cas, pourraient donner de mauvais résultats.

HYPERFONCTIONNEMENT HÉPATIQUE. — HYPERHÉPATIE

Pour être de notion plus récente que l'anhépatie, l'hyper-hépatie n'offre pas moins d'intérêt, encore que d'analyse souvent plus délicate. Le problème de l'hyperfonctionnement possible du foie se rattache d'ailleurs à des problèmes sem-blables posés pour d'autres organes : quels sont le degré et le mécanisme de l'hyperfonctionnement gastrique lors d'hy-perpepsie? Y a-t-il hyperfonctionnement thyroïdien, lors de goitre exophtalmique? Quelle est la fréquence de l'hyperfonctionnement rénal lors de polyurie essentielle? Autant de questions du même ordre dont la notion de l'hyperhépatie peut être rapprochée.

I. — Causes.

Ses causes sont superposables à celles de l'anhépatie, et de même que celle-ci s'associait, ou non, à des lésions des cellules, de même l'hyperhépatie peut exister avec ou sans lésions. On conçoit d'ailleurs qu'elle puisse résulter de la multiplication des cellules hépatiques, il y a alors hyper-trophie et hyperplasie, ou qu'elle puisse dépendre seule-ment d'une hyperactivité de chaque cellule fonctionnant plus qu'une cellule normale.

Dans le premier cas, les faits les plus typiques sont ceux où il y a cirrhose hypertrophique avec hypertrophie du parenchyme.

Dans certaines *cirrhoses biliaires*, dont j'ai groupé les observations dans ma thèse, on pouvait noter semblable hypertrophie du parenchyme, portant sur tout ou partie d'un lobe, donnant au microscope des figures d'hyperplasie non douteuse, expliquant les signes d'hyperfonctionnement notés pendant la vie.

De même dans les *cirrhoses hypertrophiques pigmentaires*, dans les *cirrhoses hypertrophiques alcooliques*, l'existence de lésions parenchymateuses susceptibles de justifier l'hyperfonctionnement peut être notée.

D'autres fois, il n'y a pas de lésions scléreuses associées à l'hypertrophie du parenchyme et la provoquant. Il peut y avoir des gros foies sans lésions, ne s'accompagnant pas de cirrhose. Il en est ainsi parfois lors d'acromégalie, dans laquelle on a signalé un véritable gigantisme viscéral, et qui s'accompagne fréquemment d'un grand diabète et d'azoturie. De même dans certains diabètes avec hyperfonctionnement hépatique, nous avons noté l'existence de gros foies sans lésions.

Enfin il est des cas où l'hyperfonctionnement ne peut avoir pour cause qu'une suractivité cellulaire sans multiplication des éléments. Il en est ainsi dans certains ictères catarrhaux, au cours desquels une azoturie considérable peut être notée, surtout à leur déclin ; l'hyperhépatie est alors passagère. Il en est de même dans nombre de cas de diabète dans lesquels l'hyperfonctionnement hépatique semble permanent.

II. — Symptômes.

C'est lors de *cirrhose pigmentaire* que nous avons pu le plus nettement mettre en évidence, avec MM. Gilbert et Castaigne (1), l'existence d'un hyperfonctionnement hépatique.

D'une part, en effet, il a été établi par Castaigne que si, à l'origine de la sidérose hépatique, une destruction globulaire était nécessaire, la cellule hépatique n'emmagasinait le pigment ocre ou rubigine qu'à condi-

(1) Gilbert, Castaigne et Lereboullet, Du diabète par hyperhépatie dans les cirrhoses pigmentaires (*Soc. de biologie*, 12 et 19 mai 1900).

tion que son fonctionnement soit normal ou augmenté.

D'autre part, l'étude clinique de plusieurs cas de cirrhose pigmentaire nous a montré non seulement l'hypersidérose, mais, associées à celle-ci, une hyperbiligénie avec hypercholémie et ictère, une hyperazoturie souvent considérable (60 et 100 grammes d'urée), enfin une hyperglycogénie se traduisant par une glycosurie considérable ; toutes les fonctions du foie étaient donc exagérées.

De même dans certaines *cirrhoses biliaires*, nous avons pu constater l'exagération des fonctions du foie : hyperbiligénie, hyperazoturie, hyperglycogénie, hypotoxicité urinaire. Mais à cet égard, il convient peut-être de distinguer l'hyperhépatie glycogénique de fixation et l'hyperhépatie glycogénique de production. Alors que la seconde peut être mise en évidence lors de diabète, la première a pu être révélée dans quelques cas de cirrhose biliaire par l'exagération du pouvoir fixateur du foie vis-à-vis du sucre, l'ingestion de 250 grammes de glucose n'entraînant aucun passage, ou n'amenant qu'un passage tardif et minime de sucre, douze et quatorze heures après l'ingestion. Quant à l'hyperbiligénie, elle est évidente dans nombre de cas et l'hypothèse d'un diabète biliaire, jadis soutenue par Hanot et Schachmann, s'appuyait précisément sur cette notion.

Mais de même qu'il est des cas où l'anhépatie existe à l'état dissocié, de même l'hyperhépatie peut ne se manifester que pour l'une des fonctions du foie et notamment pour la fonction glycogénique. En regard du diabète par anhépatie, existe un diabète par hyperhépatie, dont avec M. Gilbert nous avons essayé de déterminer les caractères (1).

Le diabète par hyperhépatie s'observe tantôt chez des sujets normaux non considérés comme hépatiques, tantôt chez d'autres porteurs de lésions cirrhotiques du foie et notamment de cirrhoses alcooliques hypertrophiques.

Chez eux, l'on trouve une *glycosurie* souvent marquée,

---

(1) Gilbert et Lereboullet, Cirrhoses alcooliques hypertrophiques avec diabète (*Soc. de biologie*, 12 mai 1900). — Les opothérapies dans le diabète (*loco citato*).

existant dans tous les échantillons d'urine, mais souvent d'une manière inégale ; l'influence de l'alimentation, quoique réelle, est ici beaucoup moins marquée que dans le diabète par anhépatie ; exceptionnellement même, le maximum du sucre émis s'observe loin des repas ; le taux du sucre au litre reste relativement constant, et, alors même que la glycosurie tombe à un taux égal ou inférieur à celui de certains diabètes par anhépatie, les différences entre les divers échantillons restent beaucoup moins accentués, comme le montrent les tableaux ci-joints ; dans les trois exemples cités, le sucre existe dans tous les échantillons et le taux de la glycosurie au litre est relativement peu modifié ; même alors que le chiffre total du sucre émis est peu élevé (3ᵉ exemple), le rythme de la glycosurie est assez différent de celui observé lors d'anhépatie, toutefois, dans de tels cas, la distinction est parfois difficile à faire et il existe certains faits d'interprétation délicate. Prochainement nous montrerons avec M. Gilbert toute la série des transitions qui relient les deux types en apparence opposés.

Diabète par hyperhépatie.

HEURES D'ÉMISSION.	1ᵉʳ EXEMPLE			2ᵉ EXEMPLE			3ᵉ EXEMPLE		
	Quantité d'urine.	SUCRE au litre.	SUCRE émis.	Quantité d'urine.	SUCRE au litre.	SUCRE émis.	Quantité d'urine.	SUCRE au litre.	SUCRE émis.
	gr.			gr.			gr.		
Midi à 4 h.	700	79,20	55,44	102	51,212	8,296	264	2,45	0,639
4 h. à 8 h.	255	85,00	21,67	176	50,179	8,831	178	1,43	0,254
8 h. à min.	660	77,85	51,38	165	52,864	8,722	280	2,34	0,655
Min. à 8 h.	1.000	88,10	88,10	174	41,300	7,186	669	2,57	1,719
8 h. à midi.	255	82,95	21,15	106	44,810	4,749	245	1,50	0,375
Totaux.	2.870	»	»	783	»	37,784	1,633	»	3,642

Lorsque l'on pratique l'*épreuve de la glycosurie expéri-mentale*, elle renforce naturellement la glycosurie, mais elle semble ne pas exercer d'influence immédiate ; ce n'est que plusieurs heures après que l'on note l'augmentation, et celle-ci persiste parfois plus de quarante-huit heures.

A la glycosurie, s'associe presque constamment une *azo-turie* marquée, encore qu'ici la dissociation entre les deux fonctions puisse de même s'observer.

L'examen du foie le montre souvent gros et surtout douloureux. L'*hépatalgie* spontanée et provoquée est un signe fréquent et qui paraît marcher de pair avec la glyco-surie, augmentant avec chaque poussée, diminuant lorsque le taux du sucre s'abaisse. Elle se voit également, quoiqu'à un moindre degré, dans le diabète par anhépatie (1).

Les symptômes que nous venons de brièvement rappeler se retrouvent dans bien des cas de diabète. C'est qu'en effet l'hyperhépatie existe dans la plupart des grands diabètes. S'il est facile de rattacher à l'hyperfonctionnement hépa-tique le diabète des cirrhoses hypertrophiques alcooliques, si l'on peut également saisir le rôle de l'hyperfonctionne-ment hépatique lors du diabète lié à l'acromégalie, il faut encore l'invoquer à l'origine de bon nombre d'autres cas et notamment de la plupart des cas de diabète dit pancréa-tique. Nous y avons insisté récemment en montrant comment la destruction du pancréas pouvait supprimer l'action qu'il exerce normalement sur le foie et entraîner la production du diabète (2). Que le diabète soit traumatique, nerveux ou pancréatique, l'existence d'un hyperfonctionne-ment hépatique secondaire peut donc être admise.

Au surplus son évolution, l'influence des maladies aiguës intercurrentes qui diminuent la glycosurie, celle de la colique hépatique qui agit dans le même sens (Gilbert et Weil) alors qu'elle provoque l'apparition du diabète par

_____

(1) GILBERT et LEREBOULLET, L'hépatalgie diabétique (*Soc. de biologie*, 12 nov. 1904).

(2) GILBERT et LEREBOULLET, Du diabète pancréatique par auto-infection (*Revue de médecine*, 10 nov. 1906).

anhépatie (Gilbert et Castaigne), plaident en faveur de cette interprétation ; il en est de même du traitement qui est inverse de celui du diabète par anhépatie ; l'opothérapie hépatique, les alcalins exercent une action néfaste sur ce diabète, tributaire au contraire d'une médication susceptible de refréner l'activité hépatique.

III. — Traitement.

La thérapeutique est beaucoup moins armée contre l'hyperhépatie que contre l'anhépatie. Toutefois l'opothérapie pancréatique, la médication arsenicale et notamment les eaux de La Bourboule, les bromures, l'opium trouvent ici leurs indications. L'opothérapie hépatique augmente souvent les troubles, et cette action inverse des opothérapies hépatique et pancréatique peut fournir les bases d'un opodiagnostic sur lequel le professeur Gilbert a insisté à diverses reprises avec Carnot et avec moi.

PARHÉPATIE

La parhépatie resterait à étudier ; mais si la fonction biliaire peut être assez facilement viciée, d'où certains symptômes de paracholie, les viciations des autres fonctions du foie sont plus difficilement appréciables, et ce chapitre de la parhépatie doit jusqu'à présent être regardé comme un chapitre d'attente.

Longtemps on n'a envisagé que l'insuffisance hépatique. Dans ces dernières années, la notion de l'hyperfonctionnement hépatique, de l'hyperhépatie s'est précisée, tout en restant encore bien imparfaitement connue. La connaissance de ces syndromes, même telle que nous la possédons actuellement, est capitale, car c'est d'elle en grande partie que dépend le pronostic à porter, et elle règle dans une large mesure le traitement à instituer.

QUATRIÈME LEÇON

ÉTUDE PHYSICO-CHIMIQUE DE L'ICTÈRE

Par Maurice HERSCHER.

I. SELS BILIAIRES. — Origine. Nature. Caractères. Réaction de Pettenköfer. Réaction de Hay.

II. PIGMENTS BILIAIRES ET LEURS DÉRIVÉS. — Origine. Nature. Transformation de la bilirubine par oxydation : biliverdine, bilicyanine, bilipurpurine, cholétéline. Transformation de la bilirubine par réduction : urobiline, urobilinogène.

III. RECHERCHE DE L'UROBILINE, DE L'UROBILINOGÈNE ET DES PIGMENTS BILIAIRES. — A. *Urobiline.* Caractères. Recherche dans l'urine et dans les fèces. — B. *Urobilinogène.* Caractères. Recherche dans l'urine et dans les fèces. — C. *Pigments biliaires.* Caractères. Recherche dans l'urine : réaction de Gmelin, réaction de Maréchal-Rosin, réaction de Salkowsky. — Recherche dans les fèces. — Recherche dans le sérum : réaction de Hayem et sa valeur. Cholémimétrie.

Dans les traités classiques, l'ictère est divisé selon la vieille classification de Gubler. On en voit décrites, opposées l'une à l'autre, deux variétés : l'ictère biliphéique, ortho-pigmentaire, résultant de la résorption de pigments biliaires normaux sécrétés par une cellule hépatique saine et l'ictère hémaphéique, métapigmentaire, occasionné par la pénétration dans la circulation sanguine de pigments biliaires anormaux élaborés par un foie malade. Eh bien non, ces deux variétés n'existent pas, tranchées dans leur nature. L'ictère est un dans son essence. Il est biliphéique au sens propre du mot. Il est produit, que le foie soit normal ou non, par les pigments ordinaires de la bile et ses aspects divers résultent uniquement du degré de la cholémie et de circonstances surajoutées.

Telle est la conception à laquelle nous sommes arrivés, M. Gilbert et moi, à la suite des travaux auxquels mon

Maître a bien voulu m'associer, et j'aurai à décrire, plus loin, la manière dont nous comprenons l'ictère et dont nous classifions ses variétés.

Mais auparavant, il me faudra indiquer les réactions physiques et chimiques qui permettent d'étudier l'ictère. Puis j'établirai quatre principes fondamentaux, bases de notre classification : 1° l'urobiline urinaire reconnait une origine rénale; 2° la stercobiline (urobiline fécale) est d'origine intestinale; 3° il existe une cholémie physiologique ; 4° l'ictère dit hémaphéique est un ictère ordinaire, occasionné par une cholémie légère ou moyenne, à laquelle s'adjoint une raréfaction accusée des urines. Et alors j'aurai tous les éléments me permettant d'exposer notre classification.

Je m'occuperai d'abord de l'étude physico-chimique de l'ictère.

Il résulte, quelle qu'en soit sa forme, de la pénétration en excès dans la circulation des éléments constitutifs de la bile, ou tout au moins de certains d'entre eux.

Parmi ceux-ci, les mieux connus sont les sels et surtout les pigments biliaires.

I. — Sels biliaires,

Les *sels* que l'on trouve dans la bile humaine sont le *glycocholate* et le *taurocholate de soude*.

Ils se forment dans le foie. Lorsqu'en effet on lie le cholédoque d'un animal, ils pénètrent dans le sang. Si, au contraire, on supprime la glande hépatique, on ne les trouve plus dans la circulation. C'est qu'alors leur sécrétion est supprimée, tandis que, précédemment, leur production étant conservée, leur excrétion était empêchée.

On admet qu'ils résultent de l'union à un noyau commun, *acide cholique*, provenant des corps gras, de *glycocolle* et de *taurine*, engendrés par la décomposition des albuminoïdes.

Ils présentent deux caractères principaux qui permettent

de les déceler : 1º le furfurol agissant sur le noyau cholique produit une teinte rouge, puis violette ; 2º la tension superficielle des liquides renfermant des sels biliaires est modifiée.

Sur la première de ces propriétés est basée la réaction de Pettenköfer. Sur la seconde, celle de Hay.

La *réaction de Pettenköfer* se pratique de la manière suivante : dans un verre à expérience, on ajoute au liquide à essayer un peu de sucre ou de sirop de sucre, puis on fait tomber sur les parois du verre quelques gouttes d'acide sulfurique. Il se forme du furfurol, qui agit sur l'acide cholique des sels, et l'on voit se produire une teinte rouge à la limite de séparation des deux liquides, puis une teinte violette. Si l'on agite les deux liquides, en refroidissant, le mélange présente une bande d'absorption dans le vert, entre D et E. Lorsqu'on additionne d'alcool une moitié du liquide mélangé, on observe d'abord la bande entre D et E, puis une seconde bande dans le bleu, près de F. En même temps, le liquide devient brunâtre.

Cette réaction est loin d'être spécifique, car on a relevé soixante-dix substances capables de la produire, mais, appliquée à l'urine, elle est révélatrice, le plus souvent, de la présence de sels biliaires. Dans le sérum, au contraire, elle n'a guère de signification, car l'albumine est capable de la produire.

La *réaction de Hay* est beaucoup plus simple. Si, à la surface du sérum ou de l'urine, on verse de la fleur de soufre, celle-ci surnage quand il n'y a pas de sels biliaires. Si, au contraire, ces liquides renferment du glycocholate ou du taurocholate, leur tension superficielle est modifiée et la fleur de soufre tombe au fond du vase. Beaucoup plus sensible dans l'urine que dans le sérum, la réaction de Hay révélerait, dans le premier de ces liquides, la présence de 0^{gr},02 à 0^{gr},55 pour 100 de bile. Dans le sérum, au contraire, il faudrait plus de 1 p. 100 pour que la réaction de Hay fût positive.

II. — Pigments biliaires et leurs dérivés.

Les pigments renfermés dans la bile sont sans doute multiples, mais le pigment fondamental, celui dont dérivent tous les autres, semble bien être la bilirubine.

La *bilirubine* peut se former en des points multiples de l'organisme. C'est ainsi qu'à l'état pathologique on a noté sa production dans des épanchements sanguins sous-cutanés ou intraséreux. Mais, normalement, c'est le foie qui l'engendre.

Si on lie tous les vaisseaux de cet organe, on ne trouve, ni dans le sang ni dans les tissus, aucune trace de pigments biliaires. Si on ligature seulement le canal cholédoque, on rencontre des pigments dans le sérum sanguin et dans l'urine.

Après fistule d'Eck, on peut enlever le foie chez le chien. Or, il n'y a pas consécutivement de pigments biliaires dans les tissus, même si l'on a produit une déglobulisation intense par inhalation d'hydrogène arsénié (Minkowsky et Naunyn).

Le rôle producteur de la bilirubine par la cellule hépatique est d'ailleurs bien prouvé par les faits, observés par Hanot et par M. Gilbert, de pigments biliaires à l'intérieur des cellules néoplasiques dans les noyaux secondaires d'un adéno-cancer du foie et par ce fait que M. Carnot a vu, à la suite de greffes intrapéritonéales du foie, les cellules hépatiques transplantées se surcharger souvent de pigments biliaires, en l'absence de toute voie propre d'excrétion et d'excrétion.

La bilirubine formée par la cellule hépatique résulte d'une transformation de l'hémoglobine. Au niveau de la rate, sans doute, une certaine quantité d'hémoglobine est mise en liberté, qui, arrivant au foie, est convertie par lui en bilirubine, à laquelle on a assigné la formule :

$$(C^{32}H^{36}Az^4O^6.)$$

Mais la bilirubine est un pigment peu stable et susceptible de se transformer facilement à son tour soit par oxydation, soit par réduction.

Lorsqu'on oxyde la bilirubine, à l'aide de l'acide nitrique nitreux par exemple, il se forme un corps nouveau, la *biliverdine*, de coloration verte, tandis que la bilirubine est rouge.

La réaction qui se produit peut être représentée par la formule ci-dessous :

$$\underset{\text{bilirubine,}}{C^{32}H^{36}Az^{4}O^{6}} + O^{2} = \underset{\text{biliverdine.}}{C^{32}H^{36}Az^{4}O^{8}}$$

Si l'oxydation est poussée plus loin, un nouveau corps plus oxydé, la *bilicyanine*, de teinte bleue, est engendré. Puis naissent des dérivés de plus en plus riches en oxygène, la *bilipurpurine* rouge et la *cholétéline* jaune, qui semble être le dernier terme d'oxydation de la bilirubine.

Si, au contraire, sur celle-ci on fait agir un agent réducteur, chlorure stanneux ou surtout amalgame de sodium, on engendre de l'*urobiline*, résultant d'une réduction et d'une hydratation.

La réaction produite est figurée par l'équation suivante :

$$\underset{\text{bilirubine.}}{C^{32}H^{36}Az^{4}O^{6}} + H^{2}O + H^{2} = \underset{\text{urobiline.}}{C^{32}H^{40}Az^{4}O^{7}}$$

Si la réduction est poussée plus loin, l'urobiline est à son tour transformée en *chromogène de l'urobiline, urobiline réduite* de Disqué, *urobilinogène* de Saillet.

Ce n'est d'ailleurs pas seulement en partant de la bilirubine qu'on peut, par oxydation ou par réduction, donner naissance à ces divers corps. C'est ainsi que Lieberman, opérant sur de la cholétéline, et M. Winter, sur de la biliverdine, ont, par réductions successives, obtenu de la bilirubine, de l'urobiline et finalement du chromogène de l'urobiline.

Inversement, par oxydation du chromogène, on le transforme très facilement en urobiline et, même, on aurait vu, par oxydation forte, de la cholétéline se produire sans toutefois qu'aient été réalisés les termes moyens tels que bilirubine, biliverdine, etc.

Un lien intime unit donc toutes ces substances dérivées par oxydation ou par réduction de la bilirubine et chacune d'elles mériterait d'être recherchée dans les divers points de l'organisme. Mais les réactions de la pratique ne permettent guère de caractériser isolément que le chromogène de l'urobiline, l'urobiline et la bilirubine qui, avec ses dérivés oxydés, est habituellement désignée sous le nom générique de pigments biliaires. Cela suffit d'ailleurs pour étudier l'ictère dans son ensemble.

III. — Recherche de l'urobiline, de l'urobilinogène et des pigments biliaires.

A. *Urobiline*. — L'urobiline est une poudre brune, amorphe, soluble dans l'eau, surtout quand celle-ci est légèrement acide ou alcaline, plus soluble encore dans l'éther, l'alcool, le chloroforme, l'alcool amylique. Ses solutions aqueuses sont jaunes ; ses solutions chloroformiques sont roses ou jaunes.

Elle est très diffusible, beaucoup plus que les pigments biliaires, moins toutefois que son chromogène.

Ses solutions ammoniacales, additionnées de chlorure de zinc ou d'acétate de zinc, présentent une très belle fluorescence.

Examinée au spectroscope, une solution acide d'urobiline présente une bande d'absorption entre le bleu et le vert, entre les raies b et F de Frauenhoffer. Cette bande se trouve un peu reportée vers la gauche quand la solution est alcaline.

Ces diverses propriétés permettent très aisément de caractériser l'urobiline, dont j'étudierai la recherche dans les matières fécales et dans l'urine. Quant au sérum sanguin, je ne m'y attarderai pas actuellement, car j'insisterai sur ce point, quand je m'occuperai de l'origine rénale de l'urobiline urinaire.

Dans l'urine, la recherche peut être faite par l'examen spectroscopique direct à l'aide du petit spectroscope à main, dont l'usage a été vulgarisé par M. Hayem. Si l'urine est peu colorée, la bande d'absorption est très facilement perçue. Lorsque l'urine est foncée, lorsque, par exemple, elle renferme des pigments biliaires, la partie droite du spectre est plus ou moins éteinte et la bande d'absorption de l'urobiline peut être englobée dans l'effacement spectral. Mais la grande diffusibilité de l'urobiline permet de tourner la difficulté. On peut, à l'exemple de M. Hayem, verser, à la surface de l'urine et sans agiter, quelques gouttes d'eau iodée. L'urobiline y passe beaucoup plus vite que les pigments biliaires et sa raie est facilement reconnue.

Il est préférable de rechercher l'urobiline en utilisant sa propriété fluorescente. On l'extrait de l'urine par l'alcool amylique ou par le chloroforme et l'on additionne le premier de ces liquides d'une solution aqueuse et ammoniacale de chlorure de zinc, le second d'une solution alcoolique d'acétate de zinc (1).

Dans les deux cas, se produit une belle fluorescence. Si l'on examine au spectroscope la solution fluorescente, on y voit une bande un peu à gauche de l'union du bleu et du vert. Mais la réaction de fluorescence est plus sensible que la réaction spectrale et, dans un tube d'épaisseur donnée, la fluorescence est déjà nettement apparente, alors que la bande d'absorption n'est pas encore visible.

Dans les fèces, la recherche s'opère d'une manière très analogue.

On traite quelques centimètres cubes de matières fécales par une trentaine de centimètres cubes d'alcool amylique ou de chloroforme. L'examen spectroscopique montre la bande d'absorption.

L'acétate de zinc fait apparaître la fluorescence dans l'extrait chloroformique. Le chlorure de zinc ammoniacal agit

(1) Quand on ajoute la solution alcoolique d'acétate de zinc, un trouble se produit tout d'abord, qui disparaît quand on a versé un nombre suffisant de gouttes de la solution alcoolique.

de même pour l'extrait fait à l'aide de l'alcool amylique.

B. *Urobilinogène*. — L'urobilinogène est très soluble et se transforme très aisément par oxydation en urobiline.

Ces deux caractères, les seuls d'ailleurs qu'il possède en propre, permettent de le mettre facilement en évidence.

Dans l'urine, on peut l'oxyder directement par quelques gouttes d'eau iodo-iodurée. De l'urobiline se produit et l'on voit, par l'examen spectroscopique, la bande caractéristique à l'union du bleu et du vert.

Mais il est plus sensible et plus élégant d'extraire d'abord le chromogène par un dissolvant où l'oxydation est faite ultérieurement.

Les mêmes réactions sont alors applicables à l'urine et aux fèces.

On pratique l'extraction soit par le chloroforme, soit par l'alcool amylique.

Le chloroforme est additionné d'une dizaine de gouttes d'acide nitrique nitreux. De l'urobiline se produit et l'on observe une teinte rose ou rouge intense. C'est là une réaction très prompte, très sensible et qui n'est, à ma connaissance, signalée par aucun auteur. Mais elle n'est pas spécifique et il faut vérifier au spectroscope s'il existe bien une bande d'absorption.

Dans l'alcool amylique, on fait arriver un peu d'une solution ammoniacale de chlorure de zinc. Le chromogène n'est pas encore oxydé, il n'y a pas de fluorescence. Mais celle-ci apparaît dès qu'on ajoute quelques gouttes de liqueur de Gram.

C. *Pigments biliaires* (bilirubine). — La bilirubine est une poudre rougeâtre, insoluble ou presque dans l'alcool, peu soluble dans l'éther, très soluble dans le chloroforme et plus encore dans l'eau alcaline, qui l'extrait du chloroforme.

Elle est peu diffusible, beaucoup moins que l'urobiline.

Elle n'a pas de caractères spectroscopiques. On dit couramment qu'on peut caractériser les pigments biliaires par l'effacement de la partie droite du spectre. Cela est inexact. Il est parfaitement vrai qu'ils éteignent la région droite du spectre, mais ils agissent ainsi seulement en tant que matières colorantes. Toute substance jaune ou rouge se comporte de même. L'examen spectroscopique ne peut donc être d'aucune aide pour déceler la présence de pigments biliaires. Ce n'est pas la peine de recourir à lui pour juger qu'un liquide est coloré en jaune ou en rouge, et c'est pourtant tout ce qu'il pourrait indiquer.

La bilirubine possède, par contre, des caractères chimiques importants. Elle est susceptible, comme je l'ai déjà indiqué, de se transformer par oxydation en des pigments de couleurs différentes. Si l'on traite une solution de bilirubine par un oxydant tel que l'acide nitrique, on voit la solution, primitivement brune, changer de teinte. Elle devient d'abord verte (biliverdine), puis bleue (bilicyanine), puis rouge (bilipurpurine), puis enfin jaune (cholétéline). Le passage du bleu au rouge donne naissance à une teinte violette et celui du rouge au jaune à une nuance orangée. Si bien qu'en partant de la solution initiale on voit se produire les teintes verte, bleue, violette, rouge, orangée et jaune qui se succèdent ou se superposent sous forme de disques. C'est là ce qu'on appelle la *réaction de Gmelin*.

Ces diverses propriétés permettent de caractériser la bilirubine. Mais une technique un peu différente est à suivre, selon qu'on la recherche dans l'urine, dans les fèces ou enfin dans le sérum.

Dans l'urine, la *réaction de Gmelin* est des plus simples à pratiquer. On place l'urine à essayer dans un verre à expérience. Puis, ou bien l'on fait arriver l'acide nitrique nitreux au-dessous d'elle à l'aide d'un entonnoir. Bientôt, sans qu'on ait agité, il se forme des disques qui sont, de bas en haut, jaune, orange, rouge, violet, bleu, vert. Ou bien, et c'est là la véritable réaction de Gmelin, telle que l'a indiquée cet auteur, on verse sur les parois du verre qui contient l'urine de l'acide nitrique nitreux. Les deux liquides se mêlent et dans le mélange on voit naître des teintes diffuses qui se succèdent dans l'ordre suivant : verte, bleue, violette, rouge, orangée et jaune, plusieurs teintes pouvant d'ailleurs exister simultanément en des points différents du liquide.

L'oxydation est susceptible aussi d'être réalisée par la teinture d'iode, comme dans la *réaction de Maréchal-Rosin*. On place l'urine à examiner dans un tube à essai. Sur la paroi, on fait couler une ou deux gouttes de teinture d'iode. Il apparaît une belle nuance vert émeraude. C'est à cela que se borne d'ordinaire la réaction, mais j'ai vu, dans une urine très riche en bilirubine, toute la série des nuances se produire comme dans la réaction de Gmelin.

Enfin, on peut, quand il y a peu de bilirubine dans l'urine, avoir recours à la *réaction de Salkowski*, qui est principalement un procédé de concentration des pigments. On les entraîne par un précipité de phosphate de chaux naissant au sein de l'urine. On sépare le précipité et on libère les pigments en redissolvant le phosphate.

A cet effet, on alcalinise l'urine par du carbonate de soude. On ajoute, goutte à goutte, une solution de chlorure de calcium à 1/10. On filtre. On lave le précipité sur le filtre. On le délaie dans l'alcool, puis on le dissout par addition d'acide chlorhydrique. On chauffe. La liqueur, d'abord incolore, devient bleue si elle renferme de la bilirubine. L'acide nitrique nitreux y fait naître la réaction de Gmelin. Mais il ne faudrait pas prendre pour elle la teinte vert émeraude qui se produit à l'union de l'acide nitrique et de la liqueur à essayer. Celle-ci est due à l'action de l'acide nitrique nitreux sur l'alcool. Il se forme, dans ces conditions, des éthers qui bientôt s'échappent en faisant bouillonner le liquide.

Dans les fèces, on extrait la bilirubine par du chloroforme et c'est sur ce liquide qu'on pratique la réaction de Gmelin. Le chloroforme, jaune quand il renferme de la bilirubine, se décolore d'abord partiellement sous l'influence de l'acide nitrique, puis apparaissent toutes les teintes caractéristiques.

La réaction est des plus nettes quand les matières fécales renferment seulement de la bilirubine sans urobi-

line, ni urobilinogène, comme cela se produit chez le nouveau-né. Mais, quand à la bilirubine s'adjoint du chromogène
de l'urobiline, la réaction de Gmelin est difficile à percevoir.
Le chromogène, dissous dans le chloroforme, s'oxyde par
l'acide nitrique et une teinte rouge se produit, qui masque
les nuances de la réaction de Gmelin.

Il est, dans ce cas, préférable de diluer les matières dans
de l'eau et d'ajouter directement au mélange de l'acide
nitrique nitreux. On voit alors la réaction de Gmelin assez
nettement et l'on peut reconnaître la présence de bilirubine,
même en faible quantité, que la technique précédente n'aurait pas permis de déceler.

Parfois, c'est surtout sous forme de biliverdine que les
pigments biliaires se trouvent dans les fèces qui sont vertes.
L'extraction se fait alors par l'alcool, qui se teint en vert.
Une ébauche de réaction de Gmelin se produit par addition
d'acide nitrique.

Dans le sérum sanguin, la recherche de la bilirubine
nécessite une technique un peu spéciale et donne des
résultats qui méritent d'être discutés.

Dans un tube cylindrique à fond plat, on dépose un peu
du sérum à examiner. Au-dessous de lui, on fait arriver
quelques gouttes d'acide nitrique nitreux. Dans le sérum,
se forme un coagulum qui, d'abord constitué au contact de
l'acide nitrique, monte progressivement pour envahir, au
bout d'un certain temps, la totalité du sérum. Ce coagulum
est blanc dans son ensemble, mais, à l'union de l'acide
nitrique, il prend une teinte jaune (réaction xanthopro-
téique). Entre les zones blanche et jaune se produisent,
quand le sérum renferme de la bilirubine, des phénomènes
colorés. Parfois, on voit apparaître, superposés, tous les
anneaux de la réaction de Gmelin. Mais ordinairement,
comme l'a montré M. Hayem, il se forme seulement un
liséré bleu avec reflet légèrement vert qui monte progressivement dans le coagulum pour disparaître après un temps
variable selon les quantités d'acide nitrique et de sérum,
selon aussi l'épaisseur du tube où est pratiquée la recherche.

C'est là ce que, avec M. Gilbert, nous avons nommé la *réaction de Hayem*.

Pendant longtemps, nous avons caractérisé les pigments de la bile par ce procédé sans vérifier sa valeur. Mais des discussions se sont élevées sur la valeur de l'anneau bleu. Alors M. Gilbert, M. Posternak et moi nous avons repris l'étude minutieuse de la réaction et nous avons prouvé que l'anneau bleu, provoqué par l'acide nitrique dans le sérum, est bien caractéristique de la présence de bilirubine.

Nous avons, en effet, démontré que : 1° la bilirubine est capable de lui donner naissance (1) ; 2° il est seulement produit par les pigments biliaires (2).

Pour mettre en évidence le premier point, nous avons dilué progressivement un sérum ictérique et un sérum artificiel que nous avions additionné d'une quantité déterminée de bilirubine. Nous avons ensuite pratiqué la réaction nitrique sur des échantillons diversement dilués.

Le sérum franchement ictérique provenait d'un malade atteint d'obstruction des voies biliaires et renfermait, cela est évident, une forte quantité de bilirubine. La réaction nitrique y produisait toute la série des anneaux de la réaction de Gmelin. Après une dilution suffisante, seul persistait l'anneau bleu vert de Hayem. Celui-ci s'atténuait au fur et à mesure que la dilution augmentait et disparaissait quand elle était poussée assez loin.

En opérant de même sur un sérum contenant une quantité déterminée de bilirubine et dilué à des degrés divers, nous avons constaté les mêmes phénomènes que précédemment, mais nous avons en outre déterminé à quels degrés de dilution correspondait la disparition des divers anneaux.

(1) Gilbert, Herscher et Posternak, Sur la réaction de Gmelin dans les milieux albumineux (*Soc. de biologie*, 2 mai 1903).

(2) Gilbert, Herscher et Posternak, Sur la signification de l'anneau bleu produit par le réactif de Gmelin dans certains sérums (réaction de Hayem) (*Soc. de biologie*, 9 mai 1903).

Nous avons noté que, *dans des tubes d'un centimètre de diamètre*, la série de tous les anneaux était perceptible quand le sérum renfermait plus de 1 gramme de bilirubine pour 3 500 centimètres cubes de sérum.

Entre 1/3500 et 1/7000 les anneaux violet et rouge disparaissaient.

Au-dessous de 1/7000, seul persistait l'anneau bleu vert, Il s'atténuait progressivement au fur et à mesure que la dilution augmentait.

A 1/40000, il était encore légèrement perceptible, tandis qu'au-dessous il ne l'était plus. C'est là ce que nous avons nommé la *réaction limite*. Ce chiffre est capital et mérite d'être retenu, car je montrerai tout à l'heure qu'il est à la base de notre méthode cholémimétrique.

Par conséquent, la bilirubine est bien capable de produire l'anneau et j'en arrive au second point : seule elle est capable de l'engendrer dans le sérum sous l'influence de l'acide nitrique nitreux.

Les substances incriminables *a priori* dans sa production : l'albumine, l'hémoglobine, l'indican, l'urobiline, la lutéine ne jouent en effet aucun rôle.

L'albumine, sous l'influence de l'acide chlorhydrique, se teint en bleu violet (réaction de Caventou, d'Adamkiewicks) et l'on pouvait supposer que, le sérum étant riche en chlorure de sodium, une certaine quantité d'acide chlorhydrique est, après addition d'acide nitrique, mise en liberté et intervient dans la genèse de l'anneau bleu. Mais, d'une part, nous avons préparé un sérum artificiel renfermant autant d'albumine et de sel que le sérum humain. Or l'acide nitrique n'y a pas fait naître d'anneau bleu. D'autre part, le sérum humain, sans être modifié dans sa teneur en albumine et en chlorure de sodium, peut être très peu coloré, comme chez les tuberculeux par exemple. Il ne s'y produit aucun anneau bleu, quand on l'additionne d'acide nitrique nitreux.

Un sérum laqué naturellement ou additionné artificiellement d'hémoglobine ne donne pas non plus la réaction de Hayem s'il renferme seulement de l'hémoglobine ; celle-ci,

par conséquent, ne peut pas être incriminée dans la production de l'anneau bleu.

Je ne sache pas que l'indican ait jamais été signalé dans
le sérum. Mais, quand il existe dans l'urine, l'acide nitrique
fait apparaître dans ce liquide une teinte bleu-vert et, par
acquit de conscience, nous avons ajouté à un sérum artificiel un peu d'urine riche en indican. Nous avons pratiqué
la réaction nitrique qui a été négative.

L'urobiline n'existe pas, elle non plus, dans le sérum,
sauf dans des cas rares, j'aurai à le démontrer plus loin.
Mais, quand bien même elle y existerait, elle ne serait
pas incriminable dans la production de l'anneau. Dans
un sérum additionné d'urobiline, l'acide nitrique fait
naître, en effet, un anneau rouge sale, mais nullement
bleu.

Reste la lutéine. C'est, dit-on, la matière colorante du
sérum sanguin. Cela semble bien exact pour le sérum de
certaines espèces animales, mais il n'en est pas de même
pour l'homme et je montrerai ultérieurement que son sérum
ne renferme pas de lutéine, que la matière colorante de
ce liquide est la bilirubine. D'ailleurs, indépendamment de
cette considération péremptoire, il est facile de prouver que,
dans le sérum humain, l'anneau bleu ne saurait être engendré par la lutéine. La caractéristique de cette substance,
dont la nature est encore diversement interprétée, est de
présenter au spectroscope des bandes d'absorption. Si elle
était capable de donner naissance à l'anneau bleu dans le
sérum après addition d'acide nitrique, cet anneau devrait
être d'autant plus intense que les bandes d'absorption
seraient plus marquées.

Or, par des dilutions convenables, nous avons préparé
des sérums isochromes d'homme, de cheval, de bœuf, de
canard, de pigeon et une solution de bilirubine dans le
sérum correspondant à 1/34000. Tandis que les sérums
d'homme, de cheval, de bœuf, la solution de bilirubine ne
présentaient pas de bande d'absorption, ceux de canard et
de pigeon en offraient deux très nettes.

Nous avons dilué ces sérums également et de telle manière qu'aucun d'eux ne donnât la réaction de Hayem. A ce moment, le sérum des gallinacés présentait encore très nettement les bandes de la lutéine. Si, donc, celle-ci était capable de produire l'anneau bleu, ce ne serait qu'à un degré de concentration suffisant pour que les bandes fussent nettement perceptibles. Or, celles-ci ne s'observent jamais dans le sérum humain et l'anneau bleu produit dans ce sérum par l'acide nitrique nitreux ne saurait être attribué à la lutéine.

C'est donc la bilirubine qui seule est capable de l'engendrer.

J'ajoute à ces considérations le fait suivant qu'avec M. Gilbert nous avons constaté à maintes et maintes reprises. Si l'on dispose d'une quantité suffisante de sérum donnant l'anneau bleu dans des tubes d'un centimètre pour pratiquer la réaction dans un verre à expérience, on voit se produire et persister, parfois pendant plusieurs jours, une réaction typique de Gmelin avec tous ses anneaux.

C'est là, en quelque sorte, la synthèse de l'analyse que nous avions faite en diluant un sérum ictérique, et c'est, me semble-t-il, une nouvelle preuve que l'anneau bleu, engendré par l'acide nitrique dans le sérum sanguin, est caractéristique de la présence de bilirubine.

L'étude minutieuse de la réaction nitrique dans le sérum sanguin ne nous a pas permis seulement de fournir cette démonstration, elle nous a conduit à une méthode de dosage de la bilirubine très sensible et très pratique.

J'ai indiqué tout à l'heure que, dans un sérum placé dans des tubes d'un centimètre de diamètre, la réaction limite se produit quand il renferme un gramme de bilirubine pour 40000 centimètres cubes.

Si, donc, on dilue un sérum riche en bilirubine de telle manière qu'il donne la réaction limite, il contiendra alors un gramme de bilirubine pour 40000 centimètres cubes. Connaissant la quantité de sérum dilué, celle du sérum artificiel ayant servi à cette dilution, il sera facile de calculer la teneur en bilirubine du sérum initial.

Telle est la base de la *méthode cholémimétrique*, que nous avons élaborée, M. Gilbert, M. Posternak et moi (1).

Les seuls réactifs nécessaires pour la mettre en usage sont un sérum artificiel et un acide nitrique nitreux de composition définie.

Le *sérum artificiel* est un milieu albumineux qui, par sa teneur en albumine et en sel, par sa fluidité et par son alcalinité reproduit exactement le sérum sanguin.

Il peut se préparer ainsi : On mêle une égale quantité de blancs d'œufs et d'eau salée à 15 p. 1000. On bat en neige le mélange. On laisse reposer jusqu'au lendemain dans une grande éprouvette. Le liquide qui se dépose est décanté et additionné de soude caustique dans la proportion de $0^{gr},5$ p. 100. Souvent le sérum ainsi préparé se gélifie, mais, après quelques heures ou au plus quelques jours, il redevient très fluide et propre à l'usage. On peut l'additionner de camphre pour le conserver plus longtemps. Mais il ne faut pas se servir de thymol qui se teinte par action de l'acide nitrique et rend par suite le sérum inutilisable.

Le *réactif nitrique nitreux* a pour formule :

Acide nitrique pur à 36°	200 cent. cubes.
Eau distillée	100 —
Nitrite de soude	$0^{gr},06$

L'*instrumentation* est simple. Elle est composée de :

1° Une pipette, en verre de Bohême, divisée en quarts de centimètre cube et destinée à mesurer le sérum artificiel ;

2° Une pipette, en verre de Bohême elle aussi, graduée rigoureusement en vingtièmes de centimètre cube pour mesurer le sérum nature à doser ;

3° Une pipette ayant une longue effilure et servant à déposer le réactif nitrique nitreux ;

4° Des tubes cylindriques, à fond plat, d'un diamètre exact d'un centimètre ;

(1) Gilbert, Herscher et Posternak, Sur un procédé de dosage de la bilirubine dans le sérum sanguin (cholémimétrie) (*Soc. de biologie,* 12 décembre 1903, et thèse de Stankiewitch, Paris, 1904).

5° Deux porte-tubes constitués par des lames de verre creusées de six orifices pour recevoir verticalement les tubes ;

6° Deux petits agitateurs.

L'ensemble de ces instruments, qui constituent le *cholé-mimètre* (fig. 8), est disposé sur trois planchettes superposées dans une boîte, dont la face antérieure se rabat, si bien que tout est immédiatement à portée de la main.

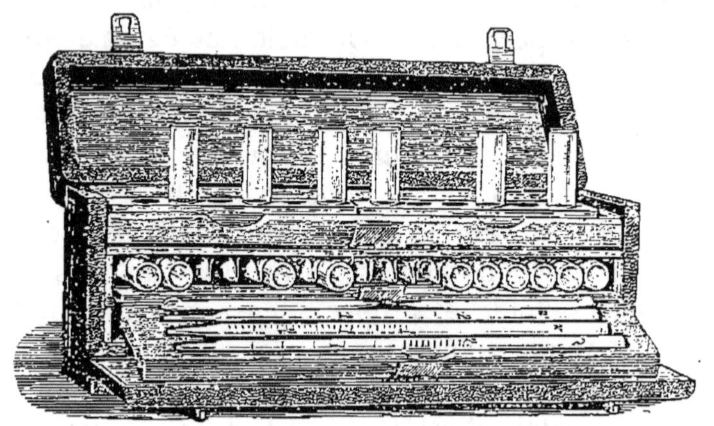

Fig. 8. — Cholémimètre de Gilbert, Herscher, Posternak.

La *technique* à suivre pour doser la bilirubine dans le sérum sanguin est la suivante :

Dans le fond de six tubes placés sur l'un des porte-tubes, on dépose un demi-centimètre cube de sérum artificiel. Puis, on ajoute, dans chaque tube, un nombre croissant de vingtièmes de centimètre cube du sérum à doser : 1/20 dans le premier tube en partant de la gauche, 2/20 dans le deuxième tube, 3/20 dans le troisième, etc.

On agite chacun des mélanges et on dépose au-dessous d'eux un quart de centimètre cube environ de réactif nitrique.

Après une demi-heure d'attente, on examine en plein jour, à l'abri des rayons directs du soleil, le dos à la lumière, et le regard dirigé sur le premier tube, puis sur le deuxième, etc. sous un angle de 45°.

Si le sérum n'est pas trop riche en bilirubine, la réaction est négative dans les premiers tubes, en partant de la gauche, puis, dans l'un d'eux, apparaît un anneau bleu, léger, mais net : c'est la réaction limite. Dans les tubes qui suivent, le liséré est trop fort.

Sachant le nombre, a, de vingtièmes de centimètre cube de sérum initial ajoutés dans le tube où la réaction est à la limite, on peut calculer la teneur en bilirubine, x, de ce sérum initial de la manière suivante :

La quantité de bilirubine contenue dans le tube limite est $\dfrac{ax}{20}$. Elle est diluée dans $\dfrac{10}{20}$ plus $\dfrac{a}{20}$ de centimètre cube. Cette dilution égale, ainsi que je l'ai montré, 1/40000, d'où l'équation :

$$\frac{\dfrac{ax}{20}}{\dfrac{10+a}{20}} = \frac{1}{40\,000}$$

d'où :

$$x = \frac{10+a}{a} \cdot \frac{1}{40\,000}$$

Quand la teneur en bilirubine du sérum sanguin est très forte, la réaction peut déjà être positive dans le premier tube. Il faut alors diluer le sérum au cinquième, au dixième, au vingtième, avant de faire l'analyse cholémimétrique et diviser le dénominateur de la fraction trouvée par 5, par 10, par 20 selon le cas. Lorsque, par exemple, après avoir dilué au dixième on trouve le chiffre 1/9000, la teneur réelle en bilirubine du sérum à doser est 1/900.

Inversement, la richesse en bilirubine peut être faible. Alors la réaction, si l'on suivait rigoureusement la technique indiquée, demeurerait négative dans les six tubes. Il faut ajouter dans les tubes plus de sérum à doser. Par exemple, on met 6/20 de centimètre cube de sérum à doser dans le premier tube, 7/20 dans le deuxième, etc.

Si l'on dispose de peu de sérum on peut réduire la quantité de sérum artificiel et on modifie en conséquence la formule indiquant la teneur en bilirubine.

Un peu d'habitude permet de juger très rapidement les diverses petites difficultés qui peuvent se présenter et c'est très aisément que l'on arrive à doser la bilirubine par notre méthode, à laquelle nous a conduits, en raison d'objections parfois un peu vives, l'analyse détaillée et minutieuse de la réaction nitrique dans les milieux albumineux.

CINQUIÈME LEÇON

ORIGINE RÉNALE DE L'UROBILINE URINAIRE ET ORIGINE INTESTINALE DE LA STERCOBILINE (UROBILINE FÉCALE).

Par Maurice HERSCHER.

I. Origine rénale de l'urobiline urinaire. — Pigments biliaires, urobiline, urobilinogène dans les urines physiologiques et pathologiques. — *Théories classiques de l'urobilinurie :* Théorie hépatique, théorie intestinale, théorie pigmentaire ou histogénique, théorie hématique. — *Théorie rénale :* Elle est basée sur cinq ordres de faits : 1º L'urobilinurie se produit souvent sans qu'il y ait urobilinémie. — 2º Lorsqu'il y a urobilinurie sans urobilinémie, le sérum sanguin renferme des pigments biliaires. — 3º L'urobiline n'est autre chose que de la bilirubine réduite et hydratée. — 4º Le rein possède un pouvoir réducteur et hydratant. — 5º *In vitro*, le rein transforme la bilirubine en urobiline. — Explication des faits cliniques. — Valeur sémiologique de l'urobilinurie.

II. Origine intestinale de la stercobiline. — Pigments biliaires, stercobiline, stercobilinogène dans les fèces physiologiques chez l'adulte et chez le nouveau-né. — Pigments biliaires, stercobiline, stercobilinogène dans les fèces pathologiques. — Mode de formation de la stercobiline et du stercobilinogène : *l'intestin sécrète un ferment de l'ordre des catalases qui réduit la bilirubine et la transforme en stercobiline et en stercobilinogène.* — Explication des faits cliniques. — Valeur sémiologique de la stercobilinie.

Après avoir indiqué les procédés physico-chimiques qui permettent d'étudier la cholémie et l'ictère, j'aborderai maintenant les deux premiers des quatre principes que nous avons établis, M. Gilbert et moi, et qui sont à la base de la manière dont nous envisageons l'ictère. Et successivement je montrerai que l'urobiline urinaire reconnaît une origine rénale, que la stercobiline (urobiline fécale) reconnaît une origine intestinale.

I. — Origine rénale de l'urobiline urinaire (1).

Pigments biliaires, urobiline, urobilinogène dans les urines physiologiques et pathologiques. — La recherche comparative dans l'urine par les procédés indiqués antérieurement de l'urobiline, de l'urobilinogène et des pigments biliaires permet de constater l'existence de quatre types cliniques :

1° Ou bien l'urine ne renferme ni urobiline, ni urobilinogène, ni pigments biliaires ;

2° Ou bien elle contient de l'urobiline ou du chromogène, sans pigments biliaires ;

3° Ou bien on y trouve simultanément de l'urobiline ou du chromogène et des pigments biliaires ;

4° Ou bien, enfin, l'analyse décèle seulement la présence de pigments biliaires, sans qu'on puisse mettre en évidence ni urobiline, ni urobilinogène.

Théories classiques de l'urobilinurie. — Ces quatre types s'expliquent très bien par la théorie rénale et uniquement par elle. Mais, avant de l'exposer, je rappellerai les théories classiques relatives à l'origine de l'urobiline : théories hépatique, intestinale, pigmentaire ou histogénique et hématique.

La THÉORIE HÉPATIQUE, soutenue par M. Hayem et par son élève M. Tissier, a été pour ainsi dire universellement admise en France.

Normalement, l'hémoglobine arrivant au foie est transformée en bilirubine, qui est excrétée par la bile. Mais, lorsque le foie est insuffisant, il devient incapable de convertir l'hémoglobine en bilirubine et il forme à son dépens de l'urobiline. Celle-ci, très diffusible, passe aisément dans la circulation sanguine, même sans qu'il y ait obstacle au cours de la bile, et elle est éliminée par l'urine. C'est donc

---

(1) GILBERT et HERSCHER, Origine rénale de l'urobiline (*Soc. de biologie*, 28 juin 1902 ; *La Presse médicale*, 3 septembre 1902) et thèse d'HERSCHER, juillet 1902.

l'*insuffisance du foie* qui commande la production de l'urobiline et celle-ci constitue le pigment du foie malade, tandis que la bilirubine est le pigment du foie sain.

Mais l'insuffisance hépatique n'est pas forcément absolue. Si, du fait d'une hémolyse exagérée, une quantité surabondante d'hémoglobine arrive au foie, celui-ci, bien que normal, est incapable de la transformer totalement en bilirubine et une certaine quantité d'urobiline est produite, qui pénètre dans la circulation sanguine. Ainsi s'expliqueraient les faits d'urobilinurie passagère. Au contraire, l'urobilinurie persistante témoignerait d'une insuffisance véritable et durable du foie.

La THÉORIE INTESTINALE a surtout été défendue par des auteurs allemands, Kunkel, Gerhardt, etc. D'après eux, la bilirubine apportée dans l'intestin est transformée en urobiline. Une partie de celle-ci est absorbée et pénètre dans la circulation, puis est éliminée par l'urine.

Mais, à l'état physiologique, il y a beaucoup d'urobiline dans l'intestin et très peu dans l'urine. Force fut donc de faire intervenir la cellule hépatique et de remplacer la théorie intestinale par la *théorie hépato-intestinale.*

Normalement, vint-on dire, le foie arrête la presque totalité de l'urobiline absorbée, qui revient dans l'intestin par la bile. Mais, s'il est insuffisant, il laisse passer de l'urobiline, qui pénètre dans la circulation et est éliminée par l'urine.

L'insuffisance hépatique peut d'ailleurs ne pas être absolue. Quand, du fait de phénomènes fermentatifs exagérés, l'urobiline est produite en grand excès, elle arrive en abondance au foie, qui en fixe une partie, mais laisse passer l'autre dans la circulation. Insuffisance hépatique vraie ou relative, telle est, comme dans la théorie de M. Hayem, la cause de l'urobilinurie.

La THÉORIE PIGMENTAIRE OU HISTOGÉNIQUE, soutenue en France par Engel et Kiener, fait naître l'urobiline dans les tissus aux dépens de la bilirubine. En cas d'ictère, les pigments de la bile imprègnent les divers organes et là sont transformés, par des phénomènes réducteurs, en urobiline, qui, très diffusible, passe dans la circulation puis dans l'urine.

Cette grande diffusibilité de l'urobiline, bien plus considérable que celle de la bilirubine, permet une plus facile élimination des pigments déposés dans les tissus, qui agissent donc par une sorte de processus de défense de l'organisme contre l'intoxication biliaire.

La THÉORIE HÉMATIQUE, enfin, soutenue par Ajello, assigne à l'urobiline sa source dans le sang même aux dépens de l'hémoglobine. Puis l'urobiline est éliminée par l'urine. Cette théorie a pour base, d'une part, la production possible, *in vitro*, d'urobiline en faisant agir du zinc et de l'acide chlorhydrique sur de l'hématine, dérivé de l'hémoglobine et, d'autre part, la présence fréquente d'urobiline dans de vieux foyers sanguins formés au sein des tissus.

Je ne m'arrêterai pas à discuter ces théories, mais je ferai remarquer qu'elles ont toutes, qu'elles fassent intervenir ou non l'insuffisance hépatique, un lien commun. Toutes, elles admettent que l'urobiline, avant d'arriver dans l'urine a traversé la circulation. Toutes elles subordonnent l'urobilinurie à l'urobilinémie. Et pourtant, je vais le montrer, un tel fait n'est pas constant.

Théorie rénale. — La théorie rénale est basée sur cinq ordres de faits que j'exposerai successivement.

1° *L'urobilinurie se produit souvent sans qu'il y ait urobilinémie.* — Lorsqu'en 1901, je devins l'interne de M. Gilbert, nous vivions sur les données classiques, nous admettions notamment la théorie hépatique de M. Hayem. Or, le 21 mars, entra, au n° 12 de la salle Gubler, une femme atteinte de cirrhose syphilitique du foie. Elle présentait une urobilinurie des plus accusées. M. Gilbert me demanda de montrer aux externes et aux stagiaires de son service à rechercher l'urobiline dans l'urine et dans le sang. Pour ce qui fut de l'urine tout alla bien ; il y avait une bande d'absorption des plus nettes, le chlorure de zinc ammoniacal, ajouté à l'alcool amylique qui avait servi à extraire l'urobiline, faisait naître une magnifique fluorescence. Mais, dans le sérum, notre recherche fut complètement négative.

La malade avait une ascite considérable. Dans de grandes quantités de ce liquide nous recherchâmes l'urobiline, mais en vain. L'interne en pharmacie d'alors, M. Broquin, fut appelé à notre aide. Comme à nous, il lui fut impossible de déceler la moindre trace d'urobiline dans le sérum ni dans l'ascite de cette femme, qui pourtant présentait une urobilinurie très accusée.

Ce fait très net d'*urobilinurie sans urobilinémie* fut considéré par nous comme une exception. Pourtant notre attention était éveillée. Pendant une année, nous examinâmes systématiquement l'urine et le sérum de tous les malades entrant à l'hôpital Broussais et nous acquîmes la certitude que ce que nous considérions comme l'exception est loin d'en constituer une et que, *souvent, l'urobilinurie se produit sans urobilinémie.*

L'absence d'urobiline dans le sérum sanguin nous a été prouvée par l'examen spectroscopique et par l'analyse chimique.

Nous avons étudié au spectroscope du sérum sanguin, sous des épaisseurs différentes, voire dans des éprouvettes de 10 centimètres de diamètre, quand une indication thérapeutique s'était présentée de pratiquer une saignée. Sous cette même épaisseur, nous avons observé des liquides ascitiques.

Nous n'avons pas vu dans ces milieux la bande d'absorption de l'urobiline. Souvent, la partie droite du spectre était éteinte, mais aucune trace d'urobiline n'apparaissait dans de l'eau iodée déposée à leur surface.

L'examen chimique nous a conduits au même résultat. Nous avons cherché à extraire l'urobiline du sérum sanguin ou d'épanchements ascitiques par de l'alcool amylique ou par du chloroforme. L'addition à ces liquides de chlorure de zinc ammoniacal ou d'acétate de zinc ne faisait apparaître aucune fluorescence. Et pourtant nous avons agi à maintes reprises sur des quantités très considérables de sérum prélevé par saignée ou de liquides ascitiques et nous avons eu soin de concentrer au maximun par évaporation les liquides, chloroforme ou alcool amylique, qui avaient servi à l'extraction. Souvent, malgré l'existence d'urobilinurie même très accusée, nous avons noté la non-existence d'urobilinémie.

Il n'y avait pas non plus d'urobilinogène dans les liquides examinés que nous avions eu soin d'additionner d'un agent oxydant.

En présence de ces résultats, si contraires aux données classiques, nous nous sommes inquiétés de savoir s'il n'y avait pas une cause d'erreur dans nos constatations et nous avons recherché si nos méthodes d'analyse étaient suffisantes.

Ayant ajouté à des sérums ou à des liquides ascitiques de l'urobiline ou un peu d'urine riche en urobiline, nous avons noté que l'examen chimique est plus sensible que l'examen spectroscopique, car sous une même épaisseur la fluorescence était perceptible alors que la bande d'absorption n'était pas encore visible.

Nous avons constaté, en outre, que, si les procédés chimiques sont un peu moins sensibles dans les milieux albumineux que dans l'urine, sans doute en raison des émulsions parfois incomplètement destructibles qui se forment, ils sont quand même très précis. D'autant qu'ils permettent des concentrations considérables et, grâce à eux, nous avons toujours retrouvé dans le sérum ou le liquide ascitique des quantités, même très faibles, d'urobiline que nous y avions dissoutes.

D'ailleurs, dans certains cas, le sérum examiné renfermait de l'urobiline et, dans ces cas, comme lorsque artificiellement nous avions ajouté de l'urobiline à du sérum, nous l'avons trouvée aisément par nos méthodes usuelles de recherches. Mais ces cas ne constituent pas la règle et *souvent l'urobilinurie ne s'accompagne pas d'urobilinémie.*

2° Lorsqu'il y a urobilinurie sans urobilinémie, le sérum sanguin renferme des pigments biliaires. — Dans tous les cas d'urobilinurie sans urobilinémie, on constate la présence dans le sérum sanguin d'une quantité plus ou moins considérable de pigments biliaires. Dans l'urine, il y a soit urobilinurie pure, soit adjonction à l'urobiline de pigments biliaires. Donc, ce qu'on observe, c'est le type suivant : *cholémie sans urobilinémie, urobilinurie souvent pure, associée parfois à de la cholurie.*

3° *L'urobiline n'est autre chose que de la bilirubine réduite et hydratée.* — *A priori*, il était donc permis de penser que l'urobiline, présente dans l'urine, alors qu'elle n'existe pas dans le sérum, remplace les pigments biliaires qui, contenus dans le sang, manquent souvent dans l'urine. Or, ainsi que je l'ai montré dans ma précédente leçon, l'urobiline est un dérivé direct des pigments de la bile. Elle est produite par la réduction et l'hydratation de la bilirubine.

4° *Le rein possède un pouvoir réducteur et hydratant.* — Le remplacement de la bilirubine contenue dans le sang par l'urobiline pouvait donc s'expliquer théoriquement par une réduction et une hydratation réalisées dans le rein.

Or, celui-ci possède bien un pouvoir réducteur et hydratant. Erhlich a injecté à des animaux des sels solubles de bleu d'alizarine et de bleu de céruléine qui se décolorent par adjonction d'hydrogène. La simple inspection des tissus après cette injection permettait donc de reconnaître aisément les organes réducteurs et ceux qui ne le sont pas. Erhlich a noté que, si la partie centrale du rein est colorée en bleu, la zone corticale est complètement décolorée, possédant donc une puissance réductrice.

Enfin, Abelous et Gérard ont montré que le rein possède, en outre, un pouvoir hydratant.

5° *In vitro, le rein transforme la bilirubine en urobiline.* — Ces données théoriques, relatives à la nature chimique de l'urobiline et au pouvoir réducteur et hydratant du rein, complétaient donc ce qu'a *priori* permettait de déduire la substitution, dans l'urine, de l'urobiline à la bilirubine contenue dans le sérum sanguin.

Mais manquait la preuve directe. L'expérimentation nous l'a fournie. A maintes reprises, nous avons traité, à l'abri de l'air, de la lumière et en milieu aseptique, des solutions de bilirubine par des macérations ou par des extraits de substance rénale et nous avons vu la bilirubine se transformer en urobiline ou en chromogène de l'urobiline.

Tout cadre donc, faits cliniques, analyses chimiques, données théoriques et expérimentales pour prouver que l'urobiline urinaire reconnaît, dans la majorité des faits, une origine rénale, qu'elle résulte de la transformation par le rein, du fait d'un processus réducteur et hydratant, de la bilirubine contenue dans le sang.

EXPLICATION DES TYPES CLINIQUES URINAIRES PAR LA THÉORIE RÉNALE. — Un fait clinique pourtant semble contraire à cette théorie. Dans les cas de cholémie très accusée, il n'y a pas d'urobilinurie ; les pigments biliaires existent seuls dans l'urine et, chez un même sujet, atteint par exemple d'ictère catarrhal, on peut voir les phases suivantes. Au début, quand la cholémie croît, il y a urobilinurie pure ou associée à de la cholurie. En pleine période d'état, quand la cholémie atteint son maximum, l'urobilinurie, loin d'augmenter, disparaît et la cholurie est pure. L'urobilinurie réapparaît au contraire, d'abord associée à la cholurie, puis isolée, quand la cholémie décroît.

Ce fait n'est pas niable, mais il ne constitue pas une objection à notre théorie. Bien au contraire, car, seule, elle est capable de l'expliquer.

Les théories hépatique et hépato-intestinale ne sauraient être invoquées pour en rendre compte. On ne conçoit pas, en effet, pourquoi le foie serait insuffisant au début de la maladie, suffisant justement quand l'affection est à son maximum d'intensité, insuffisant à nouveau quand la guérison survient.

Et de même pour la théorie hématique. Ce serait au moment de l'acmé de la maladie que l'urobiline ne se produirait plus dans le sang.

Seule, la théorie histogénique pourrait être soutenue, en invoquant un mécanisme semblable à celui que je vais développer pour la théorie rénale; mais l'absence très fréquente d'urobiline dans le sérum la rend insoutenable, elle aussi.

Par la théorie rénale, au contraire, tout se conçoit aisément. Le rein est un organe vivant. Les phénomènes qui se produisent à son niveau ne sont nullement semblables à ceux qui se passent dans la cornue d'un chimiste. Ce n'est pas parce que plus d'éléments à réduire lui sont apportés par le sang que la réduction doit forcément être plus considérable et que plus d'urobiline arrive nécessairement dans l'urine.

Au contraire, on conçoit que, en présence de l'excès de pigments biliaires conduits par le sang, le rein inhibé, sidéré en quelque sorte, renonce à sa tâche et laisse passer les pigments sans les transformer.

Un pareil fait n'est pas unique dans l'organisme.

L'estomac, l'intestin, par exemple, digèrent normalement les aliments. Mais si ceux-ci sont introduits en trop grand excès, les organes digestifs ne remplissent plus leur tâche. Les aliments peuvent être rejetés par des vomissements, mais ils sont capables aussi de traverser tout le tube gastro-intestinal sans subir de modifications et de la lientérie s'observe.

Il en est de même sans doute au niveau du rein. Tant que les pigments biliaires lui arrivent en quantité moyenne, ils sont totalement transformés en urobiline. S'ils deviennent très abondants, une partie passe dans l'urine sans être réduite et la cholurie accompagne l'urobilinurie. A un degré extrême, le rein ne réduit plus du tout et les pigments, contenus en grand excès dans le sang, sont éliminés tels quels.

Les quatre faits cliniques révélés par l'étude comparée dans l'urine des pigments biliaires et de l'urobiline que j'ai signalés au début de cette leçon peuvent alors être compris de la façon suivante, et des analyses très multiples nous ont montré le bien fondé de cette manière de voir.

Dans un premier cas, il n'y a dans l'urine ni pigments

biliaires, ni urobiline, ni chromogène. C'est que, dans le sérum, il n'y a pas, ou pour ainsi dire pas, de pigments biliaires.

Dans un deuxième cas, il y a dans l'urine de l'urobiline ou du chromogène, mais pas de pigments biliaires. C'est que, dans le sérum, ceux-ci sont en quantité telle que le rein les transforme totalement en urobiline ou en chromogène.

Dans un troisième cas, on constate dans l'urine des pigments biliaires en même temps que de l'urobiline. La cholémie est alors forte. Le rein a transformé une partie de la bilirubine contenue dans le sang en urobiline, mais en a laissé passer une certaine quantité sans modification dans l'urine.

Enfin, dans le quatrième cas, la cholurie est pure. La cholémie est tellement forte que le rein n'a plus du tout réduit les pigments biliaires contenus dans le sang.

C'est donc l'intensité de la cholémie qui commande la manière dont les pigments sont éliminés par l'urine. Et l'on conçoit aisément que, dans une même affection, les divers états que je viens de signaler puissent être rencontrés successivement selon l'intensité variable de la cholémie.

Valeur sémiologique de l'urobilinurie (1). — L'urobilinurie n'est donc pas un signe d'insuffisance hépatique. C'est seulement un indice de cholémie. Sa *valeur sémiologique* est différente de celle qu'on lui assigne habituellement, mais elle n'est pas moindre, car l'urobilinurie constitue un des signes révélateurs capitaux d'un état des plus fréquents en clinique, à savoir la cholémie.

Telle est la manière dont nous envisageons, M. Gilbert et moi, la question de l'urobilinurie. Mais cette théorie, si séduisante, si conforme à la réalité soit-elle, n'a pas été sans soulever un certain nombre d'objections.

On nous a dit : On peut trouver de l'urobiline dans le sérum sanguin. Cela est certain et nous avons été les premiers à reconnaître l'existence de tels faits.

(1) Gilbert et Herscher, L'urobilinurie n'est pas un signe d'insuffisance hépatique (*La Presse médicale*, 14 septembre 1907).

Mais, d'une part, ils sont loin d'être constants. D'autre part, quand on constate de l'urobiline dans le sérum sanguin, c'est presque toujours en très faible quantité.

Il faut, pour la déceler, agir sur un volume considérable de sérum, recourir à des méthodes très sensibles et réalisant des concentrations importantes.

On obtient, dans ces conditions, des fluorescences à peine accusées, souvent discutables. L'examen spectroscopique demeure négatif. Et pourtant, bien souvent, l'urine renferme, dans de tels cas, de l'urobiline en quantité très abondante.

La disproportion entre l'urobilinurie très intense et l'urobilinémie à peine accusée, douteuse même parfois, est flagrante. Et l'on conçoit que si de l'urobiline a pu se former en d'autres points, dans les tissus notamment, le rein n'en a pas moins la part capitale et pour ainsi dire unique dans la production de l'urobiline urinaire.

On nous a dit aussi : MM. Gilbert et Herscher raisonnent par analogie avec les faits de diabètes rénaux, dans lesquels il y a glycosurie sans glycémie. Or leur existence est des plus douteuses et ne peut servir de base à la théorie de l'origine rénale de l'urobiline. Je ne veux nullement prendre parti dans la question des diabètes rénaux, mais je sais bien que jamais nous ne les avons invoqués.

On nous a dit, enfin, argument capital, péremptoire, suffisant à lui seul pour réduire à rien la théorie rénale de l'urobilinurie : On trouve dans certains cas d'hémorragies méningées de l'urobiline dans le liquide céphalo-rachidien et cette urobiline ne peut avoir été formée par le rein. Non certes, pas plus que celle contenue en abondance, je vais le montrer dans un instant, dans les matières fécales. Quand nous disons que l'urobiline reconnaît une origine rénale, nous parlons de l'urobiline urinaire et non de celle qu'on rencontre dans l'intestin ou ailleurs.

Je n'insiste pas. Il me suffit de signaler de pareils arguments. Et j'espère qu'ils ne pèseront pas d'un grand poids à côté de ceux que j'ai développés plus haut et qui me paraissent démontrer d'une manière certaine l'origine rénale de l'urobiline urinaire.

II. — Origine intestinale de la stercobiline (1).

De même que l'urobiline urinaire reconnaît une origine rénale, de même la stercobiline (urobiline fécale) est formée par l'intestin aux dépens de la bilirubine et, dans la seconde partie de cette leçon, j'aurai constamment à signaler l'analogie, l'identité des phénomènes urinaires et fécaux, rénaux et intestinaux, en ce qui touche l'élimination des pigments de la bile.

Mais, tout d'abord, qu'est-ce que la stercobiline?

Depuis sa découverte par Van Lair et Masius, des discussions se sont élevées sur sa nature même.

Son aspect, après isolement des matières fécales, sa réaction spectrale, la fluorescence de ses solutions ammoniacales traitées par le chlorure de zinc la firent tout d'abord assimiler à l'urobiline.

Bientôt pourtant on prétendit que son spectre n'était pas identique à celui de l'urobiline; on soutint qu'en dehors de la raie à l'union du bleu et du vert, caractéristique de cette dernière substance, la stercobiline produisait deux bandes dans l'orange. On admit ainsi qu'elle présentait des caractères analogues à ceux assignés par Mac Munn à l'urobiline fébrile.

Mais Beck répondit à cette objection que les solutions examinées n'était pas pures. Il prouva que, dans les fèces, à côté de l'urobiline proprement dite, existe un autre pigment donnant naissance aux bandes dans l'orange. Il lui donna, d'ailleurs, en propre, le nom de stercobiline, ce qui n'était pas fait pour éclaircir la question.

Il est certain qu'on peut voir les bandes dans l'orange quand on a traité des matières fécales par un dissolvant.

---

(1) GILBERT et HERSCHER, *Comptes rendus de la Soc. de biologie*, 1907 : 9 novembre, 7 décembre, 28 décembre; — *La Presse médicale*, 26 août 1908.

Mais c'est là un fait inconstant. Souvent elles manquent quand existe la bande de l'urobiline. Lorsqu'elles sont perceptibles, leur intensité n'est nullement proportionnelle à celle de la raie située entre le bleu et le vert.

Il semble donc bien, comme l'a soutenu Beck, qu'elles sont produites par un pigment surajouté, mais inconstant, et l'objection ne paraît pas avoir de valeur.

La stercobiline doit donc être considérée comme identique à l'urobiline. C'est un produit de réduction de la bilirubine, susceptible de se réduire à son tour pour donner naissance au stercobilinogène, semblable à l'urobilinogène ou chromogène de l'urobiline.

La recherche comparée des pigments biliaires, de la stercobiline et du stercobilinogène dans les fèces donne des résultats variables, selon les âges et selon qu'on s'adresse à des sujets sains ou à des malades.

J'exposerai d'abord ces diverses éventualités, puis je montrerai de quelle manière, par un processus réducteur semblable à celui qui se produit dans le rein, la stercobiline se forme dans l'intestin aux dépens des pigments biliaires et il me sera alors facile d'expliquer le pourquoi des phénomènes cliniques observés.

Pigments biliaires, stercobiline, stercobilinogène dans les fèces physiologiques. — A. Chez l'adulte. — Les analyses que nous avons faites, M. Gilbert et moi, chez des malades non atteints d'affections hépatiques et paraissant présenter des fèces normales, sont extrêmement nombreuses. Les résultats obtenus sont conformes à ceux que nous avons constatés chez des individus sains.

Mais je rendrai compte ici seulement de dix observations relatives à des sujets des deux sexes, présentant toutes les apparences de la santé et jeunes, le plus âgé n'ayant pas trente-cinq ans.

Chez sept d'entre eux, l'examen a été pratiqué quelques heures (douze au maximum) après l'émission des fèces. Jamais il n'y avait de pigments biliaires. Toujours on trouvait une très grande quantité de stercobilinogène. Deux fois, à celui-ci, très abondant, s'adjoignait une faible quantité de stercobiline.

Chez les trois autres, l'analyse put être faite dès l'émission. Nous n'avons pas constaté de pigments biliaires. Dans les trois cas, existaient de très grandes quantités de stercobilinogène. Une fois, il y avait concomitamment un peu de stercobiline.

On ne saurait soutenir que, dans ce dernier fait, la stercobiline résultait d'une oxydation consécutive au séjour à l'air. D'ailleurs, l'absence de stercobiline, dans cinq cas où les matières étaient émises depuis plusieurs heures, prouve bien que l'oxydation n'est pas aussi rapide qu'on a pu le croire. Seule, la surface des fèces moulées peut s'oxyder à l'air et la presque totalité de la masse ne subit pas d'oxydation, ainsi que nous avons pu le vérifier.

C'est donc principalement, presque uniquement pourrait-on dire, du stercobilinogène qu'on rencontre dans les fèces physiologiques de l'adulte. Il y a là un phénomène semblable à celui qu'on constate dans l'urine. Chez le sujet sain, en effet, la petite quantité de pigments biliaires contenue dans le sérum sanguin est transformée par le rein en chromogène de l'urobiline, qu'on trouve en faible proportion dans l'urine physiologique. Il y est substitué aux pigments biliaires, comme, dans les fèces, le stercobilinogène remplace ces pigments, mais il va de soi que, dans les deux excreta, les quantités sont très dissemblables.

B. Chez le nouveau-né. — Les phénomènes diffèrent essentiellement dans la toute première enfance de ceux que je viens d'exposer.

Grâce à l'obligeance de M. Wallich et de son chef de clinique, M. Mouchotte, nous avons pu, M. Gilbert et moi, examiner chaque jour les matières fécales de dix enfants, depuis leur naissance jusqu'à leur départ de la clinique.

Dans le méconium et parfois dans les premières évacuations qui suivaient la naissance, la biliverdine semblait prédominer. La teinte des fèces était, en effet, alors verte et l'extraction par le chloroforme de la matière colorante était presque nulle. L'alcool, au contraire, se teignait rapidement en vert.

Très vite, souvent dès le deuxième jour, la bilirubine était très abondante ; mais il n'y avait pas la moindre trace de stercobiline, ni de stercobilinogène, non plus qu'à la naissance même.

Or, chez le nouveau-né, on ne constate pas non plus d'urobiline, ni de chromogène de l'urobiline dans l'urine. De même donc que, chez l'adulte, il y a simultanément urobilinurie et stercobilinie, de même, chez l'enfant, il y a identité entre les phénomènes urinaires et fécaux, en ce qui touche l'urobiline et la stercobiline.

Pour que l'identité fût complète au point de vue de l'élimination biliaire, on devrait trouver, dans l'urine du tout jeune enfant, une certaine quantité de bilirubine, comme on en constate dans ses fèces. D'autant qu'à cet âge la cholémie est assez forte : 1 gramme de bilirubine pour 6 350 centimètres cubes de sérum, égale, par conséquent, ou même supérieure à celle qu'on constate dans beaucoup d'ictères accusés de l'adulte. Il n'en est rien. Mais, même dans des cas d'ictère intense, lorsque la cholémie atteint 1/500, chiffre presque double du maximum que nous ayons observé chez l'adulte, on ne constate pas, chez le nouveau-né, de cholurie. Il semble donc bien que son rein soit imperméable aux pigments biliaires et qu'ainsi s'explique la dissemblance que je viens de signaler.

Chez neuf des enfants de la clinique, la bilirubinie stercorale resta pure jusqu'au dixième jour, date où ils quittèrent le service. Chez le dixième, un peu de stercobilinogène s'associa à la bilirubine dès le neuvième jour.

Chez d'autres enfants, nous avons vu aussi cette association, à un moment donné, de la stercobiline à la bilirubine. Puis celle-ci disparaît totalement et la stercobilinie devient pure comme chez l'adulte.

A quel moment se font de telles transformations ? Je ne saurais fixer de date précise. Il semble bien d'ailleurs qu'elle doive varier dans des limites assez larges. Car si nous avons noté, dans un cas, l'apparition du stercobilinogène dès le neuvième jour, nous avons, par contre, vu le fait ne se produire, dans un autre cas, qu'à huit mois.

Quoi qu'il en soit, on peut, en résumé, dire qu'à l'état physiologique les pigments apportés par la bile dans l'intestin sont éliminés, selon les âges, sous des formes différentes : biliverdine, à la naissance ; bilirubine, dans les jours qui suivent ; bilirubine et stercobilinogène, plus tard, avec ou sans stercobiline ; stercobilinogène, enfin, seul ou accompagné parfois de stercobiline.

Par conséquent, en ce qui touche l'urobiline, les phénomènes urinaires et fécaux suivent une marche parallèle. A la naissance, l'urobiline et l'urobilinogène manquent dans l'urine, comme la stercobiline et le stercobilinogène sont absents des fèces. C'est seulement à un certain âge qu'on voit apparaître dans les deux excreta l'urobiline et la stercobiline, principalement sous forme de leurs chromogènes.

Pigments biliaires, stercobiline et stercobilinogène dans les fèces pathologiques. — A l'état pathologique, la recherche dans les fèces des pigments biliaires et de leurs dérivés : stercobiline et stercobilinogène, donne des résultats très différents de ceux qu'on observe chez les sujets sains, et d'ailleurs très variables selon les circonstances.

Ou bien, premièrement, la stercobiline et le stercobilinogène n'existent pas. Ou bien, deuxièmement, ils sont moins abondants qu'à l'état normal. Ou bien, troisièmement, à eux s'adjoignent des pigments biliaires.

1° Nous avons noté leur disparition complète chez des malades atteints d'obstruction calculeuse du canal cholédoque, de cancer de la tête du pancréas, d'ictère catarrhal. Alors la cholémie était très intense et souvent atteignait 1 gramme de bilirubine pour 900 centimètres cubes de sérum ; nous l'avons même vue, dans un cas unique, s'élever à 1/800. Toute la bilirubine sécrétée passait dans la circulation et il ne pénétrait plus de bile dans l'intestin.

2° La diminution de la stercobiline et du stercobilinogène, si elle est légère, peut être difficilement appréciable ; mais nous avons observé des cas où elle était tellement accusée qu'elle n'était pas discutable.

Il s'agissait de sujets atteints de lithiase biliaire, d'ictère catarrhal en voie d'amélioration.

Ils avaient encore une cholémie intense, mais moins accusée que précédemment. Elle n'atteignait pas le maximum ; elle était seulement de 1/2000 par exemple, comme dans l'une de nos observations. C'est qu'en effet la résorption sanguine n'était pas complète. Des pigments biliaires arrivaient encore dans l'intestin, mais moins abondants que normalement.

3° Nous avons vu l'association dans les fèces des pigments biliaires à la stercobiline et au stercobilinogène, notamment chez des sujets atteints d'ictère grave ou de colique de plomb.

Ils avaient une cholémie très supérieure à la normale, atteignant même, dans un cas d'ictère grave, le taux énorme de 1/900. Pourtant leurs voies biliaires étaient perméables. Même une quantité surabondante de bile les traversait. Ces malades avaient, en effet, des vomissements dans lesquels on trouvait beaucoup de pigments biliaires. Ils présentaient, en outre, à la fin de la colique ou en pleine période d'état d'ictère grave, des flux bilieux intestinaux, dans lesquels on constatait simultanément les pigments normaux de la bile, la stercobiline, le stercobilinogène.

C'est, on le voit, la quantité des pigments apportés dans l'intestin qui rend compte des divers états observés.

Or, je l'ai montré précédemment, c'est, de même, la quantité des pigments biliaires apportés au rein par le sang qui commande la manière dont ils sont éliminés par l'urine.

A l'état pathologique, comme à l'état physiologique, il y a donc parallélisme entre le mode d'élimination des pigments par l'urine et par les fèces. Dans ces excreta, la stercobiline et l'urobiline manquent, sont plus ou moins abondantes ou s'associent à des pigments biliaires selon que, dans l'intestin ou dans le sang, les pigments manquent ou presque, sont plus ou moins abondants ou en quantité telle qu'ils sont évacués sans transformation.

Mode de formation de la stercobiline et du stercobilinogène. — La stercobiline et son chromogène résultent de la transformation dans l'intestin des pigments que lui apporte la bile.

Cette transformation se produit progressivement pendant la traversée intestinale.

Chez le chien, il y a beaucoup de bilirubine et peu de stercobiline dans le duodénum. Dans le jéjunum, celle-ci augmente, tandis que la première diminue. Dans le rectum, la métamorphose est complète.

Il s'agit là d'un phénomène de réduction. La stercobiline, identique à l'urobiline, n'est, en effet, que de la bilirubine réduite. Le stercobilinogène, semblable à l'urobilinogène, est un corps plus réduit encore, capable de réengendrer la stercobiline par oxydation.

Mais, quel est, dans l'intestin, l'agent réducteur ?

On admet, en général, à la suite des Allemands, de Beck tout particulièrement, que ce sont des microbes. Il n'en est rien, ainsi que nous l'avons montré, M. Gilbert et moi.

Comme au niveau du rein, il s'agit d'un phénomène cellulaire, l'intestin produisant une substance réductrice, qui nous semble être une catalase.

Notre conviction est basée sur les six constatations suivantes (1) :

I. *Dans les matières fécales des nouveau-nés, il n'y a ni stercobiline, ni stercobilinogène ; on rencontre seulement des pigments biliaires ; et pourtant leur flore intestinale est très riche.* — Nous avons constaté, en effet, par des examens sur lamelles et par des cultures, que les microbes pullulent très rapidement dans leurs fèces.

Cependant, ce n'est pas seulement à la naissance que la stercobiline manque. Comme je l'ai indiqué précédemment,

____

(1) Tout au début de nos recherches sur la stercobiline, en 1905, M. Posternak a bien voulu nous aider, M. Gilbert et moi. Je tiens à le mentionner.

si, parfois, nous avons vu cette substance apparaitre au neuvième jour, d'ordinaire, c'est plus tard qu'elle se montre, et nous avons même noté son absence jusqu'au huitième mois.

II. *Les cultures des microbes des matières fécales sont incapables de transformer la bilirubine en urobiline.* — Nous avons ensemencé des fèces contenant du stercobilinogène dans des milieux aérobies et anaérobies. Nous avons ajouté ces cultures à de la bile et nous n'avons pas observé la production d'urobiline.

III. *Des extraits aqueux de muqueuse intestinale peuvent transformer la bilirubine en urobiline.* — A maintes reprises, nous avons fait macérer de la muqueuse intestinale d'animaux divers dans de l'eau, soit pure, soit légèrement thymolée. Nous avons ajouté ces extraits à de la bile et nous avons noté une formation abondante d'urobiline après séjour de vingt-quatre à quarante-huit heures à l'étuve à 37°.

IV. *Tous les points de la muqueuse intestinale ne sont pas capables de produire un pareil phénomène.* — Tandis que les extraits de muqueuse duodénale nous ont toujours paru très actifs, tandis que ceux de l'iléon donnaient des résultats positifs, mais moins intenses peut-être, ceux que nous avions obtenus avec la muqueuse rectale étaient incapables d'engendrer de l'urobiline aux dépens de la bilirubine.

V. *Les matières fécales de l'adulte renferment une catalase qui manque dans celles du nouveau-né.* — Nous avons fait des extraits aqueux de matières fécales d'adultes et de nouveau-nés. Nous les avons ajoutés à de l'eau oxygénée neutre ou légèrement alcaline.

Les extraits de fèces d'adultes décomposaient rapidement l'eau oxygénée et mettaient en liberté de l'oxygène, qui produisait une mousse abondante. Ceux obtenus avec les matières fécales d'enfants nouveau-nés ne donnaient, au contraire, naissance à aucun dégagement gazeux.

VI. *Les extraits de matières fécales sont susceptibles ou non de transformer la bilirubine en urobiline, selon qu'ils renferment ou non une catalase.* — A de la bile stérilisée nous avons ajouté des extraits de matières fécales d'adultes décomposant l'eau oxygénée et des extraits de fèces d'enfants nouveau-nés ne mettant pas en liberté l'oxygène du réactif. Nous avons porté ces échantillons à l'étuve à 37°, ainsi que de la bile de même provenance, additionnée d'une quantité d'eau égale à celle des extraits. Dans le tube témoin et dans ceux renfermant les extraits sans catalase, il n'y avait pas d'urobiline ; au contraire, celle-ci était très nette, sous forme de chromogène, dans les tubes contenant les extraits décomposant l'eau oxygénée.

Tous ces résultats plaident dans le même sens et prouvent que le ferment réducteur est sécrété par l'intestin. Mais c'est seulement leur ensemble qui donne une certitude et chacun d'eux mérite d'être discuté.

L'absence de stercobiline chez le nouveau-né, et cela parfois fort tard, malgré l'abondance des microbes dans ses fèces (I), est de la plus haute importance pour notre thèse. On conçoit, en effet, qu'une fonction cellulaire puisse s'établir tardivement, tandis qu'on ne voit pas pourquoi des microbes présents tarderaient à agir. Cet argument n'a toutefois pas une valeur absolue, car on pourrait soutenir que le microbe urobilinogène spécifique n'a pas encore pénétré dans l'intestin.

La non-formation d'urobiline par les cultures de matières fécales (II) n'est pas non plus un critérium certain. Il serait permis, en effet, de supposer que les microbes réducteurs ont été détruits dans ces cultures par la pullulation d'autres germes.

Et, de même, la production d'urobiline par les extraits de muqueuse intestinale (III) n'est pas une preuve absolue. Bien que souvent nos extraits eussent été faits à l'aide d'un liquide légèrement antiseptique, le rôle des microbes pourrait être invoqué. D'autant que, quand on ajoute un antiseptique puissant à ces extraits, du fluorure de sodium à 5 p. 100, par exemple, ils deviennent incapables d'engendrer de l'urobiline.

Mais on sait que le fluorure de sodium détruit, à la fois,

les microbes et certaines diastases, les catalases notamment. Nous avons pu vérifier nettement le fait sur nos extraits de matières fécales. A certains d'entre eux, qui décomposaient l'eau oxygénée, nous avons ajouté du fluorure de sodium ; nous avons alors vu que la catalase était détruite et que les extraits étaient devenus incapables de mettre l'oxygène en liberté.

D'ailleurs, si, dans le cas de production d'urobiline par des extraits de muqueuse intestinale, c'étaient les microbes qui agissaient, ils devraient avoir disparu dans le rectum, puisque la muqueuse de cet organe n'engendre plus d'urobiline aux dépens de la bile (IV). Et pourtant, dans les fèces, ces microbes existeraient, car nous avons vu des extraits de matières fécales d'adulte transformer la bilirubine en urobiline (VI).

Cette dernière considération est capitale et suffisante pour lever les doutes que pouvaient laisser les autres arguments. Elle permet de rejeter le rôle des microbes et d'admettre que c'est l'intestin même qui réduit la bilirubine en urobiline et cela, sans doute, en produisant une substance de la classe des catalases.

En effet, d'une part, dans les fèces de l'adulte, on rencontre de la stercobiline ou du stercobilinogène et une catalase, tandis que, chez l'enfant nouveau-né, ces substances manquent (V).

D'autre part, les extraits de fèces renfermant une catalase sont susceptibles de transformer la bilirubine en urobiline, tandis que ceux ne contenant pas de catalase ne possèdent pas ce pouvoir (VI).

Donc, de même que la bilirubine arrivant par le sang au rein est transformée, grâce au pouvoir réducteur de celui-ci, en urobiline ou en urobilinogène, de même la bilirubine pénétrant par les voies biliaires dans l'intestin est métamorphosée, grâce à la puissance réductrice de la muqueuse intestinale, en stercobiline ou en stercobilinogène.

Explication des types cliniques. Valeur sémiologique de la stercobilinie. — A la faveur des données qui précèdent, on comprend le pourquoi des phénomènes observés dans les fèces normales et pathologiques et l'on saisit la raison de l'identité entre les phénomènes urinaires et fécaux.

A l'état physiologique, chez le nouveau-né, la fonction réductrice ne s'est pas encore établie, ni dans l'intestin, ni dans le rein. L'urine et les fèces sont dépourvues d'urobiline et de stercobiline, ainsi que de leurs chromogènes.

Chez l'adulte, au contraire, le pouvoir réducteur a pris tout son développement dans les deux organes. Les pigments biliaires qui les traversent sont totalement transformés en urobiline et en stercobiline ou en leurs chromogènes, qu'on rencontre dans l'urine et dans les fèces.

A l'état pathologique, si les pigments diminuent, l'urobiline et la stercobiline sont moins abondantes dans les excreta que normalement, du fait d'un moindre apport de matériaux à réduire. Elles peuvent même manquer totalement si les pigments biliaires n'arrivent plus aux organes réducteurs.

Quand, au contraire, les pigments de la bile augmentent dans le sang ou dans l'intestin, la fonction réductrice devient, à un moment donné, insuffisante à les transformer totalement. Aussi bien dans l'urine que dans les fèces, ils s'associent à l'urobiline, à la stercobiline et à leurs chromogènes.

L'identité des phénomènes intestinaux et rénaux est donc éclatante.

Et, de même que l'urobilinurie, ainsi que je l'ai montré, est un indice de cholémie, de même la stercobilinie a pour valeur sémiologique de révéler la pénétration de pigments biliaires dans l'intestin.

De même aussi que l'urobilinurie n'est pas un signe d'insuffisance hépatique, de même la stercobilinie ne témoigne pas d'une viciation du foie; c'est au contraire sa suppression, sa diminution ou l'adjonction à elle de bilirubinie stercorale qui prouvent une tare de la sécrétion ou de l'excrétion biliaires.

SIXIÈME LEÇON

UNITÉ DE LA CHOLÉMIE. CHOLÉMIE PHYSIOLOGIQUE ET NATURE DE L'ICTÈRE HÉMAPHÉIQUE.

Par Maurice HERSCHER.

I. Cholémie physiologique. — Couleur du sérum sanguin. — Nature de la matière colorante du sérum sanguin de l'homme sain : *Ce n'est pas de l'hémoglobine, ni de l'urobiline, ni de la lutéine. C'est de la bilirubine.* — Objections de Zoja : *Ces objections confirment, en réalité, l'existence d'une cholémie physiologique.* — Cholémie physiologique des animaux. — Degré de la cholémie physiologique de l'homme dans la vie extra-utérine et dans la vie intra-utérine. — Physiologie de l'excrétion biliaire.

II. Nature de l'ictère hémaphéique. — Division classique des ictères : *Ictère biliphéique, ictère hémaphéique, ictère mixte.* — Nature de ces ictères : *a.* Ictère biliphéique. — *b.* Ictère hémaphéique. *Théorie hémaphéique de Gubler. Théorie urobilinique des Allemands. Théorie polypigmentaire de Hayem. Nature véritable de l'ictère hémaphéique : C'est un ictère résultant d'une cholémie ordinaire, légère ou moyenne, mais ayant un aspect particulier parce que l'urine est raréfiée.* — *c.* Ictère mixte.

Avant d'en arriver à la classification des ictères, il me reste à exposer les deux derniers principes fondamentaux, qu'avec M. Gilbert nous avons établis et qui sont à sa base :

1° Il existe une cholémie physiologique, dont la cholémie pathologique n'est que l'exagération.

2° L'ictère hémaphéique résulte d'une cholémie ordinaire, légère ou moyenne. S'il présente un aspect particulier, c'est parce que l'urine est raréfiée.

La cholémie se trouve ainsi réduite à l'unité et les divers faits physiologiques et pathologiques s'enchaînent naturellement.

I. — Cholémie physiologique.

Couleur du sérum sanguin. — Le sérum sanguin de l'homme normal présente une légère coloration jaune. Il suffit de le regarder pour s'en rendre compte. Tous les auteurs semblent d'ailleurs d'accord à ce sujet. Pourtant, M. Daremberg nous objecta qu'après centrifugation suffisamment longue, il devient complètement incolore.

Certes, le sérum de divers animaux, chien, lapin, cobaye, est fort peu coloré. Celui de certains sujets anémiques, cachectiques, tuberculeux surtout, paraît dénué de toute teinte dans des tubes de petit calibre. Mais, en examinant de tels sérums sous plus forte épaisseur, dans un verre à expérience par exemple, on se rend compte aisément qu'ils présentent, en réalité, une certaine nuance jaune, que nous n'avons jamais pu faire disparaître malgré des centrifugations intenses et prolongées.

Chez l'homme sain, la coloration est déjà nettement apparente dans les tubes cylindriques d'un centimètre de diamètre dont nous nous servons journellement.

Nature de la matière colorante du sérum sanguin de l'homme sain. — Si la teinte jaune du sérum n'est pas douteuse, il est plus malaisé de déterminer quelle est la matière colorante qui l'occasionne.

Pendant longtemps, sans préjuger en rien de sa nature et pour pouvoir étudier ses variations de quantité, qui sont faciles à percevoir dans bien des circonstances, nous l'avons dénommée, M. Gilbert et moi, *sérochrome*.

Or le *sérochrome n'est autre chose que de la bilirubine.*

Les diverses substances qu'on avait incriminées dans la production de la teinte jaune du sérum : l'hémoglobine, l'urobiline, la lutéine ne jouent, en effet, aucun rôle.

L'*hémoglobine* dissoute dans le sérum lui communique bien une teinte jaune rose si elle est en faible quantité, franchement rose ou même rouge si elle est plus abondante. Mais, alors, en examinant le sérum au spectroscope, on observe les deux bandes d'absorption de l'oxyhémoglobine. Or, celles-ci manquent dans le sérum humain normal et correctement recueilli.

L'*urobiline* possède, certes, un pouvoir colorant beaucoup plus considérable qu'on ne l'a soutenu. Il suffit pour s'en rendre compte de dissoudre, dans du chloroforme, du chromogène de l'urobiline, puis de l'oxyder au sein de ce liquide par l'un des procédés que j'ai indiqués précédemment. Il se produit alors une teinte rose ou rouge, parfois fort intense, qui prouve bien le pouvoir colorant de l'urobiline. Mais j'ai suffisamment insisté sur ce fait pour ne pas avoir besoin d'y revenir ici : l'urobilinémie est rare et l'urobiline ne peut être la matière tinctoriale du sérum normal.

Et de même pour ce qui est de la *lutéine*. C'est à elle que généralement on attribue la faible teinte du sérum normal et des épanchements séreux. Or, j'ai indiqué que, si la nature exacte de la lutéine n'est nullement démontrée, tous les auteurs qui se sont occupés de cette substance lui attribuent une ou plusieurs bandes d'absorption. Et, de fait, dans certains sérums, dans ceux des gallinacés par exemple, on aperçoit très nettement ces bandes. J'ai montré, en outre, que la lutéine, quand elle communique une teinte au sérum, est déjà en quantité telle que, sous une épaisseur d'un centimètre, sa bande d'absorption est très nettement apparente et qu'elle est encore visible alors que le sérum paraît dépourvu de toute teinte. Or, dans le sérum normal de l'homme sain, on ne constate pas de bande attribuable à la lutéine. Si donc cette substance existait bien dans le sérum humain, elle y serait en quantité trop faible pour que sa bande d'absorption fût perceptible, en quantité trop faible, à plus forte raison, pour communiquer une teinte au sérum.

Les diverses substances incriminées dans la production de la teinte jaune du sérum : hémoglobine, urobiline, lutéine, ne jouant en réalité aucun rôle, reste la *bilirubine*.

C'est bien elle la substance tinctoriale du sérum humain.

Dans un tube d'un centimètre de diamètre, le sérum humain physiologique présente, d'une manière constante ou presque, après addition d'acide nitrique nitreux, un léger anneau bleu (réaction de Hayem). Or, j'ai longuement insisté sur ce fait, qu'un tel anneau peut être produit par la bilirubine et ne peut l'être que par elle.

Parfois, le sérum humain normal et surtout les épanchements séreux sont fort peu colorés et, dans un tube d'un centimètre de diamètre, ils ne donnent pas l'anneau bleu sous l'influence de l'acide nitrique. Mais, lorsqu'on dispose d'une quantité suffisante de liquide, on peut pratiquer sur lui la réaction nitrique, non plus dans un tube d'un centimètre de diamètre, mais dans un verre à expérience. L'anneau bleu devient alors perceptible sous cette forte épaisseur et même parfois s'adjoignent à lui tous les anneaux caractéristiques de la réaction de Gmelin.

La présence de bilirubine dans ces liquides peu colorés peut encore être mise en évidence d'une manière indirecte. Pour que, sous une épaisseur d'un centimètre, l'acide nitrique y fasse apparaître la réaction de Hayem, il suffit de les additionner d'une quantité de bilirubine nettement inférieure à celle qu'il faut ajouter à un sérum artificiel dépourvu antérieurement de bilirubine pour qu'il présente, lui aussi, la réaction limite.

Enfin, il est facile de constater que la teinte du sérum humain présente une intensité exactement parallèle à celle de la réaction de Hayem. Il n'en saurait être ainsi si ce sérum renfermait une autre matière tinctoriale que la bilirubine. Et de fait, ce parallélisme n'existe pas chez les oiseaux, dont le sérum contient, outre des pigments biliaires, de la lutéine. Le pigeon, par exemple, a un sérum moins coloré que celui du canard et pourtant il est plus riche en bilirubine : 1/11 450 au lieu de 1/24 000.

Ces diverses constatations permettent donc d'affirmer qu'il existe une cholémie physiologique chez l'homme et que, non seulement, la bilirubine se trouve dans son sérum, mais qu'elle en est la principale, sinon l'unique matière tinctoriale.

OBJECTIONS DE ZOJA. — Notre conviction à cet égard nous paraissait inattaquable, quand un auteur italien, Zoja, vint nous contredire. Il décrivit deux réactions nouvelles sur la technique desquelles je ne crois pas devoir insister. L'une était, selon lui, caractéristique de la bilirubine, l'autre de la lutéine. Il constatait la première dans le sérum et les épanchements séreux de sujets ictériques, la seconde dans ceux d'individus non atteints d'ictère. Il en déduisait que, contrairement à notre assertion, la matière colorante du sérum humain est non pas la bilirubine, mais bien la lutéine.

M. Gilbert, M. Posternak et moi, nous avons alors repris l'étude de ces réactions qui, en effet, s'observent comme l'a indiqué Zoja : la première, dans les épanchements et dans les sérums certainement cholémiques; la seconde, dans les liquides moins colorés, et nous avons constaté ceci :

La lutéine ne produit pas la réaction que lui attribue Zoja, mais une réaction très nettement différente. Au contraire, les deux réactions qu'a décrites Zoja sont toutes deux attribuables à la bilirubine et ce qui fait la différence entre elles, c'est la concentration de la bilirubine. Si la cholémie est forte, la première réaction de Zoja se produit. Si, au contraire, elle est plus faible, c'est la seconde qu'on observe.

L'objection de Zoja pèche donc par la base et une étude minutieuse des réactions qu'il a décrites est venue confirmer notre opinion première, nous donnant ainsi une preuve nouvelle que la bilirubine est bien la matière tinctoriale du sérum sanguin de l'homme et qu'il existe une cholémie physiologique.

Cholémie physiologique des animaux. — Celle-ci n'est nullement propre à l'homme et, dans le sérum de nombreux animaux, nous avons constaté la présence de bilirubine. Ce n'est d'ailleurs pas là un fait nouveau, car Hammarsten avait déjà pu extraire du sérum du cheval de la bilirubine qu'il avait fait cristalliser.

Mais la cholémie physiologique varie notablement selon l'espèce examinée. Chez certains animaux, elle est assez forte, égale ou supérieure à celle qu'on constate chez des sujets déjà nettement ictériques. C'est ainsi qu'avec M. Gilbert nous l'avons trouvée égale à 1 gramme de bilirubine pour 7950 centimètres cubes de sérum chez le cheval, 1/11450 chez le pigeon, 1/13000 chez le bœuf, 1/18000 chez le porc, 1/20000 chez la poule, 1/24000 chez le canard.

D'autres animaux, ceux de laboratoire notamment, le lapin, le cobaye, le chien ont une cholémie beaucoup plus faible, inférieure à 1/40000. Mais elle n'en est pas moins certaine, car l'adjonction à eux d'une certaine dose de bilirubine leur donne une teinte supérieure à celle d'un sérum artificiel additionné de la même quantité de bilirubine et la réaction de Hayem y est alors plus forte que dans ce sérum artificiel.

Degré de la cholémie physiologique de l'homme. — Chez l'homme, nous avons cherché, M. Gilbert et moi, à déterminer exactement le degré de la cholémie physiologique et nous avons vu qu'il est très différent dans la vie extra-utérine de ce qu'il est pendant la vie intra-utérine.

Pour fixer le *degré de la cholémie physiologique de la vie extra-utérine*, nous nous sommes adressés à des sujets présentant toutes les apparences de la santé et n'offrant, ni personnellement, ni héréditairement, d'antécédents de deux affections très fréquentes et susceptibles de modifier la teneur en bilirubine du sérum sanguin : à savoir la cholémie simple familiale, qui l'augmente, et la tuberculose, qui l'abaisse. Nous avons ainsi pratiqué le dosage chez vingt et un sujets des deux sexes et d'âges divers : vieillards, adultes, adolescents, enfants, tout jeunes enfants.

Nous avons obtenu des chiffres compris entre 1 gramme de bilirubine pour 40000 centimètres cubes de sérum, et 1/28000. Le *degré moyen* est de 1/36500, soit 2 centigr. 7 de bilirubine par litre de sérum, 8 centigr. 1 pour l'ensemble de la masse sanguine.

De divers dosages que nous avons effectués et dont nous n'avons pas encore publié les résultats, il semble résulter que la teneur moyenne de la bile humaine en bilirubine est de 1 gramme par litre. Il y aurait donc dans la circulation de l'homme adulte une quantité de bilirubine égale à celle contenue dans 80 grammes de bile. J'indique d'ailleurs ce chiffre purement à titre de comparaison et je n'en déduis nullement qu'il y a dans le sang humain 80 grammes de bile, car nous ignorons encore si la bile pénètre en totalité ou non dans la circulation et s'il n'existe pas des cholémies dissociées.

Le degré moyen de la cholémie physiologique varie dans des proportions notables pour des raisons diverses.

Il est vraisemblable que les races, les saisons sont susceptibles de jouer un rôle à ce point de vue. Mais je n'insisterai que sur deux causes qui, manifestement, modifient le degré de la cholémie physiologique : l'âge et les repas.

Nous avons trouvé la cholémie sensiblement égale chez les enfants, les adultes masculins, les femmes jeunes ou vieilles, mais nous l'avons vue très nettement accrue chez les vieillards du sexe masculin. L'artériosclérose est plus fréquente chez les hommes vieux et peut-être s'accompagnait-elle, chez les sujets que nous avons examinés, d'un certain degré de néphrite interstitielle, affection qui, nous l'avons démontré, M. Gilbert et moi, élève très nettement la teneur en bilirubine.

L'influence des repas n'est pas non plus niable, quoique peu considérable, et nous avons noté, en ayant soin de défendre à des sujets de boire et de manger en dehors de leurs repas, fixés à midi et à huit heures du soir, que la cholémie est maxima à jeun. Elle diminue après les repas et atteint son minimum de cinq à sept heures après ceux-ci.

Il est malaisé, pour ne pas dire impossible, de déterminer directement *le degré de la cholémie physiologique pendant la vie intra-utérine*, mais on peut tourner la difficulté en pratiquant le dosage de la bilirubine dans le sang maternel, dans celui du cordon et dans celui du nouveau-né.

C'est ce que nous avons fait avec MM. Gilbert et Lereboullet et avec Mlle Stein.

Nous avons mesuré le degré de la cholémie chez neuf femmes aussitôt après l'accouchement. Mis à part un cas exceptionnel, où elle atteignait environ 1/49 600, nous avons constaté des chiffres compris entre 1/40 000 et 1/20 700 et la moyenne trouvée a été de 1/33 000.

Nous avons, dans ces neuf cas, pratiqué le dosage du sang du cordon et nous avons noté, pour chiffres extrêmes, 1/9 250 et 1/17 800 et une moyenne égale à 1/10 000.

Or, le sang recueilli après section du cordon représente le sang veineux du fœtus ayant subi ses échanges avec le sang maternel. *A priori*, on devait donc penser que l'intensité de la cholémie du fœtus est encore supérieure à celle du cordon. Nous avons pu vérifier ce fait dans deux cas où, simultanément, nous avons dosé le sang de la mère, celui du cordon et celui du nouveau-né recueilli aussitôt après la naissance par piqûre du talon.

L'analyse cholémimétrique nous a donné les chiffres suivants :

	1er Cas.	2e Cas.
Proportion de bilirubine contenue dans le sérum du sang maternel..........	1/20 700	1/32 200
Proportion de bilirubine contenue dans le sérum du sang du cordon.........	1/10 300	1/9 250
Proportion de bilirubine contenue dans le sérum du sang de l'enfant nouveau-né.....................................	1/6 350	1/6 350

Nous n'avons pas poursuivi plus avant ces dosages, étant données les difficultés que l'on éprouve à recueillir le sang du nouveau-né. Mais ces faits confirment ce que le raisonnement faisait prévoir et l'on peut dire qu'en moyenne la cholémie fœtale est plus élevée, d'un tiers environ, que celle du sang du cordon, trois fois supérieure elle-même à celle du sang maternel.

Physiologie de l'excrétion biliaire. — La cholémie physiologique de la vie intra-utérîne est intéressante à connaître, non seulement en elle-même, mais encore parce qu'elle permet, par comparaison avec celle de la vie extra-utérine, de se rendre compte de la physiologie de l'excrétion biliaire.

Si Kruger soutient que la sécrétion de la bile, de même d'ailleurs que la plupart des autres sécrétions glandulaires, est nulle jusqu'au dernier mois de la vie intra-utérine, presque tous les auteurs admettent, au contraire, que la bile commence à être sécrétée entre le troisième et le quatrième mois. Elle pénètre dans l'intestin où elle s'accumule, formant la majeure partie du méconium, dans lequel on trouve, en abondance, ainsi que j'y ai insisté précédemment, de la biliverdine. Mais cette voie d'excrétion est bien insuffisante et la majeure partie de la bile passe dans le sang, soit par l'intermédiaire des voies lymphatiques, soit en pénétrant directement dans les veines centro-lobulaires, qui représentent le canal excréteur du lobule sanguin.

La cholémie fœtale est ainsi constituée. Elle atteint un degré assez élevé. 1/6350, sans que l'enfant en souffre ; mais il est probable qu'au delà elle pourrait devenir dangereuse et les pigments en excès sont éliminés par l'intermédiaire du placenta et arrivent dans le sang maternel. Répartis dans la masse énorme, comparativement, du sang maternel, ils n'en augmentent guère la cholémie; pourtant leur présence se traduit par une légère élévation du taux cholémimétrique, qui atteint 1/33000 au lieu de 1/36500, chiffre physiologique de la femme non enceinte.

C'est là, sans doute, la cause du masque gravidique et de l'urobilinurie de la grossesse, ainsi que l'ont soutenu MM. Gilbert et Lereboullet.

Quoi qu'il en soit, il résulte de cette étude que la bile trouve une double voie d'excrétion : la voie intestinale, bien faible pendant la vie intra-utérine ; la voie sanguine, essentielle jusqu'à la naissance.

Après celle-ci, la voie intestinale, au contraire, à l'état physiologique, prend la première place. La bile arrive en abondance dans la cavité de l'intestin. La bilirubine est d'abord

éliminée telle quelle, puis, ainsi que je l'ai montré antérieurement, elle est totalement réduite en stercobiline et en
stercobilinogène.

La voie sanguine, au contraire, devient secondaire. Une
faible quantité de pigments biliaires y pénètre, source de la
cholémie physiologique qui égale 1/36 500.

Je n'insiste pas sur ces points, devant y revenir plus longuement, à propos de la classification des ictères.

Mais il est déjà permis de comprendre qu'au moindre
trouble de l'excrétion intestinale, qu'à la moindre exagéra-
ration de la sécrétion, la voie sanguine prendra une importance plus considérable. La cholémie pathologique rempla-
cera la cholémie physiologique.

Selon les âges, selon les conditions de santé ou de maladie, la voie sanguine sera donc plus ou moins importante.
Mais elle existe toujours, si bien que le foie peut être considéré, même au point de vue biliaire, comme une glande à
sécrétion interne. Ainsi que l'ont soutenu MM. Gilbert et
Weil, il est formé de lobules sanguins.

II. — Nature de l'ictère hémaphéique (1).

Après avoir montré qu'il existe une cholémie physiologique, caractérisée par le passage dans la circulation sanguine d'une petite quantité de pigments biliaires, il me sera
facile de mettre en évidence que la cholémie pathologique
n'en est que l'exagération.

Mais auparavant, il me faut démontrer que toutes les
cholémies pathologiques sont de même nature et que, notamment, à côté de l'ictère biliphéique, occasionné par la
pénétration, en plus ou moins grande abondance, dans la
circulation sanguine de pigments biliaires, il n'y a pas un
ictère de nature différente : l'ictère hémaphéique. Celui-ci
existe certes cliniquement, mais il est causé par une cholémie

____

(1) GILBERT et HERSCHER, L'ictère hémaphéique (*La Presse médicale*,
décembre 1902).

ordinaire, légère ou moyenne, et tire seulement son individualité de la raréfaction de l'urine.

Avant de fournir cette démonstration, j'exposerai tout d'abord comment, à la suite de Gubler, on a divisé les ictères.

Division classique des ictères. — Les auteurs classiques admettent l'existence de trois variétés d'ictère : l'*ictère biliphéique,* l'*ictère hémaphéique,* l'*ictère mixte.*

L'*ictère biliphéique* est d'ordinaire intense. La peau et les muqueuses sont fortement teintées par la bile. Le sérum est riche en pigments biliaires, qui se retrouvent, en très grande abondance, dans l'urine où la réaction de Gmelin permet aisément de les mettre en évidence. Souvent aussi dans les urines existent des sels biliaires et la réaction de Hay est positive.

L'*ictère hémaphéique* est cliniquement très différent.

La peau n'est plus franchement ictérique ; sa teinte est d'un jaune sale, légèrement rouge. C'est celle de la face qui est habituellement le plus colorée, bien que la teinte jaune puisse, dans certaines circonstances, se retrouver en d'autres points du corps, notamment à la paume des mains. Les muqueuses ne sont habituellement pas jaunes.

Le sérum offre une coloration moins foncée que dans l'ictère biliphéique, mais beaucoup plus marquée qu'à l'état normal. Le spectroscope montre, par suite, un degré plus ou moins accusé d'effacement de la partie droite du spectre et, d'après certains auteurs, la bande de l'urobiline. Enfin, il existerait dans ce sérum des pigments biliaires modifiés, caractérisés par l'absence de réaction de Gmelin, et parfois une quantité plus ou moins grande de pigments biliaires vrais.

Les urines surtout donnent un aspect tout spécial à l'ictère hémaphéique. Elles sont hautes en couleur, d'une teinte bière forte et présentent, quand on les agite dans un verre, des reflets rouges ou roses. Un linge imbibé de ces urines prend, après dessiccation, une teinte jambonnée, saumonée, melon.

Elles renferment de l'urobiline d'une manière constante, assez souvent des sels biliaires.

Mais ce qui les caractérise essentiellement, c'est la *réaction de Gubler*. Si, dans un verre à expérience, on les additionne d'acide nitrique nitreux, il s'y forme un disque brun acajou, tandis que, dans les urines franchement bilieuses, cet acide fait naître toute la série des teintes de la réaction de Gmelin.

En somme, pourrait-on dire, réaction de Gmelin dans l'urine égale ictère biliphéique, réaction de Gubler égale ictère hémaphéique.

L'*ictère mixte* est, pour les auteurs classiques, un intermédiaire entre les deux variétés extrêmes que nous venons de décrire.

On trouve, à la fois, dans l'urine, la réaction de Gmelin et celle de Gubler. Cette dernière est d'ordinaire la plus apparente, mais souvent la réaction de Gmelin devient nettement évidente quand on a eu soin de diluer préalablement avec un peu d'eau l'urine à examiner.

Nature de ces ictères. — Comment peut-on comprendre ces diverses variétés d'ictère, dont l'existence clinique n'est pas niable ?

Pour ce qui est de l'*ictère biliphéique*, tous les auteurs sont d'accord. Une forte quantité de pigments biliaires pénètrent dans la circulation. On les retrouve dans le sérum auquel ils donnent les caractères que j'ai indiqués. Ils imprègnent les téguments et les muqueuses et leur impriment une teinte caractéristique. Enfin, ils sont éliminés par l'urine dans laquelle la réaction de Gmelin permet aisément de les mettre en évidence.

Mais, où les opinions diffèrent, c'est quand il s'agit d'expliquer l'*ictère hémaphéique*. J'exposerai d'abord les théories qui ont été soutenues, celle de Gubler, celle des Allemands, celle enfin de M. Hayem, puis j'indiquerai comment, M. Gilbert et moi, nous concevons l'ictère hémaphéique.

Théorie hémaphéique de Gubler. — Pour Gubler, puis pour son élève Dreyfus-Brisac, l'ictère hémaphéique résulte de l'accumulation dans le sang de l'*hémaphéine*. Celle-ci se forme dans le sang même aux dépens de l'hémoglobine.

La réalisation de l'hémaphéisme, substratum de l'ictère hémaphéique, peut se faire de deux manières :

Normalement, une certaine quantité d'hémoglobine est mise en liberté et est transformée en pigments biliaires.

A l'état pathologique, deux conditions peuvent se trouver réalisées.

Ou bien le foie est insuffisant et n'est plus capable de transformer en pigments biliaires la quantité normale d'hémoglobine qui lui arrive. Alors celle-ci, ne pouvant plus être excrétée par la bile, s'accumule dans la circulation, non sans subir des modifications qui la font passer à l'état d'hémaphéine.

Ou bien le foie est suffisant, mais la déglobulisation est exagérée. Il arrive trop d'hémoglobine à la cellule hépatique pour que la transformation totale en bilirubine soit possible. Une partie seulement est métamorphosée et éliminée par la bile, l'autre reste dans la circulation et se convertit, *in situ*, en hémaphéine.

Mais, dans les deux cas, la production de l'hémaphéine ne suffit pas.

Pour que l'hémaphéisme soit réalisé, il faut que les glandes rénales, sudoripares, intestinales ne remplissent qu'insuffisamment leur rôle de vicaires du foie. Alors l'hémaphéine s'accumule dans la circulation, l'ictère hémaphéique se trouve réalisé.

Mais l'hémaphéine est une substance qui n'existe pas. Les recherches chimiques les plus minutieuses n'ont jamais pu la mettre en évidence ni dans l'urine, ni dans les téguments, ni dans le sang. Aussi, peu à peu, la théorie de Gubler a-t-elle perdu de sa vogue première pour n'avoir plus, aujourd'hui, qu'un intérêt purement historique.

Théorie urobilinique des Allemands. — L'hémaphéine n'existant pas, les diverses modifications de l'organisme que Gubler lui attribuait furent mises sur le compte de l'urobiline. Cette manière de voir fut surtout adoptée en Allemagne, où l'ictère hémaphéique devint l'*ictère urobili-nique.*

De fait, l'urobilinurie est constante dans l'ictère hémaphéique et le pouvoir tinctorial de l'urobiline n'est pas niable. J'ai suffisamment insisté sur ces points pour n'avoir pas à y revenir maintenant. Mais ce pouvoir tinctorial n'est pas tel qu'une quantité imperceptible d'urobiline puisse suffire à colorer les téguments. Or, on n'a jamais trouvé d'urobiline dans ceux-ci, bien qu'on puisse, dit on, assez aisément la déceler par l'examen spectroscopique à la lumière réfléchie. De plus, ainsi que je l'ai montré précédemment, l'urobiline n'existe pas habituellement dans le sérum sanguin.

Certes, *l'ictère hemaphéique est un ictère avec urobilinurie, mais ce n'est pas un ictère urobilinique.*

Théorie polypigmentaire de Hayem.—D'après M. Hayem, l'*ictère hémaphéique est un ictère polypigmentaire.* Il résulte de la pénétration dans la circulation de pigments biliaires modifiés ne donnant pas la réaction de Gmelin et d'une certaine quantité de pigments biliaires vrais.

Le sérum renferme un peu d'urobiline.

Les caractères de l'urine sont causés par la présence d'urobiline, d'autres pigments biliaires modifiés, de pigment rouge brun notamment, et aussi, du moins dans certains cas, d'une faible quantité de bilirubine masquée par les divers éléments de l'urine.

Nature véritable de l'ictère hémaphéique. — Nous pensons, M. Gilbert et moi, que les pigments biliaires modifiés n'ont rien à voir dans la production de l'ictère hémaphéique. A eux seuls les pigments ordinaires rendent bien compte des phénomènes observés et nous croyons que *l'ictère hémaphéique résulte d'une cholémie ordinaire, légère ou moyenne, à laquelle s'adjoint fortuitement la raréfaction de l'urine.*

L'aspect de la peau s'explique fort bien par une cholémie ordinaire, légère ou moyenne, et sa teinte est la même que celle observée dans la cholémie familiale, affection dans laquelle le sang contient des pigments biliaires normaux.

Le sérum présente des caractères dus à la présence d'une quantité moyenne de bilirubine. Il est teinté par elle, mais moins que dans les ictères dits biliphéiques. Il efface partiellement la partie droite du spectre, justement parce qu'il est un peu coloré. Il ne renferme pas d'ordinaire, quoi qu'on ait pu dire, d'urobiline. Enfin la réaction de Hayem y est nette, et quand le sérum, correctement recueilli, ne renferme pas d'hémoglobine, elle est exactement proportionnelle à l'intensité de la teinte du sérum. Ce qui prouve bien qu'à côté des pigments biliaires normaux, il n'y a pas d'autres pigments anormaux ne donnant pas la réaction nitrique.

Restent à expliquer les caractères de l'urine qui sont particuliers.

Ils peuvent être divisés en deux groupes :

Les uns résultent de ce que l'urine hémaphéique est émise par un sujet cholémique, les autres tiennent à ce qu'elle est rare, concentrée.

La présence des sels biliaires, constatée dans un certain nombre de cas, s'explique aisément par la pénétration dans la circulation d'une certaine quantité de bile.

Et de même l'urobiline. Les pigments biliaires contenus dans le sang sont en quantité moyenne et peuvent, par le mécanisme sur lequel j'ai insisté précédemment, être totalement transformés en urobiline ou en urobilinogène.

Quant à la teinte de l'urine et à la réaction de Gubler qu'y fait naître l'acide nitrique, elles s'expliquent par le fait de la concentration de l'urine, ainsi que le prouvent nettement les considérations suivantes.

Tout d'abord, il est un fait facile à constater : l'urine hémaphéique est une urine rare. L'ictère hémaphéique s'observe tout particulièrement dans la pneumonie, la cirrhose de Laennec, les cardiopathies, où, par des mécanismes différents, l'urine est très nettement amoindrie.

Quand on vient à diluer une telle urine, elle perd ses caractères hémaphéiques. Prenons, par exemple, une urine de pneumonique. Sa quantité en vingt-quatre heures est de 500 centimètres cubes. Elle est haute en couleur et donne la réaction du Gubler. Diluons-la et ajoutons-y 1 litre et demi d'eau. La teinte devient sensiblement celle d'une urine normale et l'addition d'acide nitrique fait naître, non plus la teinte brun-acajou de la réaction de Gubler, mais la nuance rose de Chine qu'on observe dans toute urine physiologique. *La dilution a donc suffi à rendre à l'urine hémaphéique une apparence et une réaction nitrique normales.*

Inversement, la concentration suffisante d'une urine physiologique la transforme en urine hémaphéique.

Si, par évaporation à la chaleur ou mieux dans le vide, on réduit l'urine d'un sujet sain et qu'on la ramène, par exemple, de 1500 centimètres cubes, taux physiologique, à 300 ou 400 centimètres cubes, c'est-à-dire, si on la concentre à un volume quatre ou cinq fois moindre que le volume primitif, on la voit devenir brune et l'addition de l'acide nitrique y fait apparaître une magnifique réaction de Gubler.

La concentration suffisante a donc transformé l'urine physiologique en urine hémaphéique.

Ces dilutions et ces concentrations expérimentales, suffisantes à transformer une urine hémaphéique en une urine normale et inversement, peuvent être observées cliniquement chez un même malade et parfois de la veille au lendemain.

Au septième jour de la pneumonie, l'urine est hémaphéique; au huitième, survient la crise, l'urine prend des apparences normales. Dans la néphrite interstitielle, l'urine est surabondante et pâle. Elle diminue et prend les caractères hémaphéiques quand l'urémie se produit. Chez un même malade, l'urine, selon les jours, est tantôt hémaphéique et tantôt non hémaphéique. Nous avons observé longtemps un homme qui présentait ces alternatives avec une netteté toute particulière. C'était un cardio-rénal, réagissant à merveille à la théobromine. Son urine était, en pleine poussée d'asysto-urémie, rare ; elle tombait à 400 ou 500 centimètres cubes et était très nettement hémaphéique. On lui donnait 1ᵍʳ,50 de théobromine. Le lendemain ou le surlendemain, il émettait 3 litres d'une urine claire, donnant à peine une teinte rose de Chine par addition d'acide nitrique. Puis l'urine diminuait et redevenait hémaphéique. Pourtant, durant tout ce temps, la teinte subictérique des téguments ne se modifiait pas, non plus que le degré de la cholémie. Seule la quantité variable d'urine permettait de dire, un jour, ictère hémaphéique et de nier cet ictère, le lendemain.

Par conséquent, la concentration de l'urine hémaphéique joue le rôle principal dans sa teinte et dans sa réaction nitrique.

Toutefois, pour transformer l'urine hémaphéique en une urine physiologique, il faut la diluer de telle manière que son volume soit supérieur au taux normal. Par exemple, si l'urine est émise à la dose journalière de 500 centimètres cubes, il faut lui ajouter 1 500 à 2 000 centimètres cubes d'eau, de manière à ramener son volume à 2 litres ou 2 litres et demi.

Inversement, l'urine physiologique, émise au taux de 1 500 centimètres cubes, devra être réduite à 300 ou 400 centimètres cubes pour prendre des caractères nettement hémaphéiques, volume inférieur à celui des urines hémaphéiques observées usuellement. Cela tient à ce que l'urine hémaphéique n'est pas seulement une urine concentrée, c'est encore l'urine d'un sujet cholémique. Elle renferme, à ce titre, une certaine quantité d'urobiline qui joue un rôle dans la teinte de l'urine et dans la réaction nitrique. De plus, la transformation du chromogène de l'urobiline en urobiline par l'acide nitrique intervient, sans doute, dans la production de la réaction de Gubler.

L'urine hémaphéique est donc purement et simplement une urine rare et renfermant de l'urobiline parce que le malade qui l'émet est un cholémique. Et l'on voit ainsi que l'ictère hémaphéique se comprend aisément sans qu'il soit besoin de lui attribuer une nature spéciale.

C'est un ictère fruste, résultant d'une cholémie moyenne ou légère et tirant son individualité clinique de la raréfaction

fortuite de l'urine qui l'accompagne. Ce n'est donc pas l'ictère du foie malade, comme le laissaient supposer les théories
anciennes. Le foie peut être sain dans l'ictère hémaphéique,
comme il peut être lésé dans l'ictére biliphéique; et la seule
constatation de l'aspect de l'ictère ne permet pas d'apprécier le fonctionnement de la cellule hépatique.

Il est alors aisé de comprendre ce qu'est l'*ictère mixte*.

La place que lui assignent les classiques entre l'ictère
biliphéique, ictère par pigments biliaires normaux, ictère
du foie sain, et l'ictère hémaphéique, ictère par pigments
biliaires anormaux, ictère du foie malade, en rend la nature
malaisée à saisir.

Pour nous, au contraire, tout se comprend à merveille. La
cholémie est une, mais présente des degrés divers. Si elle
est extrême, les pigments passent sans transformation dans
l'urine. Si, au contraire, elle est légère, elle s'accompagne
d'urobilinurie pure. Mais il va de soi que, entre les degrés
extrêmes, il peut y avoir, à la fois, dans l'urine des pigments
biliaires et de l'urobiline. C'est là ce qu'on a appelé l'ictère
mixte.

Sa nature est ainsi des plus aisées à concevoir. Mais
seule notre théorie l'explique clairement et l'ictère mixte
n'est compréhensible que si l'on veut bien admettre avec
nous l'unité de la cholémie et ne pas faire de l'ictère hémaphéique un ictère spécial, opposé, dans son essence, à
l'ictère biliphéique.

SEPTIÈME LEÇON

CLASSIFICATION DES ICTÈRES.

Par Maurice HERSCHER.

I .État physiologique. — Voie intestinale d'excrétion biliaire. — Voie
sanguine d'excrétion biliaire : *ictère acholurique physiologique*.
II. États pathologiques. — 1° Hypocholémies. — 2° Hypercholémies. —
Voie intestinale d'excrétion biliaire : *Gêne ou arrêt de la circulation de
la bile dans les voies biliaires. Hypersécrétion biliaire; polycholie.* —
Voie sanguine d'excrétion biliaire. — *Sérum : Degré maximum de la
cholémie.* — *Téguments.* — *Urines : Ictère, acholurique : Avec polyurie* (néphrite interstitielle); *avec diurèse normale* (cholémie simple familiale) ; *avec oligurie* [ancien ictère hémaphique (pneumonie)]. *Ictère
cholurique : Ictère cholurique* pur (ancien ictère biliphéique) ;
ictère cholurique avec urobilinurie (ancien ictère mixte).

En nous basant sur les principes que j'ai développés
précédemment : origine rénale de l'urobiline, origine
intestinale de la stercobiline, unité de la cholémie, qui
existe à l'état physiologique et qui, à l'état pathologique,
se présente sous des aspects différents selon les circonstances, mais est une dans son essence même, en ce sens
qu'elle résulte toujours de la présence dans le sang de pigments biliaires normaux, nous sommes arrivés, M. Gilbert
et moi, à une conception nouvelle des ictères, que je vais
exposer maintenant.

Selon nous, il existe, une *cholémie physiologique* et
l'état pathologique est constitué par une modification de
la cholémie, en moins : *hypocholémie*, ou en plus : *hypercholémie* ou *cholémie pathologique*.

Successivement j'examinerai ces diverses éventualités.

I. — État physiologique.

A l'état physiologique, une certaine quantité d'hémoglobine est mise en liberté par destruction des globules sanguins sans doute au niveau de la rate et arrive à la cellule hépatique, qui la transforme en bilirubine.

Deux voies d'excrétion, d'importance variable selon les âges, s'ouvrent à ce nouveau produit : la voie intestinale et la voie sanguine.

Voie intestinale d'excrétion biliaire. — La voie intestinale est pour ainsi dire secondaire pendant la vie intra-utérine. La bile, qui pénètre dans l'intestin, s'y accumule et constitue la majeure partie du méconium. Expulsé dès la naissance, il renferme en abondance de la biliverdine.

Dès le début de la vie extra-utérine, la voie intestinale devient, au contraire, prépondérante et, journellement, une grande quantité de bile traverse l'intestin et est éliminée par les fèces.

Dans les premiers temps qui suivent la naissance, les pigments biliaires ne subissent pas de transformation dans l'intestin et c'est à l'état de bilirubine qu'on les trouve dans les fèces.

Mais bientôt, sans qu'on puisse préciser de date, parfois dès le huitième ou le neuvième jour et parfois aussi beaucoup plus tard, la fonction réductrice de l'intestin s'établit. Il sécrète un ferment de l'ordre des catalases. La bilirubine, apportée par la bile dans l'intestin, est transformée partiellement en stercobiline et en stercobilinogène, que l'on trouve dans les fèces, associés à bilirubine.

Puis la réduction de ce dernier pigment dans l'intestin devient complète. On ne le trouve plus dans les fèces. Il est remplacé complètement par de la stercobiline et du stercobilinogène.

Telle est la manière dont les pigments biliaires sont éliminés à l'état physiologique par la voie intestinale selon les âges. Mais, en somme, c'est de très bonne heure que s'établit l'état adulte, si l'on peut s'exprimer ainsi, caractérisé par la réduction complète de la bilirubine dans l'intestin et par la présence dans les fèces de stercobiline et surtout de stercobilinogène à l'exclusion de la bilirubine.

Voie sanguine d'excrétion biliaire. — La voie sanguine, cela va de soi, a une importance inversement proportionnelle à celle de la voie intestinale.

Elle est capitale pendant la vie intra-utérine et, au moment de la naissance, la presque totalité de la bilirubine sécrétée par le foie y pénètre. A tel point que la cholémie est égale à 1/6500, supérieure, nous allons le voir, à celle qu'on observe dans nombre d'ictères déjà accusés de l'adulte.

Les pigments ainsi contenus dans la circulation du fœtus arrivent au placenta et là, par diffusion sans doute, pénètrent dans la circulation de la mère, dont la cholémie se trouve légèrement accrue.

Mais, très vite après la naissance, la voie sanguine devient secondaire. L'intestin est, en effet, largement ouvert aux pigments biliaires, qui ne pénètrent plus qu'à faible dose dans le sang. Toutefois ils sont encore en quantité suffisante pour donner au sérum sanguin sa légère teinte jaune.

C'est là ce que nous avons appelé la *cholémie physiologique* de la vie extra-utérine. Et nous avons évalué son degré moyen à 1 gramme de bilirubine pour 36500 centimètres cubes de sérum.

Les pigments ainsi contenus dans le sang jouent sans doute un rôle dans la légère teinte jaune normale de la peau. Celle-ci est certes peu accusée, mais elle n'est pas niable. La peau du sujet le plus blanc qu'on puisse imaginer est plus jaune qu'un linge blanc, qu'une feuille de papier blanc.

Dans tous les cas, les pigments biliaires arrivent au rein. Par lui ils sont transformés en chromogène de l'urobiline, qui passe dans l'urine.

Cholémie égale en moyenne à 1/36500, très légère teinte jaune de la peau, présence dans l'urine d'une faible quantité de chromogène de l'urobiline, tels sont les trois termes de ce que nous avons nommé l'*ictère acholurique physiologique*, dont l'ictère pathologique n'est que l'exagération.

II. — États pathologiques.

1° *Hypocholémie*. — L'hypocholémie résulte sans doute de la diminution de la sécrétion biliaire.

En cas d'hypocholie ou d'acholie, le foie sécrétant une quantité moindre ou nulle de pigments biliaires, ceux-ci doivent diminuer dans le sérum sanguin ou même y disparaître totalement.

Ce qu'il y a de sûr, c'est que l'hypocholémie est évidente dans certaines anémies, dans des affections cachectisantes, telles que le cancer et surtout la tuberculose.

Dans cette dernière affection, en effet, indépendamment de circonstances fortuites, pouvant, par gêne de l'excrétion intestinale, augmenter la résorption biliaire sanguine, l'hypocholémie est pour ainsi dire constante.

Le sérum sanguin est alors très pâle, pour ainsi dire incolore sous faible épaisseur, et ne donne pas de réaction de Hayem. Toutefois, au moins dans la plupart des cas, il contient encore une certaine quantité de pigments biliaires. Car, sous forte épaisseur, il est jaune. Parfois alors, il donne la réaction de Hayem. Tout au moins, celle-ci se produit par l'adjonction d'une quantité de pigments biliaires inférieure à celle qu'il faudrait ajouter à un sérum artificiel pour qu'elle fût positive.

Nos études sur la question des hypocholémies ne sont pas encore suffisamment avancées pour qu'il me soit possible d'indiquer les conséquences de cette diminution de la cholémie sur l'état des téguments et des urines, non plus que les phénomènes intestinaux concomitants.

Mais l'existence de l'hypocholémie n'est pas niable et même sa connaissance est d'une certaine importance pratique. Elle est, en effet, d'une fréquence extrême dans la tuberculose et sa constatation peut, dans certaines circonstances, être un adjuvant pour un diagnostic difficile.

2° *Hypercholémies*. — Les hypercholémies, les cholémies pathologiques ont, au contraire, été étudiées par nous d'une manière complète.

Elles peuvent être réalisées par deux conditions pathogéniques très différentes, capables d'ailleurs de s'associer plus ou moins : la gêne de l'excrétion biliaire par la voie bilio-intestinale et l'hypersécrétion de la bile.

La première condition est susceptible d'être réalisée par des causes multiples. Il suffit, en effet, qu'en un point quelconque des voies biliaires, intra ou extra-hépatiques, se produise un obstacle au cours de la bile, qu'il siège en dehors de ces voies, dans leur lumière même, ou dans leur paroi. On conçoit alors aisément que, la voie intestinale étant diminuée ou même totalement supprimée, la voie sanguine devienne plus importante, qu'elle soit prépondérante ou même pour ainsi dire unique.

Quant à l'hypersécrétion biliaire, elle semble devoir être réalisée par deux facteurs : l'hémolyse exagérée et l'augmentation du fonctionnement de la cellule hépatique, l'hyperhépatie. On comprend que, dans ces conditions, les pigments biliaires, sécrétés en plus grande abondance, augmentent dans leurs deux voies d'excrétion et que la cholémie soit exagérée.

Examinons maintenant avec quelques détails ce qui se passe dans l'intestin et dans le sang dans ces deux conditions pathogéniques, opposées dans leur essence, mais s'associant sans doute plus ou moins dans la réalité.

Voie intestinale d'excrétion biliaire. — S'il y a *obstruction biliaire*, partielle ou complète, une moins grande quantité de bile arrive dans l'intestin ou même son apport est complètement supprimé. Il va de soi que, dans ces conditions, la stercobiline et le stercobilinogène diminuent dans les fèces, comme cela s'observe, par exemple, en cas d'obstruction incomplète du cholédoque par un calcul biliaire. Ou bien même, la stercobiline et le stercobilinogène disparaissent complètement des matières fécales, ainsi qu'on peut le constater au maximum de l'ictère catarrhal, dans le cancer de la tête du pancréas, etc.

En cas de *sécrétion biliaire exagérée*, de *polycholie*, les phénomènes sont tout différents. Une quantité surabondante de pigments biliaires arrive dans le tube intestinal.

Une partie est souvent rejetée par des vomissements, dans lesquels on constate la présence de pigments biliaires, mais où, jusqu'à ce jour, l'analyse ne nous a pas révélé l'existence d'urobiline ou de son chromogène.

Nous avons observé ce fait clinique dans la colique de plomb, dans l'ictère grave.

Mais, qu'il y ait ou non vomissements bilieux, une quantité exagérée de pigments biliaires arrive dans l'intestin. La puissance réductrice de cet organe est insuffisante à les transformer totalement en stercobiline ou en stercobilinogène. Alors, à ces substances s'associent, dans les fèces, des pigments biliaires à l'état de bilirubine ou de biliverdine.

C'est ce que l'on voit se produire, ainsi que je l'ai indiqué précédemment, en pleine période d'état de l'ictère grave ou à la fin de la colique de plomb, alors que la constipation a cessé.

Voie sanguine d'excrétion biliaire. — En ce qui concerne la voie sanguine, qu'il y ait obstacle à l'excrétion dans les voies biliaires ou qu'il y ait polycholie, les phénomènes sont les mêmes.

Une plus grande quantité de pigments pénètre dans le sang, une cholémie pathologique est réalisée, que nous étudierons en elle-même et dans ses conséquences sur les téguments et surtout sur les urines.

Le *sérum*, au fur et à mesure que la cholémie augmente, prend une coloration jaune de plus en plus accusée, pouvant tirer sur le rouge dans les cas extrêmes.

En même temps, la réaction de Hayem s'accroît. L'anneau bleu produit par l'acide nitrique devient de plus en plus intense, et même, dans les cas de très fortes cholémies, tous les anneaux de la réaction de Gmelin apparaissent.

Depuis 1904, nous avons pratiqué, M. Gilbert et moi, de très nombreux dosages cholémimétriques et nous avons vu des degrés très divers de cholémie. Nous avons déjà publié un certain nombre des résultats que nous avons obtenus. C'est ainsi que nous avons constaté, dans les affections suivantes, que je groupe par ordre croissant de cholémie, les divers chiffres moyens ci-dessous :

Pleurésie sérofibrineuse......	1/35 000
Néphrite interstitielle...	1/17 000
Pneumonie...............	1/15 000
Cirrhose alcoolique,.....................	1/14 000
Asystolie.............................	1/12 500
Colique de plomb.....................	1/9 000
Ictère chronique simple.......	1/7 000
Cirrhose biliaire.	1/3 000
Obstruction chronique du (Cancer........) canal cholédoque....... { Lithiase ......)	1/900
Obstruction aiguë (ictère catarrhal)........	1/900
Ictère grave............................ .	1/900

C'est donc entre 1/36500, taux de la cholémie physiologique, et 1/900 qu'oscille la cholémie pathologique. Quoique nous ayons trouvé, dans un cas unique, une cholémie atteignant 1/800, le chiffre 1/900 nous paraît être, chez l'adulte, le *degré maximum de la cholémie.* C'est lui que, d'une manière pour ainsi dire constante, nous constatons dans les ictères très intenses, alors qu'on ne trouve plus trace de stercobilinogène ou de stercobiline dans les fèces, la totalité de la bilirubine sécrétée passant dans la circulation sanguine. Il semble alors que la compensation entre le degré de la résorption biliaire et celui de l'excrétion par le rein et par divers autres organes soit réglée de telle sorte que la cholémie s'élève d'une manière constante, immuable, à 1/900.

Mais, fait très particulier, ce n'est pas seulement lors de l'obstruction complète des voies biliaires que la cholémie peut atteindre le taux maximum de 1/900. Nous l'avons encore constaté dans des cas de polycholie extrême, dans l'ictère grave par exemple, la bile s'écoulant alors d'une manière surabondante dans l'intestin. Il y avait des vomissements bilieux, les selles contenaient à la fois de la stercobiline, du stercobilinogène et des pigments biliaires. Et, en même temps, la régulation entre l'apport de la bile dans le sang et son excrétion était telle que la cholémie atteignait encore 1/900.

Les téguments, la peau et les muqueuses changent de teinte, prennent une coloration jaune, verte ou même noire, au fur et à mesure que la cholémie croît. Des pigmentations diverses, du xanthélasma, des nævi vasculaires, artériels ou capillaires, peuvent se produire. Mais je n'insiste pas sur ces points, M. Lereboullet devant les traiter plus complètement, et j'ai hâte d'arriver aux modifications urinaires liées à la cholémie.

L'état des *urines* constitue, en effet, la base principale de la classification des ictères que nous avons proposée, M. Gilbert et moi.

Selon, en effet, le degré de la cholémie, la réduction totale des pigments biliaires contenue dans le sang est possible ou non.

Tant que la cholémie demeure modérée, la réduction est complète et, dans l'urine, on constate seulement la présence d'urobiline ou de chromogène, *l'ictère est acholurique.*

Si, au contraire, la cholémie devient plus intense, la bilirubine, en partie tout au moins, pénètre dans l'urine, *l'ictère est cholurique.*

Ictère acholurique et ictère cholurique, telles sont les deux catégories dans lesquelles on peut classer tous les ictères.

L'ictère acholurique commence dès que la cholémie s'élève franchement au-dessus de 1/36 500. Mais nous n'avons pas encore déterminé le degré cholémique à partir duquel il cesse pour faire place à l'ictère cholurique. On conçoit, d'ailleurs, que ce degré ne doive pas être fixe, car l'intensité de la cholémie n'est pas le seul facteur qui intervienne dans la question. Le rein n'est pas un réducteur chimique défini. Son fonctionnement peut être normal, diminué ou exagéré, et l'on comprend que, selon les circonstances, le moment où il cesse de réduire la totalité des pigments biliaires que lui apporte le sang varie. Et de fait, le degré maximum de la cholémie s'accompagnant d'acholurie semble varier dans des limites assez larges.

Ce que l'on peut dire, c'est que l'ictère acholurique

typique correspond à un degré moyen de cholémie oscillant entre 1/15000 et 1/20000. C'est, en effet, entre ces chiffres que sont comprises les cholémies moyennes des trois affections où s'observent les ictères acholuriques les plus nets : la néphrite interstitielle (1/20000), la cholémie simple familiale (1/17000), la pneumonie (1/15000).

Dans ces trois affections, l'ictère se présente d'ailleurs avec des apparences différentes. Ce n'est pas le degré de la cholémie qui en est la cause ; ce n'est pas non plus la coloration de la peau et des muqueuses qui varie, quoique, dans la néphrite interstitielle, existe parfois une teinte spéciale de la peau qu'avec M. Gilbert nous avons qualifiée *ictère pâle* et qui est due, sans doute, à l'association dans cette affection d'une cholémie moyenne et d'une anémie accusée. C'est, en réalité, l'abondance de la diurèse qui est la cause des apparences diverses et nous avons classé, M. Gilbert et moi, l'ictère acholurique en trois variétés selon qu'il s'accompagne de *polyurie, de diurèse normale,* ou *d'oligurie.*

Dans la néphrite interstitielle, la quantité d'urine émise journellement est supérieure à la normale ; elle oscille entre deux et trois litres. L'urine est remarquablement pâle et jamais, jusqu'à nos travaux, on n'avait songé qu'elle était émise par des sujets cholémiques.

Dans la cholémie simple familiale, l'urine est normale de quantité. Elle présente une coloration sensiblement physiologique et, jusqu'aux recherches de MM. Gilbert et Lereboullet, cette variété de cholémie et d'ictère, si fréquente pourtant, a complètement passé inaperçue.

Dans la pneumonie, au contraire, l'urine est rare, et, du fait de cette rareté, elle présente les caractères hémaphéiques ; elle a alors un aspect tout spécial et, depuis fort longtemps, elle a attiré l'attention des cliniciens. L'ictère qui l'accompagne n'a pas passé inaperçu comme les précédents. Même on en a fait un ictère d'essence toute spéciale : l'ictère hémaphéique, qui, pourtant, n'est pas différent dans sa nature de celui de la cholémie familiale ni de celui de la néphrite interstitielle. Seul le taux de la diurèse diffère notablement et l'on voit l'importance de la division en ictères avec oligurie, avec diurèse normale, avec polyurie.

Il va, d'ailleurs, de soi que la différenciation de ces ictères repose sur une condition purement fortuite : le degré de la diurèse. Dans la même affection, l'ictère peut se présenter, selon les moments, sous l'une ou l'autre des trois formes. Quand survient l'urémie, l'ictère de la néphrite interstitielle devient un ictère avec oligurie. Lorsque se produit la crise de la pneumonie, l'ictère de cette affection se transforme en ictère avec polyurie. Dans la cholémie familiale enfin, du fait de circonstances passagères, l'ictère peut s'accompagner d'oligurie ou de polyurie.

L'*ictère cholurique* est caractérisé par la présence de pigments biliaires dans l'urine. Il correspond à une cholémie supérieure à celle de l'ictère acholurique. Les pigments biliaires contenus dans le sang ne sont plus totalement réduits en urobiline. Mais, selon le degré de la cholémie, il se présente sous deux aspects divers.

Dans les cas d'obstruction complète des voies biliaires par cancer, par calcul, ou bien dans certains faits de polycholie très accusée, comme nous en avons constaté dans l'ictère grave, la cholémie est extrême. Le rein ne transforme plus du tout les pigments biliaires en urobiline. La bilirubine passe intacte dans l'urine, qui ne renferme pas trace d'urobiline ou de chromogène. *L'ictère cholurique est alors pur.* C'est le type de ce qu'on a nommé l'ictère biliphéique.

Mais, lorsque la cholémie, tout en étant supérieure à celle de l'ictère acholurique, n'est pas aussi accusée que dans le cas précédent, comme, par exemple, dans certains faits de pneumonie bilieuse, d'ictère chronique simple, de cirrhose biliaire, le pouvoir réducteur du rein s'exerce sur une partie seulement des pigments contenus dans le sang pour les transformer en urobiline, l'autre partie n'est pas modifiée et passe intacte dans l'urine, où l'on trouve simultanément de la bilirubine et de l'urobiline, soit sous cette forme, soit sous celle de chromogène. Un tel ictère est donc un type intermédiaire entre l'ictère acholurique et l'ictère cholurique. C'est ce que nous avons nommé *l'ictère cholurique avec urobilinurie*. C'est ce qu'on désignait, avant nos travaux, sous le nom d'ictère mixte.

Par conséquent, l'hypercholémie constitue le substratum de l'ictère pathologique qui, selon le degré croissant de la cholémie et selon aussi le fonctionnement du rein, est soit acholurique, avec diurèse normale, polyurie ou oligurie, soit cholurique, la cholurie pouvant d'ailleurs être pure dans les cas extrêmes ou s'accompagner d'urobilinurie dans les faits intermédiaires.

La manière dont nous concevons la question de la cholémie et de l'ictère peut alors être résumée dans le tableau suivant :

Classification de la cholémie et des ictères
(Gilbert et Herscher).

I. — *État physiologique.*

a. Voie d'excrétion intestinale.....................
> Chez l'adulte, stercobilinogène et stercobiline dans les fèces.
> Chez l'enfant nouveau-né, bilirubine dans les matières fécales.

b. Voie d'excrétion sanguine :
Ictère acholurique physiologique ....
> Sérum : contient, en moyenne, 1 gramme de bilirubine pour 36 500 centimètres cubes.
> Téguments : offrent la légère teinte jaune normale.
> Urine : renferme du chromogène de l'urobiline, qui manque seulement chez le tout jeune enfant.

II. — *États pathologiques.*

A. Hypocholémies.........
> Sérum : pauvre en bilirubine. Peut être complètement incolore, au moins sous faible épaisseur.

B. Hypercholémies. Cholémies pathologiques.

1º Voie d'excrétion intestinale :

a. Obstruction des voies biliaires...............
> Diminution ou suppression dans les fèces du stercobilinogène et de la stercobiline.

b. Polycholie............ { Pigments biliaires, stercobiline et stercobilinogène dans les fèces.

2º Voie d'excrétion sanguine :

a. Ictères acholuriques pathologiques ....

Sérum : contient, en moyenne, 1 gramme de bilirubine pour 15 000 à 20 000 centimètres cubes.

Téguments : offrent la teinte bilieuse, les conjonctives n'étant pas colorées.

Urine : renferme de l'urobiline ou une quantité surabondante d'urobilinogène.

D'après la quantité de l'urine émise en vingt-quatre heures, on distingue trois variétés d'ictères acholuriques pathologiques :

α. L'ictère acholurique avec diurèse normale.

β. L'ictère acholurique avec oligurie (ancien ictère hémaphéique).

γ. L'ictère acholurique avec polyurie.

b. Ictères choluriques ....

Sérum : plus riche en bilirubine que dans l'ictère acholurique. Peut en contenir jusqu'à 1 gramme pour 900 centimètres cubes.

Téguments : ictère franc de la peau et des muqueuses.

Urine : renferme des pigments biliaires.

Si la cholémie n'est pas très accusée, de l'urobiline ou de l'urobilinogène s'associe à la bilirubine : ictère cholurique avec urobilinurie, ancien ictère mixte.

Si la cholémie est extrême, l'urine ne renferme que des pigments biliaires : ictère cholurique pur, ancien ictère biliphéique.

Telle est, en résumé, la manière dont, M. Gilbert et moi, nous concevons la question de la cholémie et de l'ictère.

Notre classification est des plus simples. Car, selon nous, la cholémie est une dans son essence. C'est son intensité variable et parfois aussi des circonstances fortuites surajoutées, ne modifiant pas sa nature même, qui donnent à l'ictère des apparences diverses.

Notre classification est conforme à la loi de pathologie générale qui veut que, bien souvent, l'état pathologique ne soit qu'une modification en plus ou en moins de l'état physiologique.

Elle est complète. D'une part, en effet, elle embrasse tous les cas. Seul l'ictère des nouveau-nés ne saurait y rentrer, qui, malgré son intensité, évaluée à 1/500 par MM. Gilbert et Lereboullet, ne s'accompagne pas de cholurie non plus que d'urobilinurie, le plus souvent du moins. Ce qu'explique peut-être l'état fonctionnel rudimentaire des reins à la naissance.

D'autre part, elle fait comprendre les passages successifs d'une forme d'ictère dans une autre. Prenons, par exemple, l'ictère catarrhal. Lorsqu'il débute, on constate d'abord de l'urobiline dans l'urine, sans traces de pigments biliaires. Puis, ceux-ci apparaissent. accompagnant l'urobiline et son chromogène. Enfin, alors que l'ictère est à son maximum, qu'aucune quantité de bile ne pénètre dans l'intestin, ce dont on peut juger par la disparition dans les fèces de la stercobiline et du stercobilinogène, la cholurie est pure. On trouve dans l'urine des pigments biliaires, mais on n'y constate ni urobiline, ni chromogène de l'urobiline. Les choses restent en cet état pendant un certain temps. Puis les voies biliaires redeviennent perméables, au moins en partie. La stercobiline et le stercobilinogène réapparaissent dans les fèces et y augmentent progressivement de quantité au fur et à mesure que la bile pénètre dans l'intestin en proportion plus forte. Alors la cholurie cesse d'être pure. Puis l'urobiline et son chromogène existent seuls dans l'urine, jusqu'à ce que l'état antérieur à la maladie réapparaisse.

Autrement dit, on constate, pendant la période de décroissance, les mêmes phénomènes que ceux observés durant la période d'augment, mais leur ordre est renversé et ils sont plus faciles à percevoir parce que le déclin est bien plus long que le début.

Toutes les variétés d'ictère sont donc constatées dans une seule maladie. Cela s'explique aisément si l'on adopte notre manière de voir.

La cholémie croît d'abord, atteint son maximum, puis diminue lentement. A des degrés progressivement croissants de cholémie correspondent d'abord un ictère acholurique pathologique, puis un ictère cholurique avec urobilinurie, enfin un ictère cholurique. L'inverse, qualifié pendant longtemps d'hémaphéisme secondaire, est réalisé lorsque, la guérison survenant, la cholémie décroît lentement pour arriver au taux qu'elle avait avant le début de la maladie.

Notre classification éclaire, en outre, et simplifie singulièrement la valeur sémiologique de l'ictère.

Jadis, on décrivait l'ictère biliphéique, l'ictère par pigments normaux, l'ictère du foie sain et l'ictère hémaphéique, l'ictère par pigments modifiés, l'ictère du foie malade.

Or, nous avons montré, M. Gilbert et moi, que ces diverses variétés d'ictère ne permettent en rien de juger de l'état de la cellule hépatique.

Nous avons recueilli de nombreuses observations d'affections où le foie présentait un hyperfonctionnement évident. Les malades éliminaient une quantité surabondante d'urée. Leur foie fixait plus de sucre qu'à l'état physiologique. Et pourtant ils avaient un ictère avec urobilinurie. C'est principalement dans la cirrhose biliaire que nous avons constaté des faits de cet ordre, incompréhensibles par les théories anciennes.

Selon nous, leur explication tient à ce que la cholémie, déjà très forte, n'était pourtant pas extrême. Une partie ou même, parfois, la totalité des pigments biliaires apportés par le sang était réduite en urobiline, qui passait dans l'urine, témoignant de la cholémie et non de l'insuffisance hépatique.

Inversement, nous avons vu des sujets frappés, d'une manière indubitable, d'insuffisance hépatique et présentant pourtant très nettement les symptômes de l'ictère dit biliphéique. Leur urine renfermait des pigments biliaires, mais pas d'urobiline. Le fait était des plus frappants chez un de nos malades atteint d'ictère grave. A l'autopsie, le foie était dans un tel état de destruction que, sur les coupes histologiques, le tissu hépatique était pour ainsi dire méconnaissable. Et pourtant quelques instants avant la mort, ce malade présentait le plus beau type qu'on puisse imaginer d'ictère du foie sain. C'est que, tout simplement, il avait une cholémie maxima, égale à 1/900, et telle que le rein, inhibé sans doute par l'apport excessif de pigments biliaires, n'en avait pas réduit la moindre partie. La cholurie pure avait par suite été réalisée.

Enfin, nous avons relevé maintes observations où l'on constatait ce que nous avons décrit plus haut à propos de l'ictère catarrhal.

Il s'agissait de malades atteints de diverses affections réalisant l'obstruction aiguë ou chronique des voies biliaires : tels la colique hépatique, l'arrêt durable d'un calcul dans le canal cholédoque.

Successivement ils présentaient un ictère avec urobilinurie, souvent hémaphéique, un ictère mixte, un ictère biliphéique, puis, à nouveau, un ictère mixte et, enfin, pendant longtemps, un ictère avec urobilinurie, réalisant l'hémaphéisme secondaire.

Par conséquent, on observait chez eux un ictère du foie malade quand l'affection débutait et quand elle allait guérir, et un ictère du foie sain en pleine période d'état, au moment de l'apogée de la maladie.

Incompréhensibles anciennement, de pareils faits sont au contraire des plus clairs aujourd'hui. L'état de la cellule hépatique n'influe pas sur la forme de l'ictère. Ce qui importe c'est le degré de la cholémie. Elle croît d'abord, l'ictère est successivement acholurique, puis cholurique avec urobilinurie. Elle atteint son maximum, l'ictère est cholurique pur. Et l'inverse s'observe, au fur et à mesure que la cholémie diminue.

L'aspect clinique de l'ictère permet donc, jusqu'à un certain point, de se faire une idée de l'intensité de la cholémie, mais il ne laisse en rien soupçonner l'état de la cellule hépatique.

Simple, conforme aux lois de la pathologie générale, complète, rendant compte des phénomènes évolutifs de l'ictère, simplifiant d'une manière conforme à la réalité des faits la valeur sémiologique de l'ictère, notre classification possède encore un autre mérite, qu'il me soit permis de ne pas le passer sous silence : celui de la vulgarisation.

Je disais au début de ces leçons :

« Dans les traités classiques, l'ictère est divisé selon la vieille classification de Gubler. On en voit décrites, opposées l'une à l'autre, deux variétés : l'ictère biliphéique, orthopigmentaire, résultant de la résorption de pigments biliaires normaux, sécrétés par une cellule hépatique saine et l'ictère hémaphéique, métapigmentaire, occasionné par la pénétration dans la circulation de pigments biliaires anormaux élaborés par un foie malade. »

Oui. Mais ces traités sont antérieurs à nos travaux. Peu à peu, nos idées ont été adoptées par la majorité des auteurs et, dans les comptes-rendus des sociétés, dans les journaux, dans les publications diverses, françaises et étrangères, on ne trouve plus guère décrites à l'heure actuelle que deux variétés d'ictère : les nôtres, l'ictère cholurique et l'ictère acholurique.

HUITIÈME LEÇON

LES TROUBLES VASCULAIRES D'ORIGINE HÉPATIQUE

ÉTUDE ANATOMO-EXPÉRIMENTALE DU SYNDROME D'HYPERTENSION PORTALE

Par Maurice VILLARET.

I. Considérations générales sur le régime circulatoire du foie.

   1° *Les vaisseaux sanguins du foie :* Artère hépatique; Veine cave inférieure; Veine sus-hépatique; Veine porte.

   2° *Les syndromes ressortissant aux troubles circulatoires des veines du foie :* Syndrome d'hypertension sus-hépatique; Syndrome d'hypertension portale; Syndrome d'hypotension sus-hépatique; Syndrome d'hypophléborrhée cave inférieure. — Importance spéciale du syndrome d'hypertension portale en sémiologie hépatique.

II. Physiologie du système porte.

   1° *A l'état normal.* — Conditions circulatoires et pressions normales.

   2° *A l'état d'hypertension.* — Effets de la ligature brusque de la veine porte : causes de la mort. — Effets de sa ligature lente : syndrome d'hypertension portale provoqué; opsiurie expérimentale.

III. Anatomie macroscopique du système porte.

   1° *A l'état normal.* — Réseaux d'origine. — Anastomoses porto-caves : profondes ou viscérales, superficielles (veines de la paroi thoraco-abdominale antérieure, profondes et sous-cutanées).

   2° *A l'état d'hypertension.* — *Résultats expérimentaux :* ligatures brusques, lentes ou incomplètes de la veine porte; hypertensions localisées. — *Anatomie pathologique macroscopique.*

Le syndrome d'hypertension portale, faisceau bien lié dans lequel M. le professeur Gilbert a eu le mérite de condenser des manifestations éparses et de physiologie pathologique encore mal définie, est, parmi les troubles circulatoires d'origine hépatique, celui qu'on rencontre de beaucoup le plus souvent quand on étudie la sémiologie des maladies du foie; il s'y montre tantôt à l'état de manifestation isolée ou prédominante, tantôt à titre de complication accessoire ou secondaire.

I. — Régime circulatoire du foie.

Pour vous exposer avec tant soit peu de netteté ces troubles circulatoires d'origine hépatique, il est nécessaire que je vous rappelle succinctement, au préalable, la manière dont le foie reçoit son irrigation sanguine.

Vaisseaux sanguins du foie. — L'*artère hépatique*, née du tronc cœliaque, est le vaisseau nutritif du foie ; on sait que ses rameaux ne se bornent pas à irriguer les voies biliaires et le système glissonien, mais qu'ils parviennent jusqu'à la périphérie du lobule auquel, malgré certains travaux récents contre lesquels nous avons eu l'occasion de nous élever, M. Gilbert et moi (1), ils apportent directement le sang artériel. — La *veine cave inférieure* est en contact intime avec la face postérieure de l'organe, dans laquelle elle se creuse une gouttière assez souvent convertie en canal ; de tels rapports de contiguïté semblent devoir expliquer en partie la production des *œdèmes préascitiques*, étudiés par MM. Gilbert et Presle. — Les *veines sus-hépatiques* sortent de la partie postéro-supérieure du foie, dont elles résument la circulation fonctionnelle, pour se jeter presque immédiatement dans le gros tronc cave inférieur, sous un angle plus ou moins aigu et dépourvu de valvules, disposition qui favorise le reflux intra-hépatique du sang à la période asystolique des cardiopathies. — Mais c'est la VEINE PORTE qui constitue le vaisseau de beaucoup le plus important de l'organe, vaisseau fonctionnel par excellence. Née par trois racines, la splénique, la grande et la petite mésaraïque, de la rate, du pancréas et du tractus gastro-intestinal, elle forme un tronc volumineux qui, longeant la face antérieure de l'hiatus de Winslow, gagne le hile hépatique : à ce niveau, elle se divise en plusieurs branches destinées aux différents lobes

(1) GILBERT et MAURICE VILLARET, Contribution à l'étude de la circulation du lobule hépatique (*Archives de médecine expérimentale et d'anat. path.*, juillet 1909).

du foie : ceux-ci reçoivent une irrigation pour ainsi dire terminale, sans que toutefois il nous ait semblé complètement légitime d'attribuer à telle ou telle racine portale un territoire lobaire exclusif; sur cette question fort discutée, je vous renvoie aux travaux de MM. Glénard, Sérégé, Mongour, Gilbert et Maurice Villaret, Brissaud et Bauer, Looten, etc.

Syndromes ressortissant aux troubles circulatoires des veines intra-hépatiques. — On conçoit que de l'obstruction ou de la gêne circulatoire de chacun de ces vaisseaux puissent découler des manifestations diverses, manifestations qu'il est possible de grouper sous forme de syndromes ; ceux-ci, dont nous devons la description à M. Gilbert, sont les syndromes d'hypertension sus-hépatique, d'hypertension portale et d'hypotension sus-hépatique.

Syndrome d'hypertension sus-hépatique. — Ce syndrome appartient à l'étude du foie cardiaque; je ne vous le signale donc qu'en passant. Révélé parfois par une simple douleur hépatique qui peut rester pendant long-temps la seule manifestation de la congestion légère de l'organe, comme nous l'avons montré avec M. Gilbert chez les asthmatiques (1), comme, d'autre part, l'ont constaté après nous M. L. Pouliot (2) dans la tuberculose pulmonaire et M. Moncorgé, il se manifeste à un degré plus avancé par les symptômes classiques du foie muscade. Plus tard enfin, lorsque la barrière hépatique est forcée, surviennent des troubles attribuables à un syndrome d'hypertension portale secondaire; c'est une forme atténuée de ce dernier syndrome, forme hépato-splénique parfois isolée et précoce, qui a été signalée au cours de certaines cardiopathies par M. Crispolti puis par M. Barrié.

Syndrome d'hypertension portale. — Ce syndrome retiendra beaucoup plus notre attention, et c'est sa des-cription que nous aurons surtout en vue au cours de ces leçons. « Toutes les fois, dit M. Gilbert, qu'il existe une gêne circulatoire intra-hépatique, on peut voir une série

(1) GILBERT et MAURICE VILLARET, *Presse médicale*, n° 11, 7 février 1906.
(2) L. POULIOT, *Soc. méd. des hôp.*, Paris, 7 décembre 1906.

de symptômes que nous avons groupés sous la désignation de syndrome d'hypertension portale. Les éléments du syndrome sont les suivants : *l'opsiurie, ou retard d'élimination des urines, l'ascite, la splénomégalie, les hémorroïdes, les hémorragies gastro-intestinales, enfin le développement anormal de la circulation sous-cutanée abdominale.* De tous les symptômes qui composent ce syndrome, le plus précoce est l'opsiurie ; ensuite apparaît l'un ou l'autre des symptômes suivant les cas, et le syndrome se constitue peu à peu. Le malade, d'ailleurs, en peut mourir, soit que l'abondance et la répétition de l'ascite entraînent l'*anémie séreuse*, soit que se produisent d'abondantes hémorragies gastro-intestinales. Mais aussi, dans les cas favorables, le syndrome peut se dissiper. » On ne saurait mieux résumer cet ensemble symptomatique, et vous aurez déjà, en lisant et méditant cette définition, une idée suffisante des faits que je vais exposer devant vous.

L'évolution d'un tel syndrome ne va pas sans se compliquer le plus souvent de troubles surajoutés. Bientôt vous verrez survenir à sa suite les manifestations du SYNDROME D'HYPOTENSION SUS-HÉPATIQUE, ou mieux d'*hypophléborrhée sus-hépatique*, dont la cause est le défaut d'arrivée à la veine sus-hépatique du sang porte arrêté par l'obstacle pathologique. *L'hypotension artérielle, la tachycardie et l'oligurie* en sont les signes principaux (1).

Il n'est pas rare enfin de constater plus tard de nouvelles complications, attribuables à l'abaissement du débit vasculaire dans le système cave inférieur : c'est à ce nouveau syndrome, SYNDROME D'HYPOPHLÉBORRHÉE CAVE INFÉRIEURE, qu'il faut, semble-t-il, rattacher, chez certains cirrhotiques, l'apparition de l'œdème coïncidant avec l'augmentation de l'hypotension artérielle et de l'oligurie.

Mais avant de passer en revue devant vous les multiples manifestations du syndrome d'hypertension portale, il m'a paru indispensable de vous en expliquer le mécanisme, et,

(1) A ces symptômes il faudrait joindre le *petit cœur*, dont M. Carnot a signalé la fréquence au cours des cirrhoses (*Progrès méd.*, 30 janvier 1909).

par suite, de vous faire un exposé, aussi rapide que possible, de la physiologie, de l'anatomie et de l'histologie du domaine porte, d'abord chez le sujet normal, puis à l'état pathologique. C'est seulement lorsque vous serez armés de ces notions que vous pourrez vous rendre compte de la valeur des divers symptômes et de la légitimité du syndrome.

Nous étudierons donc successivement, dans l'organisme sain puis pathologique, la physiologie, l'anatomie macroscopique et microscopique des nombreux territoires dépendant de la circulation portale.

II. — Physiologie du système porte.

Conditions normales de la circulation portale. — Quelles sont les *causes de la circulation du sang dans le système porte normal*? De nombreux physiologistes les ont fort bien élucidées, et je me contenterai de vous les énumérer. C'est tout d'abord la *vis à tergo*. C'est ensuite la *résistance des capillaires hépatiques*, qui jouent le rôle d'une véritable soupape de sûreté : en se dilatant, les capillaires lobulaires peuvent se remplir, ainsi qu'une éponge, d'une quantité considérable de sang ; en se rétrécissant, ils contribuent à chasser celui-ci de la périphérie vers le centre du lobule, comme nous l'ont montré nos injections intra-hépatiques. *Les pulsations de l'artère hépatique* elles-mêmes ne seraient pas sans exercer une influence sur la progression du sang veineux, si l'on en croit les recherches de Jappelli. Citons encore parmi ces conditions de circulation, d'une part la tonicité et la contractilité des veines du foie; d'autre part le *rôle* considérable du *système nerveux*, dont les réflexes vaso-moteurs ont été bien mis en évidence, notamment par les beaux travaux de MM. François Franck et Hallion.

Mais la direction du courant porto-sus-hépatique semble surtout influencée par des *différences de tension*. Les recherches de Rosapelly sur ce sujet sont demeurées classiques. D'après cet auteur, la pression de la veine porte normale mesure 7 à 18 millimètres de mercure, et peut atteindre

24 millimètres Hg; pendant la digestion, tandis que le manomètre n'indique au niveau des veines sus-hépatiques qu'une tension très faible, variant entre 0 et 7 millimètres Hg. Cette opposition entre les deux pressions explique en grande partie la progression du sang porte vers le système cave inférieur.

La technique d'une telle étude physiologique est particulièrement délicate. Rosapelly se servait, pour mesurer ses pressions, de longues sondes métalliques de Chauveau et Marey qu'il introduisait soit dans la veine splénique, près de son embouchure dans la rate, soit dans la veine sus-hépatique, en passant par la veine jugulaire et le ventricule droit du cœur. Il déterminait ainsi des perturbations circulatoires considérables. Pour les éviter, nous avons employé, avec M. Carnot, des canules en forme de T permettant de ne pas interrompre le cours du sang ; de plus, en mesurant la pression des différentes branches de la veine porte d'une façon plus directe et plus commode, grâce à l'emploi d'un manomètre à solution anticoagulante, nous obtenions des résultats qui semblent à l'abri des principales causes d'erreur.

En établissant la moyenne des tensions ainsi observées sur une série de chiens, et en tenant compte de l'influence de la *respiration* et de l'*ouverture* de la *paroi* abdominale, j'ai pensé pouvoir attribuer à la pression normale de la veine porte le chiffre de *5 millimètres de mercure.* M. Dobrovici (1) a confirmé récemment ces résultats et observé que la tension intraduodénale est ordinairement un peu supérieure à la moyenne que nous indiquons ; par suite, l'absorption aqueuse se ferait, du moins en partie, d'une façon mécanique. Nos expériences nous ont montré, d'autre part, l'influence exercée par les modifications de la *rate* et de l'*intestin* sur les variations de la pression portale. La rate, en se laissant distendre, constitue une véritable soupape de sûreté qui, dans une certaine mesure, règle et atténue la pléthore veineuse. Quant à l'intestin, il

(1) Dobrovici, Thèse de Paris, 1906, p. 14, 15.

semble pouvoir jouer un rôle semblable, bien que plus limité, pendant les repas et les efforts abdominaux.

Syndrome d'hypertension portale expérimental. — Que deviennent ces conditions circulatoires lorsqu'on vient à opposer au courant portal un obstacle absolu ou relatif, en un mot lorsqu'*on crée un syndrome d'hypertension portale expérimental*?

Simon de Metz, Oré, Gintrac, Schiff ont montré que lorsqu'on fait une LIGATURE BRUSQUE de la veine porte, la mort survient en un temps qui varie de quelques minutes à une heure et demie. Il se produit un état congestif intense des organes abdominaux et du foie. La rate peut atteindre quatre à cinq fois son volume normal, comme nous avons pu le constater. Par contre, on est frappé par l'anémie extrême du contenu thoracique, dont le contraste avec la congestion sous-diaphragmatique a été bien mis en valeur par MM. Gilbert et Garnier, Castaigne et Bender (1).

On a beaucoup discuté sur *la cause de cette mort rapide* par ligature brusque de la veine porte. Schiff, Lautenbach ont tout d'abord soutenu qu'elle était due à l'accumulation dans l'organisme de certains *poisons* que le foie détruit normalement, et dont l'origine semble être surtout intestinale, comme le pensent MM. Roger et Netter. Sans nul doute, cette explication possède une grande part de vérité, mais elle ne semble pas devoir s'appliquer à la majorité des faits. Pawlow, de Nencki ont montré, en effet, que l'anastomose de la veine porte avec la veine cave inférieure, connue sous le nom de fistule d'Eck, combinée à la ligature de l'artère hépatique, bien que supprimant le filtre antitoxique qu'est le foie, permet une survie bien plus grande que dans les cas précédents. Nous-même, en faisant précéder la ligature brusque du tronc porte de sa striction lente et sclérosante, avons pu retarder, chez le chien, la mort de quarante-huit heures, cette manœuvre préalable permettant la mise en

____

(1) Elle était si marquée dans nos expériences que la section des carotides ne donnait plus lieu, parfois, à la moindre hémorragie, malgré les pulsations normales du cœur.

jeu des anastomoses porto-caves. Il existe donc tout au moins une autre cause de mort rapide que la précédente, lors de la ligature brusque de la veine porte (1).

Cette cause se trouve résumée par la *théorie mécanique*, soutenue surtout, après Picard, Ludwig et Thiry, par M. Gilbert. Pour ces auteurs, la mort par striction brusque de la veine porte est due à l'*hypotension artérielle* qui en est la conséquence immédiate. MM. Gilbert et Garnier (2) ont pu constater sur le chien qu'à chaque interruption du sang porte, la pression artérielle s'abaisse lentement, pour remonter rapidement à son niveau primitif lorsqu'on enlève l'obstacle. MM. Castaigne et Bender (3), en adjoignant à la ligature portale celle de l'aorte au-dessus du tronc cœliaque, ont montré que cette manœuvre supplémentaire, en diminuant la congestion abdominale, assurait à l'animal une survie nettement plus longue. La *théorie mécanique* semble donc répondre à la majorité des accidents, et c'est à la pléthore abdominale d'une part, à l'hypotension arté- rielle de l'autre qu'est attribuable la mort rapide par ligature brusque de la veine porte. Il faut joindre à ces deux causes importantes de troubles vasculaires, ceux que provoque la *congestion rénale* : celle-ci n'est qu'une conséquence de la stase portale, par suite de l'entrée en fonction des *anas- tomoses porto-rénales* que je vous décrirai bientôt, mais dont je puis, d'ores et déjà, vous fournir une démonstration physiologique. Lorsqu'on lie provisoirement la veine cave inférieure *au-dessous* de l'embouchure des veines rénales, la gêne du courant sanguin n'exerce pas d'influence appré- ciable sur la circulation de la veine porte ; il n'en est plus de même lorsque la ligature cave est placée *au-dessus* des

(1) Une observation récente de G.-E. BREWER (*Annales of Surgery*, 1908, XLVII, p. 619, 622) est comme la reproduction sur l'homme de notre expérience sur le chien. En opérant un kyste hydatique du foie, l'auteur dut lier la veine porte ; le malade guérit cependant sans troubles apparents, parce que ce vaisseau était comprimé depuis longtemps par la tumeur, et qu'une circulation collatérale supplémen- taire suffisante avait eu le temps de s'établir.

(2) GILBERT et GARNIER, *Presse médicale*, 4 février 1899.

(3) CASTAIGNE et BENDER, *Arch. de méd. exp.*, nov. 1899.

veines rénales : la conséquence immédiate de cette opération paraît être une augmentation de la tension portale. Ce phénomène, que j'ai signalé avec M. Gilbert, ne peut guère s'expliquer que par l'existence d'un courant de déviation, vers le système porte, du sang veineux général entravé dans sa voie normale, courant qui était impossible dans la première expérience, mais qui entre rapidement en jeu dès que la circulation veineuse du rein est rétablie.

Ces détails sont importants à connaître, car ils vont me permettre de vous montrer que l'existence du syndrome d'hypertension portale, loin d'être une vue de l'esprit, s'appuie sur des faits expérimentaux tangibles. Nous avons repris les expériences précédentes, en pratiquant chez le chien, sur la veine porte ou sur une de ses branches, non seulement des ligatures brusques, mais encore des STRICTIONS LENTES ET PROGRESSIVES ; nous obtenions ce résultat en nous servant de soies trempées dans l'huile naphtolée, en opérant avec une asepsie rigoureuse et en ne prenant la pression veineuse que deux mois environ après la cicatrisation complète de l'animal.

Les ligatures brusques m'avaient montré, dès l'abord, que la moyenne normale de 5 millimètres de mercure était singulièrement modifiée par le moindre obstacle au courant sanguin. Pouvant atteindre le chiffre maximum de *4 centimètres de mercure*, la tension portale subissait des poussées notables du fait de la compression abdominale la plus légère ou d'un simple déplacement d'organes. Mais ce furent surtout nos ligatures lentes et progressives qui, *en faisant coïncider avec une augmentation considérable de la pression normale l'apparition des principaux signes du syndrome d'hypertension portale, nous montrèrent la réalité de ce syndrome.* Chez des chiens dont la tension portale atteignait 1 centimètre et demi Hg., deux mois après la ligature incomplète de la veine grande mésaraïque, ou bien encore 3 centimètres et demi Hg., trois mois après la striction progressive de la veine splénique, nous constations, en même temps que l'oligurie, l'hypoazoturie, l'hypochlorurie et la bilirubinurie, l'existence des symptômes suivants.

C'était d'abord un signe délicat et précoce, *l'opsiurie*, qu'expliquent facilement la congestion rénale d'une part, les troubles de l'absorption aqueuse de l'autre : la pression portale pathologique dépassant notablement le chiffre fixé par M. Dobrovici à la tension intraduodénale normale (8 cent. d'eau), on comprend que l'absorption intestinale puisse se trouver singulièrement entravée. C'étaient, de plus, les *circulations supplémentaires*, non seulement profondes, mais de la paroi abdominale, *les splénomégalies*, suivies ou non d'atrophie scléreuse de la rate, *les hémorragies gastro-intestinales*, enfin, dans certains cas, fort rares il est vrai chez le chien, *les hémorroïdes* et *l'ascite*, à formule cytologique mécanique ou hémorragique. Ces symptômes variaient suivant le point où nous avions fait porter la ligature ; ils se suppléaient entre eux, montrant ainsi l'existence expérimentale de ces *hypertensions portales localisées* qui semblent suffisantes pour expliquer certains faits cliniques contradictoires.

III. — Anatomie macroscopique du système porte.

Ces considérations physiologiques sont corroborées par *l'examen macroscopique* des organes, aussi bien de chiens ayant présenté le syndrome d'hypertension portale expérimental que des sujets chez lesquels ce syndrome s'est développé pathologiquement.

A l'état normal. — Mais, ici encore, il me paraît indispensable, avant de vous décrire les lésions, de vous exposer succinctement ce qu'est l'état normal. Pour aborder cette étude, la meilleure méthode de recherche est, sans contredit, celle des *injections vasculaires colorées* ; c'est sur elle que sont basées les descriptions qui vont suivre.

Le premier point qui attire l'attention au cours d'une injection du système porte, c'est la rapidité avec laquelle *la rate* se gonfle de masse. Bien avant que le reste du réseau soit seulement teinté, cet organe est déjà turgescent, mettant en évidence son rôle supplémentaire d'éponge contractile, de cœur périphérique, que la moindre modification de pression dans le courant portal suffit à déclancher.

Ce qui frappe ensuite l'observateur, en particulier lorsqu'il examine les réseaux d'absorption intestinal et stomacal, c'est la richesse des *anastomoses* qui relient les différentes racines portales. Elles permettent à la masse colorante poussée par une des veines intestinales de gagner le système porte en entier, avec une rapidité sensiblement aussi grande que si elle avait été envoyée dans le tronc lui-même : ce fait nous explique la facilité avec laquelle la moindre gêne veineuse localisée à un segment de l'arbre portal retentit sur ses autres segments.

Mais la notion la plus importante de cette étude anatomique nous est fournie par la connaissance des nombreuses *connexions* qui unissent le courant portal et celui du *système cave*. Ces connexions, dont vous pouvez suivre les principales modalités sur le schéma (fig. 9), vous les verrez déterminer par leur congestion intense, alors que le sang entravé dans sa traversée hépatique se fraie des voies de décharge supplémentaires vers les veines caves, la plupart des accidents du syndrome d'hypertension portale. Il nous faut donc les passer en revue, et, de suite, nous les diviserons en deux classes : *les connexions profondes ou viscérales, les connexions superficielles ou pariétales.*

Les connexions profondes ou viscérales sont les plus considérables. Je ne peux que vous les énumérer.

Le sang de la veine porte et celui de la veine cave inférieure entrent tout d'abord en rapport au niveau des *réseaux péritonéaux* : ces anastomoses péritonéales ont été mises en évidence par *Retzius*; elles sont de peu d'importance, de même que celles signalées par *Schmiedel*.

Des points de contact plus intéressants ont pour siège les *divers réseaux radiculaires de la veine porte.* — Duret, Fauvel, Fioupe, Audibert, Chautemps ont décrit les anastomoses porto-caves *péri-œsophagiennes* qui, pour certains anatomistes, se continueraient jusqu'au tiers supérieur du conduit, mais que nous n'avons jamais vues remonter, chez le chien, à plus de 3 ou 4 centimètres au-dessus du cardia ; elles contrastent, par la teinte légère de l'injection, avec la

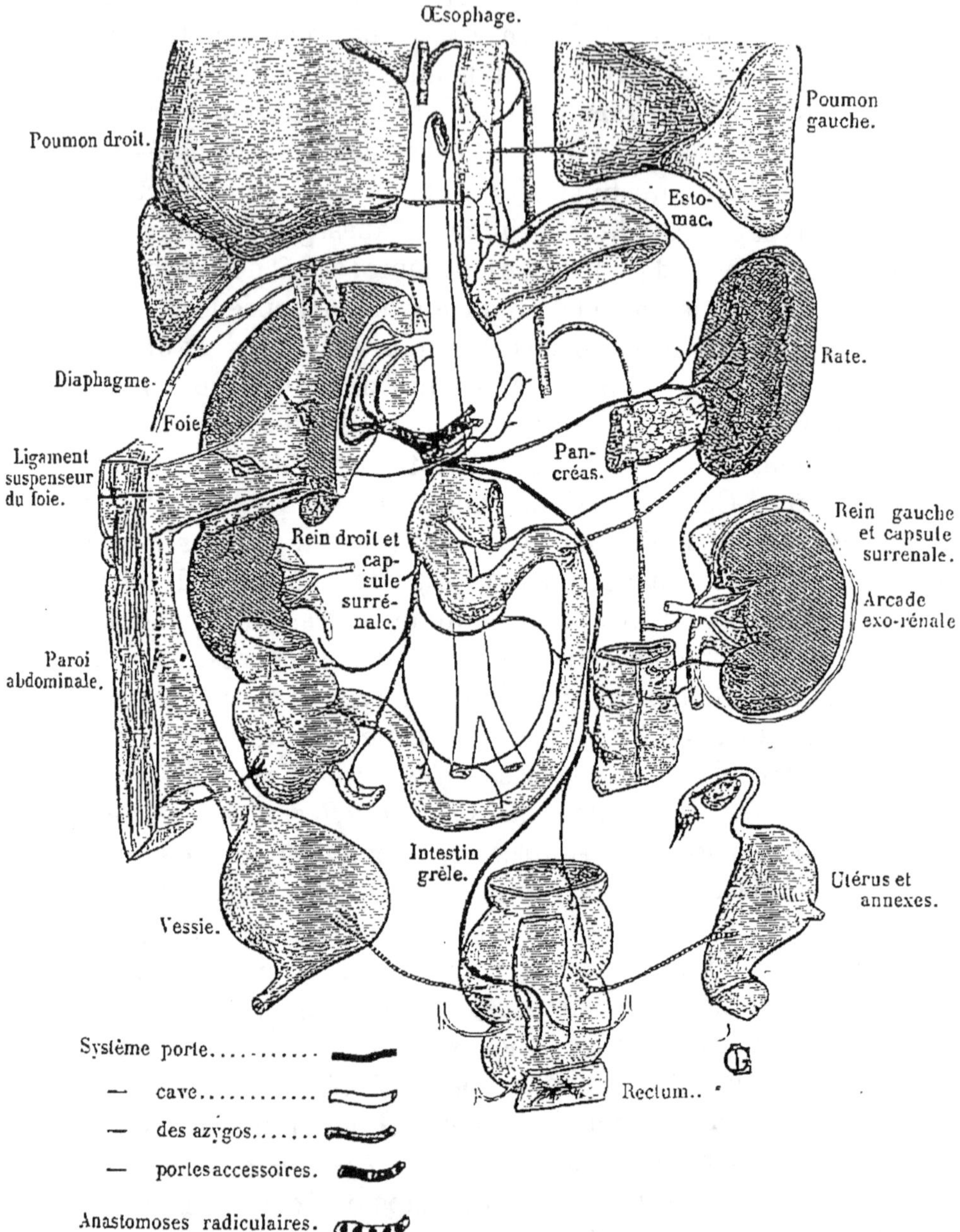

Fig. 9. — Schéma général des branches et des anastomoses de la veine porte (Gery del.).

riche vascularisation de la muqueuse stomacale. — D'autres auteurs, Duret, Quénu, Constantinovich, ont montré l'importance *des réseaux hémorroïdaux*, qui réunissent la veine grande mésaraïque avec les honteuses externes et les plexus du petit bassin, dépendances de la veine cave inférieure. — Plutôt que de vous décrire ces détails anatomiques désormais classiques, je préfère insister devant vous sur des connexions porto-caves moins connues ou ignorées jusqu'ici : les anastomoses porto-rénales et porto-pulmonaires.

Nous avons montré, M. Gilbert et moi, qu'il existe normalement une CIRCULATION ANASTOMOTIQUE PORTO-RÉNALE (1), non seulement macroscopique, mais encore et surtout microscopique, qui, en s'exagérant au cours des affections hépatiques, explique en partie les troubles urinaires du syndrome d'hypertension portale. Nous possédons de cette existence des preuves physiologiques, anatomiques, histologiques et pathologiques. — Lorsqu'on fait l'autopsie d'un chien injecté par la veine porte, on ne constate pas seulement les veinules inconstantes décrites par MM. Tuffier et Lejars dans leur groupe capsulo-mésaraïque ; la gélatine colorée dessine des vaisseaux multiples et constants ; ne s'arrêtant pas à leur niveau, elle gagne la capsule rénale, puis, à la longue, la substance corticale, laissant indemne la région médullaire dont le territoire veineux semble appartenir surtout au système cave. Vous pouvez voir sur la

---

(1) GILBERT et MAURICE VILLARET, *Arch. de méd. exp.*, n° 3, mai 1906. — Cette circulation, embryonnaire chez les vertébrés supérieurs, est très développée chez les oiseaux et les reptiles (veine de Jacobson). Elle contribue à expliquer la curieuse expérience de Cl. Bernard qui, faisant absorber du prussiate de potasse par l'estomac, le voyait s'éliminer au niveau des reins, sans qu'il ait traversé le torrent circulatoire. Cl. Bernard, puis Beraud et Robin expliquaient ce fait en admettant qu'au moment de la digestion, le sang, sortant du foie par le système sus-hépatique, pouvait refluer à contre-courant le long de la veine cave inférieure jusque dans les veines rénales munies à cet effet d'un sphincter. Cette hypothèse n'est guère plausible. Par contre, on peut admettre qu'à l'occasion de l'hypertension portale passagère déterminée par la digestion, le poison absorbé gagne à mesure, du moins en partie, le système rénal, par l'intermédiaire des anastomoses porto-rénales momentanément distendues et se trouve ainsi peu à peu éliminé sans intoxiquer l'organisme.

figure 10 que lorsqu'on lie la veine rénale droite en laissant
la veine rénale gauche perméable, la masse, poussée à la fois
dans les systèmes cave et porte, se localise exclusivement
à la région corticale du rein droit (injection d'origine porte
exclusive), tandis que la totalité du rein gauche est injectée
(injection porto-cave). — Empiétons pour un moment sur

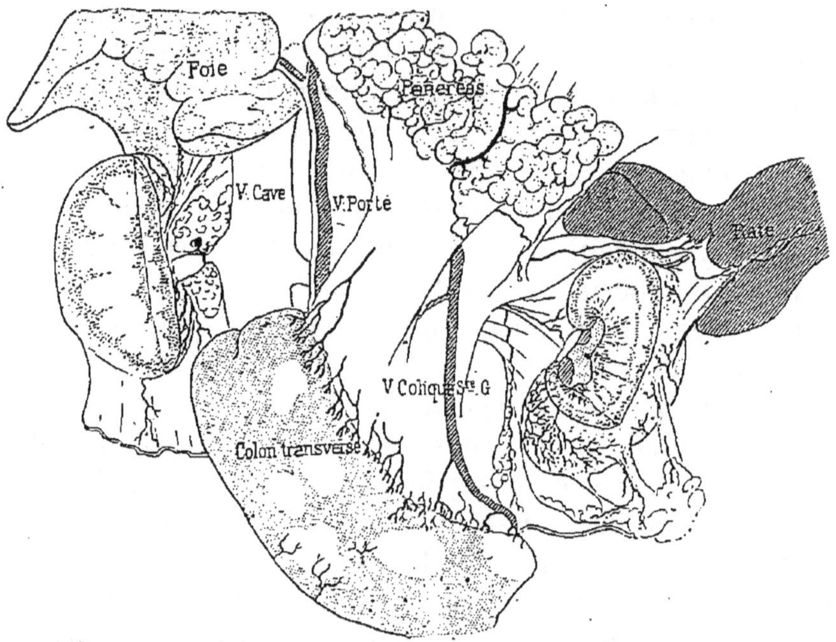

Fig. 10. — Injection généralisée du système porte, montrant :

1º Les territoires indemnes du foie, du pancréas et de l'angle colique gauche ; 2º Les
anastomoses portales des circulations rénales droite et gauche ; 3º L'injection exclusivement corticale du rein droit, à pédicule lié ; 4º L'injection totale du rein gauche, à pédicule
non lié. (Gilbert et M. Villaret, *Arch. de méd. exp.*, 1906, Gery del.)

l'étude histologique de la question. L'examen microscopique de reins injectés par la veine rénale nous a montré,
d'une part que la substance médullaire est plus colorée que
la substance corticale, d'autre part que la masse se raréfie à
mesure qu'on s'éloigne de la voûte veineuse pour se rapprocher de la capsule rénale. Dans les cas d'injection rénale
d'origine porte, le microscope révèle, au contraire, une riche
vascularisation superficielle, diminuant insensiblement de la
périphérie vers le hile : vous constaterez sur les préparations
que je vous présente qu'il existe sous l'enveloppe rénale de

gros sinus, véritables carrefours plus ou moins triangulaires, d'où naissent en irradiant les plexus péritubulaires ; issus de ces sinus, des ramuscules rampent sous la capsule, s'y ramifient ou la traversent en gagnant l'arcade exo-rénale ; vous remarquerez que, dans toutes ces préparations, les glomérules ne présentent pas la moindre trace de gélatine, contrairement à ce qui arrive pour les injections artérielles.

De même, il semble exister DES ANASTOMOSES PORTO-PUL-MONAIRES(1). Je veux dire par là qu'en injectant la veine porte après avoir supprimé la traversée hépatique et après avoir entravé dans la mesure du possible toute arrivée indirecte de la masse aux organes respiratoires par la ligature des veines caves et de l'aorte, nous sommes parvenus cependant à colorer soit la base, soit quelquefois le sommet des lobes pulmonaires. Ces connexions s'établissent entre les divisions péri-œsophagiennes et transdiaphragmatiques de la veine porte d'une part, les plexus veineux péripulmonaires de l'autre ; sans doute le système azygos n'est-il pas étranger à cette voie de suppléance, accessoire d'ailleurs normalement.

Les connexions profondes de la veine porte ne sont pas seulement radiculaires ; elles sont aussi *tronculaires*. Le tronc porte s'anastomose avec les systèmes caves par l'intermédiaire des *veines portes accessoires de Sappey*, dont je ne vous rappelerai pas les différents groupes bien connus ; j'insiste sur leur rôle de première importance dans le rétablissement de la circulation portale intra-hépatique, physiologiquement ou pathologiquement gênée dans son cours.

LES CONNEXIONS SUPERFICIELLES PORTO-CAVES sont représentées par les *veines de la paroi abdominale* qui, anormalement dilatées, constituent un des symptômes les plus apparents du syndrome d'hypertension portale. Or pour bien étudier ces varices sous-cutanées, il nous faut savoir au préalable comment est constitué le schéma normal(2). — La circulation veineuse de la paroi thoraco-abdominale anté-

(1) GILBERT et MAURICE VILLARET, *Société de biologie*, Paris, 25 juillet 1908, et mémoire inédit, 1905.

(2) GILBERT et MAURICE VILLARET, *Revue de médecine*, 10 avril 1907.

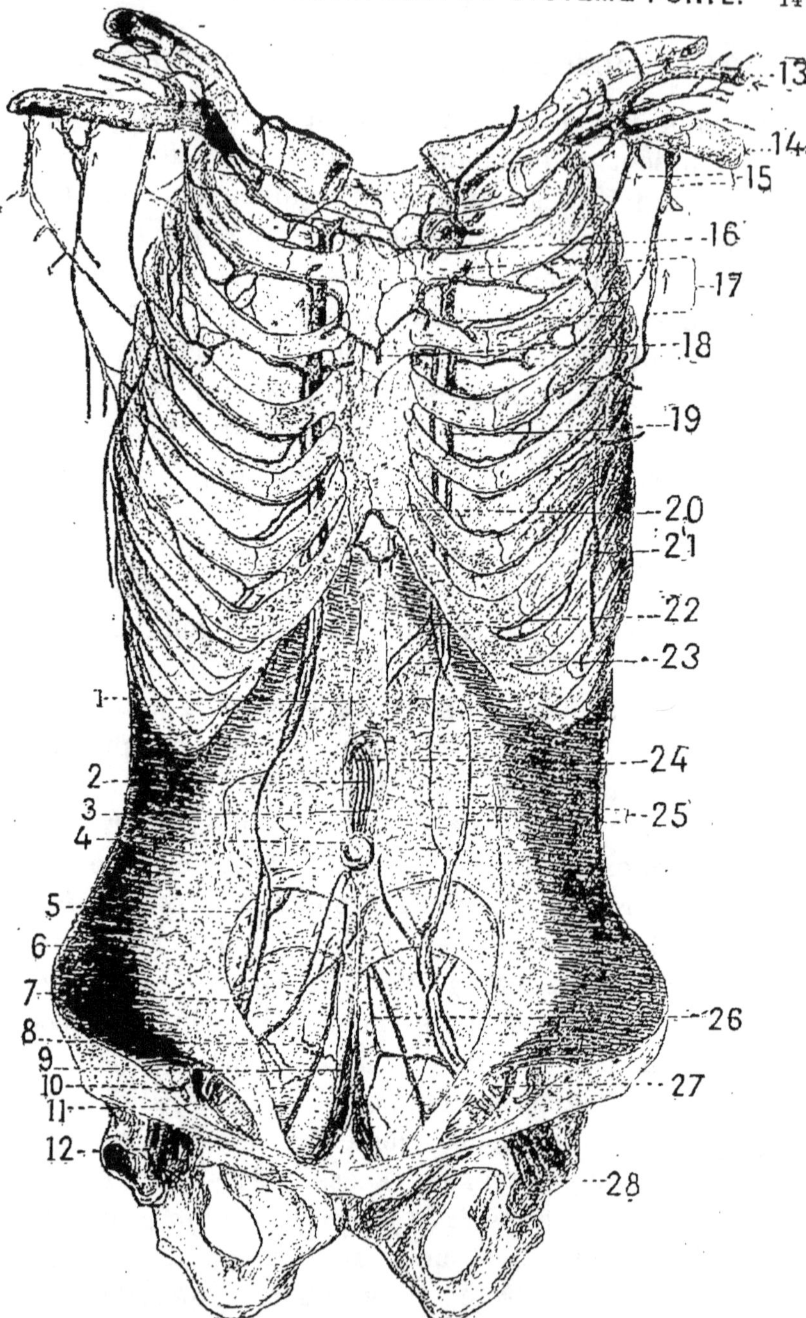

Fig. 11. — Veines profondes de la paroi thoraco-abdominale antérieure.

1, Ligne blanche ; 2, Ligament rond (veine ombilicale oblitérée) ; 4, Ombilic ; 6, Muscle transverse ; 7, Artère épigastrique profonde, entourée de ses deux veines ; 10, Canal déférent ; 12, Artère fémorale ; 13, Veine céphalique ; 14, Veine axillaire ; 15, Veines costo-axillaires de Braune ; 16-18, Veines anastomotiques du sternum ; 17, Branches perforantes de la veine mammaire interne ; 19, Veines mammaires internes, accompagnant l'artère ; 20, Veine anastomotique transverse xiphoïdienne de Luschka ; 21, Veine thoraco-épigastrique longue tégumenteuse ; 22, Veine épigastrique profonde supérieure ; 23, Veine parombilicale xiphoïdienne ; 24, Veines parombilicales ; 25, Cercle veineux épigastrique ; 26, Veine de Bürow ; 27, Veines épigastriques profondes inférieures ; 28, Veine fémorale.
(Gilbert et M. Villaret, *Rev. de méd.*, 1907).

rieure, véritable système porte pariétal, peut être considérée comme reliée à un centre vasculaire unique, l'*ombilic*; à ce niveau s'effectuent ses connexions les plus importantes avec les veines intra-abdominales, grâce à la veine ombilicale lorsqu'elle n'est pas complètement oblitérée, grâce surtout aux plexus parombilicaux de Sappey et de Burow. — Cette circulation pariétale est elle-même clivée en deux plans, profond et sous-cutané, anastomosés par de nombreux rameaux perforants. — *Le plan profond* (fig. 11) est composé de cinq systèmes principaux ; les veines intercostales, les veines mammaires internes, longeant le sternum, les veines costo-axillaires, parallèles à la ligne axillaire, les veines épigastriques profondes, serpentant sous le péritoine, de l'ombilic à l'orifice inguinal interne, la veine parombilicale xiphoïdienne de Braune, réunissant, derrière la paroi, le réseau ombilical au plexus péri-xiphoïdien. — *Le plan sous-cutané* (fig. 12), bien décrit par Braune, comprend six veines, suivant lesquelles vous verrez s'orienter les circulations collatérales pathologiques. A la partie moyenne de l'abdomen, c'est la veine épigastrique inférieure de Braune, qui réunit la fémorale à l'ombilic. En dedans de la précédente, c'est la veine honteuse externe qui s'anastomose avec celle du côté opposé. En dehors de ces rameaux, la veine iliaque tégumenteuse suit l'arcade de Fallope en réunissant la fémorale aux veines thoraciques et dorsales. Le long de la ligne axillaire, depuis l'aisselle jusqu'à la région inguinale, je vous signale la très longue et très importante veine thoraco-épigastrique longue superficielle. Citons enfin la veine médiane xiphoïdienne tégumenteuse superficielle; réunissant les régions ombilicale et xiphoïdienne, et les veines mammaires externes tégumenteuses, qui constituent le réseau superficiel de la paroi thoracique.

Vous voyez combien sont nombreuses les voies accessoires par lesquelles le sang porte peut encore gagner la circulation générale lorsque le passage intra-hépatique vient à lui être fermé : les tableaux que j'ai composés dans ce but et que je vous soumets ici (p. 150, 151) en résument assez exactement les principaux trajets:

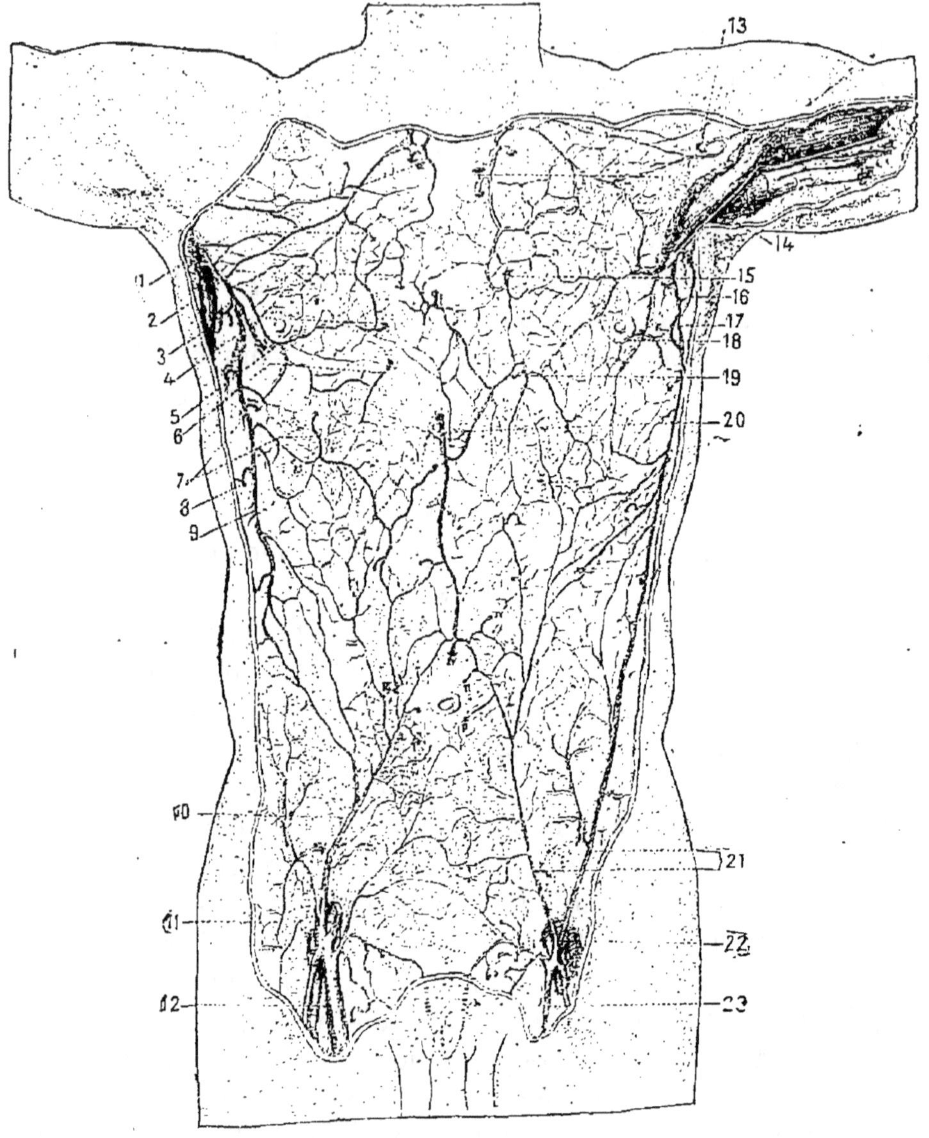

Fig. 12.— Veines superficielles de la paroi thoraco-abdominale antérieure.

1, 2, 4, 6, 15, 19, Rameaux perforants de la veine mammaire interne; 3, 7, 8, Anastomoses avec les veines intercostales; 5, 18, Cercle veineux de Haller; 9, 17, Veine thoraco-épigastrique longue tégumenteuse; 10, 21, Veine épigastrique inférieure tégumenteuse; 11-22, Veine fémorale, recouvrant l'artère fémorale; 12-23, Veine saphène interne; 16, Anastomose avec la veine sous-scapulaire; 20, Veine médiane xiphoïdienne tégumenteuse.

Les chiffres romains I, II, III, IV, V, montrent les endroits au niveau desquels les veines sous-cutanées de l'abdomen se rendent dans la profondeur.

(Gilbert et M. Villaret, *Rev. de méd.*, 1907.)

1° Anastomoses entre la veine porte et la veine cave inférieure.

A. Anastomoses superficielles.	B. Anastomoses profondes.						C. Anastomoses de Schmiedel.			
1	2	3	4	5	6	7	8	9	10	11
Veine porte. ↓ Système ombilical. ↓ V. épigastrique inférieure tégumenteuse. ↓ V. fémorale. ↓ V. iliaque. ↓ V. cave inférieure. **(Circulation collatérale superficielle de la paroi).**	V. porte. ↓ V. coronaire stomachique gauche. ↓ V. phrénique inférieure. ↓ V. cave inférieure. **(Hématémèses).**	V. porte. ↓ V. petite mésaraïque. ↓ V. hémorroïdale supérieure. ↓ V. hémorroïdale inférieure. ↓ V. honteuse interne. ↓ V. hypogastrique. ↓ V. cave inférieure. **(Hémorroïdes).**	V. porte. ↓ V. grande mésaraïque. ↓ ↓ Plexus spermatique ou utérin. **(Auto-a.)** — ↓ V. rénale gauche. **(Opsiurie).** ↓ V. cave inférieure.	V. porte. ↓ V. coronaire stomachique. ↓ Système V. péri-rénal de Tuffier et Lejars **(Opsiurie.)** ↓ V. cave inférieure.	V. porte. ↓ V. de la capsule du foie. ↓ V. phrénique inférieure. ↓ V. cave inférieure. **(Auto-Talma).**	V. porte. ↓ Système ombilical. ↓ V. de Burow. ↓ V. épigastrique inférieure profonde. ↓ V. fémorale. ↓ V. cave inférieure.	V. porte. ↓ V. petite mésaraïque. ↓ V. hémorroïdale supérieure ↓ V. vésicales. ↓ V. cave inférieure. **(Hématuries).**	V. porte. ↓ V. splénique. ↓ V. courtes. ↓ V. cave inférieure. **(Splénomégalie).**	V. porte. ↓ V. gastro-épiploïque. ↓ V. rénales. **(Opsiurie).** ↓ V. cave inférieure.	V. porte. ↓ V. coronaire stomachique droite. ↓ V. pylorique. ↓ V. phrénique inférieure. ↓ V. cave inférieure. **(Hématémèses).**

2° Anastomoses entre la veine porte et la veine cave supérieure.

A. ANASTOMOSES SUPERFICIELLES.		*B.* ANASTOMOSES PROFONDES.				
1	2	3	4	5	6	7
Veine porte. ↓ Système ombilical. ↓ Veine xiphoïdienne médiane tégumenteuse. ↓ Veine transverse xiphoïdienne. ↓ Veine mammaire interne. ↓ Veine cave supérieure. **(Type de circulation collatérale superficielle ombilico-xiphoïdienne).**	Veine porte. ↓ Système ombilical. ↓ Veine parombilicale xiphoïdienne de Braune. ↓ Veine transverse xiphoïdienne. ↓ Veine mammaire interne.	Veine porte. ↓ Système ombilical. ↓ V. parombilicale xiphoïdienne de Braune. ↓ Veine épigastrique supérieure profonde de Link. ↓ Veine mammaire interne. ↓ Veine cave supérieure.	Veine porte. ↓ Veine coronaire stomachique gauche. ↓ Veines œsophagiennes. **(Varices œsophagiennes).** ↓ — à gauche : V. intercostales. ↓ V. azygos. ↓ (V. cave supérieure | Réseau pulmonaire). (Pleurésies). (Congestions pulmonaires). — à droite : V. pharyngées ?) palatines ?) nasales **(Épistaxis ?)** ↓ V. cave supérieure.	Veine porte. ↓ Veine coronaire stomachique gauche. ↓ Veines diaphragmatiques supérieures. ↓ Veine musculo-phrénique. ↓ Veine mammaire interne. ↓ V. cave supérieure. **(Auto-Talma).**	Veine porte. ↓ V. de la capsule du foie (v. portes accessoires). ↓ Veines spléniques supérieures. ↓ Veine musculo-phrénique. ↓ Veine mammaire interne. ↓ Veine cave supérieure. **(Auto-Talma).**	Veine porte. ↓ Veine splénique. ↓ Veine azygos. ↓ Veine cave supérieure. **(Pleurésies).**
	(Types de circulation collatérale superficielle thoracique).					

A l'état d'hypertension. — Que va devenir cet énorme système veineux au cours du syndrome d'hypertension portale expérimental ou pathologique?

Constatations expérimentales. — *Les ligatures brusques ou lentes* de la veine porte déterminent chez le chien une exagération très accusée, même à l'œil nu, des réseaux portes originels et des anastomoses porto-caves.

Lorsqu'on fait l'autopsie d'un chien sacrifié deux mois après la ligature sclérosante soit de la veine porte, soit de la grande mésaraïque, soit même de la veine splénique, on est frappé dès l'abord, lors même que la plaie s'est cicatrisée normalement, de l'importance des *adhérences vasculaires péritonéales* supplémentaires qui se sont constituées dans ce court espace de temps : ces « auto-Talma » de défense, sur lesquels nous avons attiré l'attention avec M. Gilbert, coexistent le plus souvent avec une ascite minime, sinon nulle, mais, par contre, avec une turgescence vasculaire intense *du tractus intestinal* et de *la paroi abdominale*.. On constate chez ces animaux des paquets variqueux au niveau du ligament suspenseur du foie et des différents plans musculo-aponévrotiques de la région ombilicale : il n'est pas rare de voir s'y produire de véritables hématomes ou des circulations collatérales superficielles. La *rate* est, au début, hypertrophiée et congestionnée ; plus tard, elle peut présenter de la sclérose et de l'atrophie secondaire. Le *pancréas* est hyperémié, avec parfois des raptus hémorragiques. Il existe un effacement fort net de cette indépendance relative des territoires vasculaires que j'ai signalée à l'état normal au niveau de l'estomac, du pylore, de la rate, du pancréas (Voy. fig. 10). Les *anastomoses porto-caves* sont turgescentes ; notamment, de nombreux rameaux veineux, dilatés et sinueux, relient à la substance corticale très congestionnée des *reins* droit et surtout gauche les réseaux péritonéaux, pancréatique et splénique. Les *bases pulmonaires* sont hyperémiées : il n'est pas rare de trouver du liquide dans les plèvres et d'apercevoir des rameaux injectés unissant les réseaux péri-œsophagiens avec l'atmosphère péripleurale et péri-bronchique.

En résumé, il s'est produit, après la striction totale ou progressive de la veine, une véritable congestion expérimentale généralisée du système porte et de ses anastomoses ; parfois cependant celle-ci peut prédominer ou se limiter sur tel ou tel territoire : il en est ainsi lorsque la ligature n'a touché qu'à une des branches d'origine de la veine porte (*hypertension localisée*).

CONSTATATIONS ANATOMO-PATHOLOGIQUES. — Ces modifications sont encore plus nettes *en pathologie humaine*, surtout au cours des autopsies de cirrhoses veineuses. Il est courant d'observer, dans ces cas, des *adhérences* entre le grand épiploon rétracté et la paroi abdominale, l'utérus ou les trompes, entre la capsule épaissie du foie et le diaphragme, entre le péritoine congestionné et les organes abdominaux qu'il entoure d'une véritable gangue, très épaisse parfois. Vous pouvez voir ici des pièces de ce genre appartenant à deux malades morts salle Gubler. MM. Soulié, Rendu, Siredey, Lemaire, Chauffard en ont rapporté d'autres exemples. C'est grâce à ces adhérences vasculaires que le rétablissement de la circulation peut s'établir et aboutir, dans les cas favorables, à la guérison, du moins apparente, de la cirrhose. Vous comprenez maintenant les raisons pour lesquelles on a tenté d'établir artificiellement ces anastomoses lorsqu'elles tardaient à se produire ; c'est là le principe de l'omentopexie ou opération de Talma ; on ne s'étonnera pas que cette intervention, bien que n'aboutissant pas à la guérison, ait pu faire disparaître chez deux de nos malades le signe le plus délicat peut-être du syndrome d'hypertension portale : l'opsiurie (1). — La *paroi abdominale* des cirrhotiques est souvent le siège de néo-vascularisations intenses ; le fait était particulièrement net sur une femme du service ayant subi deux mois auparavant l'omentopexie : une ponction d'ascite détermina chez elle une petite hémorragie pariétale qu'il fut assez difficile d'arrêter. Il n'est pas rare de trouver, sur de tels sujets,

______

(1) GILBERT et MAURICE VILLARET, *C. R. de la Soc. de biologie*, juillet 1906.

des dilatations variqueuses attribuables, semble-t-il, à la persistance d'une veine ombilicale ou d'un canal d'Aranzius perméable : MM. Gilbert et Lereboullet ont observé une femme atteinte de cirrhose d'origine lithiasique, dont les veines parombilicales étaient tellement dilatées que l'une d'entre elles fut prise, au cours d'une intervention opératoire, pour une anse intestinale. J'ai eu l'occasion de faire des coupes de cette ectasie veineuse : la paroi en était hypertrophiée surtout au niveau de la tunique musculaire, et contenait de nombreux vaso-vasorum béants et gorgés de sang ; par contre, l'endoveine ne semblait pas atteinte, fait qui présente un certain intérêt, comme nous le verrons dans la prochaine leçon.

La *congestion splénique* est une constatation banale sur la table d'autopsie, du moins dans les cirrhoses récentes. La veine splénique elle-même peut être dilatée, et nous l'avons trouvée du calibre du petit doigt, rampant derrière le pancréas, au cours d'une cirrhose de Laënnec.

Enfin la présence pathologique de paquets variqueux reliant la veine porte et l'*arcade exo-rénale* a été signalée au cours des affections hépatiques par Henle, par Giacomini, par M. Léjars et par nous-mêmes.

Vous voyez donc combien grande est l'influence que peut exercer la moindre perturbation vasculaire sur un appareil aussi sensible que le système porte. Les modifications qu'entraîne l'hypertension portale sont déjà très nettes à l'examen macroscopique. Je vous montrerai maintenant qu'elles sont peut-être encore plus apparentes sous le microscope.

LES TROUBLES VASCULAIRES D'ORIGINE HÉPATIQUE

ÉTUDE HISTOLOGIQUE ET PATHOGÉNIQUE DU SYNDROME D'HYPERTENSION PORTALE

Par **Maurice VILLARET**

I. ANATOMIE MICROSCOPIQUE DU SYSTÈME PORTE.
  1° *A l'état normal.* — Structure de la veine porte. Réseaux veineux du foie, de la rate, du pancréas, de l'œsophage, du cardia, de l'estomac, de l'intestin grêle, du rectum et des anastomoses porto-rénales.
  2° *A l'état d'hypertension.* — Modifications expérimentales et pathologiques de la veine porte, du foie, de la rate, du pancréas, de l'œsophage, de l'estomac, de l'intestin grêle, du rectum, du péritoine, des circulations anastomotiques porto-rénale et porto-pulmonaire.
II. MÉCANISME GÉNÉRAL DES TROUBLES AU COURS DU SYNDROME D'HYPERTENSION PORTALE. — Congestion des réseaux originels. Exagération des anastomoses physiologiques. État du rein : rôle des connexions porto-rénales. Hypotension artérielle. Troubles de l'absorption intestinale : crises diarrhéiques des cirrhotiques.

I. — Anatomie microscopique du système porte.

J'ai cherché à vous expliquer précédemment les conditions physiologiques autant qu'anatomiques de la circulation portale normale, et les modifications que venait y apporter l'hypertension expérimentale ou pathologique. Mais ces troubles apparaissent encore plus caractéristiques si, au lieu de faire un examen macroscopique superficiel et incomplet, on a recours au contrôle du microscope. Je tenterai donc de vous résumer le côté histologique de cette question si vaste et si complexe. Suivant le plan que j'ai adopté, je vous décrirai tout d'abord l'état normal, puis les principales lésions soit expérimentales, soit anatomo-pathologiques qu'entraîne l'excès de tension dans le territoire de la veine porte.

A l'état normal. — L'*étude histologique* de la veine porte est singulièrement facilitée par *la technique* des injections vasculaires ; grâce à celle-ci, on peut se rendre compte avec plus de netteté des détails de circulation, et les isoler des autres parties de la préparation sur des coupes non colorées. Nous avons pu mettre ainsi en valeur certaines particularités microscopiques de la vascularisation portale qu'il aurait été difficile de déceler autrement.

La veine porte se distingue des autres veines par l'importance de sa tunique musculaire, qui comprend deux couches, ce qui explique sa résistance considérable. Si elle possède des valvules, il semble qu'elles ne soient décelables qu'au niveau de ses rameaux d'origine et qu'elles s'atrophient rapidement avec l'âge ; il en résulte que, du moins chez l'adulte, la veine porte peut être considérée comme avalvulée. Ce détail vous explique la facilité avec laquelle le moindre trouble circulatoire d'un de ses segments retentit sur tout le système ; les exceptions à cette règle trouvent peut-être leur raison dans la persistance de valvules suffisantes.

De la circulation portale intra-hépatique je ne vous dirai que quelques mots, n'ayant pas l'intention de vous faire ici l'étude histologique du foie. Qu'il vous suffise de savoir que les branches terminales de la veine porte abordent la périphérie du lobule en compagnie d'un axe conjonctivo-vasculaire qui comprend les voies biliaires, l'artère hépatique et ses ramifications, un appareil nerveux plus ou moins simplifié et des lacunes lymphatiques ; la coupe de chacun de ces faisceaux périlobulaires constitue l'espace porte de Kiernan, entouré d'un prolongement de la capsule de Glisson. Que cette gaine conjonctivo-élastique prolifère, que les voies biliaires deviennent le siège d'une inflammation aiguë ou chronique, et ces processus vont retentir rapidement sur la grosse veine prélobulaire contiguë. On comprend dès lors qu'une « espace-portite » légère, suivant l'expression de MM. Gilbert et Lereboullet, puisse être à la tête de troubles importants de la circulation porte, troubles qu'un examen superficiel pourrait facilement laisser attribuer

à une autre origine que cette lésion hépatique méconnue.
Nul doute que certains cas d'ulcération stomacale sans cause,
d'hémorroïdes idiopathiques, de splénomégalie à type
Banti rentrent en réalité dans ce cadre pathologique. —
Des expériences poursuivies depuis longtemps déjà avec
M. Gilbert nous ont montré, d'autre part, le rôle important
qu'il fallait parfois attribuer, dans la progression du sang
intrahépatique, à l'activité propre des divers éléments du
foie. Cette activité vitale, à laquelle semblent contribuer à
la fois la rétractilité et la contractilité des cellules hépatiques,
des tuniques vasculaires et du tissu élastique décrit autour
des lobules par MM. Carnot et Amet (1), est bien mise en
valeur dans l'expérience suivante : Une injection gélatineuse pratiquée immédiatement après la mort se retrouve
toujours au centre du lobule lorsqu'elle est poussée par la
veine porte, et le plus souvent à sa périphérie lorsqu'elle est
envoyée dans le système sus-hépatique; cette disposition
excentrique ne se reproduisant plus lorsque la même opération est faite quelques heures après la mort, nous avons
pu en conclure que les éléments intrahépatiques vivants
contribuent par eux-mêmes à la chasse sanguine périphérique. La contractilité propre du foie paraît devoir nous
expliquer certains cas d'hypertension portale passagère coïncidant avec un changement brusque de volume de l'organe,
en particulier dans la colique hépatique ou saturnine (2).

Le réseau veineux obtenu au niveau du PARENCHYME
SPLÉNIQUE par la moindre injection gélatineuse de la veine
porte est d'une richesse extrême; elle dépasse de beaucoup
ce qu'on observe le long des autres territoires originels et
devient encore plus intense lorsqu'on pousse la masse un
peu fort. Ce réseau turgescent est représenté par les sinus
de la rate, si richement anastomosés qu'ils morcellent la
pulpe rouge en une série de fins cordons. Je ne puis
entrer dans les nombreuses discussions qui ont eu lieu

(1) CARNOT et AMET, *Arch. de méd. exp.*, n⁰ 6, nov. 1906.
(2) GILBERT et MAURICE VILLARET, *Soc. de biol.*, Paris, 24 nov. 1906, juillet
et août 1909. — *Mémoire inédit*, 1905, et *Arch. de méd. exp.*, juillet 1909.

et ne sont pas closes sur la nature de ces sinus veineux et sur leur mode de connexion avec les rameaux de la veine et de l'artère spléniques. Ce qui découle de nos observations et travaux en cours, c'est que la transition entre la pulpe rouge d'une part, les veinules à parois épaisses de l'autre, paraît s'effectuer d'une façon brusque ; ces dernières semblent disparaître sur place pour donner naissance à un faisceau pénicillé de petits capillaires qui constitueront le réseau pulpaire. Par contre, il nous a toujours été presque impossible d'injecter nettement par la veine porte le système artériel et sa gaine lymphoïde de pulpe blanche, différenciée chez l'homme sous forme de corpuscules de Malpighi ; il existe un contraste extrêmement frappant, sur toutes nos préparations, entre les zônes périartérielles indemnes de masse, entourées souvent d'une double couronne de capillaires ramifiés, et l'injection intense de la pulpe rouge. Inversement, la gélatine poussée par l'artère hépatique gagne à peine le réseau pulpaire. Les communications entre les deux territoires artériel et veineux sont donc d'une étroitesse extrême, ou bien se font très indirectement. C'est cette difficulté dans la traversée splénique qui nous explique en grande partie la rapidité avec laquelle la rate se congestionne sous l'influence des moindres changements apportés à la pression normale de la veine porte.

La circulation portale du PARENCHYME PANCRÉATIQUE étant suffisamment décrite dans les ouvrages classiques, je ne retiendrai votre attention que sur la richesse et l'intensité avec lesquelles les îlots de Langerhans sont vascularisés; nos injections nous ont montré, après Kühne et Léa, Laguesse et divers autres histologistes, qu'ils forment de véritables glomérules vasculaires dont les capillaires, pelotonnés sur eux-mêmes comme ceux des glomérules rénaux, nous ont paru cinq à six fois plus gros que les rameaux interacineux et plus volumineux souvent que les cellules de l'îlot qu'ils séparent. Un tel aspect est bien moins net, à notre avis, quand on injecte le pancréas par la voie artérielle.

Abordons maintenant l'étude histologique du réseau portal originel le plus important peut-être : celui qui draine le TRACTUS GASTRO-INTESTINAL (1).

Si la MUQUEUSE OESOPHAGIENNE injectée par la veine porte ne révèle qu'un réseau capillaire de minime importance, surtout périphérique et diminuant assez rapidement de bas en haut, il n'en est pas de même de la MUQUEUSE STOMACALE dont, à notre avis et malgré les descriptions de certains auteurs, la circulation superficielle communique avec la précédente à travers le cardia. Sans m'appesantir sur des détails histologiques bien connus, laissez-moi vous signaler au niveau des parois stomacales la disposition hélicine des rameaux intramusculaires, la prédominance très marquée de la circulation veineuse de la muqueuse sur celle des tuniques périphériques, l'existence immédiatement sous l'épithélium de petites dilatations ampullaires pseudo-variqueuses, la rareté des capillaires injectés dans la région pylorique, la fréquence, dans la partie moyenne de la couche glandulaire, de véritables arcades vasculaires réunissant les pieds de plusieurs veines en Y situées dans la muqueuse. On conçoit que l'oblitération passagère ou définitive de ces arcades entraîne presque fatalement une stase congestive énorme de la paroi stomacale superficielle, et, par suite, la rupture fréquente des capillaires délicats qui composent les couronnes glandulaires et les festons interglandulaires ; comme ceux-ci sont presque soudés à la vitrée de l'épithélium, on comprend qu'une cause minime suffise à déterminer, au cours du syndrome d'hypertension portale, la production d'hématémèses quelquefois mortelles.

Je ne puis m'étendre sur la description microscopique du dispositif vasculaire de l'INTESTIN GRÊLE. Je ne crois pas devoir cependant passer sous silence certains détails histologiques qui pourront vous faciliter la compréhension de plusieurs troubles appartenant au syndrome d'hypertension portale. J'ai toujours observé un contraste frappant entre la riche vascularisation de la villosité intestinale et

____

(1) Voir. à ce sujet : MAURICE VILLARET, Les troubles du débit urinaire dans les affections hépatiques. Thèse de Paris, juin 1906.

celle des autres tuniques ; il vous sera facile de voir, sur les coupes que j'ai mises à votre disposition, que les réseaux capillaires sont de plus en plus clairsemés à mesure qu'ils sont plus éloignés de l'épithélium. A côté de ce fait d'observation courante, j'attire votre attention, dans l'examen des mêmes préparations, sur le réseau spiroïde de la villosité, avec ses dilatations variqueuses sous-épithéliales, sur l'irrigation mixte de chaque acinus glandulaire par des rameaux d'origine différente, sur l'étranglement des veinules à leur passage dans les orifices de la muscularis mucosœ, enfin sur la disposition spéciale des capillaires de la musculeuse : anastomosés en échelle, ceux-ci confluent vers un cercle veineux, ininterrompu sur tout le pourtour de l'intestin, compris entre les deux couches musculaires et formant à intervalles réguliers des carrefours à disposition étoilée : ainsi s'explique l'influence des contractions intestinales sur la congestion de la muqueuse. La prédominance des réseaux superficiels nous fait comprendre, d'autre part, les troubles de l'absorption aqueuse, et, par suite, du débit urinaire, si fréquents au cours du syndrome d'hypertension portale ; il m'a semblé légitime, en effet, de considérer comme une règle l'existence sous l'épithélium gastro-intestinal de petites dilatations capillaires, assimilables dans une certaine mesure aux hémorroïdes en miniature déjà décrites au niveau du rectum normal, dilatations dont la congestion rapide et intense est une des premières conséquences de la moindre perturbation dans le domaine portal.

A l'état d'hypertension. — Que deviennent ces réseaux originels au cours du *syndrome d'hypertension portale?* Prenons pour type de notre *description anatomo-pathologique* une de ces cirrhoses biveineuses atrophiques qui, à une certaine période de leur évolution, réalisent le type clinique le plus parfait de ce syndrome. Rapprochons-en nos résultats expérimentaux. Il nous sera aisé de voir, dans ces conditions, que la plupart des lésions ne sont que des exagérations morbides du schéma normal, dont la description détaillée se trouve, en conséquence, pleinement motivée.

On a beaucoup discuté sur l'état de la VEINE PORTE dans les cirrhoses du foie. Mettons de côté, si vous le voulez bien, la *pyléphlébite* primitive des gros troncs veineux, affection bien à part, fort rare d'ailleurs, dans laquelle les modifications pariétales complexes sont à la fois la cause et l'effet du processus pathologique. En nous adressant aux cas plus fréquents où l'obstacle à la circulation portale siège dans le parenchyme hépatique, nous nous trouvons devant plusieurs manières d'expliquer les faits.. — M. Quénu, M. Letulle pensent que l'*endophlébite*, c'est-à-dire l'infection, est la cause primordiale des lésions et, par suite, des accidents du syndrome d'hypertension portale. M. Dieulafoy, dans le même ordre d'idées, a émis une hypothèse séduisante, d'après laquelle il existerait dans les cirrhoses, au niveau des réseaux originels, un processus pathologique périphérique de même date, de même nature et de même cause que celui qui envahit le foie. — Pour notre part, nous nous rallions à une autre théorie, la *théorie mécanique*, soutenue par M. Gilbert. Sauf exceptions, nous n'avons constaté l'endo ou la périphlébite qu'à une période relativement avancée du syndrome d'hypertension portale. D'autres modifications nous ont paru précéder, d'ordinaire, ces altérations, et nous croyons pouvoir conclure de nos expériences et de nos recherches anatomo-pathologiques que le premier temps de la lutte du vaisseau contre l'hypertension est une *dilatation passive* de tout le système ou, du moins, de ses principales branches ; puis survient une hypertrophie compensatrice de la tunique musculaire de la veine, et ce n'est que plus tard, lorsque la paroi vasculaire est fatiguée et se laisse envahir par une infection ou une intoxication d'origine variable, que s'installent l'endo et la périphlébite surajoutées.

DE LA CIRCULATION VEINEUSE INTRA-HÉPATIQUE au cours du syndrome d'hypertension portale je ne peux rien vous dire, car ce serait aborder un sujet vraiment trop vaste, l'étiologie du syndrome englobant la plus grande partie de la pathologie du foie. Je me contenterai de vous signaler l'exagération, très marquée parfois, de la circulation vei-

neuse supplémentaire périhépatique, donnant à la coupe de
la capsule de Glisson épaissie un aspect pseudo-caverneux;
c'est là une voie de décharge importante, vers le système
cave inférieur, pour le courant sanguin entravé. La guérison
spontanée, du moins apparente, de certaines cirrhoses alcooliques trouve en partie son explication dans des phénomènes
de ce genre : c'est ainsi que nous avons pu constater sous
le microscope, après M. Apert, l'état angiomateux de ces
bandes de sclérose, véritables « auto-Talma » de défense,
que je vous signalais dans ma précédente leçon.

Vous décrirai-je l'aspect histologique de LA RATE dans
le syndrome d'hypertension portale? La question de la
rate hépatique est tellement complexe que je ne saurais
que l'effleurer ici; elle a, d'ailleurs, été traitée en détail
par MM. Gilbert et Lereboullet (1). Sans doute existe-t-il
presque toujours, au cours des cirrhoses constituées, des
modifications cellulaires très apparentes au niveau du parenchyme splénique; de nombreux auteurs y ont insisté, en
particulier MM. Gauckler (2), Rist et Ribadeau-Dumas (3),
dans des travaux récents pleins d'intérêt. Mais, avec
M. Gilbert, il semble légitime d'admettre que, précédant ces
réactions cytologiques, on trouve au début la congestion
mécanique de ce cœur abdominal qu'est la rate humaine.
Nos recherches expérimentales et nos examens anatomo-
pathologiques paraissent confirmer cette manière de voir.
La rate est une véritable soupape de sûreté contre les excès
de tension si fréquents de la circulation portale. Il n'est
donc pas surprenant de voir survenir d'énormes congestions
spléniques à la suite de la ligature provisoire d'une des
branches de la veine porte, ou bien encore, en clinique
humaine, à l'occasion d'une colique hépatique; rien d'étonnant, de plus, que cette hypertrophie passagère disparaisse
et reparaisse avec la cause qui la détermine, pour faire place,
dans certains cas, à un phénomène supplémentaire du

(1) GILBERT et LEREBOULLET, *Revue de médecine*, 10 décembre 1904.
(2) GAUCKLER, Thèse de Paris, 1905.
(3) RIBADEAU-DUMAS, Thèse de Paris, 1905.

même ordre, une poussée hémorroïdaire par exemple, avec lequel elle peut établir un véritable balancement.

Je vous montre ici des coupes de rates de chiens ayant subi la ligature brusque ou lente de la veine splénique; vous pouvez constater qu'il s'agit là de véritables hématomes diffus. Nous avons pratiqué une injection colorée de l'organe chez des animaux ainsi préparés; on n'y voyait plus, à l'examen histologique, ce fin réseau que je vous décrivais plus haut, mais une infiltration massive de la gélatine effaçant la plupart des détails normaux du tissu splénique.

Cet aspect congestif, nous le retrouvons, fort atténué il est vrai, au cours de certaines autopsies de cirrhoses alcooliques ou de foies cardiaques, coïncidant avec l'hypertrophie pariétale des rameaux veineux intraspléniques. C'est seulement plus tard, d'ordinaire, qu'on retrouve les modifications du parenchyme attribuables, entre autres causes, à l'intoxication biliaire, aux infections surajoutées ou causales, à l'anémie, enfin à la cholémie, dont l'influence, invoquée en 1902 par MM. Gilbert et Lereboullet, a été démontrée expérimentalement par MM. Rist et Ribadeau-Dumas : ce sont la sclérose pulpaire, mise en évidence par MM. Gilbert et Lereboullet, Azzurini, l'endophlébite des veines spléniques, sur laquelle insiste M. Rommelaere, les phénomènes macrophagiques, décrits par M. Gauckler, la réaction myéloïde, étudiée surtout par MM. Rist et Ribadeau-Dumas.

En résumé : hypertrophie congestive primitive, phénomènes d'irritation et d'inflammation secondaires, sclérose consécutive pouvant aboutir à l'atrophie de l'organe, telles sont les étapes par lesquelles passent, le plus souvent, les lésions spléniques dans le syndrome d'hypertension portale.

Le PANCRÉAS ne reste pas indemne au cours des cirrhoses. Il peut être hypertrophié ou atrophié suivant les cas, comme l'ont montré MM. Klippel et Lefas, Guillain, Steinhaus. Dans nos examens expérimentaux ou anatomo-pathologiques, nous avons vu les branches portales interacineuses, tantôt très congestionnées, tantôt entourées de bandes de sclérose qui tendent à envahir tout le parenchyme. Ici encore, l'injection gélatineuse ne vous révélera plus les fines ramifications qui sont l'état normal, mais de petits amas déterminés par la progression difficile de la masse.

J'ai hâte d'aborder un des points les plus importants peut-être de cet exposé anatomo-pathologique, je veux parler de l'étude histologique du TRACTUS GASTRO-INTESTINAL, et en particulier de ses anastomoses porto-caves, dans le syndrome d'hypertension portale ; des modifications de ce tractus vont découler, en effet, les diverses lésions qui président, chez les cirrhotiques, à deux complications primordiales : les hémorragies gastro-intestinales, les troubles de l'absorption aqueuse et même alimentaire.

Vous n'êtes pas sans connaître la fréquence et la gravité des VARICES OESOPHAGIENNES au cours des cirrhoses. Elles sont la conséquence du rôle supplémentaire exercé, dans le syndrome d'hypertension portale, par le territoire anastomotique porto-cave du cardia. Elles ont de tout temps retenu l'attention des anatomo-pathologistes, depuis Duret jusqu'à M. Letulle et, récemment, M. Launois (1). Elles siègent surtout dans la muqueuse, principalement au niveau du tiers inférieur de l'œsophage. Ce sont des cordons dilatés, pouvant atteindre le volume d'une plume d'oie, flexueux, parallèles entre eux et anastomosés en réseau ; dépourvus de valvules et très congestionnés, ils se continuent avec les varicosités du cardia et de l'estomac, malgré l'opinion trop exclusive de Dusaussay. Lorsqu'un individu a succombé à une hématémèse, on peut parfois, à la suite d'un examen très attentif, retrouver le corps du délit, sous forme de l'ulcération en tête d'épingle d'un de ces vaisseaux ectasiés ; elle ne dépasse pas 1 à 3 millimètres de diamètre, et se trouve le plus souvent bouchée par un caillot.

Quelles sont la nature et la cause de ces dilatations vasculaires ? Pour notre part, nos constatations sont venues appuyer celles de MM. Véron, Decloux et Aubertin. Nous pensons qu'au début il n'existe au niveau des veines œso-

(1) LAUNOIS, *Archives gen. de méd.*, avril 1908.

phagiennes qu'une simple dilatation mécanique, que suit l'hypertrophie fonctionnelle des parois vasculaires et, souvent, la formation d'un tissu pseudo-caverneux. Plus tard seulement vient se surajouter à ces modifications le processus d'endophlébite et de périphlébite, aboutissant à la symphyse phlébo-muqueuse et parfois à la perforation, que MM. Letulle et Menetrier placent à la tête des accidents.

Ces varices, vous les retrouverez plus nettes encore dans les différentes tuniques du CARDIA et surtout au niveau de la MUQUEUSE STOMACALE. Elles atteignent de préférence le réseau veineux de la gastro-épiploïque gauche, et siègent principalement le long de la grosse tubérosité, comme l'ont montré MM. Gilbert et Lereboullet (1). Elles semblent ne pas être sans influence sur l'apparition de ces érosions en coup d'ongle que M. Mathieu signale comme assez fréquentes chez les cirrhotiques. Correspondant aux ulcérations hémorragiques décrites, entre autres auteurs, par Cruveilhier et Rindfleisch, elles finissent par donner quelquefois à la paroi stomacale l'aspect d'une planche vermoulue. S'agit-il là d'endophlébite primitive non thrombosique des racines gastriques de la veine porte, s'accompagnant secondairement d'une inflammation totale des parois vasculaires, puis d'une sclérose des différentes tuniques de l'estomac? Faut-il penser, avec M. Mathieu, à une gastrite interstitielle? Nous ne reviendrons pas sur les raisons qui nous ont fait admettre que ces lésions, très réelles d'ailleurs, étaient le plus souvent consécutives à une vaso-dilatation mécanique.

De toute façon, nous trouvons dans ces importantes modifications la raison suffisante d'un grand nombre de troubles gastriques constatables chez les cirrhotiques. Vous ne vous étonnerez pas qu'elles puissent aboutir à la formation de ce *pseudo-ulcère stomacal d'origine biliaire* sur lequel ont insisté M. Gilbert et ses élèves. Vous voyez sur cette planche la représentation d'une de ces ruptures veineuses; l'examen histologique n'y révélait ni phlébite,

(1) GILBERT et LEREBOULLET, *Journal médical français,* n° 5, 1907.

ni symphyse phlébo-muqueuse (fig. 13). Ce pseudo-ulcère stomacal, rappelant de très près l'exulceratio simplex décrite par M. Dieulafoy (1), appartenait à une angiocholite anictérique avec splénomégalie, terminée par une hématémèse foudroyante. A côté de ces cas purs, vous pourrez observer des varices rompues s'accompagnant d'endophlébite, comme dans les figures fort instructives qui ornent

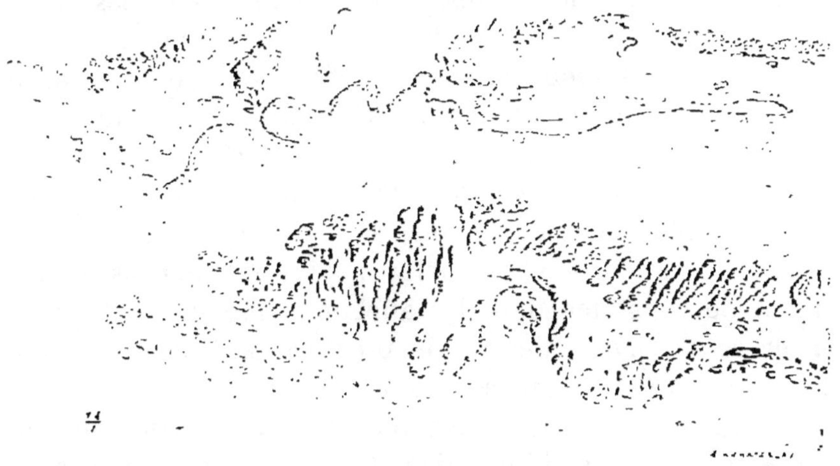

Fig. 13. — Érosion gastrique dans un cas de pseudo-ulcère stomacal d'origine biliaire (Extrait de l'article de MM. Gilbert et Lereboullet).

l'article de M. Launois que je vous signalais plus haut.

Sans parler des infarctus hémorragiques que déterminent parfois la striction ou l'embolie brusques des veines mésentériques, nous avons été frappés, à l'autopsie de chiens sacrifiés deux ou trois mois après la ligature sclérosante et progressive du tronc porte ou d'une de ses branches, par l'existence, au niveau DE L'INTESTIN GRÊLE, d'une véritable nappe hémorragique qui envahissait la totalité des tuniques de ce conduit. Les villosités se trouvaient littéralement farcies d'hématies qui désagrégeaient et traversaient par endroits l'épithélium d'absorption ; la glanduleuse était infiltrée de globules rouges. Et cependant les préparations

____

(1) Voir, à ce propos, la thèse de M. VIROULAUD, Paris, janvier 1908.

que je vous soumets vous montreront qu'au bout de deux mois ces lésions ne s'accompagnaient encore d'aucune réaction inflammatoire bien apparente. Vous comprendrez qu'un tel état histolologique puisse déterminer des troubles graves. Ceux-ci sont cependant compatibles avec l'existence : les chiens en question étaient dans un état relativement satisfaisant, bien qu'ayant présenté constamment, entre autres symptômes, du melæna et une opsiurie très nette.

Chez les cirrhotiques, les modifications des veines intestinales sont plus fréquentes qu'on n'a l'habitude de le dire; mais elles aboutissent rarement à la rupture, à cause des nombreuses anastomoses qui unissent les racines portales à leur niveau. Siégeant surtout sur le jéjunum, les varices sont constituées par de simples dilatations, sans réaction inflammatoire de voisinage, du moins au début.

Je suis amené à vous parler des lésions qu'il est si fréquent de constater, dans les affections hépatiques les plus diverses, au niveau des veines DU RECTUM. Vous savez que les *hémorroïdes* constituent une manifestation importante du syndrome d'hypertension portale. Varices des anastomoses porto-caves situées dans la région ano-rectale, elles sont la conséquence du rôle supplémentaire de premier ordre qu'est amené à jouer ce riche réseau au cours de la gêne circulatoire abdominale. M. Quénu, qui a fait une étude très approfondie de cette question, pense que les hémorroïdes sont la conséquence d'une phlébite. Reinbach en fait une néoplasie caverneuse. M. Gilbert et ses élèves soutiennent, au contraire, qu'elles sont d'origine mécanique. C'est aussi ce que tendent à démontrer mes résultats expérimentaux et mes examens anatomo-pathologiques, du moins au cours des cirrhoses. En examinant les préparations, que j'ai prélevées dans quatre cas différents, j'ai pu me rendre facilement compte de la marche des lésions. Dans un premier cas, correspondant à une altération récente, j'ai observé la dilatation simple des veinules hémorroïdaires; dans un deuxième, il y avait déjà une hypertrophie considérable de leur tunique musculaire; j'ai constaté dans un troisième cas des lésions de périphlébite et d'endophlébite légère, avec constitution, entre les veinules malades, de néo-vaisseaux et d'un tissu inflammatoire pseudo-caverneux; enfin, dans un dernière cas, l'endophlébite était nettement bourgeonnante et oblitérante (1).

En somme, au cours du syndrome d'hypertension portale, la congestion intense de l'intestin est peut-être le phénomène le plus caractéristique après l'hypertrophie splénique. Prédominant, suivant les cas, sur tel ou tel segment du tractus digestif, elle détermine tantôt une hémorragie diffuse de la muqueuse, tantôt des ectasies veineuses, avec hypertrophie compensatrice de la paroi musculaire du vaisseau, puis périphlébite et endophlébite consécutive.

Vous n'ignorez pas combien fréquente est *l'ascite* chez les cirrhotiques. Il est donc intéressant de se demander ce que sont les réactions pathologiques du PÉRITOINE dans le syndrome d'hypertension portale. Ces modifications sont-elles dues à la tuberculose, que celle-ci soit primitive comme le pense Lauth, ou qu'elle vienne se greffer sur un épanchement d'origine hépatique, comme le soutiennent avec plus de raison Wagner et Miroux? Existe-t-il, suivant la la conception de MM. Lancereaux et Deguy, une péritonite de nature alcoolique au même titre que la cirrhose elle-même? Sans doute chacune de ces hypothèses peut-elle s'appliquer à certains cas déterminés, mais il nous semble logique de penser, avec M. Gilbert, qu'ici encore les lésions péritonéales trouvent le plus souvent leur *primum moyens* dans un trouble circulatoire plus ou moins accusé. C'est, du moins, ce que fait soupçonner l'expérimentation. Que vont nous donner, en effet, à ce point de vue les diverses ligatures du système porte? une dilatation pseudo-caver-

(1) Un article récent de M. Silberberg (*Beitr. z. klin. Chir.*, 1909, LXI, f. 2, p. 347-332) confirme notre manière de voir, ruinant la théorie de Reinbach et venant à l'encontre des idées de M. Quénu : pour Silberberg en effet, comme pour nous, les altérations veineuses sont consécutives à la stase sanguine ; celle-ci s'accompagnerait même de dégénérescence amyloïde, provoquée par la destruction progressive des fibres élastiques mécaniquement distendues.

neuse de ses réseaux péritonéaux. Cet aspect est particulièrement net dans les domaines si richement vascularisés
par les groupes accessoires de Sappey, c'est-à-dire au niveau
des ligaments rond et suspenseur du foie. Ce sont des
plexus veineux néoformés semblables aux précédents que
vous pourrez observer à l'intérieur des nombreuses adhérences péritonéales que je vous ai déjà signalées, soit sur nos
chiens en expérience, soit chez les cirrhotiques, surtout lorsqu'ils ont subi l'opération de Talma : il n'est même pas rare
de constater, au cours de certaines autopsies, de la pachypé-
ritonite hémorragique, comme dans l'observation rapportée
par M. Bauer. Plus tard seulement, la séreuse va s'épaissir
et se scléroser au contact d'un liquide ascitique plus ou
moins irritant. Finalement, vous pourrez voir se surajouter
aux altérations précédentes, qu'elles peuvent effacer, des
lésions complexes d'infection secondaire.

Très importantes aussi sont les modifications vasculaires
microscopiques qu'entraîne l'hyperfonctionnement vicariant
de ces ANASTOMOSES PORTO-RÉNALES dont vous connaissez
maintenant l'état normal. Les rapports pathologiques entre
les circulations respectives de la veine porte et des reins
sont prouvés par plus d'un fait ; m'étendre sur ce sujet
serait sortir du cadre de ces leçons. Au point de vue expérimental, Cioffi, par la résection d'un îlot du foie, Trzebicky,
par l'ablation d'une certaine étendue d'intestin, ont déterminé des altérations rénales. On ne saurait guère admettre,
à l'heure actuelle, l'opinion de certains auteurs, comme
MM. Aunay, Milian et Bassuet, d'après lesquels les lésions
des reins n'existeraient jamais au cours des cirrhoses ;
contre cette manière de voir semblent s'élever les travaux
de nombreux anatomo-pathologistes, parmi lesquels je
vous citerai MM. Marmasse, Jacobson et Mollard.

Pour notre part, la production expérimentale, brusque ou
lente, du syndrome d'hypertension portale nous a montré,
chez le chien, une exagération très accusée des anastomoses porto-rénales. Cette congestion siège au niveau de
la capsule du rein et gagne la substance corticale, où elle

prédomine lorsqu'elle n'y existe pas exclusivement. Elle s'accompagne de dégénérescences parenchymateuses secondaires. Elle est caractérisée par de petits lacs sanguins compris entre les tubes contournés, englobant par endroits les glomérules qui restent indemnes, immédiatement sous-jacents à la capsule, et reliés à la circulation veineuse exo-rénale par des vaisseaux dilatés qui traversent l'enveloppe du rein. — D'autre part, comme vous le montreront ces diverses préparations, nous avons trouvé des lésions comparables aux précédentes au cours de diverses maladies du foie, et en particulier, des cirrhoses.

Il est donc légitime de conclure qu'à côté des dégénérescences du rein d'origine toxique ou auto-toxique décrites dans les affections hépatiques, après les travaux primordiaux du professeur Bouchard, par MM. Hanot et Gilbert, Gouget, Roger et Surmont, il existe des lésions congestives de cet organe attribuables au syndrome d'hypertension portale ; la stase des anastomoses porto-rénales semble jouer un rôle primordial dans leur production.

II. — Mécanisme général des troubles au cours du syndrome d'hypertension portale.

Maintenant que vous connaissez succinctement les principales modifications que vient apporter au schéma normal du domaine porte un syndrome hypertenseur dont je vous ai montré la réalité physiologique, anatomique et histologique, il vous sera facile de comprendre le *mécanisme général des manifestations de ce syndrome*. Il m'a semblé possible d'attribuer ces troubles aux causes suivantes :

1º Certains s'expliquent facilement par la CONGESTION DES RÉSEAUX ORIGINELS de la veine porte : tels sont la *splénomégalie*, les *hémorragies gastro-intestinales*.

2º D'autres sont surtout attribuables à l'EXAGÉRATION DES ANASTOMOSES PORTO-CAVES, virtuelles à l'état physiologique. Dans cette catégorie entrent les *hémorroïdes*, l'*ascite*, les *circulations collatérales superficielles*.

3° Il en est, enfin, dont l'origine est plus complexe ; ce sont les *troubles du débit urinaire*. Nous avons pensé qu'on pouvait ramener leur production à trois mécanismes, d'ailleurs connexes et subordonnés tous trois à la difficulté des traversées portale et intra-hépatique : les *modifications de la circulation rénale, la chute de la pression artérielle, la gêne de l'absorption intestinale*.

Chez tous les cirrhotiques, LES FONCTIONS RÉNALES sont plus ou moins perturbées, ainsi que le démontrent, en dehors des modifications urinaires, de véritables complications : telles sont les hématuries (1), qui peuvent coïncider avec une diminution subite de la splénomégalie, comme dans un cas de Perrin, telles aussi les albuminuries massives et transitoires survenant et disparaissant à l'occasion d'une colique hépatique, telles enfin l'hémoglobinurie paroxystique et l'albuminurie orthostatique signalées par MM. Gilbert et Lereboullet. Or on sait, depuis Courcoux et Zondeki, que tout au moins ce dernier phénomène s'explique en grande partie par le ralentissement du courant sanguin intrarénal. Si donc on ne peut nier que l'auto-intoxication joue un rôle important dans la pathogénie de ces accidents, il nous semble légitime toutefois d'en attribuer une certaine part à la stase veineuse du rein ; M. Teissier (de Lyon), dans une discussion récente sur le mécanisme des anuries, est, d'ailleurs, venu confirmer cette manière de voir (2).

Il est presque constant, d'autre part, de constater, au cours du syndrome d'hypertension portale, l'existence d'une HYPOTENSION ARTÉRIELLE plus ou moins accusée. J'ai contribué à montrer, à la suite des expériences désormais classiques de MM. Gilbert et Garnier, que cette hypotension

---

(1) Basile, dernièrement (*Il Morgagni,* 22 mars 1909), a signalé à son tour cet accident au cours des cirrhoses, et se rallie, pour les expliquer, à notre manière de voir.

(2) TEISSIER, *Congrès de méd.,* Paris, 1908. — Rappelons, à ce propos, que nous avons pu déterminer l'albuminurie chez certains chiens par la ligature de la veine porte : il faut rapprocher de ce fait l'influence exercée sur l'albuminurie orthostatique par les repas prolongés ou les périodes de digestion.

artérielle était pour ainsi dire en rapport direct avec la pléthore portale et l'anémie séreuse. Sans doute un tel phénomène peut-il s'expliquer en partie par le rôle hypotenseur de la sécrétion hépatique, mis en évidence par Livon, rôle attribuable principalement aux sels biliaires si l'on en croit les recherches récentes de M. Parisot (1). Sans doute les réactions du système nerveux ne sont-elles pas étrangères à sa production. Peut-être aussi doit-on incriminer, dans certains cas, avec Ferranini, l'hypofonctionnement des capsules surrénales. Nul doute enfin qu'il faille tenir compte, avec MM. Roger, Josué et Falloise, de la suppression pathologique d'un des rôles les plus importants du parenchyme hépatique : la destruction des poisons intestinaux, dont on connaît maintenant l'action hypotensive. Il n'en reste pas moins très vraisemblable que le plus souvent l'hypotension artérielle des cirrhotiques est d'origine mécanique. Il existe expérimentalement un véritable balancement entre les pressions portale et artérielle, l'une augmentant lorsque l'autre diminue, et *vice versa*. Le même phénomène semble exister en clinique humaine, et, pour notre part, nous avons pu constater chez de nombreux cirrhotiques du service des variations de la tension artérielle sous l'influence de modificateurs de la pléthore portale tels que l'orthostatisme, la digestion et la ponction d'ascite. M. Parisot n'admet pas cette origine mécanique, du moins dans les cirrhoses au début, alors que les manifestations du syndrome d'hypertension portale, et en particulier l'ascite, sont encore peu apparentes. Mais, il serait inexact de juger du degré de l'hypertension portale d'après ses manifestations extérieures ; le syndrome peut se limiter à telle ou telle partie du domaine portal, pour déterminer des *formes localisées* sans que, pendant longtemps quelquefois, des modifications appréciables à la vue viennent révéler une pléthore cependant déjà bien accusée ; l'absence d'ascite n'implique donc pas nécessairement l'état normal de la circulation veineuse

____

(1) PARISOT, Pression artérielle et glandes à sécrétion interne. Paris, J.-B. Baillière et fils, 1908, p. 36.

abdominale et, par suite, une autre origine de l'hypotension artérielle. Quoi qu'il en soit d'ailleurs et de quelque nature que soit ce phénomène, il nous explique en partie les troubles du débit urinaire chez les cirrhotiques.

Enfin l'ABSORPTION INTESTINALE est toujours troublée dans le syndrome d'hypertension portale. Pendant les cures d'eaux minérales, si on ne prend pas la précaution de maintenir certains malades couchés, ceux-ci se plaignent souvent « que l'eau leur reste sur l'estomac » (1). Ces troubles coïncident, en général, avec un des trois termes urinaires progressivement croissants du syndrome : l'opsiurie, l'anisurie, l'oligurie. A la même cause doivent être attribuées les poussées de *diarrhée*, si fréquentes au cours des cirrhoses et des pyléphlébites. Botazzi a bien montré que de telles crises sont dues, en dehors des troubles vaso-moteurs, à la desquamation d'origine congestive de l'épithélium des villosités, qui s'allongent et sont le siège d'une infiltration embryonnaire diffuse ; ces lésions peuvent aboutir au raccourcissement, d'abord physiologique, puis pathologique, de l'intestin, c'est-à-dire à un véritable phénomène de défense de l'organisme contre l'absorption aqueuse, source d'hypertension portale plus accusée (2). Ces débâcles diarrhéiques, alternant avec des intervalles plus ou moins longs de constipation, semblent devoir être considérées comme la contre-partie de ce qui se passe pour la diurèse ; elles contribuent à expliquer les poussées successives de polyurie séparées par des périodes d'oligurie que MM. Gilbert et Lippmann ont décrites sous le nom d'*anisurie*, et que nous étudierons dans la prochaine leçon.

(1) Voir, à ce propos, les travaux de Collet, de Bouloumié, de Monsseaux.

(2) Il est même à se demander si, au point de vue thérapeutique, la réduction de liquides, du moins relative, n'est pas indiquée dans certains de ces cas.

DIXIÈME LEÇON

LES TROUBLES VASCULAIRES D'ORIGINE HÉPATIQUE

ÉTUDE CLINIQUE DU SYNDROME D'HYPERTENSION PORTALE

Par **Maurice VILLARET.**

I. Sémiologie du syndrome d'hypertension portale.
 A. *La splénomégalie. État de la rate dans les cirrhoses.*
 B. *Les hémorragies gastro-intestinales.* — 1. Melæna. — 2. Hématémèses. — 3. Causes et mécanisme de ces symptômes.
 C. *Les hémorroïdes.*
 D. *L'ascite.* — Son mécanisme. — Ses conséquences.
 E. *Les circulations collatérales superficielles.* —1. Type porto-cave. — 2. Type porte. — 3. Circulations collatérales dans le cancer du foie.
 F. *Les troubles du débit urinaire.* — 1. *L'oligurie.* — 2. *L'anisurie.* — 3. *L'opsiurie.* — 1° Épreuve des vingt-quatre heures. — 2° Épreuve des six heures. (Influence de l'orthostatisme. Influence de l'ingestion d'eau).
 G. *Troubles accessoires.*
II. Thérapeutique du syndrome d'hypertension portale.
 Conclusions.

I. — Sémiologie du syndrome d'hypertension portale.

Après ce rapide exposé du mécanisme intime de l'hypertension portale, nous pouvons aborder avec fruit l'étude de ses manifestations cliniques. Celles-ci sont : *la splénomégalie, les hémorragies gastro-intestinales, les hémorroïdes, l'ascite, les circulations collatérales de la paroi thoracoabdominale, les modifications du débit urinaire*; il faut leur joindre quelques *troubles accessoires* qui peuvent parfois acquérir une certaine importance. Il est rare de constater tous ces symptômes réunis chez le même malade : le plus souvent telle ou telle manifestation prime les autres, qui restent au second plan ou font défaut. Aussi ne vous étonnerez-vous pas de voir certaines affections hépatiques sans grosse rate, certaines cirrhoses sans circulation collatérale superficielle. Il s'agit là de *formes localisées*, sur l'importance desquelles j'ai déjà suffisamment insisté.

La splénomégalie. — La *splénomégalie* est une manifestation importante du syndrome. Variable suivant le degré et la nature de l'affection hépatique causale, l'état de la rate caractérise souvent certaines cirrhoses, et en particulier les cirrhoses biliaires qui, comme l'ont décrit M. Gilbert et ses élèves, peuvent être hypersplénomégaliques ou microspléniques. Tantôt de volume normal, même avec un foie très malade, tantôt successivement hypertrophique et atrophique parallèlement aux progrès de la lésion hépatique, la rate donne lieu parfois, lorsqu'elle masque de ses modifications la cirrhose du foie, à un type morbide spécial : la *maladie de Banti*. Le nombre d'observations de cette maladie est considérable, mais il semble qu'on ait singulièrement abusé de son diagnostic. Dans les cas où il paraît se justifier, l'hypertrophie splénique, les symptômes anémiques et les troubles concomitants de la formule sanguine précèdent de longtemps les modifications cliniques du foie ; ensuite apparaissent la dyspepsie gastro-intestinale, les hémorroïdes, les troubles urinaires, et, plus tardivement encore, l'ascite, l'atrophie du foie, les signes d'insuffisance hépatique. En admettant l'existence encore discutée (1) de cette entité morbide, elle n'en reste pas moins rare et ne peut retenir plus longtemps notre attention.

Je ne puis insister ici sur la manière dont vous pourrez déceler la splénomégalie, que vous vous serviez de la percussion, de la phonendoscopie, de l'auscultation ou, surtout, *de la palpation*, procédé d'exploration le plus délicat. Je vous signale simplement l'existence assez fréquente, au cours des cirrhoses, d'un souffle splénique variable sur lequel a insisté M. le Professeur Bouchard (2).

<hr>

(1) GILBERT et LEREBOULLET, *Rev. de méd.*, 16 décembre 1904.
(2) CH. BOUCHARD, *Gaz. méd. de Paris*, 3 octobre 1891.

Je vous ai montré qu'avant d'aboutir à la sclérose hypertro-phique ou atrophique, d'origine soit toxique soit infectieuse, les modifications de la rate des cirrhoses étaient d'abord de nature congestive ; nous en voyons la preuve dans ces augmentations brusques et transitoires de l'organe sous l'influence de la moindre cause subite de changement dans la tension portale : colique hépatique, effort, et même simplement excès alcoolique passager, si l'on en croit Rommelaere. Il n'est pas rare de voir rétrocéder cette splénomégalie congestive à la suite d'une hématémèse ; M. Bouchard a signalé le premier ce phénomène ; nous l'avons noté à plusieurs reprises, ainsi que, récemment, Fedeli. A la théorie mécanique semblent se rattacher aussi les cas d'hémorragie gastro-intestinale consécutive à une splénec-tomie, rapportés, entre autres auteurs, par Lieblein et Laing.

Les hémorragies gastro-intestinales. — *Les hémor-ragies gastro-intestinales* sont d'autant plus fréquentes dans les affections hépatiques qu'elles sont souvent MÉCON-NUES. On a beaucoup insisté dans ces derniers temps sur ces hémorragies occultes, révélées seulement, dans les vomissements ou les fèces, par des recherches microsco-piques ou chimiques dont la meilleure semble être la méthode de Van Deen modifiée par Weber, qui consiste, en principe, dans l'adjonction de teinture de gaïac au liquide suspect.

Plus souvent l'hémorragie gastro-intestinale se manifeste par des signes tangibles que vous connaissez bien. Parfois c'est une saignée foudroyante qui tue le malade en quelques minutes ; ou bien c'est le *melæna*, en général à sang noir et digéré. C'est surtout l'HÉMATÉMÈSE. Celle-ci peut affecter divers aspects. C'est ainsi que MM. Gilbert et Lereboullet ont décrit, au cours des cirrhoses biliaires, l'existence soit d'un *pseudo-cancer stomacal*, avec son cortège de vomissements noirs, d'anémie et de cachexie, soit, dans la majorité des cas, d'un *pseudo-ulcère d'origine biliaire*. On différenciera ce dernier type clinique de l'ulcère stomacal vrai en ce que les douleurs ne sont pas immédiatement consécutives aux repas, en ce que le sang rendu n'est pas d'origine artérielle mais de couleur rouge foncé, en ce que surtout coïncident avec lui d'autres signes d'hypertension portale, de cholémie ou d'insuffisance hépatique ; l'affection causale peut cependant passer inaperçue, notamment s'il s'agit de splénomégalie méta-ictérique, de cholémie familiale ou de cirrhose anascitique latente.

Une particularité assez fréquente de la sémiologie de ces hémorragies nous a paru être l'*absence d'ascite* concomitante. Il semble exister un véritable balancement entre ces deux manifestations du syndrome d'hypertension portale. La preuve en est dans la production assez souvent observée d'hématémèses à la suite des ponctions d'ascite : nous en avons constaté deux cas, il y a trois ans, dans le service ; Ewald, Ozenne, Estachy, Perrin en ont rapporté successivement d'autres observations. Le même accident n'est pas rare au cours des cirrhoses anascitiques (Gilbert, Beauchef et Weber). C'est justement cette absence de signes apparents du syndrome d'hypertension portale lors de certaines hémorragies gastro-intestinales qui fait bien souvent méconnaître la lésion latente qui les provoqua.

Plusieurs hypothèses ont été proposées pour expliquer l'apparition de ce symptôme chez les cirrhotiques. La plus ancienne en date montre que l'hématémèse est consécutive à la *rupture de ces varices œsophagiennes* dont nous avons établi déjà l'origine et la nature. Si ce mécanisme n'est plus discuté, il semble par contre qu'il ne soit pas absolument constant. Bien que nous ayons vu la difficulté qu'il y a parfois à découvrir l'orifice de rupture, il faut cependant tenir compte de certaines observations où ces varices n'existaient réellement pas, notamment dans les cas de MM. Debove et Courtois-Suffit, Klemperer, Leyden, Michaleszy, Mouisset et Beutter. C'est surtout pour ces faits d'extravasation sanguine diffuse qu'on a édifié les théories suivantes.

De nombreux auteurs, se basant sur la fréquence au cours des cirrhoses de manifestations hémorragiques diverses, telles que les épistaxis, les varicosités des pommettes, les épanchements sanguins multiples de la peau, des muqueuses et des séreuses, se sont ralliés à la *théorie humorale*, d'après laquelle les hémorragies gastro-intestinales seraient la conséquence d'un état dyscrasique. Il n'est pas douteux que les altérations hépatiques, en supprimant le rôle antitoxique du foie, entraînent des hémorragies diverses, caractéristiques d'ailleurs des intoxications aiguës généralisées. On ne peut nier, d'autre part, le rôle important de cet organe dans la coagulation du sang (Doyon), et, par suite, les modifications de la crase sanguine consécutives à son mauvais fonctionnement. Mais une telle théorie ne peut guère expliquer les cas où l'hématémèse survient en dehors de toute autre manifestation hémorragipare.

C'est donc surtout à l'HYPERTENSION PORTALE que nous devons attribuer le mécanisme de cet accident. A cette explication on a objecté que la striction brusque de la veine porte ne détermine pas d'hémorragies au niveau du tractus gastro-intestinal. Mais il n'en est plus de même lorsqu'on laisse à celles-ci le temps de se produire grâce à la ligature lente du vaisseau, comme l'ont fait MM. Tilmann, Castaigne et Bender, et comme nous l'avons prouvé nous-mêmes avec le contrôle de l'examen microscopique. MM. Ehrardt, Grasset ont encore invoqué contre notre manière de voir l'absence de proportion entre la fréquence des hémorragies gastro-intestinales et le degré de l'hypertension portale, comme si son évaluation exacte était possible en clinique. Loin d'être une objection, cet argument vient plutôt à l'appui de la théorie mécanique : si, en effet, l'hématémèse est plus fréquente au début des cirrhoses, alors que bien d'autres manifestations du syndrome sont encore inappréciables, c'est parce que les circulations supplémentaires n'ont pas encore eu le temps d'organiser leur courant de décharge (1).

C'est en invoquant indirectement l'hypertension portale que Rendu, Hanot, Debove et Courtois-Suffit expliquent, de leur côté, l'hématémèse des cirrhotiques. Mais, pour eux,

(1) MM. Mouisset et Chalier (*Soc. des Sc. méd. de Lyon*, 23 mars 1909) sont venus récemment confirmer nos arguments.

cette hypertension se ferait par l'intermédiaire du système nerveux ; elle serait la conséquence du trouble de cet appareil régulateur vaso-moteur de l'abdomen qu'ont bien décrit, en particulier, Ludwig et Cyon.

Nul doute que ces hémorragies puissent être hâtées parfois par diverses altérations des veines gastriques ou intestinales, que ces lésions aient pour origine une modification sanguine, ainsi que le pense Lancereaux, l'action directe de l'alcool, comme l'admettent Hanot, Balzer, Letulle, ou une auto-intoxication d'après l'hypothèse de Teissier.

Vous n'ignorez pas l'importance attribuée dans ces derniers temps aux hématémèses foudroyantes qui surviennent au cours de certaines appendicites. L'hypertension portale ne semble pas toujours étrangère à l'apparition de ce « vomito-negro appendiculaire », suivant l'expression de M. Dieulafoy ; M. H. Rendu (1) pense que le foie, touché par l'intoxication appendiculaire, réagit secondairement sur l'estomac en déterminant la pléthore portale ; nous avons, de notre côté, émis naguère l'hypothèse que la lésion appendiculaire pouvait parfois entraîner directement l'hypertension portale et peut-être même l'ulcération vasculaire stomacale (2).

Les hémorroïdes. — Les *hémorroïdes* sont un symptôme banal et précoce au cours des affections hépatiques. Par hémorroïde, j'entends parler ici de l'hémorroïde « maladie », et non de l'hémorroïde « accident », suivant l'expression de M. Dupré ; je n'ai pas à m'occuper de cette dernière, symptomatique de grossesses, de tumeurs du petit bassin et de processus chirurgicaux divers. En s'en tenant à l'hémorroïde idiopathique, il semble qu'avec MM. Gilbert, Lereboullet et Jouanne (3), on puisse en faire une manifestation presque constante d'affections hépatiques diverses, bien souvent méconnues. Si, au lieu de se contenter d'un examen superficiel, on en fait la recherche systématique par le

(1) Henri Rendu, Thèse de Paris, 1908.
(2) Maurice Villaret, *Mémoire inédit*, 1903
(3) Jouanne, Thèse de Paris, 1905.

toucher rectal, on trouve ce symptôme, plus ou moins apparent, dans la grande majorité des maladies du foie.

Vous savez les arguments qui font attribuer cet accident à l'hypertension portale. Vous n'ignorez pas que son apparition transitoire coïncide souvent avec une congestion passagère du foie, une colique hépatique par exemple, comme l'ont montré MM. Gilbert, Delion (1) et Jouanne, comme nous l'avons constaté nous-même. Les hémorroïdes sont donc une affection fluxionnaire évoluant sur ce terrain spécial que M. le Professeur Bouchard a magistralement décrit, et qui entre dans le grand cadre des maladies par ralentissement de la nutrition. — Aussi ne faut-il admettre qu'à titre de causes accessoires les hypothèses expliquant les hémorroïdes par la contraction de boutonnières musculaires, qu'on retrouve aussi bien sur toute l'étendue de l'intestin, ou par une infection, qui est un processus secondaire, ou bien encore par la station verticale, simple prédisposition à peu près égale pour tous les sujets; c'est, cependant, sans doute à cette dernière cause qu'on doit attribuer les difficultés auxquelles se heurte la reproduction expérimentale des hémorroïdes chez les animaux à station horizontale, comme le chien.

L'ascite et ses conséquences. — J'ai hâte d'aborder l'étude d'un accident plus connu du syndrome d'hypertension portale : je veux parler *de l'ascite.*

Symptômes. — Manifestation très variable dans son apparition, son intensité et son évolution, faisant absolument défaut au cours de certaines affections hépatiques, apparaissant tardivement dans d'autres, constituant, par contre, assez souvent le principal signe de la maladie, comme par exemple pour la cirrhose de Laënnec, pouvant manquer parfois d'une façon anormale, en caractérisant la cirrhose anascitique, l'ascite est en définitive un trouble très fréquent, quand on prend soin de le rechercher attentivement et systématiquement. Ce n'est pas toujours, en effet, par les moyens clas-

(1) DELION, Thèse de Paris, 1904.

siques, bien connus de vous, qu'il est possible de la déceler : n'oubliez pas que certaines explorations plus délicates sont parfois nécessaires dans la recherche de petits épanchements péritonéaux qui passeraient inaperçus autrement : je vous mentionne en particulier, parmi celles-ci, la ponction exploratrice, les touchers vaginal et rectal.

Mécanisme. — Le mécanisme de ce symptôme au cours des affections hépatiques est encore très discuté. — Certains faits d'expérience permettent d'attribuer un rôle dans sa production à la *vaso-dilatation neuro-paralytique.* L'ascite *a frigore* a été signalée par Potain ; elle pourrait se produire parfois en trempant brusquement un chien dans l'eau froide. Cet accident fort rare s'explique en réalité par une hypertension portale d'origine réflexe. C'est à un élément du même ordre qu'il nous semble devoir attribuer la *coloration rosée* subite et transitoire de la paroi abdominale qu'avec M. Gilbert nous avons observée d'une façon presque constante à la suite de nos paracentèses.

Les troubles des échanges osmotiques ne seraient pas sans intervenir dans l'apparition de certains épanchements péritonéaux. MM. Achard et Paisseau, Widal, Froin et Digne, Chauffard, Olmer et Audibert, Courmont, Marcel Labbé, Calabrese, Zambelli et, récemment, M. Testard (1) ont successivement recherché l'action des chlorures sur l'évolution de l'ascite des cirrhotiques. Ce rôle nous a semblé tout au moins variable et inconstant ; nous avons observé deux cas d'ascite d'origine cirrhotique qui ne subirent aucune amélioration dans leur évolution du fait du régime déchloruré, n aucune aggravation par l'ingestion de sel à haute dose. Il semble donc que, pour la plupart des faits, il s'agisse là d'un élément pathogénique, sinon accessoire, du moins subordonné à l'influence de l'hypertension portale (2).

L'irritation et l'infection péritonéales ont été souvent

(1) Testard, Thèse de Paris, 1908.
(2) C'est ce que semble confirmer une communication récente de M. Brissaud qui, après les auteurs précédents, a obtenu de bons résultats thérapeutiques en combinant à la *déchloruration* le clinostatisme prolongé (*Acad. de méd.*, 20 avril 1909).

invoquées pour expliquer le mécanisme de l'ascite chez les hépatiques. Rendu, Frerichs, Letulle, Hanot, Talma, Dieulafoy sont les principaux auteurs de cette théorie inflammatoire. Ils s'appuient sur des arguments anatomo-pathologiques que je vous ai déjà résumés. Ils pensent, d'autre part, que seule cette hypothèse peut s'accorder à la fois avec l'apparition de l'ascite au début des cirrhoses, sa disparition sans que la sclérose hépatique diminue et l'existence de formes anascitiques. Mais je vous ai montré combien une modification encore minime dans l'état de la circulation intra-hépatique peut suffire à augmenter la tension portale ; j'ai, de plus, assez insisté sur le rôle supplémentaire des anastomoses porto-caves pour que vous puissiez vous expliquer la disparition ou l'absence d'ascite dans certains cas déterminés. D'ailleurs, l'introduction de corps étrangers aseptiques dans le péritoine qu'ils irritent ne détermine cependant qu'un suintement minime de la séreuse.

Il semble donc qu'ici encore l'élément pathogénique primordial soit L'HYPERTENSION PORTALE. — La *théorie mécanique*, bien que déjà ancienne (Bouillaud, Portal, Andral, etc.), a été soutenue surtout par M. Gilbert et ses élèves qui l'ont étayée de preuves multiples. Je vous les énumérerai rapidement.

EXPÉRIMENTALEMENT, on peut obtenir dans certains cas, assez rares il est vrai, une ascite mécanique et hémorragique par la ligature lente et progressive de la veine porte. Si, comme l'ont montré, après Claude Bernard, MM. Castaigne et Rendu, la production expérimentale de l'ascite est si difficile chez le chien, c'est parce que, chez cet animal, s'établissent avec une rapidité surprenante de très nombreuses anastomoses porto-caves spontanées.

DES PREUVES CLINIQUES viennent à l'appui de la théorie mécanique. La coexistence habituelle d'autres manifestations du syndrome d'hypertension portale, l'absence ordinaire de signes d'inflammation péritonéale, l'apparition assez fréquente, au cours des cirrhoses, d'épanchements hémorragiques non tuberculeux constatés par MM. Barjon et Henry et par nous-même, les faits d'hémorragie gastro-intestinale consécutive à la ponction d'ascite, l'influence du repos couché sur la disparition de l'épanchement, bien mise en valeur dernièrement encore par M. Veniteo (1), sont autant d'arguments en faveur de l'hypertension portale.

DES CONSIDÉRATIONS ANATOMO-PATHOLOGIQUES contribuent à étayer cette conception. Je vous ai déjà dit que le péritoine était peu modifié dans les ascites cirrhotiques récentes. Les altérations consécutives de la séreuse, en particulier son épaississement nacré, donnent l'impression d'une simple irritation déterminée par le contact du liquide plus ou moins toxique qui la baigne ; à ces réactions légères s'ajoutent d'ailleurs souvent, par la suite, des lésions d'infection inter-currente (tuberculose, pneumococcie (Rispal), etc.).

L'ÉTUDE CYTOLOGIQUE ne fait que confirmer ces constata-tions, en révélant dans la plupart des cas la formule mécanique de l'épanchement. D'une statistique dépassant 50 observations à l'heure actuelle, nous pouvons conclure, M. Gilbert et moi (2), que les ascites cirrhotiques récentes et *non ponctionnées* se caractérisent toujours, dans les cas purs, par une prédominance très marquée de placards endo-théliaux ; plus tard seulement, à mesure que les ponctions se répètent et viennent surajouter une infection secondaire au processus passif primitif, la formule du début se complique, et l'on voit apparaître, suivant les circonstances, des polynu-cléaires ou des lymphocytes. Nos observations ont été appuyées par les recherches plus récentes de MM. Cade (3), Venot (4) et Achard ; de plus, la BACTÉRIOLOGIE les a confirmées en montrant, entre les mains de MM. Gilbert et Lippmann (5), le liquide épanché stérile au début, cultivant plus tard à la suite de paracentèses successives.

DES PREUVES D'ORDRE CHIMIQUE peuvent encore être

(1) VENITEO, *Gaz. degl. ospedali*, 3 mars 1907.
(2) GILBERT et MAURICE VILLARET, *C. R. des séances de la Soc. de Biol.*, Paris, 12 mai 1906, t. XL, p. 820.
(3) CADE, *Arch. de méd. expérim.*, nº 6. novembre 1906.
(4) VENOT, *Soc. de méd. et de chir. de Bordeaux*, 28 février 1908.
(5) GILBERT et LIPPMANN, *C. R. de la Soc. de Biol.*, Paris, juin 1906.

invoquées en faveur de l'hypertension portale ; des travaux démonstratifs entrepris à ce sujet par MM. Gilbert et Chassevant je retiendrai simplement cette constatation que les épanchements cirrhotiques, du moins au début, ne contiennent pas de fibrine, cette signature de l'inflammation.

Il existe des ARGUMENTS THÉRAPEUTIQUES à l'appui de la théorie mécanique. Vous savez déjà le rôle important des anastomoses porto-caves et des « auto-Talma » dans la guérison spontanée de certaines ascites cirrhotiques. Or ces moyens de défense, nous pouvons les provoquer : vous n'ignorez pas l'action bienfaisante exercée parfois par une omentopexie, ou même une simple laparotomie, comme récemment encore le montrait Bogoïavlensky, sur la disparition d'un épanchement péritonéal récidivant ; de tels faits, trop rares il est vrai, ne nous paraissent pouvoir cadrer qu'avec l'hypothèse d'une hypertension portale causale.

La dernière des preuves fournies en faveur de la théorie mécanique est basée sur certains DOCUMENTS D'ORDRE PHYSIQUE, empruntés aux expériences de MM. Gilbert et Weil(1) sur la *tension des liquides d'ascite*, expériences contrôlées par celles de M. Pitres (2). Dans des recherches complémentaires que je poursuis depuis 1905 avec M. Gilbert, nous avons constaté, entr'autres détails, que cette tension mesure en moyenne, chez les cirrhotiques, 30 centimètres de hauteur de liquide ascitique ; elle augmente sous l'influence de l'expiration et surtout de la contraction de la paroi abdominale. Or si nous ramenons ces chiffres à leur valeur en mercure, nous nous apercevons qu'ils se rapprochent sensiblement de ceux que nous obtenions expérimentalement au niveau de la veine porte à l'état d'hypertension ; la station debout détermine, dans les deux cas, une augmentation presque parallèle de la pression. La tension du liquide diminue rapidement au début de la ponction pour s'abaisser ensuite progressivement, sans descendre toutefois au-dessous de 9 centimètres, chiffre qui, évalué en mercure, correspond à peu

(1) GILBERT et WEIL, *C. R. de la Soc. de Biol.*, Paris, 10 juin 1899.
(2) PITRES. *C. R. de la Soc. de Biol.*, Paris, 15 juillet 1899.

près exactement à la pression portale normale. — Outre cette coïncidence assez nette entre les tensions du liquide ascitique et celles de la circulation portale, nous avons observé, au cours de nombreuses paracentèses, certains phénomènes qui plaident plutôt en faveur de l'origine mécanique des accidents. Immédiatement après la ponction, les œdèmes, lorsque ceux-ci existent, diminuent, et bientôt l'épanchement péritonéal commence à se reformer, en grande partie aux dépens de la sérosité sous-cutanée et intramusculaire ; c'est l'expulsion rapide de cette dernière qui nous semble devoir expliquer les *crampes abdominales*, assez souvent notées par nous à la suite de l'opération. La reproduction de l'ascite, rapide tout d'abord, se fait de plus en plus lente, pour devenir stationnaire lorsque sa tension tend à égaler celle de la veine porte. — De plus, la ponction d'ascite exerce une influence notable sur la *pression artérielle*. L'hypotension artérielle des cirrhotiques augmente après la paracentèse, phénomène qui n'existerait pas dans les ascites d'origine cardiaque pure ; ce fait a été bien mis en évidence par MM. Bruno, Gilbert et Garnier, Benvenuli et, dernièrement encore, par M. Parisot. Si, comme nous l'avons supposé, il est permis de préjuger relativement de l'état de la tension portale d'après le chiffre sphygmomanométrique obtenu à la radiale, il serait peut-être possible de prévoir, par l'étude des variations de la pression artérielle pendant la ponction d'ascite, la marche ou non de l'épanchement vers sa résorption ; c'est du moins ce que tendent à nous faire penser les recherches que nous poursuivons à ce sujet.

L'ascite entraîne souvent à sa suite des COMPLICATIONS qui ne sont qu'indirectement sous la dépendance des modifications de la circulation portale. C'est la péritonite, aiguë ou chronique terminale ; c'est l'évacuation spontanée de l'ascite, pouvant entraîner la mort subite ou des fistules intarissables (Chalier) ; ce sont enfin les accidents consécutifs à la paracentèse, tels que l'ictère grave ou aggravé, la dilatation cardiaque, signalée récemment par M. Perrin, et surtout L'ANÉMIE SÉREUSE chronique progressive, bien décrite par MM. Gilbert et Garnier (1), qui n'est pas sans exercer une influence sur l'état de la tension artérielle ; ce sont enfin l'œdème et l'oligurie, qui sont dus en grande partie à la gêne consécutive de la circulation cave inférieure.

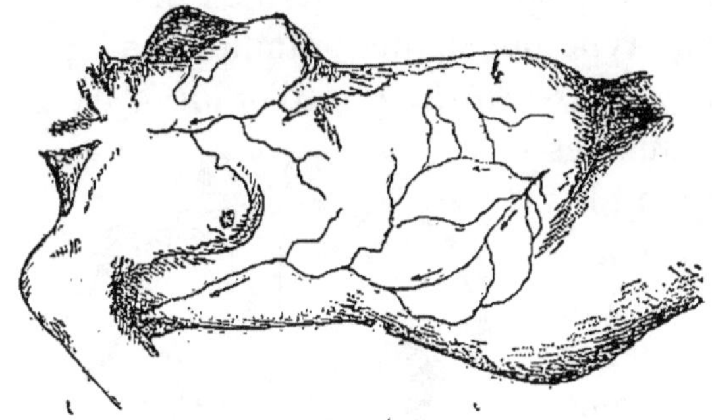

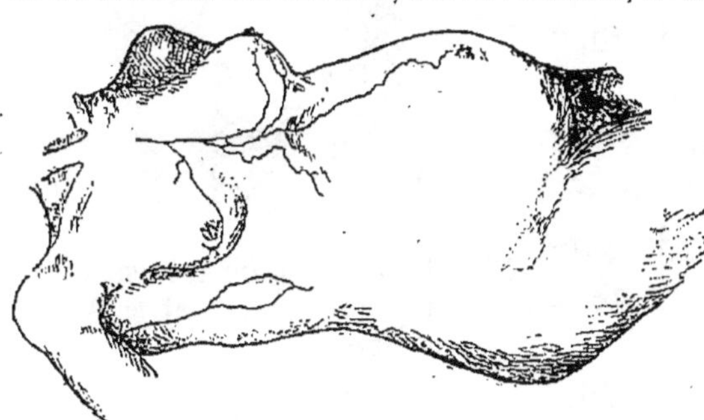

Fig. 14. — Cirrhose de Laënnec. Avant la ponction d'ascite (circulation porto-cave) (Gilbert et M. Villaret, *loc. cit.*).

Les circulations collatérales de la paroi thoraco-abdominale. — Décrites de tout temps comme un symptôme important des affections hépatiques, *les circulations supplémentaires de la paroi thoraco-abdominale* semblent, en revanche, avoir été fort peu étudiées au point de vue de leur nature et surtout de leur topographie. Je me contenterai donc de vous exposer les résultats des recherches que nous avons entreprises à ce sujet avec M. Gilbert (2). Il existe au

Fig. 15. — Même cas. Après la ponction (circulation porte pure) (Gilbert et M. Villaret, *loc. cit.*).

cours des cirrhoses plusieurs sortes de circulations collatérales superficielles, dont la topographie, variable et compliquée, tient à leur origine différente. En vous reportant à l'exposé anatomique que je vous ai fait dans ma première leçon, il vous sera facile de vous les représenter.

Certaines circulations supplémentaires d'origine hépa-

(1) Gilbert et Garnier. *C. R. de la Soc. de Biol.*, Paris, 1898. — M. Perrin attribue en partie cette complication à l'hypohépatie (*Soc. de méd. de Nancy*, 17 juin 1908, 10 mars 1909).

(2) Gilbert et Maurice Villaret, *Revue de méd.*, n° 4, 1907, 32 fig.

tique sont dues à la gêne concomitante du système cave inférieur ; celle-ci peut être causée par l'hypertrophie ou la sclérose du foie, mais, en général, c'est à l'ascite qu'il faut l'attribuer. Ces CIRCULATIONS MIXTES « PORTO-CAVES » ne sont qu'une adjonction au type porte, que j'étudie plus loin, *de dilatations veineuses sous-ombilicales* d'ORIGINE CAVE INFÉRIEURE (fig. 14). Dans les cas nets, on voit un réseau plus ou moins compliqué, prédominant au niveau des veines épigastriques superficielles, et qui, parti des régions inguinales, côtoie la circulation ombilicale avec laquelle il s'anastomose, pour gagner d'une part les plexus péri-xiphoïdien et thoracique, d'autre part les veines thoraco-épigastriques longues superficielles. *La ponction d'ascite*, en faisant disparaître le type cave surajouté, révèle, en général, à l'état isolé, la circulation d'origine purement portale (fig. 14 et 15).

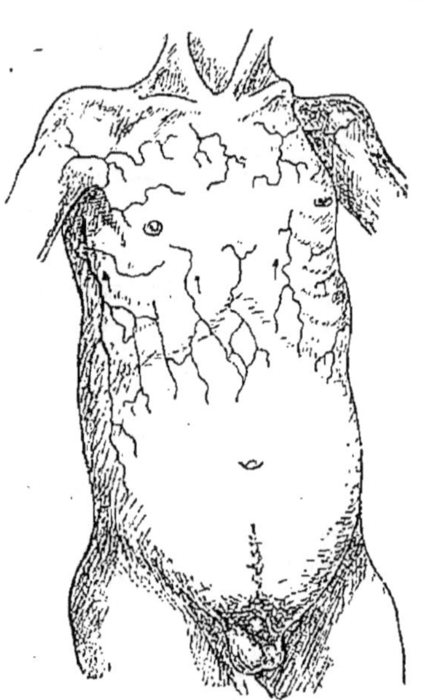

Fig. 16. — Type porte : variété thoracique (Gilbert et M. Villaret, *loc. cit.*).

CE TYPE PORTE, moins fréquent que le précédent, s'observe surtout dans les formes anascitiques ou les cirrhoses de Laënnec au début, alors que la veine cave inférieure ne se trouve encore comprimée ni par un gros foie, ni par une bride inflammatoire, ni par un épanchement péritonéal abondant. Il est subordonné à la production d'ectasies veineuses ombilicales dont l'aboutissant classique, mais rare, est représenté par *ces têtes de méduse* parfois énormes, décrites en particulier par Cruveilhier et par Virchow. *Sus-ombilical et thoracique inférieur*, prédominant souvent du côté droit, il peut affecter différents aspects, suivant que le lacis veineux dessine isolément le trajet de la veine médiane xiphoïdienne, comme dans la figure 15, ou celui de la veine thoracique longue, ou bien encore suivant qu'il se localise sur la partie inférieure du gril costal, au-dessus du rebord thoracique (fig. 16).

On peut donc dire qu'une circulation collatérale superficielle sus-ombilicale ou thoracique inférieure a de grandes chances d'être l'expression de la gêne portale, c'est-à-dire d'une cirrhose quelquefois latente. Il est, en général, assez aisé de la différencier d'une compression de la veine cave inférieure, dont la vascularisation supplémentaire est sous-ombilicale (fig. 17), et d'un obstacle à la circulation cave supérieure, qui se manifeste par des varicosités de la partie haute du thorax. Plus tard, lorsque ces types, devenus mixtes, viennent à empiéter les uns sur les autres, la différenciation en deviendrait plus délicate si d'autres symptômes n'apparaissaient à ce moment, permettant de déceler l'affection causale. La recherche du sens du courant veineux superficiel peut rendre des services dans ces cas douteux ; dirigé vers les parties latérales du tronc, il doit faire penser plutôt à une gêne de la veine cave inférieure, vers l'aisselle, à un type cave supérieur, vers la partie inférieure du thorax, au syndrome d'hypertension portale.

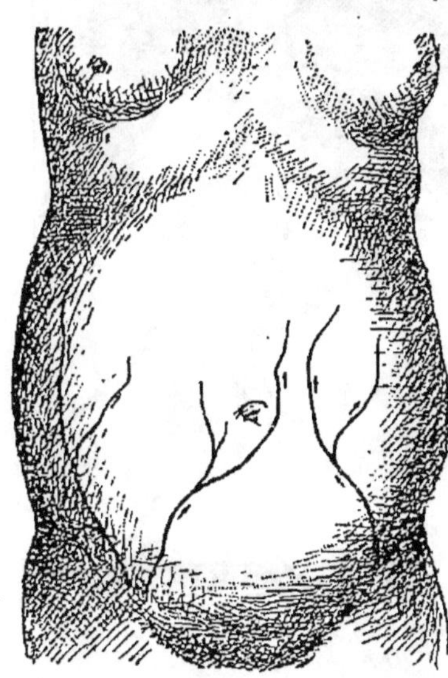

Fig. 17. — Type cave inférieur (Gilbert et M. Villaret, *loc. cit.*).

La lecture des circulations supplémentaires pourrait même aller plus loin et nous faire soupçonner parfois telle ou telle affection hépatique ; c'est ainsi qu'avec M. Gilbert nous avons observé que *le cancer du foie* se manifestait assez souvent par une circulation collatérale dont les caractères particuliers nous ont paru être *son intensité, sa limitation et sa localisation* ; sur les planches que voici, les ectasies veineuses n'affectent pas l'apparence d'un lacis, mais plutôt d'une grosse varice unique limitée dans un cas à la médiane xiphoïdienne (fig. 18), dans un autre à la thoracique longue, dans un troisième aux veines péri-ombilicales.

Les troubles du débit urinaire. — Les troubles du débit urinaire constatables au cours du syndrome d'hyper-

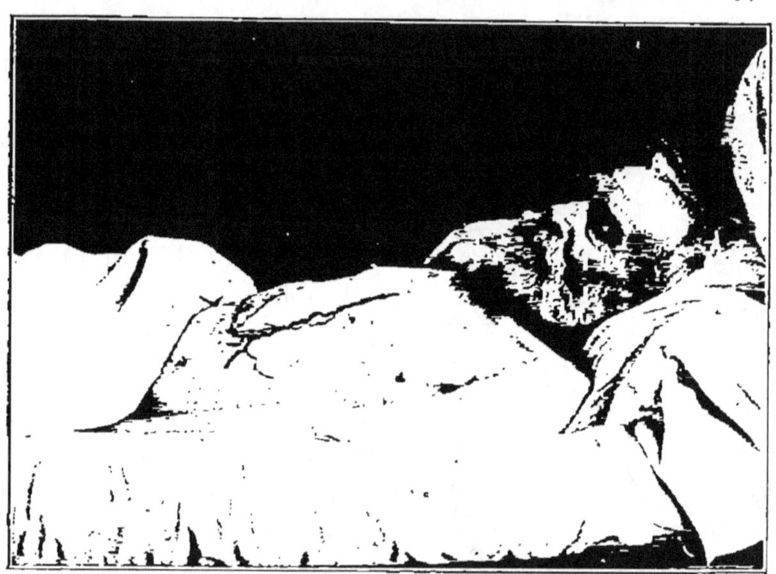

Fig. 18. — Circulation collatérale dans le cancer du foie
(Gilbert et M. Villaret, *loc. cit.*).

tension portale sont *l'opsiurie*, *l'anisurie* et *l'oligurie*.

Oligurie. — Je vous signale simplement *l'oligurie*, symptôme fréquent de la période tardive ou terminale des cirrhoses, mais d'une pathogénie complexe dans laquelle le rôle de l'hypertension portale n'entre que pour une partie.

Anisurie. — Je n'insiste pas non plus sur *l'anisurie*, cette manifestation si curieuse du syndrome décrite par MM. Gilbert et Lippmann (1). Elle consiste en une véritable ataxie de l'élimination urinaire, c'est-à dire en des oscillations brusques, répétées et accusées du débit des vingt-

(1) Gilbert et Lippmann, *C. R. de la Soc. de Biol.*, Paris, 9 juin 1906. — Ces auteurs ont décrit dernièrement un nouveau symptôme, fréquent à la période terminale des cirrhoses avec ascite, et caractérisé par l'égalisation du taux urinaire quotidien (*isurie*); ils opposent ce signe à l'anisurie (*C. R. de la Soc. de Biol.*, Paris, 3 avril 1909).

quatre heures; ces crises alternantes de polyurie et d'oligurie semblent être provouqées par une accumulation des liquides absorbés, à l'intérieur du réservoir portal, jusqu'au moment où celui-ci parvient à expulser son trop-plein.

Opsiurie. — Je décrirai plus en détail le signe le plus précoce et peut-être le plus délicat du syndrome d'hypertension portale : je veux parler de l'*opsiurie*. Signalé pour la première fois par M. Gilbert, ce phénomène a été étudié depuis, en son service, dans les affections hépatiques les plus diverses (1). — Pour le rechercher, il nous a semblé indispensable, afin d'éviter toute erreur d'interprétation, de maintenir les sujets au même régime fixe, pris à heures régulières et dans le même temps ; ce régime doit, autant que possible, précéder les épreuves de quelques jours, de manière à déterminer l'équilibre préalable de la diurèse.

M. Gilbert a indiqué deux manières de dépister l'opsiurie, manières auxquelles, pour la commodité du langage, nous donnerons les désignations d'épreuve des vingt-quatre heures et d'épreuve des six heures.

Épreuve des vingt-quatre heures. — Elle consiste à prélever les urines toutes les quatre heures, le sujet restant couché, prenant ses repas de midi à midi 1/2 et de huit heures du soir à huit heures 1/2, sans rien absorber dans les intervalles. Après avoir jeté les urines émises à midi, on récueille dans des fiolès séparées les mictions de quatre heures, de huit heures, de minuit, de quatre heures du matin, de huit heures du matin et de midi.

Chez l'homme sain, on peut poser en principe, si l'on tient compte toutefois des variations parfois très accusées inhérentes au coefficient personnel de chaque individu, que la courbe de la quantité urinaire ainsi établie présente deux maxima, sur la nature desquels ont discuté successivement Picard, Paul Bert, Gley et Richet, Roger, Chauffard et Castaigne. M. Gilbert et ses élèves ont montré que ces maxima sont surtout sous la dépendance de *l'ingestion ali-*

____

(1) Pour l'étude détaillée et la bibliographie complète du syndrome urinaire, voir : Maurice Villaret, Thèse de Paris, *loc. cit.*

mentaire. Ils correspondent, en effet, aux échantillons immédiatement consécutifs aux repas, c'est-à-dire, en l'espèce, aux bocaux prélevés à quatre heures et à minuit ; j'ai pu, d'autre part, les faire disparaître par le jeûne absolu et les déplacer parallèlement à l'ingestion alimentaire en faisant varier les heures de celle-ci. Bien qu'il existe assez souvent une légère élévation de la courbe après le réveil, on peut donc admettre pratiquement que *le débit urinaire normal est d'autant plus faible qu'il est plus éloigné des repas.*

HEURES D'ÉMISSION.	QUANTITÉS.	URÉE.		CHLORURES.	
		au litre.	émise.	au litre.	émis.
	cent. cubes.	gr.	gr.	gr.	gr.
Midi à 4 h. (après le déjeuner)........	362	18,05	6,59	10,02	3,62
4 h. à 8 h..... ...	240	17,80	4,27	9,05	2,17
8 h. à minuit (après le diner)........	272	19,00	5,16	8,95	2,43
Minuit à 4 heures..	256	18,00	4,60	6,12	1,56
4 h. à 8 h.	256	18,05	4,64	5,62	1,43
8 h. à midi........	238	18,52	4,40	7,60	1,80
Totaux.......	1624	»	29,66	»	13.01

(Gilbert et M. Villaret)

Comme vous le montre ce tableau, résumant une de nos observations pratiquées sur des sujets jeunes et sains, on peut conclure que, dans la grande majorité des cas, la courbe *de l'urée et des chlorures* mesurés dans chaque bocal suit sensiblement celle de la quantité. Il nous a paru en être de même, à quelque chose près, pour l'élimination du bleu de méthylène ingéré au début de l'expérience.

Que devient ce schéma dans le SYNDROME D'HYPERTENSION PORTALE ? Il est caractérisé par un retard plus ou moins net de l'élimination normale, trouble dont il nous a semblé pouvoir rapprocher, dans une certaine mesure, le symptôme décrit récemment, sous le nom de *nycturie*, dans certaines affections cardio-vasculaires et rénales, par Quincke, Wilson, Iljisch, Certovich, Laspeyres et Pehu. — En pratiquant sur un cirrhotique les épreuves précédentes, on s'aperçoit qu'au lieu d'être immédiatement consécutifs aux repas, *les maxima quantitatifs de la courbe sont reculés* plus ou moins loin. Ce n'est plus dans les bocaux de quatre heures du soir et de minuit que vous recueillerez le plus d'urine, mais dans ceux de huit heures du soir et de quatre heures du matin. Souvent même le retard est plus accusé ; la diurèse attribuable au repas de midi peut n'apparaître qu'à minuit, et faire penser qu'elle est consécutive au dîner ; détrompez-vous : en continuant l'épreuve, vous constaterez une seconde hausse de la courbe, à huit heures du matin, correspondant en réalité à l'absorption retardée du deuxième repas. Superposez les graphiques normal et pathologique, vous les verrez s'opposer en forme de ciseaux, les quantités les plus grandes de l'une correspondant aux minima de l'autre. C'est à ce phénomène, dont vous avez un exemple sous les yeux, que M. Gilbert a donné le nom d'opsiurie (de οψος : qui se fait tard).

HEURES D'ÉMISSION.	QUANTITÉS.	URÉE.		CHLORURES.	
		au litre.	émise.	au litre.	émis.
	cent. cubes.	gr.	gr.	gr.	gr.
Midi à 4 h. (après le déjeuner)........	133	18,31	2,43	1,95	0,23
4 h. à 8 h.........	162	16,65	2,70	1,90	0,31
8 h. à minuit (après le dîner).........	110	17,60	1,93	1,50	0,18
Minuit à 4 h.......	170	15,11	2,57	1,60	0,27
4 h. à 8 h.........	148	16,78	2,48	1,70	0,25
8 h. à midi........	152	15,62	2,37	1,90	0,29
Totaux........	875	»	14,48	»	1,53

(Gilbert et M. Villaret.)

Je ne puis insister sur les diverses *variétés* d'opsiurie qu'il est possible de rencontrer en clinique, suivant que le phénomène est plus ou moins accusé, suivant l'intensité de la diurèse, suivant aussi la nature de l'affection causale et le stade de son évolution. Je me contenterai de vous dire que le tracé pathologique de l'*urée et des chlorures* émis dans chaque bocal se déplace, en général, parallèlement à celui du débit urinaire. Quant au bleu de méthylène ingéré au début de l'expérience, les oscillations de sa courbe d'excrétion suivent sensiblement celles de la quantité urinaire, qu'elles précèdent cependant plus ou moins; peut-être est-il possible d'expliquer ainsi, du moins en partie, l'élimination intermittente du bleu décrite par MM. Chauffard et Castaigne dans les maladies du foie. Le rythme colorant normal des urines fractionnées, sur lequel MM. Gilbert et Lereboullet ont attiré l'attention, paraît subir aussi l'influence de ces variations pathologiques (*anachromurie*).

Un tel trouble semble possible au cours des différentes affections susceptibles de déterminer un ralentissement dans le trajet de l'eau absorbée, depuis la muqueuse intestinale jusqu'à l'urèthre. C'est dire que, théoriquement, il peut se produire des opsiuries d'origine gastro-intestinale, portale, hépatique, cardiaque, pulmonaire, rénale et vésicale, en ne tenant compte que des principales étapes parcourues par le liquide ingéré, dans son chemin complexe à travers l'organisme, avant son élimination sous forme d'urine. Nous pensons cependant que c'est au cours des affections hépatiques que ce symptôme apparaît avec sa plus grande netteté; vous savez, en effet, combien multiples sont les causes qui s'opposent, dans le syndrome d'hypertension portale, à l'absorption et à l'élimination des liquides.

L'opsiurie est bien en rapport direct avec l'ingestion alimentaire, car, en faisant varier le moment des repas, nous avons vu la courbe pathologique se déplacer parallèlement à eux. MM. Achard, Demanche et Faugeron (1), qui sont

<hr>

(1) ACHARD, DEMANCHE et FAUGERON, *C. R. des séances de la Soc. de Biol.*, Paris, 9 septembre 1906. — FAUGERON, Thèse de Paris, 1907.

Mal. du foie.

revenus récemment sur l'étude de ce phénomène, pensent qu'il faut l'attribuer à l'influence du sommeil. Sans nier l'intervention possible de cet élément pathogénique, nous n'avons pas vu se modifier sensiblement nos courbes lorsque nous faisions dormir nos sujets dans la journée; il semble donc qu'on ne doive attribuer au sommeil qu'un rôle secondaire, du moins dans les cas qui nous occupent.

Nous avons, d'ailleurs, eu l'occasion de montrer expérimentalement combien l'obstacle à la circulation portale était le *primum movens* dans le mécanisme de l'opsiurie. En premier lieu, les purgatifs nous ont paru exercer sur ce symptôme une influence bien plus grande que les diurétiques. De plus, nous avons pu reproduire des courbes pathologiques au moins aussi nettes que celles que je vous ai soumises, en sondant toutes les quatre heures trois jeunes chiens, à rythme urinaire normal avant l'opération, qui avaient subi avec succès, quelques mois auparavant, la ligature progressive de la veine porte ou de l'une de ses branches; correspondant à cette modification du débit urinaire, nous constations une augmentation très marquée de la pression, mesurée directement sur le tronc ou les racines de la veine (1). Par contre, la striction du système cave inférieur fut loin de déterminer une courbe anormale aussi accusée. — Vous trouverez d'autres preuves de cette origine pléthorique de l'opsiurie dans les modifications bienfaisantes exercées sur le rythme urinaire pathologique par la ponction d'ascite, par le massage hépatique et par l'opération de Talma, tous éléments dont nous connaissons l'action dépressive sur l'hypertension portale. Anastomose artificielle entre la circulation épiploïque et les systèmes veineux de la paroi abdominale, l'omentopexie, pratiquée sur deux cirrhotiques du service, améliora sensiblement, entre autres accidents du syndrome que nous décrivons, une opsiurie assez accusée. C'est, sans doute, au même mécanisme qu'on doit attribuer la diminution de ce symptôme dans certains cas d'amélioration ou de guérison des cirrhoses alcooliques.

(1) GILBERT et MAURICE VILLARET, *Soc. de Biol.*, Paris, 16 mai 1906.

ÉPREUVE DES SIX HEURES. — La *seconde épreuve* pratiquée dans le service de M. Gilbert est destinée à mettre en valeur l'influence pathologique de *l'orthostatisme* et de *l'ingestion massive d'eau* sur le débit urinaire des hépatiques. Dans ce but, on prélève les urines d'heure en heure pendant six heures (nous avons choisi la période comprise entre six heures du matin et midi, plus commode pour le malade et le médecin). Le sujet, à jeun depuis le dîner de la veille, n'absorbe ni liquide, ni solide durant l'expérience. Après avoir jeté les urines émises à six heures du matin, on recueille dans des verres différents celles de sept heures, de huit heures, de neuf heures, de dix heures, de onze heures et de midi.

Influence de l'orthostatisme. — Ces conditions étant bien fixées, voyons d'abord les modifications qu'exerce la *station debout* sur la diurèse. L'épreuve précédente est continuée deux jours de suite, la première fois dans la position couchée, la seconde dans la position debout.

On s'aperçoit ainsi que, chez l'*homme normal*, l'orthostatisme ne modifie pas ou modifie peu les chiffres obtenus la veille avec la position couchée. — *Dans le syndrome d'hypertension portale*, au contraire, la station debout détermine presque constamment une diminution très accusée de la quantité globale clinostatique. Voici, en effet, à titre d'exemple, des chiffres démonstratifs recueillis sur une malade du service, atteinte de kyste hydatique du foie.

HEURES.	A JEUN ET COUCHÉE. (16 mai 1907)	A JEUN ET DEBOUT. (17 mai 1907)
	cent. cub.	cent. cub.
7 heures,	289	21
8 —	122	25
9 —	180	11
10 —	101	10
11 —	70	9
Midi	54	13
Totaux	816	89

(Gilbert et M. Villaret.)

Considérée par MM. Linossier et Lemoine comme l'exagération d'un phénomène normal attribuable au trouble de la circulation rénale, *cette oligurie orthostatique* nous paraît due surtout, du moins dans les cas qui nous occupent, à une modification de l'absorption intestinale. C'est, d'ailleurs, ce que tend à démontrer l'épreuve suivante.

Influence de l'ingestion massive d'eau. — Recherchons, en effet, maintenant l'influence exercée par l'*ingestion aqueuse* sur les formules précédentes. Dans ce but, il faut continuer notre épreuve deux jours encore, en soumettant le sujet aux mêmes conditions, mais après lui avoir fait absorber, entre six heures et six heures et demie du matin, une quantité donnée d'un liquide de composition fixe. A cet effet, on emploie, dans le service, l'eau d'Évian, qu'on fait prendre à la dose de 500 centimètres cubes, le premier jour dans la position couchée, le deuxième jour dans la station debout.

Chez l'*individu normal*, l'ingestion massive d'eau vient augmenter notablement le chiffre de la diurèse obtenue, à jeun, dans la même position, de telle façon qu'à celui-ci vient s'ajouter une quantité d'urine égale à l'eau absorbée ; il n'est même pas rare d'observer, dans le total de ces six épreuves, un taux plus élevé encore, supplémentaire, de la diurèse. L'orthostatisme modifie peu cette polyurie aqueuse.

Renouvelez l'épreuve au cours du *syndrome d'hypertension portale.* Vous serez frappés par l'apparition d'un phénomène inverse, véritablement paradoxal : l'ingestion aqueuse se caractérise ici, non seulement par l'absence de la polyurie précédente, mais, dans les observations typiques, par une oligurie marquée, quand on la compare au chiffre obtenu, dans la même position, à jeun.

Le tableau A vous montre, à titre d'exemple, les chiffres que nous avons observés, en clinostatisme, sur une malade atteinte de cirrhose atrophique de Laënnec.

Vous voyez, d'autre part, dans le tableau B, le résultat aussi typique de nos explorations pratiquées, dans la station debout, chez un homme porteur d'un néoplasme hépatique.

HEURES.	A JEUN. Couchée. (18 juillet 1907)	APRÈS ABSORPTION de 500 grammes d'eau d'Évian. Couchée (20 juillet 1907)
	cent. cubes.	cent. cubes.
7 heures.....................	40	24
8 —	12	8
9 —	22	7
10 —	15	22
11 —	14	13
Midi.....................	17	14
Totaux...............	**120**	**88**

Tableau A.   (Gilbert et M. Villaret.)

HEURES.	A JEUN. Debout. (12 juillet 1906)	APRÈS ABSORPTION de 500 grammes d'eau d'Évian. Debout (14 juillet 1906)
	cent. cubes.	cent. cubes.
7 heures	74	29
8 —	45	50
9 —	53	20
10 —	44	16
11 —	33	30
Midi.....................	29	32
Totaux...............	**278**	**177**

Tableau B.   (Gilbert et M. Villaret).

En un mot, non seulement l'eau ingérée n'est pas urinée, mais cette ingestion détermine parfois une diminution notable de la diurèse, l'orthostatisme et la digestion exagérant encore ce curieux phénomène pathologique. — *Oligurie orthostatique, oligurie par ingestion massive d'eau*, tels sont les deux nouveaux signes du syndrome d'hypertension portale qui nous semblent pouvoir rendre des services précieux dans le diagnostic d'affections hépatiques latentes.

Plusieurs travaux récents sont venus confirmer nos recherches et en montrer l'importance. M. Cottet, en particulier, insiste sur l'utilité du clinostatisme dans le succès de certaines cures thermales : beaucoup de malades absorbent mal, lorsqu'ils sont debout, des quantités un peu fortes d'eau diurétique ; ils les digèrent souvent fort bien lorsqu'on les maintient couchés (1). — Le rôle de l'orthostatisme s'exercerait même sur la glycosurie alimentaire ; je ne saurais relater ici les expériences que nous avons poursuivies à ce sujet, expériences qui ont été reprises dernièrement par M. Carles (2).

Troubles accessoires du syndrome. — A côté de ces manifestations principales du syndrome d'hypertension portale, il existe des symptômes accessoires, dont le mécanisme est encore trop mal élucidé pour que nous puissions les faire entrer indiscutablement dans ce cadre pathologique. — Peut-être le *tympanisme abdominal* de la précirrhose n'est-il, comme le pense M. Carnot (3), qu'un phénomène consécutif à l'hypertension portale, l'excès de pression intra-gastrique et intra-intestinale tendant à contrebalancer celui de la circulation abdominale. — Faut-il attribuer en partie à la gêne porte certains *accidents pleuro-pulmonaires* fréquents au cours des cirrhoses ? La vaso-dilatation réflexe est-elle la seule cause de la *congestion des bases* chez les hépatiques ? La propagation sanguine ou lymphatique d'une infection explique-t-elle tous les cas de *pleurésie* signalés

(1) Cottet, *Revue de méd.*, juillet 1906. — MM. Linossier et Lemoine ont étudié aussi, tout récemment, le rôle de l'orthostatisme dans l'albuminurie et les affections rénales (Voir *Presse médicale*. 24 mars 1909, p. 211). Comme dans les cirrhoses, il semble que les lésions rénales primitives puissent déterminer l'oligurie orthostatique, et cela par le double mécanisme de l'hypotension artérielle et de la gêne vasculaire locale du rein (auxquelles il faudrait joindre, suivant Jehle, l'influence de la lordose lombaire, et, suivant Senator et Achard, celle de l'hypertension cave inférieure orthostatique). Nous avons soutenu depuis longtemps déjà, M. Gilbert et moi, qu'on devait attribuer une action primordiale, dans les troubles urinaires des hépatiques, à l'hypotension artérielle et à la congestion rénale. Nous avons montré, de plus, qu'il fallait leur ajouter les rôles associés de l'hypertension portale proprement dite et du défaut de l'absorption intestinale. — Notre hypothèse semble, d'ailleurs, confirmée par les recherches nouvelles de MM. D. R. Hooker, R. F. Hegemans, et L. V. Zartman, qui, en modifiant artificiellement l'amplitude du pouls, ont constaté que l'albumine apparaissait dans l'urine lorsque la pulsation devenait très faible (Voir : *The Americ. Journ. of physiol.*, t. XXIII, 1909, p. 11).

(2) M. Villaret, *loc. cit.* — Carles. *Province méd.*, déc. 1906.

(3) Carnot, *Progrès médical*. 1906, p. 2.

dans les affections biliaires (Gilbert, Lereboullet, Carlet)? La formule mécanique que nous avons constatée dans certains de ces épanchements, la fréquence assez grande, au cours des cirrhoses, de pleurésies hémorragiques (Gaillard, Féréol, Dieulafoy, Jean, P. Courmont, Barjon et Henry), qui, si elles sont dues bien souvent à la tuberculose, ont pu, dans certaines de nos observations, être reconnues stériles et affecter l'allure clinique d'un hémothorax, tous ces arguments nous font penser qu'il s'agit là parfois de manifestations de stase en rapport avec la congestion de ces *connexions veineuses porto-pulmonaires* que nous avons mises en évidence avec M. Gilbert, et que je vous signalais précédemment. MM. Bonnamour et Claret (1) ont décrit dernièrement chez le chien des épanchements pleurétiques mécaniques par ligature de l'azygos, dont le mécanisme se rapproche beaucoup de celui des pleurésies que nous avons constatées. L'existence de ces connexions porto-pulmonaires contribuera peut-être aussi à nous expliquer certains faits encore discutés d'infection des poumons à point de départ intestinal.

II. — Thérapeutique du syndrome d'hypertension portale.

Quant au traitement de ces manifestations, je ne vous l'exposerai que très succinctement, car ce serait autrement vouloir aborder un sujet vraiment trop vaste.

La première indication thérapeutique doit être déduite de l'ÉTIOLOGIE DU SYNDROME. En soignant l'affection causale-en diminuant la gêne de la circulation veineuse intra-hépatique, vous pourrez améliorer ou faire disparaître les troubles précédents. — C'est en facilitant au sang porte la traversée du foie qu'agit l'application de *ventouses scarifiées* sur la région hépatique. — Il en est de même pour le *massage du foie*, préconisé par MM. Gilbert, Lereboullet et de Frumerie. L'effleurage en est la manœuvre initiale, l'écrasement et le pétrissage de l'organe se pratiquent ensuite ; à ces procédés peuvent être jointes les vibrations

(1) Bonnamour et Claret, *Soc. méd. des hóp. de Lyon*, 14 janv. 1908.

et la gymnastique respiratoire (Kollbruge). Pratiquées avec prudence, ces méthodes de massage ont pu faire disparaître la splénomégalie, l'opsiurie (Lecerf), l'hépatalgie (Möbius), l'ascite (Durando-Durante).

D'autres procédés thérapeutiques s'adressent AUX MANIFESTATIONS DU SYNDROME. — Les *ponctions répétées* pourront entraîner la suppression de certaines *ascites*. Pratiquées avec un trocart très fin et des précautions d'asepsie sérieuses, sur un malade en décubitus dorsal, elles ne présentent, en général, aucun danger immédiat. N'oubliez pas cependant que l'anémie séreuse, l'ictère grave, les hémorragies pariétales ou du tube digestif, la dilatation cardiaque peuvent en être la conséquence. Il ne sera donc pas inutile de prévenir la famille de la possibilité de ces accidents. Pour les éviter, vous devrez, avant l'opération, surveiller l'état du cœur et prescrire, au besoin, une médication toni-cardiaque, préventive ; vous vous souviendrez que le lieu d'élection, pour la ponction, est situé à la jonction des tiers moyen et externe de la ligne ombilico-iliaque ; vous ne viderez pas complètement le liquide épanché ; vous maintiendrez enfin, pendant huit jours après la paracentèse, un pansement de corps très serré, autour de l'abdomen, en surveillant le malade de près. — Les *diurétiques* ont aussi été préconisés contre l'ascite ; Bristowe et, dernièrement, M. Hirtz ont insisté sur leurs bons résultats. — C'est par un mécanisme de même ordre qu'agissent probablement les *bains chauds* dont, avec M. Gilbert, nous avons expérimenté l'action dans le syndrome d'hypertension portale. — Peut-être ferez-vous bien, dans certains cas, de diminuer le *régime lacté* ; M. Gallois pense, en effet, que pris à hautes doses, il peut entraîner, entr'autres accidents, l'augmentation de l'ascite : ce fait s'explique quand on sait que l'absorption des liquides est ralentie chez les cirrhotiques. — Enfin, M. Gilbert et M. Hirtz ont montré la bonne influence qu'exerce l'*opothérapie hépatique* sur la disparition de certains épanchements péritonéaux. — Les *purgatifs hydragogues* auraient, suivant Rommelaere, une action préventive contre les hématémèses.

Ils interviendraient, d'autre part, dans la guérison de l'ascite des cirrhotiques, ainsi que parfois le *régime déchloruré*. — Enfin l'application d'adrénaline ne serait pas sans effet sur les hémorragies hémorroïdaires (Bouchard et Le Noir).

Contre certains accidents l'INTERVENTION CHIRURGICALE a été préconisée. — On a conseillé l'*ablation des paquets hémorroïdaires*. Connaissant les causes primordiales de ce symptôme, il est à se demander s'il ne vaut pas mieux souvent le respecter, au même titre qu'une saignée bienfaisante, sauf cependant en cas d'infection, de douleur ou d'hémorragie trop abondante. — L'opération de *Morison-Talma* n'est pas sans exercer parfois une influence favorable sur l'état de la pression portale. Nous l'avons vue améliorer l'opsiurie ; elle a pu faire disparaître l'ascite et la splénomégalie (Pherren) ; mais elle ne modifie malheureusement pas l'obstruction du filtre hépatique et la déchéance des cellules nobles. Elle aurait cependant plus de chances de succès dans certaines cirrhoses prises au début, en admettant qu'à cette période les malades acceptent jamais une telle intervention.

Tels sont, très résumés, les points les plus importants de l'étude de ce syndrome qui embrasse une grande partie de la sémiologie du foie. Il semble que sa connaissance puisse vous aider à comprendre bien des particularités de la pathologie hépatique, si complexe à première vue. Parmi les manifestations de ce syndrome, il en est de faciles à déceler, mais d'une apparition un peu tardive, comme l'ascite et les circulations supplémentaires de la paroi abdominale. D'autres troubles, moins apparents, sont susceptibles, par contre, de rendre de grands services dans le diagnostic d'une affection hépatique latente, légère, ou au début : j'insiste, en finissant, sur l'importance de ces symptômes, et en particulier sur celle de l'*opsiurie*.

ONZIÈME LEÇON

RETENTISSEMENT DES AFFECTIONS DU FOIE ET DES VOIES BILIAIRES SUR L'ORGANISME

EXAMEN D'UN HÉPATIQUE

Par Pierre LEREBOULLET.

Causes du retentissement des maladies du foie et des voies biliaires sur l'organisme. Multiplicité des conséquences cliniques.
Symptômes cutanés. — *Tégument externe.* — Xanthodermies, mélanodermies. Xanthélasma. Nævi vasculaires. Prurit et urticaire, etc.
Symptômes viscéraux et généraux. — *Tube digestif.* — Dyspepsie hyperpeptique. Flux bilieux. Hématémèses. Troubles intestinaux. Entérite membraneuse. Hémorroïdes.
Cœur et système circulatoire. — Bradycardie. Tachycardie et hypotension artérielle. Asystolies d'origine hépatique.
Appareil respiratoire. — Congestion pulmonaire. Pleurésies.
Appareil urinaire. — Modifications du rythme urinaire. Albuminurie.
Système nerveux. — État psychique. Neurasthénie. Mélancolie. Somnolences. Migraines, etc.
Sang. — Anémie et variations sanguines. Hémorragies.
Articulations. — Rhumatisme biliaire. Goutte.
Troubles de la température. — Hypothermie. Inversion thermique. Monothermie.
Nutrition générale. — Nanisme et gigantisme.
Interrogatoire et examen d'un hépatique.

Lorsque le foie est touché, les conséquences de son altération sont multiples ; elle retentit à un degré plus ou moins marqué sur tout l'organisme. Du fait du trouble des fonctions du foie, du fait des modifications apportées à la circulation biliaire ou sanguine intrahépatique, il y a de nombreux troubles organiques à distance. Je dois vous énumérer les plus importants d'entre eux, en raison de leur valeur sémiologique souvent grande.

Les troubles organiques secondaires aux affections hépatiques résultent en effet de plusieurs facteurs : cholémie, hypertension portale, trouble fonctionnel du foie, toxi-infection peuvent jouer un rôle dans leur production. L'influence de réactions nerveuses réflexes doit aussi être parfois invoquée, notamment lors d'affections douloureuses du foie, comme la colique hépatique. Enfin, il faut tenir compte de la possibilité d'affections associées à l'affection hépatique, et développées sous la même influence que celle-ci, notamment d'auto-infections digestives associées aux infections biliaires. Du fait de ces multiples facteurs, nombreuses sont les manifestations cliniques, susceptibles de faire admettre l'existence d'une affection hépatique.

I. — SYMPTOMES CUTANÉS.

Si l'*ictère* est la manifestation la plus communément reconnue de la cholémie, il s'en faut que celle-ci se traduise toujours par l'ictère au sens courant du mot.

Il est des cas où il n'existe qu'une *xanthodermie* localisée, notamment à la face, à la paume des mains et à la plante des pieds (ictère palmo-plantaire), et cette xanthodermie, cette xanthochromie doit être considérée comme une modalité de l'ictère ; je vous la décrirai lorsque j'aborderai l'étude de la cholémie familiale ; elle vous a d'ailleurs été mentionnée comme la manifestation cutanée habituelle des ictères acholuriques.

A cette xanthochromie s'associe souvent du *xanthélasma*, plan ou tubéreux, localisé ou non ; le plus ordinairement, il s'agit d'un petit xanthélasma plan des paupières, au niveau du grand angle de l'œil. De longue date, on avait signalé les relations du xanthélasma avec certains ictères d'une part ; on avait, d'autre part, noté sa coexistence avec la xanthochromie cutanée. La connaissance de l'ictère acholurique et celle de la cholémie familiale nous a permis de préciser avec M. Gilbert ces relations, de montrer que tout xanthélasma est symptomatique de la cholémie chronique, que le soi-disant xanthélasma sans ictère s'accompagne en

réalité d'ictère acholurique, que le xanthélasma n'est héréditaire et familial que parce qu'il est symptomatique d'affections biliaires elles-mêmes héréditaires et familiales, idée
qui a été appuyée de faits confirmatifs par MM. Morichau-
Beauchant et Bessonnet. Nous avons montré sa valeur
sémiologique (1), comme signe révélateur des affections
biliaires, notamment de la cholémie familiale et de la
lithiase biliaire. Lors de xanthélasma chez les diabétiques,
il s'agit non d'un xanthélasma spécial, mais d'un xanthélasma explicable par la fréquence avec laquelle le diabète
se développe sur le terrain biliaire. Le xanthélasma peut
même survivre à la cholémie et constituer un stigmate
témoignant de son existence passée.

Les *mélanodermies* ont, elles aussi, une haute valeur révé-
atrice. Nous les avons maintes fois étudiées avec M .Gil-
bert (2), et nous avons montré que soit localisées (nævi
pigmentaires, taches hépatiques, pigmentation péri-oculaire,
pigmentations provoquées), soit généralisées (ictère noir), les
mélanodermies sont substituées à l'ictère, de même que
l'urobilinurie est substituée à la cholurie, et sont, au même
titre que celle-ci, révélatrices de la cholémie. Elles ont donc
une grande valeur sémiologique sur laquelle je reviendrai
à propos de la cholémie familiale.

Il est encore des cas nombreux où l'on note sur le tégument l'existence de *nævi capillaires ou artériels*, taches
rubis ou étoiles vasculaires, sur lesquels de longue date le
professeur Bouchard avait attiré l'attention, que plus
récemment MM. Gilbert et Herscher (3), M. Claude ont
étudiés en montrant leurs relations étroites avec la cholémie
chronique, quel que soit le mécanisme par lequel celle-ci
entraîne leur production.

(1) Gilbert et Lereboullet, Le soi-disant xanthélasma sans ictère
(*Soc. de biologie*, 20 mai 1904). — Xanthélasma et cholémie (*Soc. de
biologie*, 1908).

(2) Gilbert et Lereboullet, Les mélanodermies d'origine biliaire
(*Soc. méd. des hôp.*, 2 mai 1902). — Masque pigmentaire et cholémie
(*Soc. de biologie*, 23 juin 1906).

(3) Gilbert et Herscher, Des nævi capillaires et artériels dans les
maladies du foie et des voies biliaires (*Soc. de biologie*, 31 janvier 1903).

L'association des xanthodermies, des mélanodermies, du xanthélasma, des naevi, peut donner au facies de certains malades un aspect particulier qui entraîne d'emblée le diagnostic de cholémie chronique (*facies* ou *masque cholémique*); alors même que seul l'un ou l'autre de ces divers signes cutanés existent, l'attention n'en doit pas moins être attirée vers le foie et les voies biliaires du sujet qui les présente, et souvent ainsi peut être porté un diagnostic rétrospectif de cholémie familiale ou affirmée l'existence d'une lithiase biliaire.

Ce ne sont pas là les seuls symptômes cutanés. Le *prurit* des ictériques est connu de longue date ; même alors que l'ictère reste fruste ou fait défaut, il faut souvent, lors de prurit sans cause connue ou même de prurit médicamenteux (tel le prurit morphinique), penser à une affection hépatique ou biliaire susceptible d'expliquer l'idiosyncrasie du sujet. Certains cas de *prurigo* en apparence primitif, de prurigo dit de Hebra, sont en réalité, eux aussi, liés à une affection biliaire. Il en est enfin de même de nombreux cas d'*urticaire*. Prurit, prurigo, urticaire (1) sont d'ailleurs peut-être moins dus aux pigments biliaires qu'aux sels, en rapport parfois avec certaines cholémies dissociées. Il s'agit à d'une question de physiologie pathologique encore en discussion.

D'autres réactions cutanées sont parfois notées : le *purpura* dont l'origine hépatique, niée pourtant par certains, est indiscutable dans nombre de cas où l'affection hépatique est communément méconnue ; les *érythèmes* de divers types ont souvent aussi à leur origine une tare hépatique.

II. — SYMPTOMES VISCÉRAUX ET GÉNÉRAUX.

1. — Tube digestif.

Le tractus gastro-intestinal ressent souvent le contre-

(1) GILBERT et LEREBOULLET, Urticaire et prurigo d'origine biliaire (*Soc. de biologie*, 27 juillet 1902).

coup des affections hépatiques ou biliaires et, surtout depuis le magistral rapport de Hanot, on connaît bien la solidarité fonctionnelle qui l'unit au foie.

La fréquence de la *dyspepsie hyperpeptique* au cours des affections du foie et des voies biliaires n'est pas niable (1). S'agit-il de simple association morbide, développée à la faveur d'une cause commune, s'agit-il d'une dyspepsie provoquée directement par l'affection hépatique? Il est bien difficile actuellement de se prononcer, mais la réalité clinique de l'association des deux états est indiscutable, et le fait a une réelle importance sémiologique. Dans d'autres cas plus rares, qu'il y ait cirrhose atrophique alcoolique, ou toute autre maladie du foie cachectisante, on voit la *dyspepsie hypopeptique* s'installer.

Parfois, avec ou sans troubles dyspeptiques, surviennent de temps à autre des *flux bilieux* (2) plus ou moins abondants, souvent accompagnés ou précédés de migraines, et dont la signification a été longtemps discutée; avec M. Gilbert, nous les avons rattachés à un processus défensif des voies biliaires devant l'infection. De même, peuvent exister des *hématémèses* qui réalisent quelquefois, associées aux douleurs gastriques, le tableau de l'ulcère stomacal. Il y a alors souvent cirrhose veineuse latente, ou affection biliaire latente entraînant l'hématémèse par rupture de varices gastriques ou œsophagiennes (*pseudo-ulcère stomacal d'origine biliaire ou hépatique*) (Gilbert et Lereboullet) (3).

L'intestin donne aussi sa note dans la symptomatologie des affections du foie ; il peut y avoir flux bilieux intestinaux ou hémorragies dues aux mêmes causes que les flux gastriques et les hématémèses. L'*entérite membraneuse* surtout est fréquente, et son existence, explicable de bien des

(1) GILBERT et LEREBOULLET, Ictère acholurique à forme dyspeptique (*Soc. méd. des hôp.*, 17 mai 1901).

(2) GILBERT et LEREBOULLET, Les flux bilieux dans la cholémie familiale (*Soc. méd. des hôp.*, 25 juillet 1902).

(3) GILBERT et LEREBOULLET, Le pseudo-ulcère stomacal d'origine biliaire (*Journal médical français*, novembre 1907, et *Congrès français de médecine*, Paris).

manières, peut facilement s'interpréter à la lumière des recherches récentes du professeur Roger montrant le rôle de la mucinase dans la précipitation du mucus intestinal, et l'influence de la bile qui empêche, par sa présence, cette action de la mucinase. On conçoit donc qu'un trouble de sécrétion biliaire puisse intervenir dans la production de l'entérite membraneuse. La rôle de la bile dans la digestion intestinale explique les conséquences d'un trouble dans sa sécrétion, la facilité avec laquelle se réalisent souvent certaines infections intestinales, au cours des affections hépatiques, notamment chez l'enfant.

Au surplus, les hépatiques et les biliaires sont souvent prédisposés aux auto-infections intestinales, et c'est par une telle prédisposition que nous interprétons la fréquence de l'*appendicite* chez ces sujets, fréquence qui ressort nettement des nombreuses constatations cliniques et anatomiques que nous avons faites avec M. Gilbert (1).

Les *hémorroïdes* enfin sont un signe important, révélateur de l'hypertension portale et par suite d'une affection hépatique souvent latente. Vous en noterez très fréquemment l'existence au cours des affections biliaires et hépatiques et inversement, chez les hémorroïdaires, vous relèverez presque constamment l'existence d'un trouble hépatique (Gilbert et Lereboullet) (2). M. Villaret vous en a d'ailleurs déjà parlé dans une autre leçon.

II. — Cœur et système circulatoire.

Le cœur et le système circulatoire sont souvent touchés secondairement. La *bradycardie*, commune dans l'ictère et surtout l'ictère intense et passager, est un signe directement en relation avec l'intoxication biliaire, qui a pu être reproduit expérimentalement. Mais il s'en faut qu'elle soit constante et toujours proportionnelle à la cholémie.

(1) GILBERT et LEREBOULLET, La nature de l'appendicite (*Presse médicale*, 27 avril 1904).

(2) GILBERT et LEREBOULLET, L'origine hépatique des hémorroïdes (*Société de biologie*, 11 janvier 1904).

Dans certains cas, il y a au contraire *tachycardie*. Il en est ainsi dans les cirrhoses alcooliques, dans lesquelles la tachycardie, constante à la période d'état, n'est nullement en relation avec la cachexie, mais, comme l'ont montré MM. Gilbert et Garnier, elle est la conséquence de l'hypotension artérielle, elle-même suite directe de l'hypertension portale, et du débit insuffisant des veines sus-hépatiques ; à elle seule cette hypotension artérielle est susceptible d'être une cause de troubles cardiaques.

Mais il y a plus, et dans certaines affections douloureuses du foie, comme la colique hépatique, le cœur peut être brusquement touché dans son fonctionnement. Ces *asystolies d'origine hépatique*, étudiées par Potain, François-Franck, Barié, Arloing et Morel, ont été rattachées par Potain à une action nerveuse réflexe, amenant une vaso-constriction des petits vaisseaux du poumon, d'où hypertension dans le domaine de l'artère pulmonaire, dilatation du cœur droit et asystolie. Cette influence indiscutable s'associe à l'influence mécanique de l'hypotension artérielle, à celle de la gêne circulatoire des membres inférieurs résultant de l'ascite ; les faits de cirrhose avec phénomènes cardiaques sont donc souvent bien complexes à étudier, en raison de l'action réciproque exercée par le cœur et le foie. De même d'ailleurs que la fatigue du cœur et l'asystolie consécutive peuvent entraîner de manière purement mécanique la turgescence congestive du foie, de même le *massage direct du foie* a, dans deux cas, provoqué sous nos yeux la production d'une crise d'asystolie pour ainsi dire expérimentale.

Aux symptômes cardiaques susceptibles d'être observés au cours des affections hépatiques, il faut enfin joindre la possibilité d'*angine de poitrine* (1), soit sous la forme de l'angine grave névritique, soit sous celle plus atténuée et moins significative de l'angine névralgique. Il en est ainsi dans nombre d'affections biliaires, notamment dans la lithiase biliaire (angine de poitrine biliaire, Gilbert et Lereboullet).

(1) Gilbert et Lereboullet, L'angine de poitrine biliaire (*Soc. de biologie*, 7 novembre 1903).

III. — Appareil respiratoire.

L'appareil respiratoire réagit peu au cours des affections hépatiques. Encore faut-il mentionner la *congestion pulmonaire* de la base droite, consécutive à certaines crises de colique hépatique et que peuvent expliquer soit une influence réflexe, soit une infection à distance.

De même les *pleurésies* peuvent s'observer, du fait des infections biliaires notamment, sèches, séreuses ou suppurées, en relation avec l'affection biliaire causale. J'ai rapporté avec M. Gilbert des cas de pleurésies au cours ou après l'ictère catarrhal (pleurésies para-ictériques ou méta-ictériques), d'autres de pleurésies dans la colique hépatique ou la lithiase, d'autres encore dans lesquels une angiocholite suppurée s'est accompagnée de pleurésie de même nature ; nous avons à ce propos insisté sur leur analogie avec les pleurésies appendiculaires.

La *toux hépatique*, maintes fois signalée par les auteurs, paraît surtout exister en cas de périhépatite.

IV. — Reins.

Leur fonctionnement est souvent troublé dans les affections hépatiques. Chauffard a signalé l'inhibition exercée sur son fonctionnement par les affections hépatiques, et notamment par certains ictères à leur période d'état ; inversement, il peut y avoir hyperfonctionnement rénal, soit au déclin de l'ictère catarrhal, lors de la crise polyurique et azoturique qui le termine, soit encore, à l'état permanent, au cours de certaines cirrhoses biliaires.

Suivant les cas, il y a donc polyurie ou oligurie. De plus, le mode selon lequel se fait l'élimination aqueuse peut être modifié, qu'il y ait élimination aqueuse digestive retardée (*opsiurie*), qu'il y ait variations journalières marquées (*anisurie*). Ces symptômes vous ont été décrits par M. Villaret.

L'*albuminurie*, soit continue, soit intermittente, et alors souvent orthostatique, est fréquemment notée. C'est une *albuminurie hépatogène*, à laquelle on peut attribuer diverses origines : insuffisance hépatique, infection biliaire, etc. Communément d'ailleurs, si elle peut être un signe révélateur, elle n'a pas une grande signification pronostique et ne mène pas aux graves accidents d'insuffisance rénale. Il n'en est pas moins vrai que, comme nous l'avons montré avec M. Gilbert, l'on peut voir à l'albuminurie se joindre parfois des signes en rapport avec l'imperméabilité rénale, et tous les symptômes d'une véritable néphrite peuvent exister (*néphrites biliaires*) (1).

Parfois, quoique rarement, on voit survenir des accidents d'*hémoglobinurie paroxystique* que l'enquête clinique, jointe à l'observation des malades dans l'intervalle des crises, montre subordonnée à une affection biliaire latente.

L'*hématurie* peut enfin survenir, associée alors souvent à d'autres hémorragies, moins sous la dépendance unique d'une altération rénale que sous celle d'une dyscrasie hémorragique liée à l'altération du foie.

Je n'insiste pas ici à nouveau sur le *diabète*, dont je vous ai déjà longuement entretenu dans une leçon antérieure.

V. — Système nerveux.

Nombreuses sont les *manifestations nerveuses* liées aux altérations hépatiques. Déjà je vous ai décrit certaines d'entre elles à propos des troubles fonctionnels du foie. Je vous ai aussi signalé les accidents comateux ou délirants qui accompagnent souvent l'ictère grave. Depuis longtemps également on a rattaché aux altérations du foie certaines psychoses aiguës ou chroniques. Vous savez le rôle qu'attribuent nombre de cliniciens aux altérations hépatiques des alcooliques dans la genèse du délirium tremens. Nous avons même, avec MM. Gilbert et Cololian, montré l'influence des

(1) GILBERT et LEREBOULLET, Néphrite biliaire (*Soc. méd. des hôp.*, 27 avril 1900). — Forme rénale de l'ictère acholurique simple (*Soc. méd. des hôp.*, 27 juin 1901).

affections biliaires et notamment de la cholémie familiale dans la production de certains cas de *mélancolie*, et nous avons analysé l'état de malaise psychique (dysphorie) fréquent chez de nombreux cholémiques, ainsi que la *neurasthénie* dont ils sont souvent atteints. De même MM. Gilbert et Castaigne ont rattaché à la cholémie les *somnolences*, fréquentes chez les hépatiques. On a également noté les relations entre certaines affections hépatiques ou biliaires et les *migraines* avec ou sans flux bilieux.

Enfin il est certains troubles du côté des organes des sens. L'*héméralopie*, consistant en une cécité passagère, n'existant qu'après la chute du jour et vis-à-vis de la lumière artificielle, se voit dans une série d'affections hépatiques et, semble améliorée par l'opothérapie hépatique, médication de ce trouble, fort ancienne qui remonte aux plus vieux auteurs. De même la *xanthopsie* est un phénomène signalé dans l'ictère, mais dont l'existence, à en juger par notre observation personnelle, paraît bien exceptionnelle; en outre, dans son interprétation, il faut tenir compte de l'auto-suggestion.

VI. — Sang.

Le sang peut être profondément modifié dans sa composition du fait des affections hépatiques. Sans parler de la cholémie, il peut y avoir des changements importants dans sa teneur en hématies ou en leucocytes ; on peut noter une *anémie globulaire* ou au contraire de l'*hyperglobulie*, comme dans certains cas d'anémie séreuse (Gilbert et Garnier); l'hyperglobulie est due alors à la déperdition séreuse du fait des ascites répétées et résulte de la concentration du sang, non de l'augmentation vraie du nombre des globules ; récemment Perrin (de Nancy) a étudié à nouveau ces modifications sanguines au cours des cirrhoses. Il peut y avoir *leucocytose* ou *leucopénie* ; la leucocytose s'observe fréquemment lors de cirrhose biliaire ou d'angiocholite ; inversement on note parfois de la leucopénie dans certaines affections hépatiques accompagnées d'ictère, comme l'ont, il y a quelques années, observé Achard et Loeper, comme récemment nous en avons suivi divers exemples avec M. Gilbert, la leucopénie s'accompagnant d'une augmentation relative du nombre des mononucléaires. De ces modifications sanguines, on peut rapprocher l'état de la *résistance globulaire* augmentée, normale ou diminuée, suivant les cas.

On peut saisir enfin (du fait de modifications humorales encore mal précisées, mais dans lesquelles, depuis les recherches de Doyon, le rôle du foie semble bien établi) des *hémorragies* plus ou moins nombreuses et marquées, créant parfois un véritable état d'*hémophilie*. Avec M. Gilbert, nous avons, à propos de la cholémie familiale, montré la signification qu'ont les hémorragies comme révélatrices d'une affection hépatique ou biliaire larvée et nous avons pu, dans plusieurs cas, qualifiés d'hémophilie, établir la préexistence d'une altération hépatique.

VII. — Articulations.

Les jointures sont souvent douloureuses au cours des affections biliaires et nous avons pu, M. Gilbert et moi, décrire un *rhumatisme biliaire* aigu, subaigu ou chronique. Dans nombre d'affections dites rhumatismales, vous relèverez en effet des antécédents d'accidents biliaires ; il ne s'agit pas d'ailleurs de rhumatisme toxique, mais bien, semble-t-il, de rhumatisme infectieux à porte d'entrée biliaire. Associée ou non au rhumatisme biliaire, la *déformation hippocratique* des doigts s'observe dans un assez grand nombre de cas, et notamment dans les cirrhoses biliaires; Enfin il est des cas non douteux où peuvent être établies les connexions des affections hépatiques et de la *goutte*, sans que la nature du trouble hépatique qui favorise son développement soit exactement précisée. J'y reviendrai lorsque je vous ferai l'histoire des ictères chroniques simples où la goutte n'est pas exceptionnelle.

VIII. — Troubles de la température.

Ils ont une grosse importance dans nombre d'affections hépatiques, qu'il y ait hypothermie ou hyperthermie. Nous retrouverons ailleurs la plupart des variétés d'*hyperthermie*,

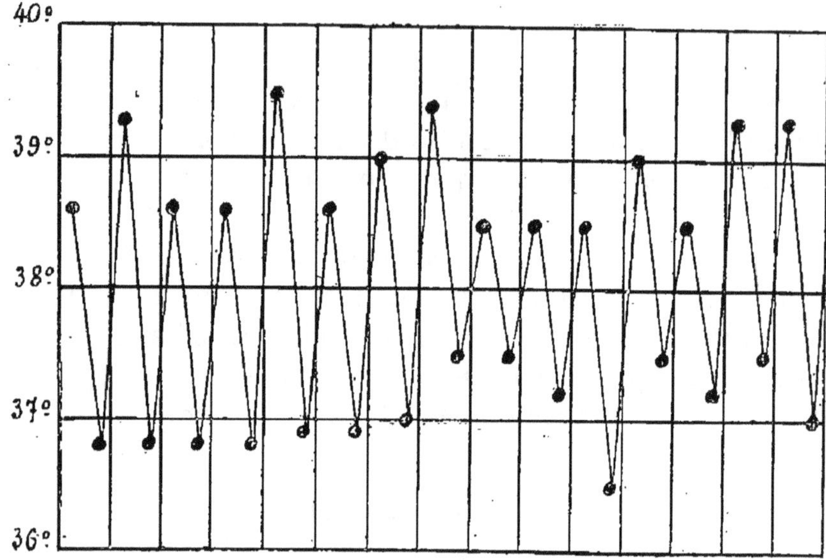

Fig. 19. — Fièvre intermittente biliaire à type inverse
(Gilbert et Lereboullet).

notamment la fièvre intermittente hépatique, la fièvre hépatalgique et les divers types de fièvre biliaire; tantôt elle persiste de longs mois, comme dans certaines cirrhoses biliaires fébriles; tantôt, comme dans certaines angiocholites, la température offre une courbe assez régulière avec une période d'accès ou une période d'état, une période de déclin. Lors d'accès intermittents, la fièvre peut être assez violente pour simuler le paludisme (pseudo-paludisme d'origine biliaire). L'*hypothermie* s'observe assez fréquemment, tantôt directement ou indirectement en relation avec l'affection du foie (cancer du foie), tantôt peut-être due plutôt à l'agent même de l'affection (colibacille). La mort par coma hypothermique est fréquente au cours des affections hépatiques. L'*inversion thermique* (fig. 19) est un caractère de la température souvent observé que nous avons, avec M. Gilbert, récemment mis en lumière dans les diverses affections relevant de l'auto-infection digestive (1). De même la *monothermie* (fig. 20), également

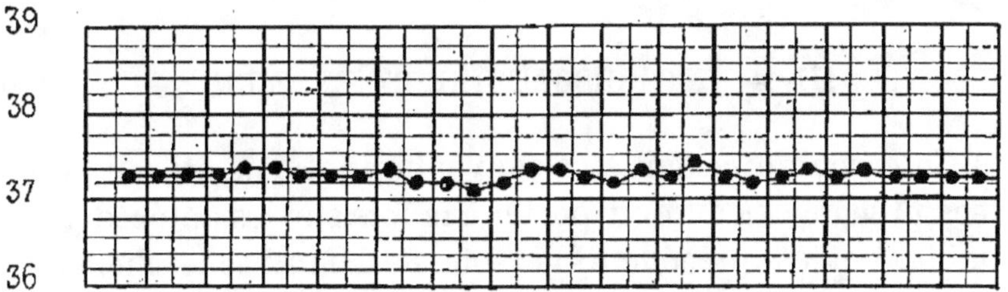

Fig. 20. — Monothermie (Gilbert et Lereboullet).

décrite par M. Gilbert et par nous, peut s'observer; elle consiste dans l'identité de la température du matin et du soir, constituant une véritable monotonie thermique. Monothermie et inversion constituent deux phénomènes de même ordre, pouvant d'ailleurs succéder l'un à l'autre.

IX. — Nutrition générale.

Enfin les maladies du foie entraînent des *troubles profonds de la nutrition*. A côté des affections graves qui amènent rapidement et l'amaigrissement et la cachexie (tels le cancer du foie, les cirrhoses veineuses), celles qui sont compatibles avec une longue survie peuvent entraîner, comme la cirrhose hypertrophique biliaire des enfants (Gilbert et Fournier), comme la cirrhose cardio-tuberculeuse (Hutinel), un *arrêt de développement* plus ou moins considérable, qui va parfois jusqu'au *nanisme* et à l'*infantilisme*. Inversement il est des sujets dont l'affection hépatique semble avoir stimulé le développement (*gigantisme biliaire*). Nous en avons, avec M. Gilbert, observé maints exemples, notamment lors d'ictère chronique simple.

(1) GILBERT et LEREBOULLET, Inversion thermique et monothermie *Presse médicale*, 22 juillet 1905).

Multiples sont donc, on le voit, les conséquences lointaines des affections hépatiques, et un examen resterait incomplet s'il n'en tenait compte. Aussi bien, cet examen, pour être fertile en résultats, doit-il observer quelques règles qu'il est bon de rappeler en terminant.

III. — INTERROGATOIRE ET EXAMEN.

L'interrogatoire doit être souvent minutieux, et, fait sans idées préconçues ; il doit porter à la fois sur les antécédents familiaux et les antécédents personnels. Il faut rechercher non pas seulement les maladies passagères ou définitives du foie, mais aussi les multiples symptômes secondaires auxquels elles peuvent donner naissance et qui, dominant souvent le tableau clinique, peuvent par leur existence dans les antécédents, aider au diagnostic de l'affection hépatique.

L'examen, après avoir noté avec attention tous les éléments formés par le facies, l'habitus général, les réactions cutanées, doit analyser successivement, pour être complet, selon une division proposée par M. Gilbert et qu'il faut avoir présente à l'esprit, tout d'abord les *signes tirés de l'examen physique du foie et de la rate*, — puis ceux tirés de l'*état fonctionnel du foie*, — ceux qui provoquent les *troubles de la circulation sanguine intra-hépatique* ; et notamment les troubles d'hypertension portale, — ceux résultant d'une *gêne de la circulation biliaire*.

Ensuite la tâche du médecin n'est pas terminée, il doit encore analyser les *troubles organiques secondaires* portant sur les divers organes (tube digestif, poumon, cœur, système nerveux, etc.). Enfin il doit établir le retentissement des affections hépatiques sur l'*état général*.

Ainsi, par un examen méthodique, le médecin se trouve en possession de tous les éléments permettant de fixer le diagnostic et le pronostic des maladies du foie et des voies biliaires. Le tableau dressé ici permettra de comprendre rapidement comment doivent être recherchés les divers signes que les leçons précédentes ont exposés.

Interrogatoire.

I. Antécédents familiaux.

1º *Maladies biliaires et hépatiques*............
- Ictères aigus ou chroniques.
- Lithiase biliaire.
- Cholémie familiale.
- Cirrhoses veineuses ou biliaires.
- Cancer du foie ou des voies biliaires, etc.

2º *Maladies et troubles organiques secondaires ou associés*................
- Troubles gastro-intestinaux.
  (Dyspepsie hyperpeptique, entérite, appendicite, etc.)
- Symptômes cutanés.
  (Urticaire, prurit, mélanodermies, etc.)
- Symptômes nerveux.
  (Neurasthénie, mélancolie, migraine, etc.)
- Symptômes articulaires.
  (Rhumatisme aigu ou chronique).
- Autres symptômes viscéraux.
- Goutte. Diabète, etc.

II. Antécédents personnels.

1º *Maladies antérieures du foie ou des voies biliaires.*
- Ictères passagers (catarrhal, émotif).
- Coliques hépatiques.
- Cholémie simple familiale.

2º *Maladies et troubles organiques secondaires ou associés.*

Examen.

I. Aspect général.

1º *État du tégument. Facies*................
- Ictère, xanthodermies, mélanodermies.
- Nœvi vasculaires.
- Xanthélasma.

2º *État du développement.*
- Nanisme et infantilisme.
- Gigantisme.

II. Examen du foie et de la rate.

Hypertrophie ou atrophie des deux organes ou de l'un d'eux. Consistance augmentée ou diminuée. — Mobilité ou fixité.

Sensibilité spontanée et provoquée.
- Hépatalgie.
- Douleur vésiculaire.
- Splénalgie.

Pulsations hépatiques. Souffle veineux splénique ou hépatique. Frémissement hydatique.

III. Troubles fonctionnels secondaires.

1º *Troubles de la circulation biliaire*............
- Cholémie. Son degré.
- Ictère et xanthodermies.
- Cholurie et urobilinurie.
- État des fèces. — Stercobilinie et bilirubinie fécales.

2° *Troubles de la circula-*
tion veineuse.
Syndrome d'hypertension
portale.

Troubles urinaires (opsiurie, anisurie, oli-
gurie).
Circulation supplémentaire abdominale.
Splénomégalie.
Hémorroïdes.
Ascite.
Hémorragies gastro-intestinales, etc.

Syndrome d'hypotension
artérielle.............

Tachycardie. Oligurie. Hypotension artérielle.

3° *Troubles fonctionnels de*
la cellule hépatique (Hy-
perhépatie. Anhépatie).

Hypoazoturie ou hyperazoturie.
Coefficient azoturique. Ammoniurie.
Glycosurie digestive spontanée ou provo-
quée.
Glycosurie expérimentale
Indicanurie, etc.

IV. Modifications organiques a distance.

1° *Tube digestif* ....

Dyspepsie hyperpeptique. Flux bilieux.
Hématémèses.
Troubles intestinaux. Entérite membra-
neuse.
Appendicite.
Hémorroïdes.

2° *Cœur et vaisseaux......*

Bradycardie.
Tachycardie et hypotension artérielle.
Asystolie d'origine hépatique.

3° *Appareil respiratoire...*

Congestion pulmonaire.
Pleurésies { Sèches.
Séreuses.
Suppurées.

4° *Appareil urinaire.......*

Albuminurie intermittente ou continue.
Hémoglobinurie.

5° *Système nerveux.......*

État psychique (dysphorie).
Neurasthénie.
Mélancolie.
Somnolences.
Migraines avec ou sans flux bilieux.

6° *Articulations..........* | Rhumatisme biliaire. Goutte.

7° *Sang.. ....*

Anémie. Modifications sanguines. Hémorragies.

V. Altérations de l'état général.

1° *Troubles de la tempéra-*
ture.................

Hyperthermie et ses variétés.
Hypothermie.
Inversion thermique.
Monothermie.

2° *Nutrition générale.....*

Obésité, goutte, diabète, etc.
Amaigrissement, cachexie cirrhotique, etc.

DOUZIÈME LEÇON

ÉTIOLOGIE DES AFFECTIONS HÉPATIQUES ET BILIAIRES. — MICROBISME BILIAIRE

Par Adrien LIPPMANN.

I. LES VOIES D'ABORD ET DE PÉNÉTRATION DU FOIE. — 1º Voie directe, par effraction traumatique. — 2º Artère hépatique. — 3º Lymphatiques du foie. — 4º Veines sus-hépatiques. — 5º Veine porte. — 6º Voies biliaires ; microbisme normal aérobie et anaérobie ; division en cinq zones.

II. LES AGENTS PATHOGÈNES. — 1º Agents mécaniques. — 2º Agents toxiques. — 3º Agents microbiens ; leur rôle dans : A. les infections biliaires ; B. les infections hépatiques. — 4º Agents parasitaires.

III. LE DÉTERMINISME DE LA MALADIE. — 1º Conditions inhérentes à l'agent pathogène. — 2º Conditions inhérentes au terrain.

IV. LES RÉACTIONS DU FOIE ET DES VOIES BILIAIRES. — LES LÉSIONS. — Leurs variations suivant l'intensité de l'attaque morbifique.

La multiplicité et l'importance des fonctions dévolues à la cellule hépatique, les connexions nombreuses qu'affecte le foie avec tant d'organes et de tissus de l'économie rendent aisément compte de la complexité et de la diversité des causes morbifiques susceptibles d'agir en pathologie hépatique pour produire soit le trouble fonctionnel, soit la lésion constituée. Dans cette leçon d'étiologie générale, nous laisserons à dessein la question encore trop incertaine sur bien des points et trop hypothétique des syndromes fonctionnels, pour ne nous attacher qu'à cette partie du sujet visant les affections vraiment lésionnelles de l'organe.

Ainsi envisagées, l'étiologie et la pathogénie des affections hépatiques et biliaires comportent deux grands chapitres : le premier concernant les voies d'abord et de pénétration du foie ; le second visant les agents pathogènes divers qui, par l'intermédiaire de ces voies, peuvent aller léser le parenchyme hépatique.

Que vont devenir ces deux éléments mis en présence, agent pathogène et tissu hépatique ; dans quelles conditions et par quelles réactions la lésion sera-t-elle créée, c'est ce que nous étudierons et tenterons d'élucider dans un troisième et quatrième chapitre.

I. — LES VOIES D'ABORD ET DE PÉNÉTRATION DU FOIE

I. — Voie directe par effraction ou traumatisme.

Si la clinique chirurgicale relate fréquemment des faits de traumatisme ou de plaie pénétrante ayant déterminé l'atteinte du parenchyme hépatique, médicalement parlant les observations de cet ordre restent exceptionnelles. On peut cependant rencontrer des exemples d'ouverture de viscères voisins : estomac, intestin, au cours d'affections ulcéreuses ou cancéreuses, provoquant ainsi de graves désordres du côté du foie ; et nous-même avons eu récemment l'occasion de décrire, avec le professeur Gilbert, le cancer de l'estomac à forme hépato-gangreneuse. Mais, répétons-le, ce n'est point là de la clinique courante.

II. — Artère hépatique.

Le calibre médiocre de l'artère hépatique pourrait faire penser que ce vaisseau joue en pathologie un rôle effacé. Il n'en est rien.

Déjà *expérimentalement* Cohnheim et Litten avaient constaté que la ligature de l'artère provoquait la mort en vingt heures, avec, à l'autopsie, lésions étendues de nécrose, aspect grisâtre et demi-fluide du parenchyme. D'autres observateurs notent, en plus des foyers de nécrose, l'apparition de cavités kystiques avec stase biliaire, de néocanalicules et d'une cirrhose biliaire progressive ; l'aspect variant selon le point où porte la ligature, selon l'animal en expérience. De même, pour certains, cette ligature provoquerait la glycosurie temporaire, pour d'autres la cessation au contraire de la fonction glycogénique, et la diminution de l'uropoïèse.

La pathologie révèle bien fréquemment le rôle important joué par l'artère. Toutes les pyémies d'ordre chirurgical, les septicémies de cause interne (endocardites infectieuses ou autres), parfois la syphilis et la tuberculose, toutes les toxines, tous les poisons dont l'élaboration première n'est point faite dans le tractus gastro-intestinal, empruntent la voie artérielle pour envahir le foie. Jamais, par contre, l'on ne verra survenir de ce fait de lésions chroniques de l'organe. Les faits de suppléances des rameaux artériels expliquent l'absence de l'infarctus embolique à ce niveau. D'autre part, l'artère se distribuant surtout à la capsule et aux voies d'excrétion de la bile, on comprend qu'il n'y ait point de cirrhose d'origine artérielle. Enfin il est un fait à remarquer, c'est que les cas les plus généralisés d'artériosclérose n'atteignent jamais les rameaux hépatiques.

III. — Lymphatiques.

Les voies lymphatiques deviennent très rarement le point de départ de processus pathologiques, et, mise à part des cirrhoses corticales sous-capsulaires, on ne voit surtout les vaisseaux lymphatiques intervenir qu'en qualité de voies efférentes, allant infecter les ganglions des organes voisins, au cours de certaines affections du foie. Mais très nombreux dans la capsule fibreuse, intimement liés au réseau fonctionnel, dont ils subissent les réactions, on peut, dans certains cas, leur attribuer une importance de premier ordre dans la production des périhépatites sèches ou adhésives, des pyo-périhépatites, des cirrhoses sous-capsulaires. C'est grâce à leurs anastomoses multiples que se produisent ces lésions curieuses et simultanées des diverses séreuses donnant lieu à ce que MM. Gilbert et Garnier ont appelé : la *sym-physe péricardo-périhépatique.*

IV. — Veines sus-hépatiques.

Véritables prolongements de l'oreillette droite, les veines
sus-hépatiques doivent, il est légitime de le supposer
a priori, faire subir au parenchyme du foie tous les contre-
coups des affections cardiaques. En fait, il en est très
fréquemment ainsi; et non seulement on peut noter au
niveau des veines sus-hépatiques les effets d'un processus
purement mécanique se traduisant par la cirrhose cardiaque,
mais encore ces dernières peuvent devenir le point de
départ d'accidents toxi-infectieux; de la stéatose périsus-
hépatique, des abcès aréolaires à systématisation sus-
hépatique, ont été signalés par divers auteurs (Ribadeau-
Dumas et Halbron, Widal, Achalme, Claisse) au cours de
maladies infectieuses variées, la plupart du temps d'ailleurs
grâce à l'asthénie cardiaque concomitante.

V. — Veine porte.

Tous ces faits, un peu d'exception, paraissent effacés dès
que l'on envisage le rôle de la voie portale et la variété
des états hépatiques tant aigus que chroniques dus à ce
mécanisme étiologique. Tout processus pathologique, en
effet, pour peu qu'il se localise au niveau du tractus gastro-
intestinal, est susceptible, grâce à la voie portale, de retentir
plus ou moins vivement sur la glande hépatique : qu'il s'a-
gisse de simple viciation de l'acte digestif, d'auto-intoxication
alimentaire en d'autres termes, ou bien au contraire d'hé-
téro-intoxication soit aiguë soit chronique ; qu'il s'agisse
également de maladies infectieuses ou néoplasiques du tube
digestif. De là les cirrhoses et leurs types étiologiques multiples, de là la surcharge graisseuse, les stéatoses, les dégénérescences cellulaires diverses, de là le foie infectieux,
appendiculaire ou autre, les collections suppurées intrahépatiques et en particulier l'abcès tropical dysentérique,
de là enfin les métastases cancéreuses et hydatiques.

N'oublions pas également que certains auteurs ont voulu faire à la veine splénique une place tout à fait à part et en quelque sorte indépendante, en rattachant au niveau de ce segment du système porte l'origine de diverses hépatopathies ; ce ne sont là d'ailleurs que simples hypothèses pathogéniques. Quoi qu'il en soit, et si rapidement résumée que nous venions de l'exposer, la liste des diverses affections du foie d'origine portale nous apparaît comme très chargée, et justifiant facilement l'adage ancien si fréquemment cité : *Veina porta porta malorum.*

VI. — Voies biliaires

Les notions acquises au cours de ces dernières années sur les infections biliaires et leur conséquence, grâce à une série de travaux tout à l'honneur de l'École française, font que les voies biliaires occupent à l'heure actuelle une place de premier ordre, prépondérante même dans la pathogénie des maladies hépatiques et biliaires. La disposition anatomique du tractus biliaire pouvait à elle seule d'ailleurs faire prévoir toute l'importance de cette dernière voie d'accès. Ne voit-on pas, en effet, le cholédoque s'ouvrir à plein canal dans le duodénum, c'est-à-dire dans un milieu infecté au plus haut degré. Les recherches bactériologiques de Gilbert et Dominici prouvant l'existence à ce niveau, par milligramme de son contenu intestinal, de 3 200 colonies ne liquéfiant pas la gélatine et de 400 colonies liquéfiantes, sont des plus convaincantes à ce sujet ; encore ces auteurs ne s'adressaient-ils qu'aux seuls germes aérobies ! Or la bile n'est nullement antiseptique, encore qu'elle ait joui pendant de longues années de cette réputation surfaite, réputation qui ne tient pas devant les faits expérimentaux. Il est même des plus curieux pour l'esprit de suivre rapidement les évolutions successives des idées au point de vue des propriétés de la bile. Après une période plusieurs fois séculaire durant laquelle « la bile et l'atrabile » étaient l'origine de tous les maux, survint une époque de réaction, époque théorique attribuant au contraire à ce liquide un rôle protecteur de premier ordre dans l'organisme ; ne s'opposait-il point aux fermentations intestinales, aux putréfactions. De là à déclarer la bile antiseptique, il n'y avait qu'un pas, il fut rapidement franchi dès l'avènement de l'ère bactériologique. Ce n'est que quelques années plus tard que l'expérimentation se chargea de remettre les choses au point, en conduisant à des conclusions diamétralement opposées.

Gley et Lambling, les premiers, constatent que la bile n'exerce aucune action sur les microbes. Bientôt Gilbert et Dominici observent que les principaux microbes cultivent admirablement dans des milieux additionnés de proportions même fortes de bile. Nous sommes arrivés, avec M. Gilbert, à des conclusions identiques en cultivant dans la bile presque pure du colibacille, du pyocyanique et divers échantillons de streptocoque et de staphylocoque. Il y a plus, Sergent prouve que non seulement la bile n'empêche point la prolifération des germes, mais encore qu'elle n'atténue en rien leur virulence. En conséquence, si la bile empêche la putréfaction intestinale, ce ne peut être que par un mécanisme indirect, en activant la desquamation épithéliale de l'intestin, ou en excitant ses mouvements péristaltiques.

Microbisme biliaire normal. — Dès lors, la bile n'étant point antiseptique, les conduits biliaires débouchant dans un véritable cloaque, il devient rationnel de penser que ces derniers vont à leur tour être le siège d'une infection cavitaire marquée. Cependant si l'on ouvre un traité classique quelconque parmi les plus récents, on lit que la bile et les voies biliaires sont normalement aseptiques. Seul le cholédoque dans son quart inférieur, dit Dupré, sur un parcours de 2 centimètres, précise Duclaux, est le siège d'un microbisme normal (fig. 21), et à ce niveau, Netter isole deux espèces microbiennes : un bacille à colonies blanches et opaques et le staphylococcus aureus. Ce n'est que grâce à une complication quelconque, compression, stagnation biliaire ou autre, que l'on voit, de cette portion tout inférieure, l'infection remonter, gagner les étages supérieurs du tractus biliaire devenant alors pathologique : l'infection biliaire est créée.

Conception nouvelle. — Tel était l'état de la question lorsque, en 1902, nous reprimes cette étude avec le professeur Gilbert. Les résultats obtenus presque immédiatement, d'une façon constante et en concordance absolue, élargirent singulièrement, comme on va le voir, la conception classique que nous venons d'exposer.

Ce qui différenciait essentiellement notre technique des méthodes jusqu'ici employées, c'était d'une part la recherche systématique, à côté des germes ordinaires, des microorganismes anaérobies, grâce à l'emploi de milieux spéciaux, principalement des tubes de gélose profonde (Veillon et Zuber), c'était d'autre part la pratique régulière des ensemencements larges. Nous avons toujours repoussé toute expérimentation sur le cadavre, craignant, à juste titre, l'envahissement agonique des organes, et toutes nos prises portèrent tantôt sur l'homme vivant au cours d'interventions chirurgicales, tantôt sur différentes races animales, chien, chat, cobaye, bœuf, porc et lapin.

Nos premières recherches portèrent sur le *cholédoque*. Le tiers inférieur de ce conduit, zone classique de l'infection,

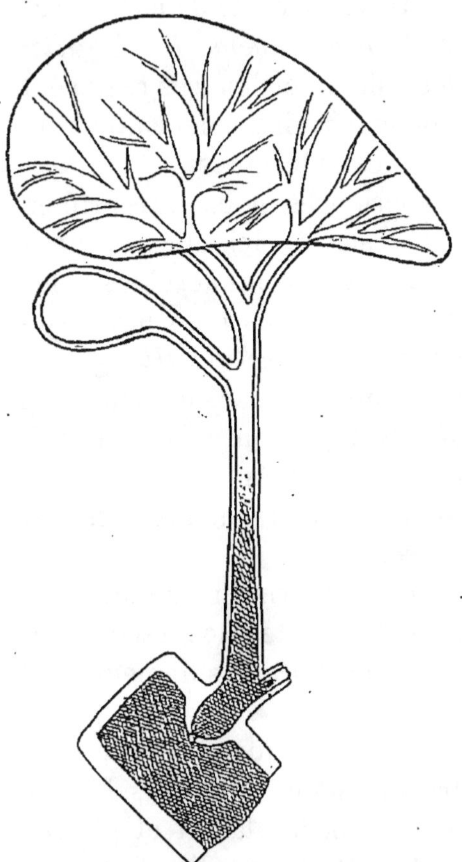

Fig. 21. — Infection biliaire normale aérobie (conception classique) (Gilbert et Lippmann).

donna dans nos cultures une telle poussée microbienne que toute identification microbienne fut impossible ; ce n'était pas à deux variétés de microorganismes seulement que nous avions affaire, mais bien à dix et même davantage. Le tiers moyen donna deux germes aérobies : *staphylocoque blanc* et *colibacille* mais quatre races diverses d'anaérobies : *Funduliformis, Entérocoque, B. perfringens, B. fragilis*. Quant au tiers supérieur, si les milieux ordinaires restèrent muets, les tubes anaérobies nous permirent de cultiver et d'identifier trois espèces anaérobies différentes.

Dans une deuxième série d'expériences, nous entreprîmes l'étude bactériologique de la vésicule. Ici encore, nous notions la même différence entre les germes aérobies et les anaérobies. Deux fois seulement, sur plus de vingt ensemencements, nous rencontrâmes le seul *colibacille*, germe anaérobie facultatif, il ne faut point l'oublier, et dans tous nos cas, par contre, nous pûmes isoler jusqu'à quatre et cinq variétés de microbes anaérobies stricts. Ce microbisme vésiculaire se montra d'ailleurs toujours moins riche et moins abondant chez les herbivores.

Les canaux hépatiques ne nous fournirent qu'une fois sur dix un résultat positif ; enfin toutes les recherches entreprises sur les canalicules intrahépatiques demeurèrent stériles.

Nous pouvons donc conclure en disant que, sur la presque totalité de son parcours extrahépatique, le tractus biliaire est normalement infecté. Ce microbisme latent et physiologique est aéro-anaérobie et s'étend de l'embouchure intestinale du cholédoque jusqu'à la moitié supérieure des canaux hépatiques. Si bien que, microbiologiquement parlant, on peut diviser l'appareil biliaire en cinq zones :

Une première zone comprenant l'ampoule de Vater et le tiers inférieur du cholédoque : *zone mixte aéro-anaérobie, zone d'infection classique.*

Une deuxième zone formée par le tiers moyen du cholédoque : *zone de transition, zone d'aérobiose décroissante.*

Une troisième zone englobant le tiers supérieur du cholédoque et la vésicule dans son entier : *zone de l'anaérobiose pure.*

Une quatrième zone, portion inférieure des canaux hépatiques : *zone d'anaérobiose décroissante.*

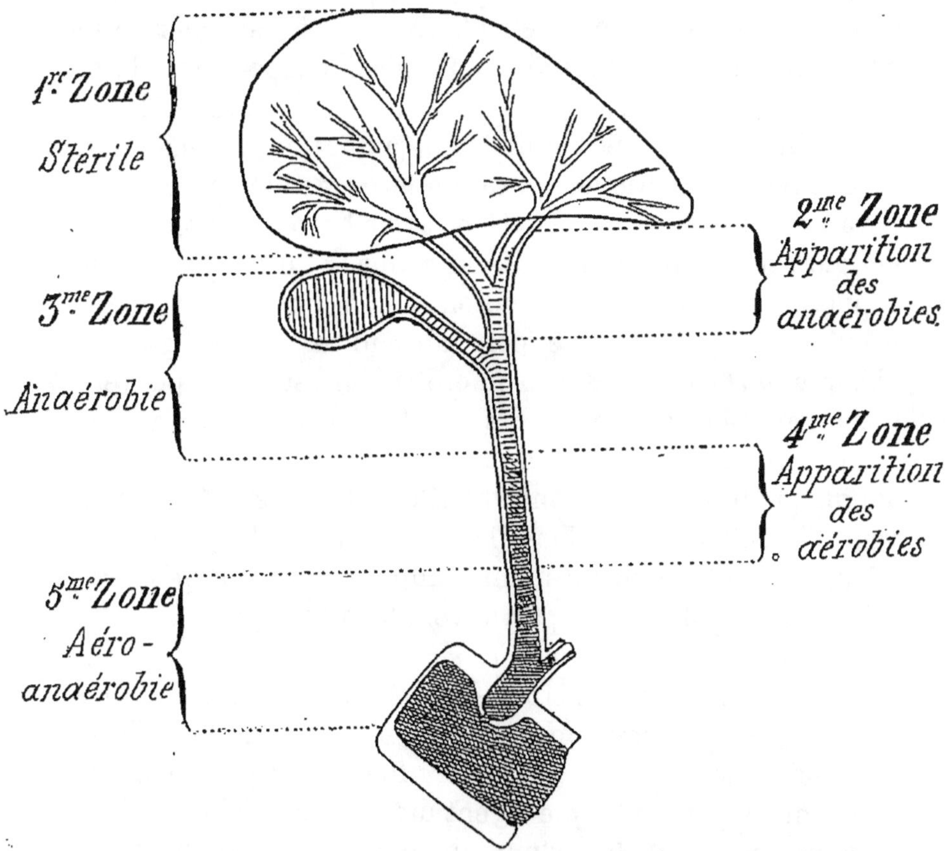

Fig. 22. — Infection biliaire normale aéro-anaérobie
(Gilbert et Lippmann).

Une cinquième zone enfin : *zone de stérilité absolue,* constituée par la moitié supérieure des canaux hépatiques et toutes les ramifications biliaires intrahépatiques.

Les deux schémas ci-contre (fig. 21 et 22) montrent très exactement les différents territoires successivement étagés de l'infection biliaire normale, en même temps qu'ils font ressortir d'une façon frappante tout ce qui différencie la conception actuelle du microbisme biliaire, tel qu'il résulte de nos travaux, de la conception ancienne et classique jusqu'aujourd'hui.

L'étendue considérable de ce microbisme physiologique est d'une importance capitale au point de vue pathogénique, en ce qui concerne tout au moins la pathologie biliaire. Il faut bien peu de chose, en effet, pour transformer cette infection purement cavitaire en une infection pariétale et pathologique. Qu'un trouble mécanique quelconque, si léger soit-il, intervienne et l'ennemi, déjà tout au voisinage du parenchyme hépatique, aura entière facilité pour aller envahir et attaquer le foie. Sans avoir besoin d'invoquer la longue ascension des germes intestinaux, il est permis de supposer *a priori* l'intervention, sinon unique, du moins primitive et préparatoire pour ainsi dire, de ces germes biliaires *autochtones* ; les microbes intestinaux peuvent secondairement associer leurs efforts. C'est ce que va nous prouver par la suite et d'une façon péremptoire l'étude des agents pathogènes montrant l'infection, et, bien souvent, l'infection anaérobie à la base de toute la pathologie biliaire, et affirmant du même coup toute l'importance du rôle joué en pathogénie par la voie biliaire.

En résumé : *voie artérielle, voie veineuse, voie biliaire*, telles sont les trois principales voies anatomiques ouvertes aux diverses processus morbides pour gagner le foie. Est-il nécessaire de dire que ces différentes voies peuvent être empruntées par un même agent morbifique, qu'une même infection peut envahir simultanément ou successivement deux de ces voies d'accès, et même les trois, combinant et surajoutant ainsi les lésions. N'oublions pas enfin de signaler l'action du système nerveux qui, pour être mal connue, n'en est pas moins nette dans certains cas, amenant des variations de volume du foie, l'hyperhémie ou l'anémie de l'organe, l'insuffisance fonctionnelle ou l'excès de fonctionnement, syndromes encore obscurs sur lesquels nous n'insistons pas.

II. — LES AGENTS PATHOGÈNES.

I. — Agents mécaniques.

L'importance et l'étendue des voies anatomiques qui abordent la glande hépatique, la parcourent et en sortent, rendent compte de la place prise par les agents mécaniques dans la pathogénie des affections hépatiques et biliaires.

La *compression* peut être mise au premier plan, tant par le rôle actif qu'elle joue bien souvent, que par la diversité des troubles qu'elle occasionne. Vient-elle en effet à s'exercer sur les voies biliaires, elle peut atteindre celles-ci dans leur parcours extra-hépatique, soit en agissant sur leurs parois externes par l'intermédiaire d'une tumeur de voisinage, d'une bride inflammatoire, d'un ganglion, soit en obturant simplement leur lumière comme le ferait un calcul, un corps étranger ou la muqueuse elle-même, en se tuméfiant. Dans l'une et l'autre de ces alternatives, la consé-quence immédiate est l'ictère par rétention avec toutes les complications secondaires possibles d'intoxication et d'infec-tion.

La compression peut siéger plus haut, dans l'intimité même du parenchyme hépatique, sur les ramifications fines et profondes des canalicules biliaires, et cela grâce à l'hypertension des vaisseaux portes, d'où l'ictère accompa-gnant certaines cirrhoses. Quant aux voies veineuses, leur compression est de règle dans les divers processus cirrho-tiques, amenant ainsi des états congestifs en amont et anémiques en aval.

L'augmentation et la diminution de pression sont, en effet, parmi les phénomènes les plus constants que l'on puisse observer au cours de la cirrhose veineuse et portant respectivement sur le système porte et sur le système sus-hépatique. Il y a longtemps déjà que M. Gilbert a attiré l'attention sur toute une série de symptômes qu'il groupa en deux syndromes, sous les noms de *syndrome*

d'hypertension portale et d'hypotension sus-hépatique.
Nous n'insisterons point sur cette question qui a déjà été
exposée en détail par M. Villaret. Disons néanmoins que,
dans certains cas, le système sus-hépatique est, lui aussi,
le siège d'une hypertension manifeste, ainsi qu'il appert
dans la congestion et la cirrhose d'origine cardiaque.
L'on sait également que l'on a voulu faire jouer à la forte
vaso-dilatation réflexe des capillaires sanguins et à l'osmose
biliaire secondaire un rôle prépondérant dans la pathogénie
de l'ictère émotif.

L'augmentation de pression enfin s'établit parfois égale
ment au niveau des voies biliaires, et c'est à ce mécanisme
intervenant sous l'action d'une bile trop riche et trop épaisse
que l'on rattacherait l'origine de l'ictère dit *par pléiochromie* de Stadelmann.

II. — Agents toxiques.

La presque totalité des poisons élaborés au niveau du
tube digestif est drainée par la veine porte et amenée au foie;
ce dernier les neutralise plus ou moins parfaitement pour
ensuite les éliminer par la bile. Il n'y a rien de surprenant à
ce qu'il devienne quelquefois victime de son devoir. La liste
est bien longue des divers agents toxiques capables de léser
la glande hépatique à des degrés très divers d'ailleurs. Il
en est dont l'action néfaste est immédiate, c'est le fait des
empoisonnements accidentels ou professionnels au cours
desquels la cellule hépatique est la première atteinte :
sels de mercure, de fer, de cuivre, de plomb, acide
phénique, salicylate de soude, nicotine, quinine, curare,
morphine, enfin et surtout phosphore dont on sait l'affinité
élective pour le tissu du foie. D'autres n'agissent que plus
lentement par la répétition de doses minimes mais fréquentes; l'alcool tient ici la première place, puis viennent les
différents produits d'auto-intoxications : ptomaïnes, pepto-
toxines, indol et phénol, résultats d'un processus digestif
vicié. En conclusion : poisons minéraux, poisons végétaux,

poisons organiques, tels sont les trois grandes catégories de substances toxiques susceptibles d'une action pathogène. Il faut y ajouter, pour être complet, les toxines microbiennes dont l'influence exclusive au niveau du foie et des voies biliaires fut notée par certains observateurs, en particulier par M. Claude dans les hémorragies de la vésicule.

III. — Agents microbiens.

Nous avons vu les voies biliaires peuplées à l'état normal et sur la presque totalité de leur parcours extra-hépatique par diverses variétés de microorganismes, surtout anaérobies.

Ces germes saprophytes peuvent-ils devenir pathogènes? Dans quelle mesure et dans quelle proportion voit-on intervenir ces agents microbiens dans les divers accidents infectieux hépato-biliaires? Enfin, à côté de ces microbes que nous avons nommés autochtones, n'y a-t-il point lieu de faire une place en pathologie à d'autres microorganismes étrangers.

Si l'on vient à consulter la nomenclature des agents microbiens rencontrés et isolés au cours des multiples états infectieux du foie et des voies biliaires dans les divers travaux parus ces dernières années, on voit qu'il est loisible de classer ceux-ci en trois catégories : tantôt, en effet, les accidents sont attribués aux seuls microbes de la suppuration, germes banaux aérobies : *streptocoque* ou *staphylocoque* blanc ou doré ; tantôt on trouve rapportée la présence de germes hautement spécifiques : *B. d'Eberth*, *B. virgule, pneumocoque, pneumobacille* ; tantôt enfin, et bien fréquemment d'ailleurs, sont signalés des germes anaérobies facultatifs : *entérocoque* et surtout *colibacille* que M. Gilbert a pu appeler le « grand envahisseur des voies biliaires ».

A cette liste déjà longue, les derniers travaux que nous avons entrepris avec le professeur Gilbert sont venus ajouter les noms de microorganismes anaérobies stricts, déjà connus dans d'autres chapitres de la pathologie humaine : le *B. funduliformis* et ses innombrables variétés morphologiques, véritable bacille protée, tantôt sphérique, tantôt bacillaire et rectiligne, tantôt encore ramifié et branchu ; le *B. perfringens*, ancien bacille du rhumatisme d'Achalme, ces deux germes se montrant d'une fréquence extrême, et étant à mettre à ce point de vue sur le même plan que le colibacille, puis le *B. fragilis*, fin et délicat à cultiver, le *B. serpens*, le *B. ramosus*, le *B. nebulosus*, les *divers streptocoques anaérobies*, le *staphylococcus parvulus* enfin.

La plupart de ces anaérobies, on le sait, avaient été déjà isolés et identifiés par nous au cours de nos recherches sur les voies biliaires normales. Disons d'ailleurs que d'autres conduits et canaux de l'économie sont le siège d'un microbisme identique et en particulier les voies d'excrétion salivaire, pancréatique, et l'appendice. ont été trouvés constamment par nous, peuplés d'une riche flore microbienne presque uniquement anaérobie. Disons également que la grande majorité des infections d'origine digestive, infections appendiculaires et péritonéales, entre autres, les infections génito-urinaires, les infections d'origine otique, reconnaissent à l'éclosion des accidents l'action unique parfois, mais toujours prépondérante dans tous les cas, de ces germes anaérobies stricts. Ces points une fois fixés, recherchons le rôle respectif de ces divers agents microbiens dans le cas qui nous intéresse plus particulièrement, c'est-à-dire, au cours des infections hépato-biliaires.

A. *Infections biliaires.* — Le rôle de l'infection dans la pathologie biliaire n'est plus à discuter à l'heure actuelle, et l'on peut dire que l'on retrouve l'infection à la base de toutes les maladies de l'arbre biliaire. Les premières constatations de Gilbert et Dominici, puis les recherches de Naunyn avaient montré la place importante prise par le colibacille soit seul, soit associé aux germes de la suppuration ou à des microbes spécifiques. Cependant, au cours de l'angiocholécystite aiguë non suppurée, nombreux encore étaient les cas où tous les ensemencements restaient stériles. Les dernières recherches que nous avons poursuivies avec le professeur Gilbert à ce sujet aboutissent aux résultats suivants : sur 12 *cas de cholécystite simple non suppurée*, 5 seulement donnèrent dans les milieux ordinaires une culture monomicrobienne ; les 12 par contre, en tubes anaérobies fournirent une prolifération accusée de germes variés ; dans 8 *cholécystites suppurées* tous les ensemencements montrèrent l'association constante des aérobies aux microbes anaérobies. Donc, quel que soit le processus, suppuré ou non, atteignant les grosses voies biliaires, constamment le contenu vésiculaire fut trouvé fertile. Mais si, dans la cholécystite suppurée, l'on décelait des germes aérobies, dans la cholécystite aiguë simple, par contre, plus de 50 p. 100 des ensemencements restèrent stériles au point de vue aérobie. Cette stérilité n'était en réalité qu'apparente, puisque la vésicule était le siège d'une riche infection anaérobie. Dans tous les cas d'ailleurs, éclate un contraste frappant entre la pauvreté des cultures ordinaires et l'abondance et la variété des cultures en anaérobiose. En conclusion, à l'origine de toute infection des grosses voies biliaires se trouvent encore les micro-organismes anaérobies. Cette règle n'a rien d'absolu. Il se peut que certains processus infectieux reconnaissent comme agent principal un microbe plus hautement différencié ; nous n'en voulons pour preuve que l'origine parfois éberthienne de certains ictères catarrhaux, aisément décelable grâce à la séro-réaction. Il semble d'ailleurs qu'au point de vue de l'agglutination dans l'ictère, on ait, surtout en Allemagne, légèrement exagéré. Nous avons nous-même recherché avec méthode la séro-réaction dans plus de 30 cas d'ictère, et ne l'avons rencontrée nettement positive que 2 fois seulement.

Dans l'*angio-cholécystite chronique cirrhogène*, la difficulté des recherches rend plus délicates les constatations microbiennes. La plupart du temps, l'étude bactériologique complète que nous avons pu poursuivre décèle la présence d'une ou plusieurs variétés de germes anaérobies là où les cultures ordinaires demeurent bien souvent négatives.

Mais l'affection qui nous permit d'obtenir les résultats les plus complets et les plus instructifs au point de vue bactériologique fut la lithiase biliaire, grâce à la même technique. Dans leurs travaux datant de 1894, MM. Gilbert et Fournier, sur 70 calculs recueillis et examinés bactériologiquement, accusaient encore, dans 67 p. 100 de leurs cas, un résultat totalement négatif. Et pourtant, selon une heureuse expression, « tout dans la lithiase sent l'infection ». Comparable à la thrombose sanguine, le processus lithiasique semble répondre à une action lente, mais sûre d'englobement, d'enrobement autour d'un principe nocif.

Dans les recherches que nous avons poursuivies à ce sujet avec M. Gilbert, le chiffre des cas négatifs s'abaisse à 18 p. 100, grâce à l'entrée en scène des cultures en anaérobiose. Si bien qu'à côté du *colibacille* uniquement isolé auparavant, il faut mentionner ici encore le *B. funduliformis* et l'*Entérocoque*.

B. *Infections hépatiques*. — Nous serons bref en ce qui concerne les infections hépatiques, leur étude devant être faite à propos des suppurations hépatiques. Nous dirons seulement que dans les voies hépatiques, qu'il s'agisse de petits abcès métastatiques ou de grandes collections tropicales, on rencontre fréquemment l'association des germes aérobies et des germes anaérobies ; dans certains cas cependant, et en particulier dans l'abcès hépatique, le pus est bien souvent uniquement à anaérobies, d'où la réputation de stérilité donnée bien souvent à de tels exsudats et que l'on trouve partout mentionnée. Enfin dans certains cas de kystes hydatiques devenus suppurés, le liquide purulent recueilli s'est montré à nous surtout fertile en milieux anaérobies, en particulier dans ce que nous avons appelé, avec M. Gilbert, le *kyste hydatique gazeux* du foie.

En résumé, nous le constatons, les germes anaérobies autochtones des voies biliaires se trouvent presque constamment à l'origine des accidents infectieux, tant biliaires qu'hépatiques, tantôt seuls, tantôt associés aux germes de la suppuration ou à des microbes spécifiques.

IV. — Agents parasitaires.

Différents parasites sont susceptibles d'envahir le parenchyme hépatique ou d'obstruer les voies d'excrétion glandulaires. On a signalé parmi les plus habituels : des *Protozoaires* et en particulier l'*Amœba coli*, responsable parfois d'abcès dysentériques ; des *Sporozoaires* du genre Coccidie, rares à la vérité chez l'homme ; des *Trématodes*, auxquels appartient la *Douve* ou *Distome*, produisant ce que l'on a appelé la *cachexie aqueuse* ; enfin et surtout des *Helminthes* avec l'*Ascaride lombricoïde*, émigrant dans les voies biliaires et amenant la colique hépatique, avec le *Tænia echinococcus* et son embryon exacanthe, dont l'arrêt et le développement au niveau du foie donnent le kyste hydatique.

Il est bien évident qu'une telle classification des agents pathogènes est éminemment schématique, et que dans la réalité les diverses causes incriminées et énumérées ci-dessus associent entre elles leurs effets, de même que les voies d'entrée peuvent se combiner. Pour ne citer que quelques exemples de ces superpositions, prenons la cirrhose veineuse d'origine cardiaque ; les premières manifestations lésionnelles sont tout d'abord mécaniques, mais bientôt elles deviennent d'ordre toxique par suite de l'adultération du sang. L'obstruction des voies biliaires par un calcul relève d'une cause toute mécanique, encore que le cholélithe soit d'origine microbienne ; mais, pour peu que le cours de la bile ne se rétablisse point, éclateront pas la suite des accidents d'ordre infectieux. Réciproquement, une cause primitivement infectieuse, telle que le boursouflement de la muqueuse dans l'ictère catarrhal, aura une répercussion purement mécanique d'abord, en ce sens qu'elle produira un arrêt dans le cours de la bile.

Quant aux voies d'entrée, elles sont, bien souvent aussi, multiples dans la production d'un seul et même processus.

Le bacille d'Eberth, au cours de la dothiénentérie, ne peut-il pas envahir les voies biliaires par voie ascendante intestinale et par voie descendante sanguine? Il serait aisé de multiplier les observations de ce genre ; ce qu'il faut retenir, c'est qu'en clinique humaine la pathogénie des accidents est bien souvent multiple dans ses agents morbifiques et variée dans ses portes d'entrée.

III. — LE DÉTERMINISME DE LA MALADIE.

Une fois mis en présence les deux éléments : agents et terrain, sous quelles conditions essentielles naîtra la maladie? Et pour ne prendre qu'un exemple, comment de saprogène, le microbisme biliaire latent peut-il devenir pathogène? A cet égard, on peut distinguer deux séries de circonstances favorisantes : celles tenant à l'agent causal, celles tenant au terrain.

I. — Conditions inhérentes à l'agent pathogène.

Ces conditions sont extrêmement variables suivant l'agent incriminé et nous ne pouvons toutes les énumérer. S'agit-il d'un toxique, le degré de sa concentration, la répétition de son absorption, son association surtout à d'autres poisons représentent autant de causes occasionnelles et favorables à la création de la lésion hépatique. Pour le germe microbien, interviennent également certains facteurs de première importance, telle l'exaltation de virulence par épidémie, par infection intestinale surajoutée, telle l'association d'autres microbes dont on sait toute l'influence sur la production de l'infection, telle encore l'action combinée de la toxine. Mais ce qu'il faut surtout mettre bien en évidence, c'est, très fréquemment dans les cas d'infection, l'adjonction d'une cause prédisposante parfois minime: une coudure, une compression diminuant la chasse biliaire normale, permettant la pullulation microbienne, renforçant la virulence des germes; c'est, en d'autres termes, l'influence du terrain.

II. — Conditions inhérentes au terrain.

Indépendamment, en effet, de certaines prédispositions anatomiques, véritables défectuosités locales sur lesquelles il est inutile d'insister, il reste un fait acquis et d'ordre beaucoup plus général, c'est la part prépondérante et chaque jour plus large que nous ne pouvons que signaler ici, accordée au tempérament et, dans le cas particulier, au tempérament dit hépatique ou biliaire dans la genèse des affections tant hépatiques que biliaires. Il est indiscutable que certains accidents offrent entre eux une parenté évidente et comme « un air de famille ». Ne voit-on pas évoluer successivement dans la même famille, et parfois sur le même sujet, l'ictère à tous ses degrés, la lithiase, la cirrhose, l'appendicite, l'entérite, la dyspepsie hyperpeptique. Comment dès lors ne pas admettre, devant de pareils faits, une prédisposition auto-infectieuse. Ce sont ces cas cliniques d'une observation extrêmement fréquente que MM. Gilbert et Lereboullet ont groupés sous le nom de diathèse d'auto-infection, remplaçant ainsi par une désignation pathogénique vraiment scientifique ce que l'appellation d'arthritisme avait autrefois d'un peu nébuleux et par trop théorique. Il existe donc indiscutablement une prédisposition familiale et héréditaire à l'auto-infection, et surtout à l'auto-infection digestive, entraînant des conséquences multiples, au premier rang desquelles il faut mettre la famille biliaire et ses diverses manifestations.

De même, l'observation rigoureuse et journalière des faits démontre qu'à côté de cette famille biliaire, du terrain biliaire, et parfois associé à celui-ci, existe indubitablement un terrain hépatique, si bien qu'en face de la part prise par l'agent pathogène dans l'étiologie de la maladie hépatique ou biliaire, s'échafaude toute la question bien autrement complexe du terrain avec ses facteurs personnels de prédisposition héréditaire ou acquise que seule la clinique permet d'entrevoir et de comprendre.

IV. — LES RÉACTIONS DU FOIE ET DES VOIES BILIAIRES. LES LÉSIONS.

Il est permis de creuser la question plus avant et de se demander quel résultat va finalement amener l'attaque d'un organe ainsi prédisposé par un agent pathogène virulent, quelles réactions vont être mises en œuvre de part et d'autre, réactions dont nous trouvons l'expression dernière dans la lésion constituée. Nous ne pouvons donner ici qu'une rapide vue d'ensemble forcément schématique, mais néanmoins établie sur des faits nettement prouvés de par l'expérimentation et l'observation clinique.

Il est évident que ces réactions varieront selon les cas, suivant la plus ou moins grande vivacité de l'attaque, suivant l'efficacité de la défense ; d'une façon générale on peut, à ce sujet, établir trois degrés correspondant à des processus toxi-infectieux d'intensité différente. A un processus toxi-infectieux massif et brutal répondront des lésions marquées de l'élément noble de l'organe, de la cellule. Tantôt cette dernière se trouvera, en des territoires d'étendue variable, totalement détruite et nécrosée, tantôt elle subira les transformations protoplasmiques de dégénérescence graisseuse, vitreuse ou amyloïde, aboutissant plus ou moins rapidement à sa déchéance fonctionnelle et à sa mort.

Le processus est-il moins aigu et moins vif, tout en restant cependant d'intensité moyenne : c'est alors le tissu interstitiel qui réagit en premier lieu, pour protéger la cellule par la mise en œuvre de ses moyens de défense rapide, tels que congestion, diapédèse leucocytaire, suppuration. Certes, dans bien des cas, ces réactions sont encore insuffisantes et l'on observe fréquemment la dégénérescence secondaire de la cellule. Le foie appelé infectieux nous représente exactement l'image de tels accidents.

Enfin, et fort heureusement dans la majorité des faits, le processus toxi-infectieux est atténué mais prolongé, laissant à l'organe tout loisir pour se défendre. C'est alors qu'interviendront le plus largement les réactions du tissu interstitiel sous forme de sclérose plus ou moins étendue, plus ou moins marquée, c'est encore dans ces cas que la paroi des voies biliaires tentera de s'opposer à l'envahissement microbien par la précipitation de cholestérine, par la lithiase. La défense est ainsi longtemps efficace, jusqu'à ce que l'excès même de la réaction devienne à son tour un danger pour le fonctionnement normal de l'organe, et secondairement pour l'économie tout entière.

On voit, en résumé, combien peuvent être variées dans leurs origines et complexes dans leurs procédés l'étiologie et la pathogénie des affections hépatiques et biliaires. C'est que le foie, ainsi qu'on l'a bien souvent répété, est un véritable carrefour organique où se croisent et se combinent les voies anatomo-physiologiques les plus diverses ; et en pathologie hépatique, comme partout ailleurs, l'aptitude morbide est directement proportionnelle à la multiplicité, à la délicatesse des fonctions physiologiques.

TREIZIÈME LEÇON

LES ANGIOCHOLITES ET LEURS CONSÉQUENCES

Par Pierre LEREBOULLET.

Fréquence et importance des angiocholécystites.

CAUSES. — Infections et intoxications. Angiocholites descendantes et angiocholites ascendantes.

Auto-infection biliaire et hétéro-infection.

Conditions locales favorisant l'infection : stase biliaire par lithiase, cancer, compression des voies biliaires, etc.

Conditions générales : maladies infectieuses, pneumonie, fièvre typhoïde, etc.

Le terrain biliaire. Diathèse biliaire et diathèse d'auto-infection.

LÉSIONS. — I. *Lésions catarrhales aiguës :* Voies biliaires et vésicule; conséquences immédiates et lointaines.

II. *Lésions suppuratives aiguës :* Abcès angiocholitiques (miliaires, biliaires, aréolaires, etc.). Empyème de la vésicule. Cholécystite ulcéreuse et perforante. Conséquences diverses.

III. *Lésions chroniques,* catarrhales, lithogènes ou cirrhogènes. Angiocholite chronique pure. Espace-portite scléreuse. Cirrhose biliaire, Cholécystite scléro-atrophique, etc.

IV. *Reproduction expérimentale* des angiocholécystites.

CONSÉQUENCES ANATOMIQUES ET CLINIQUES DES ANGIOCHOLÉCYSTITES. — La famille biliaire.

Les causes principales des maladies du foie vous ont été exposées précédemment. On vous a montré combien, parmi elles, les infections occupaient une place prépondérante et quel rôle capital avaient les infections biliaires.

Les voies biliaires avec leurs ramifications multiples aboutissant toutes à un canal unique, le cholédoque, qui vient déboucher dans un conduit surinfecté, le duodénum, sont très comparables, au point de vue de l'infection, à d'autres arbres glandulaires. Vous savez l'importance de l'infection canaliculaire dans la genèse des affections bronchopulmonaires, salivaires, urinaires. L'inflammation des voies biliaires est comparable dans son développement et ses conséquences aux inflammations de l'arbre bronchique, des glandes salivaires, de l'appareil urinaire. Mais, en raison même de la multiplicité des ramifications originelles et de leurs connexions avec un appareil glandulaire particulièrement important et complexe, on conçoit que les conséquences de ces inflammations biliaires soient plus variées et à bien des égards plus importantes que celles des diverses inflammations que nous venons d'énumérer.

Le fait que le cholédoque débouche normalement dans un conduit surinfecté, que lui-même est normalement habité par des germes divers, ainsi que toutes les voies biliaires extra-hépatiques, explique que les infections biliaires soient particulièrement fréquentes, si surtout l'on tient compte également de la possibilité d'infections par voie descendante.

Je voudrais, dans cette leçon, mettre en lumière le rôle considérable de ces inflammations, des *angiocholé-cystites*, dans la pathologie du foie et vous montrer quelles en sont les multiples conséquences tant anatomiques que cliniques.

I. — Causes.

Un mot d'abord de leurs causes. L'inflammation des voies biliaires peut être le fait soit de l'intoxication, soit de l'infection.

L'*intoxication* ne joue qu'un rôle relativement accessoire ; quoiqu'il existe certainement des angiocholites toxiques, je ne vous en dirai que peu de chose et celles dues à l'*infection* nous retiendront davantage.

L'inflammation des voies biliaires peut de même se produire par deux voies : ou bien l'agent, poison ou microbe, agit sur l'extrémité initiale des ramifications biliaires, du fait de son élimination par la voie biliaire : ce sont les angiocholites descendantes, ou bien l'agent nocif agit en remontant ces mêmes voies biliaires : ce sont les angiocholites ascendantes.

Les *angiocholites descendantes* sont actuellement encore peu étudiées. L'inflammation des fins canaux biliaires s'observe au cours de certaines maladies infectieuses, fièvre jaune, typhus, érysipèle, dans certaines intoxications, comme l'intoxication phosphorée.

Bactériologiquement, on a pu noter l'élimination des microbes pathogènes par la bile. Ce sont surtout les microbes du groupe coli-typhique qui ont été, dans ces dernières années, considérés comme susceptibles de produire ainsi des angiocholites et des cholécystites *hématogènes*. Les recherches anciennes de Gilbert et Girode admettant l'existence d'angiocholites descendantes ont été vérifiées depuis par une série d'auteurs, notamment, dans ces dernières années, par Lemierre et Abrami. Le chapitre des angiocholites descendantes existe donc, mais il est encore surtout un chapitre d'attente. S'il est prouvé que les angiocholites typiques sont souvent d'origine descendante, il serait toutefois prématuré d'attribuer à la voie sanguine un rôle exclusif ou prédominant dans la production des angiocholites.

Les *angiocholites ascendantes* sont fréquentes et indiscutables ; leur mécanisme a été rendu plus clair dans ces dernières années par les notions acquises d'une part sur le microbisme intestinal, d'autre part et surtout sur le microbisme biliaire. Non seulement, en effet, le milieu duodénal fourmille de bactéries, aérobies et anaérobies, prêtes à envahir à tous moments l'arbre biliaire, mais les voies biliaires extra-hépatiques sont elles-mêmes normalement habitées et ce microbisme biliaire cavitaire aérobie et surtout anaérobie étudié par MM. Gilbert et Lippmann, qui vous a été décrit précédemment, explique l'ascension facile de ces germes autochtones sous des influences diverses ; à ces germes duodénaux ou biliaires peuvent s'adjoindre des germes étrangers à l'organisme normal ; les uns et les autres peuvent remonter jusqu'aux voies biliaires terminales et franchir les parois de ces voies. Alors que l'infection physiologique reste *cavitaire* et *vestibulaire*, l'infection biliaire pathologique devient *pariétale* et *interstitielle* d'une part, *terminale* de l'autre, entraînant les lésions des cholécystites. Vous voyez donc que l'infection biliaire peut être soit une *auto-infection* par germes préexistant dans l'organisme et notamment dans les voies biliaires, soit une *hétéro-infection* par germes venus du dehors tels, par exemple, que le bacille typhique. Je n'insisterai pas, puisqu'ils vous ont déjà été décrits, sur les germes qui sont susceptibles de provoquer ces infections.

Tous ces germes doivent d'ailleurs, pour produire des lésions d'inflammation biliaire, vaincre les conditions qui, à l'état normal, empêchent les microbes autochtones d'exercer leur action nocive.

Ce sont, non le *pouvoir antiseptique* de la bile actuellement reconnu nul, mais la *chasse biliaire physiologique*, certaines *propriétés chimiques* de la bile encore mal précisées, enfin *l'activité vitale* des cellules des conduits biliaires.

Il est inversement des causes qui interviennent pour faciliter l'infection, soit en renforçant la virulence des germes contenus dans les voies biliaires, soit en amenant l'ascension de nouveaux germes, et notamment des germes duodénaux, soit enfin en diminuant les diverses conditions de résistance des voies biliaires à l'infection.

Parmi les *conditions locales* qui créent ces prédispositions, les plus importantes sont celles qui amènent la *stase biliaire*. Elles sont intrinsèques ou extrinsèques. Au premier rang doit être placée la *lithiase biliaire*, que les calculs occupent la vésicule, le cholédoque ou les conduits extra-hépatiques. C'est surtout lors de migration des calculs et à la suite de l'obstruction du cholédoque que s'observe l'infection microbienne ascendante. Le *cancer des voies biliaires*, les *sténoses cicatricielles* des conduits, certains *parasites*, ascarides ou distomes, peuvent également provoquer la stase biliaire. Les *corps étrangers* peuvent intervenir de même que certaines *compressions*, au premier rang desquelles celle qui résulte d'un cancer du pancréas. A côté de l'obstruction mécanique peut-être y a-t-il lieu de tenir compte de certaines conditions physiologiques facilitant les troubles de l'excrétion biliaire que Ehret a désignée sous le nom de *bile résiduelle*, c'est-à-dire d'un certain degré de stagnation de la bile sans obstruction vraie, encore qu'il y ait là une cause difficile à vérifier.

Les *maladies générales* interviennent en favorisant l'ascension des germes duodénaux, ou en provoquant l'ascension dans les voies biliaires d'un germe spécifique. Dans le premier cas, l'ascension se fait à la faveur de l'hypocholie, de la parésie de l'appareil biliaire ou d'autres conditions diminuant la résistance des voies biliaires à l'infection. Il en est ainsi dans la pneumonie et le paludisme où les agents duodénaux, le colibacille surtout, jouent ordinairement un rôle capital dans la production des angio-cholécystites. Le fait a notamment été démontré pour la pneumonie par MM. Gilbert et Grenet.

Dans d'autres cas, lorsque surtout il s'agit d'une maladie à localisation intestinale prédominante, le germe pathogène de la maladie elle-même peut déterminer l'angiocholite secondaire. Le fait a été observé dans le *choléra*, dans lequel les lésions d'angiocholite et de cholécystite ont été maintes fois notées dans les autopsies et dans lequel le rôle du bacille virgule a été mis en évidence par MM. Gilbert et Dominici. Au cours de la *fièvre typhoïde*, on a également noté des lésions inflammatoires sur l'appareil biliaire. Les *infections paratyphiques* semblent susceptibles de s'accompagner également de complications d'angiocholécystites. Il est vrai que, dans ces cas de choléra et de fièvre typhoïde, comme lors de grippe, ou de fièvre jaune, on peut se demander si l'inflammation est toujours d'origine ascendante ou s'il ne s'agit pas plutôt d'inflammation descendante, ainsi qu'une série de travaux récents ont cherché à l'établir.

Quoi qu'il en soit, ce ne sont pas toujours seulement ces conditions générales et locales qui expliquent l'apparition d'angiocholite légère ou grave. Il faut faire appel à d'autres causes plus générales préexistant à l'infection elle-même et qui mettent en évidence la prédisposition du sujet à l'angiocholécystite. Ces causes que la clinique montre souvent avec une très grande netteté ont été mises en lumière par M. Gilbert et par moi-même lorsque nous avons admis l'existence d'un *terrain biliaire* expliquant la possibilité pour plusieurs sujets d'une même famille d'avoir diverses affections des voies biliaires, pour un même sujet de présenter au cours de son existence plusieurs manifestations aiguës ou chroniques relevant d'une inflammation des voies biliaires. Nous avons alors montré qu'il y avait chez ces sujets prédisposition spéciale et héréditairement transmise à l'infection biliaire (*diathèse biliaire*) et nous avons fait remarquer qu'il n'y avait d'ailleurs là qu'un cas particulier d'une loi plus générale d'après laquelle existent certaines conditions du terrain réalisant la prédisposition évidente à l'auto-infection primitive de la paroi du tube digestif et des canaux glandulaires qui viennent s'y ouvrir. De cette disposition résultent des polycanaliculites nombreuses dont nous avons démontré l'existence en nous appuyant sur de nombreuses constatations anatomiques et cliniques. C'est ce que nous avons, M. Gilbert et moi, désigné sous le nom de *diathèse d'auto-infection.*

Ainsi l'auto-infection biliaire et l'hétéro-infection interviennent de multiples façons pour provoquer des lésions inflammatoires des voies biliaires, mais souvent, et surtout lors d'affection biliaire chronique, les lésions ne se développent et n'ont de valeur qu'à la faveur d'un terrain spécial selon une loi assez générale en pathologie.

II. — Lésions.

J'arrive à l'étude des *lésions* des angiocholécystites. Elles varient suivant qu'elles portent sur les conduits biliaires ou sur la vésicule. Elles peuvent être catarrhales, lithogènes, ou cirrhogènes. En vous les décrivant ici, je veux surtout vous montrer comment, à tous leurs degrés et même lorsqu'elles restent minimes, elles peuvent entraîner des modifications profondes dans la circulation biliaire et sanguine intra-hépatique, troubler le fonctionnement des cellules hépatiques, entraîner des répercussions plus ou moins lointaines.

I. *Lésions catarrhales aiguës.* — Elles existent dans un grand nombre de circonstances, mais sont difficiles à préciser en raison même de la rareté des autopsies; on a signalé que, sur les voies biliaires, pouvait exister au premier degré une tuméfaction et une rougeur plus ou moins intense de la muqueuse biliaire ordinairement limitée aux conduits et à la vésicule. La muqueuse est parfois très épaissie, présentant un véritable piqueté hémorragique; au niveau de la vésicule, les follicules sont hypertrophiés, les plis saillants, la congestion plus ou moins intense ; les glandes sécrètent un mucus abondant et ce mucus qui s'accumule au niveau des gros conduits peut constituer un bouchon qui, selon Virchow, oblitère le cholédoque lors d'ictère catarrhal. Ce bouchon muqueux, sans doute assez exceptionnel, mais certain, peut suffire à amener la dilatation des voies biliaires en amont; Gilbert et Dominici ont d'ailleurs pu le reproduire expérimentalement avec le pneumocoque. Au microscope on peut observer la tuméfaction, la dégénérescence, la desquamation des cellules épithéliales, une dilatation marquée des capillaires sanguins, l'hypertrophie des glandes, l'infiltration plus ou moins marquée de la muqueuse par les cellules rondes, surtout autour des culs-de-sac glandulaires ; au niveau de la lumière des canalicules, la chute de l'épithélium peut produire une obstruction plus ou moins complète. Pour peu que le processus inflammatoire ait été intense, les lésions ne se limitent pas à la muqueuse, la couche celluleuse, infiltrée de cellules embryonnaires, paraît épaissie et tuméfiée, les fibres musculaires peuvent dégénérer et disparaître d'une façon absolue, si bien qu'un tissu scléreux finit par remplacer le tissu des parois normales. Peu à peu, au processus initial d'angiocholite catarrhale se substitue donc un processus d'angiocholite scléreuse susceptible d'entraîner de multiples conséquences.

Autour des canalicules intra-hépatiques, l'inflammation se propage au tissu avoisinant ; de pariétale, elle devient interstitielle, et dès lors elle peut développer autour des voies biliaires un épaississement de tissu conjonctif, qui secondairement peut donner lieu à la cirrhose biliaire.

La cavité des canaux, et des canalicules biliaires qui, dans

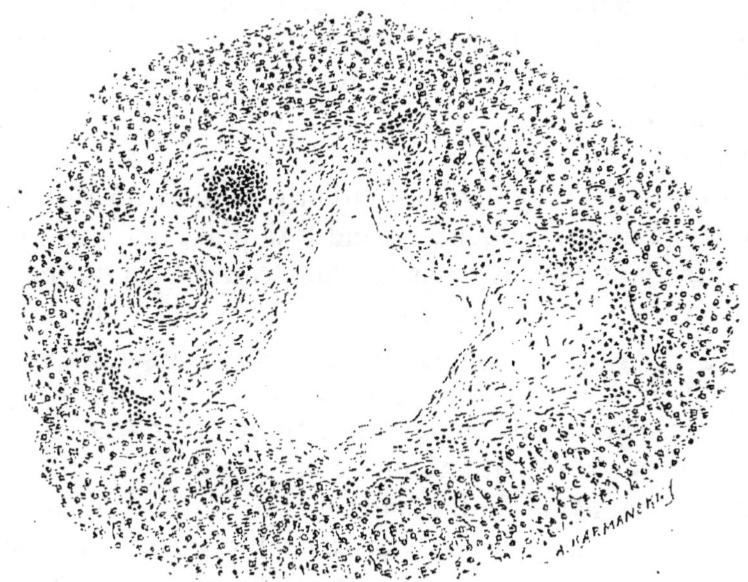

Fig. 23. — Angiocholite catarrhale dans un cas de rhumatisme articulaire aigu ; le canal biliaire enflammé est ici représenté par un amas de cellules rondes qui en a fait disparaître la lumière (Gilbert et Lereboullet).

un premier stade, était remplie par les cellules épithéliales, peut secondairement être obstruée par des éléments embryonnaires (fig. 23), puis, dans un dernier stade, être étouffée par le processus de sclérose. Ainsi l'angiocholite catarrhale aboutit à l'*angiocholite oblitérante* dont les conséquences anatomiques et cliniques sont multiples.

Même lors d'inflammation catarrhale, il peut y avoir des conséquences anatomiques à distance. En dehors des conduits biliaires, autour de la vésicule et des gros conduits, le péritoine peut être atteint, d'où production de fausses membranes, susceptibles d'établir des rapports anormaux avec des organes voisins et d'entraîner ultérieurement une gêne persistante dans le cours de la bile, c'est la *péritonite sous-hépatique* de Tripier et Paviot.

L'étude de l'angiocholite catarrhale montre donc qu'elle peut entraîner des conséquences fort importantes et qu'en dehors de toute suppuration il peut y avoir au niveau des voies biliaires des lésions définitivement constituées, susceptibles d'une part de retentir sur le fonctionnement du lobule hépatique, d'autre part d'amener des lésions du péritoine sous-hépatique et d'entraîner ainsi des troubles très variés.

II. *Lésions suppuratives.* — Elles peuvent également porter soit sur la vésicule, soit surtout sur les voies biliaires intra-hépatiques. Le foie tout entier peut alors être converti en une éponge purulente. Quand la suppuration s'est ainsi produite dans le foie lui-même, on trouve à l'autopsie cet organe mou, volumineux, présentant à sa surface des taches blanc jaunâtre, correspondant à de petits foyers purulents entourés de zones d'hyperémie, avec çà et là des îlots de dégénérescence. Souvent existent en outre des taches vert foncé dues à la rétention biliaire simultanée.

La surface même du foie peut être recouverte de fausses membranes péritonéales, l'angiocholite suppurée étant, encore plus que l'angiocholite catarrhale, susceptible de provoquer de la périhépatite. Nous avons observé avec M. Gilbert plusieurs cas de *périhépatite suppurée* donnant lieu ainsi à de volumineuses collections. D'autres fois, la périhépatite se traduit simplement par des adhérences plus ou moins profondes avec les organes voisins.

La section du foie montre l'existence d'*abcès intra-hépatiques* disséminés dans le parenchyme, et plus ou moins volumineux (fig. 24). Il peut n'y avoir que de minimes abcès du volume d'un grain de millet, ce sont les *abcès miliaires* de Cruveilhier. D'autres fois, plus volumineux, ils atteignent la dimension d'une noisette communiquant avec la cavité du canal biliaire. Ils constituent des *abcès biliaires*, ou intra-

biliaires. Ces abcès peuvent devenir confluents, se fusionner les uns aux autres, constituer alors des aréoles purulentes de différentes grandeurs : ce sont les *abcès aréolaires*
de Chauffard, dans lesquels on retrouve parfois, outre le
pus teinté par la bile, des calculs plus ou moins volumineux.

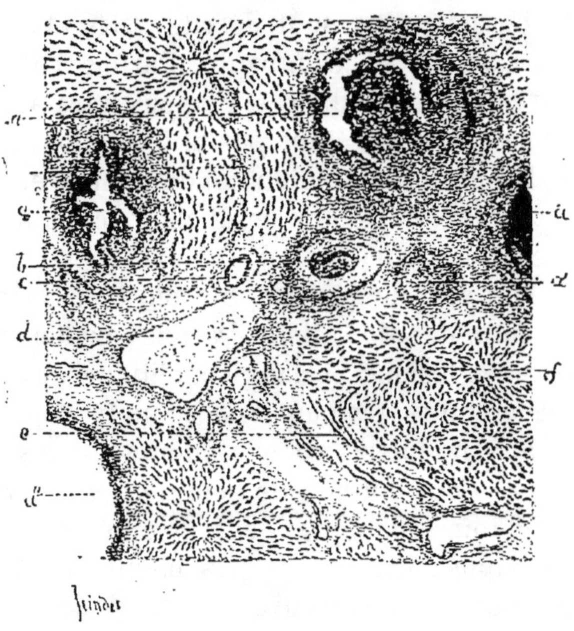

Fig. 24. — Abcès miliaires (*a, a'*) développés autour d'un espace porte
avec canal biliaire enflammé (*b*), artère hépatique et veine porte relativement saines (*c* et *d*), néo-canalicules abondants (*e*), parenchyme
hépatique sain (*f*) (Lereboullet).

Les canaux biliaires communiquant avec ces abcès plus
ou moins directement, sont dilatés, remplis de pus, à parois
plus ou moins épaissies.

Histologiquement, les lésions du foie dans ces faits
d'angiocholite purulente ne peuvent être bien examinées
que lorsqu'elles sont encore à leur début; à un premier
degré on constate une infiltration embryonnaire des parois
des canalicules biliaires avec passage dans leur cavité de
nombreuses cellules rondes et chute d'éléments épithéliaux
plus ou moins altérés. Puis ce sont de petites collections
leucocytiques qui se développent autour des conduits,

empiétant quelquefois sur les lobules avoisinants. Par places, l'infiltration embryonnaire s'étend à tout l'espace porte, s'accroît progressivement, englobe les cellules hépatiques voisines, et s'entoure d'une véritable membrane pyogénique.

On peut observer ainsi toutes les transitions entre l'angiocholite catarrhale plus haut décrite et les abcès étudiés par Joffroy, Charcot et Gombault. Parfois l'abcès reste d'ailleurs purement intrabiliaire, ou mieux intra-ampullaire, la membrane limitante n'étant pas une membrane pyogénique, mais la paroi dilatée d'un conduit biliaire, tapissée, au moins par places, par un épithélium cylindrique. Au voisinage des abcès, les cellules hépatiques, tassées et aplaties, sont en voie de nécrose, et, loin d'eux, les lobules peuvent présenter des altérations. Parfois l'existence d'abcès ampullaires, avec lésions périangiocholitiques, avec altérations du parenchyme avoisinant, réalise un type anatomique comparable aux nodules broncho-pneumoniques, auquel, avec M. Gilbert, nous donnons le nom d'*angiocholhépatite*.

Cette étude microscopique peut être complétée par la recherche des microbes dans le pus même de l'abcès, ou dans la paroi; on les y retrouve souvent assez facilement comme dans la coupe figurée ici (fig. 25); d'autres fois, ils peuvent être assez difficile à mettre en évidence.

La *vésicule* se présente sous des aspects variables : tantôt extrêmement dilatée, formant une véritable *tumeur biliaire*; tantôt, surtout lorsqu'il s'agit de lithiase biliaire avec suppuration secondaire, atrophiée et ratatinée. Autour de la vésicule, existent des adhérences péritonéales, des collections suppurées qui parfois constituent de véritables *abcès sous-phréniques*, les parois de la vésicule sont fréquemment épaissies, quelquefois inversement très amincies sous l'influence de sa distension; son contenu est du pus teinté ou non par la bile, ou une sérosité colorée, mêlée ou non de boue biliaire et de calculs. On a publié des cas dans lesquels la vésicule contenait jusqu'à plusieurs litres de pus. Souvent la cholécystite n'est pas seulement une cholécystite suppurée, réalisant l'empyème de la vésicule, elle devient *ulcéreuse* et *perforante*, on trouve alors des lésions de péritonite localisée ou généralisée, dues à cette perforation. L'anatomie pathologique des cholécystites suppurées est à cet égard de tous points comparable à l'anatomie des appendicites suppurées (Zuber et Lereboullet), et, dans les deux cas d'ailleurs, on retrouve le rôle du colibacille d'une

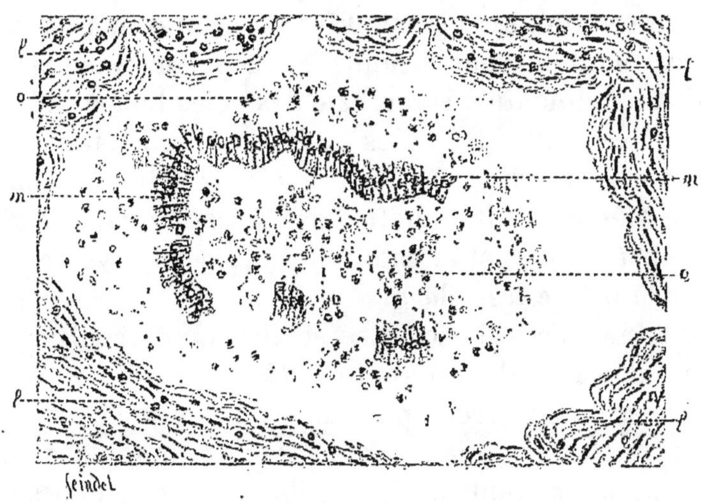

Fig. 25. — Canal biliaire enflammé dans un cas de cirrhose biliaire avec abcès. On voit dans la lumière du canal de nombreuses cellules rondes, des éléments épithéliaux plus ou moins altérés, des microbes en abondance (entérocoques).

part, des germes anaérobies de l'autre. Parmi ces cholécystites perforantes, une place à part doit être faite aux cholécystites d'origine typhoïdique.

L'examen microscopique montre des lésions inflammatoires plus ou moins profondes de la paroi vésiculaire sur lesquelles je ne puis m'appesantir ici.

C'est dans les cas d'angiocholécystite purulente, que l'on observe fréquemment des conséquences à distance du côté du rein, du cœur, voire même des méninges ; je vous en reparlerai plus tard.

III. *Lésions chroniques*. — En regard de ces lésions aiguës des voies biliaires, une place très importante doit être faite aux lésions chroniques naturellement infiniment plus fréquentes, et presque aussi riches en conséquences multiples. Les *angiocholécystites catarrhales*, en effet, peuvent exister d'une manière pour ainsi dire prédominante, créant au niveau des voies biliaires un petit état inflammatoire, difficile à fixer dans sa nature, en raison de l'absence d'autopsies, mais susceptible pourtant d'entraîner de multiples symptômes. On conçoit mieux encore le rôle possible de certaines angiocholites scléreuses comme celles dont plus haut je vous ai annoncé le développement à la suite de l'inflammation catarrhale des voies biliaires.

De même qu'on admet des scléroses pulmonaires, d'origine bronchique, des scléroses rénales d'origine canaliculaire, de même il faut admettre des *scléroses du foie d'origine canaliculaire*, et le cadre des angiocholécystites peut être par là même très élargi.

Dans certains cas, la sclérose se limite aux seuls canaux biliaires; il s'agit alors d'*angiocholite chronique pure* avec un épaississement fibreux permanent des voies biliaires susceptible d'entraîner, malgré son caractère limité, des conséquences notables, tant sur la circulation biliaire que sur la circulation veineuse (fig. 26).

Dans d'autres cas, vraisemblablement plus nombreux, la sclérose diffuse à tout l'espace. Il y a *espace-portite scléreuse*, dont les conséquences sur la circulation portale sont voisines de celles-ci.

Un degré de plus encore et la *cirrhose biliaire* se constitue à des degrés divers ; je vous la décrirai plus tard en détail. Un fait déjà ancien de Gilbert et Fournier, montrant l'existence de lésions de cirrhose biliaire hypertrophique à la suite d'une obstruction calculeuse, établit bien le rôle de l'infection canaliculaire. Il va de soi que les lésions peuvent n'aboutir à la cirrhose que dans un lobe ou une partie d'un lobe, et une place à part doit être faite aux cirrhoses partielles.

Au niveau de la vésicule, des modifications scléreuses analogues peuvent s'observer, et l'on peut, à cet égard, admettre trois états de la vésicule. Il y a souvent *cholécystite scléro-atrophique* avec rétraction de la vésicule sur les calculs lors de lithiase. C'est la lésion sur laquelle, de longue date, Courvoisier et Terrier ont attiré l'attention. A côté de cette forme, il est une *cholécystite scléro-hypertrophique* dans laquelle la vésicule est augmentée de volume, contient plus de bile qu'à l'état normal, mais a, comme dans la forme

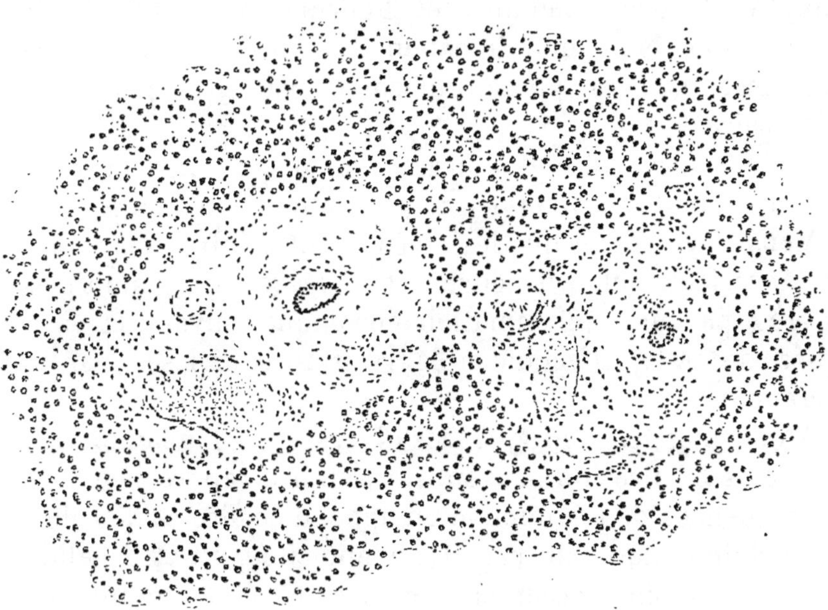

Fig. 26. — Angiocholite chronique pure dans un cas de splénomégalie méta-ictérique (Gilbert et Lereboullet) ; la paroi conjonctive du canal biliaire hypertrophié aplatit la ramification veineuse voisine.

précédente, ses parois très épaissies. Enfin il est des cas, associés également le plus souvent à la lithiase vésiculaire, dans lesquels un processus fibreux a amené la dilatation du canal cystique avec dilatation considérable de la vésicule, mais avec amincissement de ses parois, ce sont les faits d'*hydropisie de la vésicule biliaire*.

Dans la plupart de ces faits, il y a un degré plus ou moins marqué de péritonite sous-hépatique.

Un dernier ordre de lésions résultant de l'inflammation des voies biliaires est caractérisé par le développement des calculs, c'est l'*inflammation lithogène*. Autant elle est rare, primitivement développée dans les canaux intra-hépatiques, autant elle est fréquente au niveau de la vésicule. Le processus qui amène le développement de la lithiase a soulevé bien des discussions sur lesquelles je reviendrai dans une prochaine leçon. Aujourd'hui je me bornerai à vous rappeler qu'il est reconnu actuellement, grâce surtout aux travaux de MM. Gilbert, Dominici et Fournier, que, à l'origine de ce processus, une infection atténuée de la bile et des voies biliaires qui la renferment est le plus souvent nécessaire.

Cette lithiase est tantôt formée surtout au niveau de la vésicule, tantôt développée au niveau du cholédoque.

Vous voyez donc que les voies biliaires intra-hépatiques et la vésicule biliaire peuvent être lésées à de multiples degrés par une inflammation chronique suivant la virulence de cette infection et la résistance opposée par le terrain.

Au surplus les conséquences diverses de l'inflammation des voies biliaires ne peuvent surprendre, rapprochées des conséquences de l'inflammation appendiculaire et de celles de l'inflammation salivaire. L'appendicite peut être catarrhale ou suppurée, accompagnée de sclérose oblitérante, ou de lithiase ; de même on a décrit des parotidites catarrhales ou suppurées, une sclérose parotidienne, la lithiase salivaire. Quelle que soit la glande enflammée, la réaction anatomique des conduits glandulaires est comparable et elle peut être due à une infection d'origine sanguine, comme être la conséquence d'une infection canaliculaire, mais naturellement, les conséquences diffèrent suivant l'importance même de l'organe et l'on conçoit qu'elles soient particulièrement nombreuses et variées lorsque le foie est en cause.

IV. *Reproduction expérimentale.* — Je ne vous rappellerai pas ici longuement toutes les recherches expérimentales qui montrent la possibilité de réaliser les diverses modalités de l'angiocholécystite, ligature du cholédoque, injection des microbes dans ses parois, suivant la technique préconisée par Gilbert et Dominici, association d'une ligature du cholédoque à l'injection microbienne, injection de microbes dans la circulation générale, ceux-ci s'éliminant secondairement par la bile ; tous les modes expérimentaux ont été conseillés pour réaliser les angiocholites. Si les angiocholites descendantes ont été parfois réalisées avec netteté, on a pu surtout reproduire par infection ascendante toutes les variétés d'angiocholites et de cholécystites catarrhales et purulentes, on a pu réaliser la lithiase biliaire par une infection atténuée des voies biliaires; on a enfin pu obtenir des lésions scléreuses rappelant celles des cirrhoses biliaires. Sans doute les angiocholécystites chroniques ont été moins facilement déterminées expérimentalement dans leurs modalités atténuées, il est toutefois facile de l'expliquer puisque ce sont elles surtout qui, en clinique, dépendent de certaines conditions de terrain impossibles à obtenir chez l'animal. Mais l'étude expérimentale entre les mains de Gilbert et Dominici, Dupré, Charrin et Roger, Gilbert et Fournier, Mignot, etc., a certainement réalisé la plupart des lésions observées chez l'homme au niveau des voies biliaires et pu même déterminer leurs complications lointaines. Peu de constatations ont donc été aussi nettes que celles qui établissent l'infection ascendante des voies biliaires.

III. — Conséquences anatomiques et cliniques.

Les conséquences anatomiques de ces lésions doivent vous être présentes à l'esprit avant que nous abordions l'étude clinique des maladies des voies biliaires. Elles peuvent se manifester soit sur le foie lui-même, soit à distance sur divers organes.

Je vous ai déjà dit sommairement quelles étaient les *conséquences directes*. Lésions de dégénérescence cellulaire, et surtout de dégénérescence graisseuse, inversement, lésions de réaction, hyperplasie cellulaire, hépatite nodulaire. Du fait de ces lésions résultent des altérations fonctionnelles du foie portant soit sur les fonctions cellulaires, soit sur la circulation biliaire intra-hépatique, soit encore, en raison même de la compression des ramifications portales, sur le système porte, créant l'hypertension portale secondaire, avec toutes ses conséquences. Nous avons déjà parlé longuement de ces diverses conséquences cliniques des affections hépatiques et notamment des angiocholécystites.

Il est des *conséquences à distance* dont la plus anciennement connue est l'endocardite végétante, mais qui peuvent également porter sur les reins (*néphrites biliaires*), sur la plèvre (*pleurésies biliaires*), sur les méninges (*méningites suppurées* maintes fois notées), etc.

Une place à part doit être faite à certaines *infections associées*, et notamment à l'*infection canaliculaire du pancréas*. La pancréatite scléreuse s'observe souvent associée à la lithiase biliaire, de même l'appendicite coexiste fréquemment avec l'angiocholite, ainsi que nous l'avons montré en 1903 avec M. Gilbert.

Ces diverses lésions sont dues à une infection originelle commune aboutissant à l'appendicite, à la pancréatite, à l'angiocholite. Retrouvées très souvent par nous dans nos recherches anatomiques, elles nous ont amené avec M. Gilbert à défendre le rôle de l'auto-infection dans la genèse des scléroses viscérales et à admettre la diathèse d'auto-infection dont je vous ai déjà parlé.

Je n'ai pas à vous faire ici la symptomatologie des angiocholécystites, à insister sur les divers signes qui traduisent l'inflammation des voies biliaires, au premier rang desquels la fièvre à ses divers degrés (fièvre biliaire), mais j'espère vous avoir montré combien variées et nombreuses sont les lésions que l'on retrouve à l'origine des multiples formes cliniques des affections biliaires : ce sont toutes ces formes cliniques que, sans préjuger de leur origine initiale, nous avons groupées en une famille naturelle, la *famille biliaire*, en y comprenant à la fois toutes les affections qui relèvent certainement de l'infection, et celles qui ne sont peut-être que des états préalables à l'infection et susceptibles d'en favoriser le développement. La connaissance de ces derniers et surtout de la cholémie simple familiale, est capitale pour grouper les faits et les mieux interpréter. Les leçons ultérieures me permettront d'ailleurs de revenir sur cette classification et de vous montrer que, quelle que soit la maladie biliaire examinée, une série de symptômes communs s'observent qui prouvent bien qu'il s'agit d'affections appartenant au même groupe morbide. Il n'était pas inutile, avant d'aborder cette étude clinique, de vous montrer quelles sont le plus souvent les lésions qui commandent l'apparition de ces symptômes et comment, même minimes, elles peuvent avoir des conséquences portant sur le fonctionnement hépatique, sur la circulation biliaire, sur la circulation porte, d'autres dépendant de l'infection biliaire ou des infections glandulaires associées.

QUATORZIÈME LEÇON

CHOLÉMIE SIMPLE FAMILIALE

Par Pierre LEREBOULLET.

Caractères généraux de la cholémie simple familiale. Sa place en pathologie biliaire.

ÉTIOLOGIE. — Fréquence. Caractère héréditaire et familial, Relation avec les maladies biliaires et avec celles relevant de l'auto-infection digestive. — Causes occasionnelles.

SYMPTÔMES. — 1° *Symptômes fondamentaux*. a. *Téguments*. Xanthodermies (ictère léger et fruste, teint bilieux, etc.). Mélanodermies. Xanthélasma, nævi artériels et capillaires. Masque cholémique.

b. *Urines*. — Acholurie. Urobilinurie fréquente. Symptômes divers.

c. *Foie et rate* souvent normaux, parfois simultanément ou isolément hypertrophiés.

d. *Sérum*. Cholémie. Son degré moyen,

2° *Symptômes secondaires*. Troubles gastriques et intestinaux. Troubles nerveux. Accidents cutanés. Symptômes rénaux. Rhumatisme et goutte. Hémorragies. Autres symptômes secondaires.

3° *Antécédents familiaux*. Leur fréquence et leur importance.

ÉVOLUTION ET DIAGNOSTIC. — Caractères des maladies intercurrentes. Cholémie familiale et grossesse. Insuffisance hépatique. Maladies du foie et cholémie familiale. Diagnostic.

PHYSIOLOGIE PATHOLOGIQUE ET PATHOGÉNIE. — Importance du type clinique. Hypothèses diverses sur son origine : infection biliaire et angiocholite minime, trouble fonctionnel du foie, hémolyse exagérée, etc.

Mode de production des divers symptômes : Rôle de la cholémie, de l'hypertension portale, du trouble fonctionnel du foie, de la toxi-infection biliaire et des infections associées.

TRAITEMENT. — Indications thérapeutiques selon la prédominance des symptômes.

Avant d'aborder l'étude des maladies biliaires proprement dites, nous devons consacrer une leçon à un état morbide d'une singulière importance, et par sa fréquence, et par la multiplicité des désordres pathologiques qu'il tient sous sa dépendance. Quelle que soit sa signification précise, qu'il s'agisse d'un simple tempérament prédisposant à l'infection mais non dû à celle-ci, qu'il y ait des lésions anatomiques constituées, la connaissance de cet état est nécessaire pour bien interpréter les autres maladies biliaires et pour bien comprendre leurs relations étiologiques.

Après lui avoir donné, en 1900, avec le professeur Gilbert, la dénomination d'*ictère acholurique simple*, nous lui avons attribué, en 1901, celle plus exacte et plus compréhensible de *cholémie simple familiale*.

Ce type morbide est cliniquement indiscutable, quelle que soit la pathogénie que l'on invoque pour l'expliquer. Caractérisée avant tout par la présence d'une cholémie variable, mais modérée, s'accompagnant communément d'une teinte bilieuse plus ou moins accusée des téguments, mais n'entraînant ordinairement pas le passage de pigments biliaires vrais dans l'urine, la cholémie simple familiale se manifeste en outre par de multiples symptômes, souvent dus, non à la cholémie seule, mais à d'autres causes associées.

Elle est trop fréquente pour que ses traits n'aient pas été depuis longtemps entrevus, et, si j'avais à vous faire ici l'histoire des maladies biliaires dans tous leurs détails, je pourrais vous montrer comment quelques-uns des caractères que nous leur attribuons rappellent ceux que l'on donnait autrefois comme révélateurs du tempérament bilieux ; je vous dirais quels travaux anglais, en étudiant la torpeur du foie, ont mis en relief certaines des relations étiologiques que je vous détaillerai tout à l'heure ; je vous énumérerais, enfin, quelle est la longue série de travaux cliniques français (Poucel, Glénard, etc.) qui ont permis d'apercevoir les liens qui existent entre les altérations du foie et certaines maladies chroniques.

Mais ni les faits sur lesquels se basent ces nombreuses études, ni les considérations émises à leur propos ne justifient une assimilation complète ; il y a loin de ces recherches isolées à celles que nous avons systématiquement poursuivies depuis près de dix ans avec notre maître, et qui, grâce à des méthodes précises d'analyse et, notamment, à la cholémimétrie, nous ont permis d'établir de manière certaine la réalité de ce type clinique, en même temps que de préciser le rôle joué par la cholémie et par diverses autres causes dans la production des symptômes

I. — Étiologie.

La cholémie familiale est d'une extrême fréquence, mais vous la rencontrerez surtout dans la clientèle urbaine, vous l'observerez moins fréquemment à l'hôpital ; c'est ce qui explique, dans une certaine mesure, la rareté des documents anatomiques que nous possédons sur elle.

Peut-être est-elle plus fréquente dans certaines races ; nous avons de longue date noté avec M. Gilbert sa prédominance chez les Israélites.

Maladie familiale héréditaire, vous la retrouverez sinon toujours, du moins fréquemment chez les divers membres d'une même famille ; il faut toutefois un interrogatoire minutieux et un examen méthodique pour en dépister les symptômes, ce qui est souvent assez malaisé à l'hôpital.

L'interrogatoire montre d'ailleurs, dans la famille des sujets observés d'autres antécédents : affections biliaires plus ou moins accusées (notamment ictère catarrhal ou lithiase biliaire), maladies diverses relevant de l'auto-infection digestive à laquelle j'ai déjà fait plus d'une fois allusion au cours de ces leçons (appendicite, angine, entérite, etc.).

Si l'on cherche quand sont apparus les premiers signes de l'affection, on voit qu'elle remonte le plus souvent à la naissance ; si elle n'est pas congénitale, du moins date-t-elle toujours de plusieurs années.

On ne peut ordinairement lui saisir de cause nette ; parfois pourtant les malades disent que certains symptômes, notamment la teinte jaune des téguments, remontent à une période de fatigue, à une maladie aiguë; mais il s'agit là, en réalité, de causes occasionnelles, ayant amené plutôt la recrudescence de l'affection, que son début. De même, c'est souvent à la suite d'un ictère catarrhal, d'un ictère émotif, d'une crise de colique hépatique, que les symptômes de la cholémie familiale sont devenus manifestés; ils étaient ignorés, et jusque-là restés latents, la maladie biliaire semble en avoir suscité l'apparition. Mais qu'on recherche les antécédents familiaux et l'on verra que l'affection n'est pas individuelle, qu'on interroge minutieusement le malade, on retrouvera divers symptômes traduisant son ancienneté.

II. — Symptômes.

La cholémie simple familiale constitue à peine une maladie, vous ai-je dit; souvent compatible avec un état de santé apparente, elle est par cela même méconnue; dans d'autres cas, ce sont des symptômes secondaires qui dominent le tableau clinique, et pourtant il est des signes nets et faciles à rechercher. Si vous voulez vous familiariser avec son étude, interrogez les sujets atteints de dyspepsie hyperpeptique, d'entérite membraneuse, de neurasthénie, et surtout ceux atteints de lithiase biliaire, et vous retrouverez facilement tout ou partie des symptômes de l'affection que nous étudions.

Les uns sont ce que nous avons appelé, avec M. Gilbert, des *symptômes fondamentaux*, directement liés à la cholémie, qui permettent, par leur présence, de porter avec certitude le diagnostic de cholémie familiale; les autres, souvent à tort regardés comme primitifs, sont en réalité des *symptômes secondaires*, dont la réunion chez un même malade achève de donner à la cholémie familiale sa physionomie clinique.

1º *Symptômes fondamentaux*. — Parmi les symptômes fondamentaux, ce sont ceux fournis par l'état du tégument qui sont les plus faciles à constater : ils consistent soit dans la teinte jaune des téguments, xanthodermie; soit

dans l'existence de pigmentations diverses, mélanodermies ;
soit encore dans la présence des divers éléments surajoutés,
xanthélasma, nævi. La *teinte jaune des téguments* n'est
nullement celle de l'ictère au sens courant du mot.
L'existence d'un ictère vulgaire même peu marqué, avec
imprégnation conjonctivale, est exceptionnelle ; ce que
l'on observe, en effet, c'est un *ictère léger et fruste*, sans
coloration des conjonctives, un teint jaune et verdâtre, oli-
vâtre. Parfois la teinte est d'un blanc mat, le visage est incapable de se colorer sous l'influence des émotions. Ordinairement la face est plus atteinte que le reste du corps. De tels
sujets, on dit volontiers qu'ils ont le *teint bilieux* ou encore
celui du créole, de l'oriental, du mulâtre ; quelquefois on
les prend pour des anémiques, des chlorotiques, alors que
pourtant la teinte rouge des lèvres et des muqueuses dément
l'idée d'anémie. Cet ictère est assez comparable à l'ictère dit
hémaphéique et réalise comme lui un type d'ictère acholurique, s'en rapprochant par la possibilité de demeurer
partiel, de se localiser, outre la face, à la paume des mains,
à la plante des pieds. Les faits de cet ordre, observés
simultanément en 1897 par Hayem d'une part, Gilbert et
Fournier de l'autre, sont loin d'être rares ; nous en avons
observé, avec M. Gilbert, de nombreux exemples ; ils constituent néanmoins, en regard des faits de cholémie familiale avec teint cholémique, des exceptions.

Le teint bilieux, sous ces diverses modalités, pourra
donc souvent retenir votre attention, mais, souvent aussi, ce
seront des *mélanodermies* surajoutées ou substituées à la
teinte jaune qui vous frapperont. Elles consistent tantôt en
pigmentations généralisées, donnant au visage un aspect
gris et terreux, tantôt en pigmentations localisées, souvent
très apparentes au visage : nævi pigmentaires ou grains de
beauté, taches de rousseur, taches biliaires disséminées,
pigmentation péri-oculaire formant lunette pigmentaire ;
cette dernière pigmentation constitue un des éléments
importants du masque révélateur. Elle peut s'associer aux
taches pigmentaires du visage et notamment du front, réa-

liser un masque biliaire assez analogue au chloasma gravidique, et comparable au masque pigmentaire que nous avons récemment, avec M. Gilbert, décrit chez les asystoliques. Enfin on note parfois la pigmentation marquée du dos des mains, dont l'intérieur reste blanc.

Le *xanthélasma* des paupières constitue souvent un autre signe révélateur. On note alors, non pas le grand xanthélasma si fréquemment étudié, mais surtout le petit xanthélasma plan de l'angle des paupières qui passe souvent inaperçu et qui peut permettre de faire le diagnostic de cholémie familiale actuelle ou passée au premier examen. Au masque, ainsi caractérisé, peuvent se joindre des *nævi capillaires ou artériels*, nævi artériels apparents surtout au visage (étoiles vasculaires), nævi capillaires disséminés sur les téguments (taches rubis de Bouchard).

Le *masque cholémique* peut être ainsi constitué par un teint mat ou jaune avec pigmentations surajoutées, auquel s'associent le petit xanthélasma des paupières et des nævi vasculaires ; mais il est des cas nombreux où seul un de ces stigmates existe, d'autres où ils font défaut complètement et où l'on doit recourir à d'autres symptômes pour porter un diagnostic.

L'*examen des urines* ne révèle pas ordinairement de pigments biliaires, l'*acholurie* pigmentaire est habituelle. En revanche, on peut fréquemment, par la recherche de l'urobiline au spectroscope ou par la méthode de Riva, constater l'existence d'une *urobilinurie* plus ou moins marquée. Or, cette urobilinurie est, vous le savez, fonction le plus souvent non de l'insuffisance hépatique, mais d'une cholémie plus ou moins intense et tient à ce que les pigments biliaires sont en totalité transformés en urobiline ; aussi l'urobilinurie, à défaut de l'examen du sérum, peut-elle souvent permettre d'affirmer la cholémie.

L'examen des urines peut encore faire préciser le fonctionnement de la cellule hépatique, que son chimisme soit normal, qu'il soit insuffisant, qu'il soit exagéré, et il n'est pas exceptionnel de constater une légère glycosurie digestive, un faible degré d'azoturie, parfois de l'indicanurie.

L'examen du foie et de la rate reste ici souvent négatif. Dans d'autres cas plus rares, le foie peut être hypertrophié, quelquefois la rate l'est également. Enfin il peut y avoir hypertrophie simultanée des deux organes.

Rendu manifeste par les divers symptômes cutanés que nous avons mentionnés, par l'urobilinurie fréquemment constatée, l'ictère acholurique de la cholémie familiale est sous la dépendance d'une _cholémie_ variable dont la recherche a une grande valeur. Sans doute la certitude clinique sera acquise par vous avant tout examen de sérum sanguin, mais il peut être utile de préciser l'existence et le degré de la cholémie. D'après les recherches que nous avons poursuivies avec M. Gilbert sur plus de 100 malades, nous avons constaté que le taux de la bilirubine dans le sérum varie le plus souvent entre 1 p. 10 000 et 1 p. 25 000, étant en moyenne égal à 1 p. 17 000 ; exceptionnellement il peut être faible, s'abaissant à 1 p. 30 000 et 1 p. 36 000 ; exceptionnellement il peut être très fort, dans certains cas de transition avec l'ictère chronique. Dans la majorité des cas donc, la cholémimétrie montre une cholémie notable de laquelle dépendent et les symptômes et l'urobilinurie.

Il y a donc bien là un exemple typique d'ictère acholurique avec diurèse normale que l'on peut grouper à côté de l'ictère acholurique avec oligurie dont le type est l'ictère de la pneumonie, et de l'ictère acholurique avec polyurie dont le type est l'ictère de la néphrite interstitielle (Gilbert et Herscher) ; enfin ces constatations prennent toute leur valeur, rapprochées de celles qui ont établi l'existence d'une cholémie physiologique, car la cholémie familiale représente un état intermédiaire entre l'état normal où existe dans le sang une très faible quantité de pigments biliaires et les états franchement pathologiques, tels que certains ictères chroniques, tels que les cirrhoses biliaires ou les ictères aigus dans lesquels existe dans le sang une très forte quantité de pigments biliaires ; la notion de la cholémie familiale a donc un intérêt primordial pour permettre de rattacher à l'état physiologique ces états franchement pathologiques.

Mais si les symptômes de la cholémie familiale se bornaient à ce que nous venons de décrire, sa description serait un peu rapide ; ce qui achève de lui donner une physionomie distincte, c'est le nombre et l'importance des symptômes que nous avons, avec M. Gilbert, qualifiés de symptômes secondaires.

2° *Symptômes secondaires*. — La leçon que j'ai consacrée au retentissement des maladies du foie sur les fonctions des divers organes, me permettra toutefois d'être bref. Les cholémiques que vous examinerez seront souvent des dyspeptiques présentant les symptômes habituels de la *dyspepsie hyperpeptique* ; chez quelques-uns d'entre eux seront notées des hématémèses qui, associées aux douleurs, donnent le tableau du *pseudo-ulcère stomacal* d'origine biliaire ; chez d'autres, vous pourrez observer des *flux bilieux*, plus ou moins abondants, qui, chez l'enfant, peuvent prendre l'aspect de vomissements dit acétonémiques ; les troubles intestinaux ne sont pas moins fréquents ; que l'on recherche chez les malades atteints d'*entérite membraneuse* les signes de la cholémie familiale et l'on ne peut manquer de les rencontrer souvent. De même les sujets qui présentent de la *constipation* habituelle ou, inversement, ceux qui sont exposés à des crises diarrhéiques avec des flux bilieux gastriques ou intestinaux portent fréquemment des attributs de cholémie familiale. De même encore les *hémorroïdes* sont couramment observées chez cette dernière catégorie de malades ; enfin il n'est pas rare de trouver chez eux des signes d'*appendicite* aiguë ou chronique. Sans doute, avec M. Gilbert, nous ne pensons nullement qu'il y ait un rapport de cause à effet entre la cholémie familiale et l'appendicite, et inversement, mais, en signalant ces fréquentes associations, nous avons montré qu'il s'agissait de manifestations se développant sur le même terrain, celui de la diathèse d'auto-infection.

Le cholémique, s'il est souvent un dyspeptique, est fréquemment aussi un nerveux, qu'il présente seulement des troubles du caractère, qu'il soit et se dise un bilieux à déterminations promptes, actif, irritable ou, inversement, apathique et somnolent; dans les deux cas, la tristesse et les idées noires sont souvent marquées. Dans nombre de cas aussi, de tels sujets sont des hypocondriaques. Nous avons insisté avec M. Gilbert sur cette sensation de malaise psychique observée au cours de la cholémie chronique (qu'il y ait hyperactivité cérébrale ou dépression) et pour laquelle, par opposition à l'euphorie morphinique, nous avons proposé le nom de *dysphorie*. Lorsque la dépression nerveuse s'accentue, les malades deviennent communément des *neurasthéniques* avec lassitude, aboulie, parfois migraine, quelquefois impuissance génitale et sont considérés à tort comme des neurasthéniques primitifs. Parfois enfin on peut voir s'établir une véritable *mélancolie*, passagère ou définitive, comme nous l'avons établi avec MM. Gilbert et Cololian. Dans d'autres cas, ce sont avant tout des migraineux, ayant ou non des flux bilieux associés, chez lesquels on relève l'existence de stigmates de la cholémie familiale.

Ajoutons qu'il est fréquent chez tous ces malades de noter une sensibilité particulière au froid (chair de poule), et de relever l'hyperexcitabilité des muscles et des nerfs due, comme nous l'avons établi, à la cholémie (Gilbert, Lereboullet et Albert Weill).

On note encore du côté de la peau une tendance fréquente au *prurit* et à l'*urticaire*, qui surviennent chez les sujets atteints de cholémie familiale; celle-ci nous est apparue comme une des raisons de la susceptibilité particulière de certains sujets aux médicaments.

L'examen des malades peut révéler également de l'*albuminurie* légère, intermittente souvent, à type d'albuminurie cyclique ou d'albuminurie orthostatique ou albuminurie plus marquée, continue; diverses observations nous ont permis de poser avec M. Gilbert la question de l'origine biliaire de certains cas de mal de Bright. Nous avons enfin rencontré quelques cas d'hémoglobinurie paroxystique dans lesquels la cholémie familiale pouvait être regardée comme un élément étiologique important.

Quelquefois les cholémiques se présentent avant tout comme des rhumatisants qui ont des crises, qu'ils aient des crises de *rhumatisme* aigu, qu'ils aient surtout des douleurs rhumatismales subaiguës ou chroniques, qu'ils présentent enfin des manifestations de rhumatisme chronique. La *goutte* peut également se rencontrer, de même qu'au cours d'autres affections biliaires, telles que l'ictère chronique simple, ou la cirrhose biliaire.

L'interrogatoire et l'examen révèlent enfin souvent la tendance particulière aux *hémorragies*, épistaxis de croissance, gingivorragies, ménorragies, hémorragies gastro-intestinales, purpura et même hémorragies rétiniennes. Nous avons observé des exemples de ces diverses hémorragies chez nos malades, et elles ont été dans certains cas assez abondantes pour reproduire le tableau de l'hémophilie.

Nous venons de passer en revue les divers signes secondaires susceptibles de faire penser à la cholémie familiale. Il en est encore d'autres, mais dont la constatation est plus le fait de l'examen objectif, telle la bradycardie dont nous avons à maintes reprises constaté la présence dans certains cas, surtout si elle s'associait à la dépression mélancolique, à l'hypothermie ; telles encore les modifications de la température, qu'il y ait inversion thermique ou monothermie, qu'il y ait encore accès fébriles plus ou moins violents pouvant faire penser au paludisme.

3° *Antécédents familiaux*. — L'étude complète de la cholémie familiale comporte enfin une enquête sur les **antécédents familiaux**. Déjà je vous ai montré que l'on pouvait, par l'interrogatoire, retrouver soit dans les antécédents du malade, soit dans ceux de ses ascendants ou de ses collatéraux, des manifestations biliaires avérées, mais surtout on relève chez les divers membres de la famille la plupart des symptômes que nous venons de

décrire, qu'il s'agisse du teint cholémique, de mélanodermies ou de divers symptômes secondaires. Sans doute
vous ne trouverez pas au complet chez tous les sujets les
mêmes symptômes, mais en groupant les résultats de votre
enquête, vous pourrez observer dans la famille entière la
plupart d'entre eux, et, enfin, en pratiquant l'examen du
sérum, chez les divers membres d'une même famille, avec
ou sans cholémimétrie, vous pourrez constater la présence
d'une cholémie notable, variable toutefois avec chaque
individu. Nous avons pu ainsi, avec M. Gilbert, étudier
d'assez nombreuses familles et dans certaines, particulièrement intéressantes, nous avons pu voir la cholémie familiale
chez la plupart de leurs membres, l'ictère chronique simple
chez d'autres, constatation qui plaide bien en faveur de la
nature commune des deux affections.

III. — Évolution et diagnostic.

L'évolution de la cholémie familiale n'est pas facile à
décrire parce que, comme je vous l'ai dit, il s'agit plus d'un
tempérament que d'une maladie. Souvent le cholémique
peut poursuivre sa vie sans autres symptômes que certaines
modifications du caractère, certains aspects du tégument,
telle ou telle légère manifestation secondaire pour laquelle
il ne consulte pas un médecin. Dans certains cas, c'est une
maladie intercurrente qui permet de reconnaître le tempérament du malade. Fait-il une pneumonie, celle-ci s'accompagne d'un ictère plus accusé que d'autres, entraîne une
expectoration sanglante. Est-il tuberculeux, il fait facilement
des hémoptysies. A-t-il une fièvre typhoïde, celle-ci affecte
rapidement une forme hépatique. Chez la femme, la grossesse peut avoir une évolution particulière, avec masque
pigmentaire plus marqué, vomissements gravidiques accentués, albuminurie habituelle. Les accidents dits d'hépato-
toxémie gravidique sont plus fréquents peut-être chez
elles.

L'insuffisance hépatique peut se voir au cours de la cholémie familiale, et souvent alors elle affecte une allure reconnaissable en clinique. Il s'agit de sujets présentant une asthénie marquée, ayant souvent des matières décolorées; les urines montrent de l'hypoazoturie, parfois une légère glycosurie digestive. On peut observer de l'anémie secondaire. Cet état est justiciable de l'opothérapie hépatique.

Dans divers cas, enfin, la cholémie familiale évolue vers une forme plus grave de maladie biliaire; souvent ses signes précèdent ceux d'une lithiase biliaire, plus rarement ceux d'une cirrhose biliaire. Souvent aussi on la retrouve dans les antécédents d'un sujet atteint d'ictère catarrhal, ou d'ictère infectieux. Enfin la cholémie familiale paraît prédisposer aussi aux affections du foie ; tout au moins, lorsque vous fouillerez le passé des sujets atteints de cirrhose alcoolique, de kyste hydatique du foie, de cancer primitif du foie, vous trouverez chez eux des antécédents permettant de porter le diagnostic rétrospectif de cholémie familiale.

Le diagnostic est enfin assez facile à porter pour peu que l'on cherche à le préciser en se basant tout à la fois sur les symptômes fondamentaux, sur les symptômes secondaires, sur la notion des antécédents familiaux. Ainsi, avant même l'examen du sérum, on peut affirmer l'existence de cholémie familiale, mais cet examen n'en est pas moins fort utile pour préciser le degré de la cholémie et le rôle qu'elle peut jouer dans la production des symptômes.

IV. — Physiologie pathologique et pathogénie.

Comment interpréter cette maladie? Si le type clinique est actuellement solidement établi, sa pathogénie, du fait de recherches ultérieures, pourra être modifiée. Les connexions entre la cholémie physiologique et la cholémie familiale permettent de se demander si elle n'est pas simplement l'exagération de celle-ci, représentant ainsi un tempérament dans lequel l'infection et leslésions consécutives n'ont aucune part; mais on peut aussi, en considérant la facilité avec laquelle s'observent au cours de ces états certains symptômes nettement infectieux, en se basant sur quelques constatations anatomiques, se demander si l'affection n'a pas pour substratum une lésion minime des voies biliaires due à l'infection. C'est à cette lésion, à cette angiocholite minima que nous avons d'abord rattaché ce type clinique. Peut-être relève-t-il plutôt d'un simple trouble fonctionnel de la cellule, peut-être une hémolyse excessive est-elle à son origine? Ce sont là des questions encore actuellement à l'étude et il serait prématuré d'admettre fermement l'une ou l'autre de ces hypothèses.

Ce qui est certain, c'est que ce type clinique est à l'origine de la plupart des autres maladies biliaires ou hépatiques, que, dans cette maladie, l'infection intervient souvent d'une manière non douteuse, que cette infection est une auto-infection par des germes digestifs. Il semble donc que, en tout état de cause, la cholémie familiale soit tout au moins un état préparant l'infection, et réalisant ce terrain biliaire sur lequel j'ai déjà insisté devant vous.

Comment maintenant interpréter les symptômes secondaires à cet état? Pour les expliquer, il faut faire appel à divers éléments sur lesquels j'ai déjà insisté : la cholémie, les troubles fonctionnels du foie, insuffisance ou hyperfonctionnement, l'hypertension portale, la toxi-infection biliaire, enfin diverses infections glandulaires associées. Et ce sont ces éléments multiples que le traitement doit viser.

V. — Traitement.

Je ne puis vous dire ici tous les agents du traitement à opposer aux diverses manifestations de la cholémie familiale. Il varie d'ailleurs avec l'importance relative des symptômes, l'intensité de la cholémie, la prédominance de tel ou tel symptôme secondaire. Je vous en exposerai dans une leçon ultérieure les principaux termes.

Le *régime alimentaire* en est la base et l'emploi du lait doit être souvent recommandé, surtout au début du traitement, sous forme de lait écrémé, puis par petites doses répétées, selon la méthode souvent conseillée par le professeur Gilbert. Après une période de régime lacté absolu ou d'emblée, on peut conseiller un régime surtout lacto-végétarien auquel on adjoint les viandes blanches, les poissons légers, les œufs en quantité modérée. Au lait on peut substituer le kéfir maigre, le yoghourth et divers laitages.

La *cure de lait* combat souvent efficacement la cholémie qu'atténue heureusement la cure de diurèse par les eaux d'Évian ou de Vittel, prises à domicile ou à la station.

Les troubles fonctionnels du foie sont modifiés par l'*opothérapie hépatique ou pancréatique* et divers *agents médicamenteux* tels que le bicarbonate de soude, l'arsenic, les eaux alcalines ou arsenicales, employées différemment selon la nature du trouble pancréatique et suivant qu'on veut stimuler ou réfréner l'activité hépatique.

Lorsque des symptômes infectieux existent, le calomel et les salicylates, la quinine peuvent être utilement conseillés, encore que l'état du tube digestif commande parfois une certaine prudence dans leur emploi.

Contre l'hypertension portale, les lavements chauds, les purgatifs, certaines eaux thermales, le massage abdominal et le massage direct du foie nous ont paru doués d'efficacité et nous avons maintes fois, avec M. Gilbert, pu constater de bons effets d'un traitement dans lequel entrait l'une ou l'autre de ces armes thérapeutiques. Si le tempérament était difficile à entièrement modifier, du moins avons-nous pu souvent améliorer considérablement l'état des sujets atteints de cholémie familiale, atténuer le degré de leur cholémie, faire disparaître tout ou partie de leurs symptômes secondaires.

QUINZIÈME LEÇON

LES ICTÈRES AIGUS

Par Marcel GARNIER.

ÉTIOLOGIE DES ICTÈRES AIGUS. — I. Cause prédisposante : diathèse biliaire.
— II. Causes déterminantes : 1º psychique : ictère émotif, ses deux
variétés ; 2º mécanique ; 3º toxique : poisons agissant sur le sang,
poisons agissant sur le foie (alcool) ; 4º infectieuse : ictère infectieux
primitif, épidémique et sporadique ; à microbes spécifiques et non spécifiques ; propriété agglutinante du sérum des ictériques ; rôle du bacille
d'Eberth ; ictère infectieux *secondaire* : ictère de la pneumonie ; ictère
de la syphilis. Pathogénie de l'ictère.
DESCRIPTION. — 1º Ictère catarrhal : phase préictérique ; phase ictérique,
ictère catarrhal prolongé. — 2º Ictère infectieux proprement dit :
prédominance des symptômes généraux ; ictère pléiochromique infectieux. — 3º Ictère infectieux à rechute. — 4º Ictère grave. —
5º Ictère des nouveau-nés : idiopathique, symptomatique.
DIAGNOSTIC et PRONOSTIC.
TRAITEMENT. — Traitement hygiénique. Traitement médicamenteux.

L'ictère est un syndrome caractérisé par une coloration
jaune, plus ou moins accusée, de la peau et des muqueuses,
due à leur imprégnation par le pigment biliaire. En clinique, l'ictère peut se présenter sous deux formes, aiguë et
chronique.

ÉTIOLOGIE DES ICTÈRES AIGUS

I. — Cause prédisposante.

Les ictères aigus reconnaissent de nombreuses causes,
mais dans tous les cas il y a une condition étiologique géné-

rale qu'il faut tout d'abord mettre en évidence, c'est cette prédisposition que Hanot attribuait à une débilité congénitale de la cellule hépatique, et que les recherches de MM. Gilbert et Lereboullet ont permis de rapporter à la diathèse biliaire ; le plus souvent vous trouverez chez les ascendants du malade, parfois dans ses antécédents personnels, d'autres manifestations de cette diathèse dont les différents éléments vous ont été exposés dans des leçons antérieures.

II. — Causes déterminantes.

Les causes qui provoquent les ictères aigus peuvent être rangées sous quatre chefs : psychique, mécanique, toxique, infectieux.

1° *Causes psychiques*. — Ne vous étonnez pas de trouver une étiologie psychique à certaines catégories d'ictère. Les impressions morales intenses peuvent retentir sur les diverses sécrétions pour les modifier ; vous connaissez la polyurie produite par les émotions ; celle des concours est bien connue des étudiants ; de même la diarrhée peut être due à la peur. On conçoit par conséquent que l'ictère puisse apparaître dans les mêmes conditions.

Le trouble psychique agit sur le foie par une action réflexe, dont différentes théories ont cherché à expliquer le mécanisme. On a parlé d'un spasme des conduits biliaires, et l'ictère émotif mériterait le nom d'ictère spasmodique ; mais comment admettre un spasme qui ne détermine pas de douleur? De plus, si l'ictère était dû au spasme des conduits, il s'accompagnerait de décoloration des matières fécales, ce qui n'est pas, ordinairement. Potain invoquait pour expliquer cette variété d'ictère une vaso-dilatation avec diminution de la pression dans les capillaires sanguins, tandis que la pression dans les capillaires biliaires resterait normale ou même serait augmentée ; la bile passerait alors par osmose des conduits qui la renferment habituellement dans les canaux sanguins. C'est là une hypothèse qui attend encore sa démonstration. La théorie plus simple de la polycholie paraît suffire à expliquer bon nombre de cas : l'émotion détermine l'augmentation de la sécrétion biliaire, de même que dans d'autres circonstances elle occasionne la polyurie.

Le mécanisme n'est sans doute pas toujours le même, et on doit distinguer, aussi bien au point de vue pathogénique qu'au point de vue clinique, deux grandes variétés d'ictère émotif ; dans l'une, l'ictère apparaît d'emblée, et, pour ainsi dire, au moment même où l'émotion est ressentie ; tel est le cas classique du duelliste qui devient subitement jaune sur le terrain ; dans l'autre, l'ictère ne se montre qu'un certain temps, un, deux ou trois jours après l'impression morale ; il est alors précédé par des troubles gastro-intestinaux plus ou moins marqués ; c'est un ictère catarrhal ordinaire, consécutif, comme cela est la règle, à un désordre des fonctions digestives.

Dans l'un ou l'autre cas, l'ictère émotif n'apparaît guère que chez les prédisposés. J'ai eu l'occasion de donner mes soins avec M. Gilbert à une famille dans laquelle les trois enfants eurent successivement et à quelques années d'intervalle un ictère émotif pour des motifs futiles : l'un d'eux entre autres eut de l'ictère à la suite de la contrariété qu'il éprouva dans un bal d'enfants où une petite fille de son âge lui refusa une danse.

2° *Causes mécaniques*. — Je ne m'étendrai pas sur les causes mécaniques de l'ictère : le passage d'un calcul dans le cholédoque, d'une vésicule hydatique, d'un corps étranger quelconque obstruant passagèrement le conduit biliaire peut déterminer l'ictère aigu. On vous parlera de ces cas quand on traitera devant vous l'obstruction des voies biliaires.

3° *Causes toxiques*. — Plus importantes sont les causes toxiques ; elles sont nombreuses et peuvent être divisées en deux groupes : certains poisons agissent directement sur le sang, tels sont la toluylène-diamine, l'acide pyrogallique, l'essence d'aniline, l'hydrogène arsénié, etc. L'empoisonnement par ce dernier corps se présente en clinique sous deux formes : l'une, grave, est accompagnée d'hémoglobinurie, puis d'anurie ; l'ictère apparaît au deuxième jour de la maladie ; dans l'autre, plus légère, la diurèse reste normale.

D'autres substances portent leur action sur le foie ; tels sont le phosphore, l'alcool, le chloroforme, l'éther qui sont à proprement parler des poisons de la cellule hépatique ; l'ictère marque le premier degré de l'atteinte du foie ; il diminue ou disparaît quand la cellule hépatique est frappée à mort : alors la sécrétion biliaire ne se fait plus, il y a acholie.

4° *Causes infectieuses.* — Mais j'ai hâte d'arriver au dernier groupe étiologique des ictères aigus, aux ictères d'origine infectieuse. Ce sont ceux-là que nous aurons le plus souvent l'occasion d'observer en clinique. Vous avez déjà vu que l'infection doit revendiquer une partie des ictères émotifs, ceux qui sont consécutifs à des troubles digestifs ; elle s'associe souvent aussi à des causes toxiques ; l'alcool donne rarement à lui seul un ictère, le plus souvent il prépare la voie à une infection d'origine digestive qui devient la cause efficiente des accidents.

Les ictères infectieux doivent être rangés en deux grandes classes, suivant qu'ils sont primitifs, c'est-à-dire qu'ils se montrent en dehors de toute autre maladie, ou secondaires à un processus morbide défini et connu.

Les ICTÈRES INFECTIEUX PRIMITIFS peuvent se montrer à tout âge ; ils sont pourtant plus fréquents chez l'adulte ; leur rareté relative chez l'enfant tient sans doute à l'intégrité du foie, qui à cet âge n'a pas encore subi d'influences toxiques ; vers treize ou quatorze ans, Barthez et Sanné le considèrent déjà comme fréquent. L'homme y est plus sujet que la femme ; certaines professions, celles de boucher, de tanneur, d'égoutier y prédisposent manifestement ; la saison n'est pas indifférente et la fréquence de ce type morbide est plus grande au printemps et en été qu'en hiver ou à l'automne. Souvent l'ictère infectieux primitif se présente sous forme d'épidémies ; longtemps on a nié sa contagiosité et expliqué les épidémies par l'action de causes semblables agissant sur un groupe d'individus. Récemment, pourtant, un médecin militaire, M. Costa, s'est élevé contre cette opinion et a soutenu la théorie de la contagiosité de l'ictère; étudiant une épidémie qu'il a eu l'occasion d'observer dans un bataillon de chasseurs alpins, il a montré que pour expliquer la succession des cas, toutes les doctrines étiologiques habituellement invoquées étaient insuffisantes, et qu'il était nécessaire de faire intervenir la contagion ; sans nier la possibilité de l'origine tellurique de certaines épidémies, il a établi que, pour la plupart, pour celle entre autres de la petite ville de San Gimignano rapportée par Dominici, le rôle de la contagion était manifeste. C'est à cette même conclusion qu'aboutit aussi un auteur italien, Queirolo.

Pour les cas sporadiques, l'action des causes prédisposantes reprend toute sa valeur; au premier rang de ces causes, il faut placer l'alcoolisme, et, chez la femme, la grossesse ; chez l'enfant, on fait intervenir les troubles gastro-intestinaux, la dilatation de l'estomac, le rachitisme. Mais, chez l'enfant comme chez l'adulte, c'est encore la diathèse biliaire qui, comme l'ont montré MM. Gilbert et Lereboullet, constitue la prédisposition la plus importante.

Les troubles gastro-intestinaux qui marquent ordinairement le début de ces ictères infectieux peuvent être consécutifs à l'inhalation de certains poisons volatils ; c'est ainsi qu'on explique les cas relativement fréquents survenant chez les égoutiers, les tanneurs, les individus ayant travaillé au curage de mares, de fossés ou de ruisseaux fétides. Les écarts de régime, l'ingestion de substances alimentaires avariées sont une cause fréquente d'ictère; dans le botulisme, qui, comme vous le savez, est une maladie causée par la consommation de charcuterie altérée, les accidents sont dus à la fois aux produits toxiques formés dans ces substances en dehors de l'organisme, et surtout à l'action des microbes qui les engendrent, en particulier au *bacillus botulinus* de Van Ermengen. Dans ce cas, le microbe, cause de l'ictère, a une origine exogène ; de même encore, quand il est apporté par des eaux impures. Mais souvent l'infection est endogène, l'origine alimentaire de l'ictère est encore indiscutable ; l'indigestion a eu pour effet d'exalter la virulence des microbes normalement contenus dans l'intestin, et la maladie, primitivement toxique, est devenue secondairement infectieuse.

Les microbes qui causent l'ictère peuvent être par suite divisés en deux groupes : les uns sont des agents spécifiques, les autres au contraire sont des hôtes habituels du tube intestinal. Parmi les premiers, je ne ferai que vous citer le *bacillus icterogenes capsulatus* de Banti, obtenu par ponction de la rate et le *B. botulinus* de Van Ermengen ; j'insisterai seulement sur le bacille d'Eberth.

L'*origine eberthienne* de certains ictères infectieux a été reconnue grâce à la recherche des propriétés agglutinatives du sérum. Dès les premiers temps qui suivirent la mise en pratique de la séro-réaction de Widal, plusieurs auteurs, entre autres Grünbaum, reconnurent que le sang de certains ictériques agglutinait le bacille d'Eberth ; ce fait fut confirmé par Zupnick, Eckardt, tandis que d'autres auteurs, entre autres Königstein, rapportaient des constatations négatives. En 1903, MM. Gilbert et Lippmann (1) reprirent l'étude de cette question ; sur 30 malades cholémiques à des degrés divers, et chez lesquels la quantité de bilirubine contenue dans le sérum variait de 1/900 à 1/40000, ils purent deux fois seulement constater une séro-réaction positive en dehors de toute dothiénentérie antécédente. De leurs recherches ils conclurent que le passage dans le sang des éléments de la bile ne peut en aucune façon être incriminé comme cause de la réaction agglutinante ; la teneur en bile du sérum sanguin, si élevée soit-elle, n'exerce aucune influence sur la production du phénomène ; la bile additionnée en proportions croissantes à des sérums humains ou artificiels, ne leur communique aucun pouvoir agglutinant vis-à-vis du bacille d'Eberth. Si pourtant certains sérums d'ictériques sont

(1) Gilbert et Lippmann, De la réaction agglutinante dans l'ictère (*Société de biologie*, 26 décembre 1903).

agglutinants, cela tient à ce que l'ictère catarrhal est parfois sous la dépendance d'une infection par ce bacille.

Poursuivant leurs recherches, MM. Gilbert et Lippmann (1) montrèrent que les cas à séro-réaction positive présentaient précisément certains détails cliniques qui, à eux seuls, permettaient de penser à une infection typhique ; c'est ainsi que, dans une observation qu'ils ont rapportée, la récente arrivée à Paris de la malade, originaire de la campagne, la longueur de la période préictérique, l'intensité des phénomènes qui la marquèrent pouvaient mettre sur la voie du diagnostic étiologique. Celui-ci n'était possible que grâce à la séro-réaction. Ainsi se trouve mise hors de conteste l'origine éberthienne de certains cas d'ictère catarrhal.

Jusqu'à présent, c'est la seule variété d'ictère catarrhal à microbe spécifique qui ait été individualisée. Je crois, pour ma part, que la culture du sang faite systématiquement permettrait, dans bien des cas, de surprendre le microbe pathogène, surtout si l'on a soin d'ensemencer à la fois des milieux aérobies et anaérobies. Deux fois j'ai fait avec M. Simon une semblable recherche (2) ; l'un de nos malades était au quatrième jour de sa jaunisse, au neuvième jour de sa maladie, l'autre avait de l'ictère depuis six jours. Le sang du premier de ces malades resta stérile ; celui de l'autre contenait un microbe strictement anaérobie que nous avons étudié ; c'est un bacille épais, immobile, ne se décolorant pas par la méthode de Gram, donnant en quarante-huit heures dans la gélose sucrée profonde des colonies transparentes ayant un aspect floconneux sans production de gaz ; il ne liquéfie pas la gélatine. Il est impossible de tirer actuellement aucune conclusion de cette constatation unique ; s'agit-il d'une septicémie secondaire, semblable à celle que l'on

____

(1) Gilbert et Lippmann, De l'ictère catarrhal d'origine éberthienne. (*Société de biologie*, 30 janvier 1904).

(2) Garnier et Simon, Septicémie à microbe anaérobie au cours de divers états infectieux (fièvre typhoïde, ictère catarrhal, purpura rhumatoïde) (*Société médicale des hôpitaux*, 18 octobre 1907).

rencontre au cours de divers états pathologiques de l'intestin et dont les recherches que j'ai poursuivies avec M. Simon ont montré la fréquence ? S'agit-il au contraire de l'agent causal de l'ictère ? Il faudrait, pour trancher cette question, pratiquer l'examen bactérioscopique du sang à une époque rapprochée du début des accidents ; malheureusement les malades n'entrent à l'hôpital que quand ils sont déjà souffrants depuis plusieurs jours, et dans nos deux cas la fièvre était tombée au moment où nous avons pu effectuer la prise de sang.

Parmi les microbes non spécifiques auxquels l'ictère catarrhal a été attribué, on cite surtout le colibacille et le *proteus vulgaris* ; sans doute d'autres agents peuvent aussi l'engendrer. La recherche des germes anaérobies n'a pas été faite le plus souvent ; or le rôle de ces microbes est sans doute considérable dans la pathologie hépatique puisque, comme l'ont montré les travaux de MM. Gilbert et Lippmann, ils infectent normalement une grande partie de l'arbre biliaire ; nul doute qu'il ne faille leur réserver une place importante dans la genèse des infections ictérogènes.

L'ictère infectieux primitif apparaît comme une maladie autonome à localisation première sur l'appareil biliaire. Dans les ICTÈRES INFECTIEUX SECONDAIRES, l'atteinte du foie n'est plus qu'un épiphénomène au cours d'une maladie parfaitement caractérisée. Presque toutes les infections aiguës, l'érysipèle, la scarlatine, la fièvre typhoïde peuvent donner lieu à l'ictère. Mais c'est dans la *pneumonie* qu'il est le plus fréquent et qu'il a été le mieux étudié. Vous n'ignorez pas qu'au cours de cette maladie la constatation d'une teinte légèrement jaune ou bistre de la peau est pour ainsi dire la règle, et, comme les urines sont rares et présentent la réaction de Gubler, on dit qu'il y a de l'ictère hémaphéique. Or vous savez maintenant ce qu'il faut penser du prétendu ictère hémaphéique ; c'est un ictère véritable, avec cholémie peu accusée, et la réaction de Gubler tient à la concentration des urines et à la grande quantité d'urobiline qui y est contenue. C'est dire par conséquent que le foie est presque constamment touché dans cette maladie.

Dans certains cas, il traduit encore plus nettement sa souffrance ; la cholémie est plus accusée, le teint devient franchement jaune ; l'ictère qualifié biliphéique est constitué. Ces cas, quoique rares, atteindraient pourtant la proportion de 7 p. 100, d'après Grisolle. Ils ont été étudiés par MM. Gilbert et Grenet. Ces auteurs ont montré que l'ictère peut être dû soit à une lésion infectieuse des cellules hépatiques, soit à une inflammation des petits et des gros canaux biliaires. Dans les trois cas de pneumonie avec ictère qu'ils ont étudiés, MM. Gilbert et Grenet ont trouvé à l'autopsie le *bacterium coli* dans la bile de leurs malades ; l'examen sur lames, la culture, les inoculations ne leur ont révélé la présence d'aucun autre microorganisme ; le pneumocoque en particulier était absent. Ainsi, l'infection ascendante des voies biliaires paraît être une cause fréquente de l'ictère pneumonique. Mais le rôle de la toxine pneumococcique ne doit pas être complètement rejeté ; c'est sans contredit l'action de cette toxine qui détermine le teint jaune des pneumoniques; que cette action s'exerce d'une façon plus intense sur une cellule moins résistante, on comprend que la cholémie pourra devenir plus marquée et la jaunisse évidente.

Je ne ferai que signaler le paludisme comme cause d'ictère infectieux : la fièvre bilieuse hémoglobinurique que l'on rencontre dans certaines contrées, à Madagascar, au Sénégal par exemple, semble être, malgré les discussions auxquelles elle a donné lieu, une manifestation un peu spéciale de la malaria.

La syphilis enfin à sa période secondaire est une cause d'ictère aigu ; signalé par Ricord, par Gubler, l'ictère des syphilitiques a été attribué par ce dernier auteur à une roséole des canalicules biliaires, par Lancereaux et par Cornil à la compression des canaux hépatiques par les ganglions du hile hypertrophiés. Il me semble plus logique d'admettre qu'il est sous la dépendance d'une atteinte de la cellule hépatique par les poisons sécrétés par le tréponème de

Schaudinn. L'hépatite diffuse est regardée comme la cause des ictères graves qui surviennent parfois au cours de la syphilis secondaire ; c'est cette même hépatite atténuée qui me paraît devoir être invoquée dans les cas d'ictère bénin.

III. — Pathogénie.

A mesure que j'ai énuméré les causes des ictères aigus, je me suis efforcé de vous montrer comment chacune d'elles agissait pour déterminer le passage des pigments biliaires dans le sérum. Dans bien des cas, l'ictère est dû à un arrêt de l'excrétion de la bile ; celle-ci ne pouvant plus s'écouler par les voies naturelles, s'accumule en amont de l'obstacle jusque dans les canalicules qui entourent les cellules hépatiques ; la sécrétion cellulaire ne trouvant plus la voie biliaire libre s'engage dans les vaisseaux sanguins.

Ce mécanisme se conçoit facilement. Aussi a-t-on voulu l'appliquer à tous les cas, et l'ictère catarrhal a été attribué à la présence d'un bouchon muqueux s'opposant au passage de la bile. Mais le bouchon muqueux n'a jamais été constaté *de visu*. J'admettrais plus volontiers pour ma part que l'obstacle est constitué alors par le gonflement inflammatoire de la muqueuse.

Parfois on a la certitude que les conduits biliaires ne sont pas obstrués ; il en est ainsi quand les matières fécales gardent leur coloration normale. On peut alors invoquer avec Stadelmann la *pléiochromie*, c'est-à-dire une formation de pigments biliaires plus abondante qu'à l'ordinaire ; l'encombrement des canaux par le pigment en excès déterminerait le reflux d'une certaine quantité de bile dans le sang. On peut aussi, avec Liebermeister, attribuer l'ictère à un état *acathectique* de la cellule hépatique, qui devient incapable de retenir le pigment, ou, avec Hanot, à la dislocation de la travée hépatique : les rapports des cellules étant changés, on conçoit que la région protoplasmique, qui normalement est en contact avec le vaisseau biliaire.

vienne confiner le capillaire sanguin, qui se trouve ainsi en quelque sorte le débouché naturel de la bile.

On peut expliquer ces faits, sans recourir à des hypo-thèses aussi compliquées.

Étant donnés les rapports de la cellule hépatique avec les vaisseaux sanguins et biliaires, rapports que montre le schéma de la figure 27, on comprend qu'il suffit d'un trouble

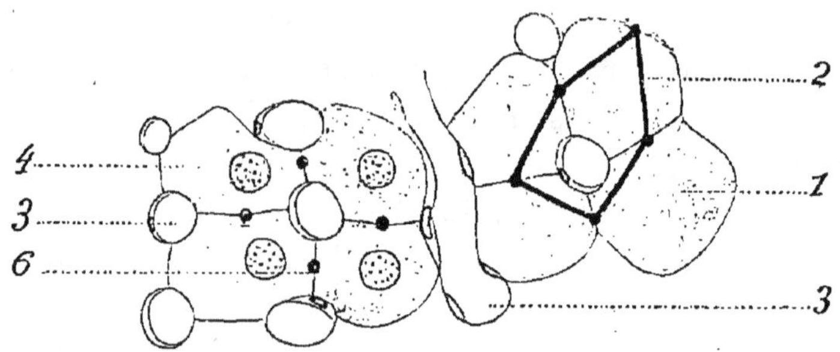

Fig. 27. — Rapports de la cellule hépatique avec les capillaires veineux et les canalicules biliaires (d'après Stœhr).

A droite, les cellules (1) sont vues à pic, par une de leurs faces; on voit le réseau de canalicules biliaires (2) et le capillaire veineux situé au point de rencontre des quatre cellules hépatiques. — A gauche, la coupe intéresse les cellules hépatiques (4) à leur partie moyenne, au niveau du noyau ; les capillaires veineux occupent les angles de la cellule; les canalicules (6) sont vus en coupe; ils sont séparés des capillaires veineux (3) par une demi-face de cellule.

léger de la vie cellulaire pour que le pigment aille se déver-ser dans le sang, au lieu de suivre le chemin habituel ; ne serait-ce pas justement ce trouble qui caractérise l'ictère ?

Une dernière question se pose : les pigments biliaires peuvent-ils prendre naissance directement dans le sang sans intervention de la cellule hépatique? Autrement dit, y a-t-il des ictères d'origine hépatogène et des ictères d'origine extra-hépatique ou hématogène? Cette question a été longue-ment discutée à une certaine époque, surtout en Allemagne, et vous trouverez dans l'article que M. Bernheim a écrit sur l'ictère dans le dictionnaire de Dechambre, l'exposé de ces discussions. Elle a été reprise récemment à la lumière des notions nouvellement acquises sur la résistance globulaire. Il est certain que la bilirubine dérive de l'hémoglobine, et que la destruction d'une grande quantité de globules rouges, l'hémolyse, engendre l'ictère. On sait aussi d'autre part, que, dans les vieux foyers d'épanchement sanguin, l'hémoglobine se transforme en une substance appelée *hématoïdine* qui est identique à la bilirubine ; ainsi la bilirubine peut se former en dehors du foie. On peut donc penser que certains poisons hémolytiques poussent la transformation de l'hémoglobine jusqu'à la formation de bilirubine dans le sérum même du malade. Ce processus permet d'expliquer une partie des ictères d'origine toxique. En dehors de ces cas qui restent exceptionnels, le plus souvent, les ictères aigus sont dus à un trouble du fonctionnement hépatique.

DESCRIPTION CLINIQUE

Je n'insisterai pas sur la description clinique des différentes variétés d'ictère aigu que nous a montrées l'étiologie. L'ictère infectieux primitif mérite seul une description détaillée.

Il peut se présenter sous quatre formes : ictère catarrhal, ictère infectieux proprement dit, ictère infectieux à rechute et ictère grave.

I.— Ictère catarrhal.

L'ictère catarrhal évolue en deux phases. Dans une première période dite préictérique, le malade présente uniquement des signes d'embarras gastrique : il a de la courbature, de la céphalée et le soir une légère élévation de température ; puis cinq à six jours après le début de la maladie, l'ictère apparaît. Il est ordinairement léger ; d'abord il ne se reconnaît qu'aux conjonctives, puis il envahit les téguments et se généralise. L'examen du sérum permet de reconnaître la présence d'une assez forte proportion de

(1) Une observation récente de M. Sacquépée (*Société médicale des hôpitaux*, 5 février 1909), a montré que parfois l'ictère infectieux reconnaissait cette pathogénie ; il s'agissait alors d'un ictère acholurique.

bilirubine ; l'urine renferme des pigments biliaires, que révèle la réaction de Gmelin ; les fèces sont ordinairement décolorées. Parfois les malades se plaignent d'un prurit plus ou moins vif. Enfin le pouls est généralement ralenti ; cette bradycardie, vraie pour la plupart des auteurs, est considérée par d'autres, et en particulier par M. Bard, comme une fausse bradycardie ; il y aurait une modification du rythme du cœur consistant en l'association de deux pulsations, dont la seconde, plus faible que la première, serait insuffisante pour donner une onde sanguine allant jusqu'à la radiale.

Le foie en général n'est pas hypertrophié ; j'ai pourtant observé récemment un cas où le foie était volumineux et descendait jusque dans le flanc droit ; le palper méthodique de l'abdomen permettait de reconnaître nettement son bord inférieur. La consistance n'est pas modifiée, ce qui en rend la palpation difficile. Le cœur est souvent légèrement augmenté de volume.

Les *signes généraux* font défaut à cette période ; la fièvre est absente ; le malaise du début se dissipe peu à peu ; l'urine ne renferme pas d'albumine, mais elle est riche en urée ; l'excrétion d'urée peut être parfois considérable : Bouchardat a relevé dans un cas le chiffre de 220 grammes ; ainsi, il semble bien qu'il y a alors une véritable hyperhépatie au moins par rapport à l'urée.

La *durée* de cette période est de huit à quinze jours ; puis les matières se colorent de nouveau ; les urines deviennent abondantes. Elles ne renferment plus de pigments biliaires ; mais l'urobiline se montre à ce moment. C'est ce qu'on appelait autrefois l'hémaphéisme secondaire ; vous savez maintenant comment on doit interpréter ces faits, qui s'expliquent parfaitement par la théorie de l'origine rénale de l'urobiline.

La terminaison est la guérison, parfois précédée d'une convalescence assez longue ; malgré la bénignité de cette maladie, les patients restent souvent fort amaigris, et ne reprennent leurs forces que lentement.

M. Dieulafoy a isolé sous le nom d'ICTÈRE CATARRHAL PROLONGÉ une variété un peu spéciale, caractérisée par la longue persistance de l'ictère ; la maladie dure alors deux à trois mois, avec des rémissions et des poussées, le foie est du reste assez volumineux, les épistaxis sont fréquentes. Ces cas se rapprochent beaucoup des ictères chroniques à forme splénomégalique ou hépatosplénomégalique, dont on vous parlera plus loin ; ils guérissent pourtant sans laisser de traces.

II. — Ictère infectieux proprement dit.

Cette forme est caractérisée par l'exagération de tous les phénomènes notés dans la forme précédente. Le début est souvent brusque, marqué par un frisson, de la fièvre, de la céphalée. La température oscille entre 38°,5 et 40° ; les urines sont rares, foncées, renferment de l'albumine et peu d'urée. Il y a de l'agitation, des vertiges, de l'insomnie, souvent des épistaxis. Cette phase préictérique est marquée, en outre, par des troubles digestifs : nausées, vomissements, diarrhée bilieuse, souvent par de l'herpès labial, enfin par l'hypertrophie du foie et de la rate. Elle dure cinq à six jours.

Puis apparaît l'ictère avec son cortège de symptômes habituels : décoloration des fèces, cholémie, cholurie. Les symptômes généraux tombent en général à ce moment. Mais ce qui prouve bien que l'atteinte du foie a été beaucoup plus profonde que dans l'ictère catarrhal, c'est qu'on observe certains signes révélant l'insuffisance hépatique : la diminution de l'urée, la glycosurie alimentaire. Il y a hypohépatie dans cette forme, à opposer à l'hyperhépatie de la forme précédente.

La durée est de dix à vingt jours. Une crise urinaire polyurique et azoturique se montre plus ou moins tôt ; l'ictère diminue, puis disparaît et le malade est guéri. Mais la convalescence est toujours très longue ; l'urobilinurie, comme l'a signalé M. Chauffard, persiste longtemps ; elle est en rapport avec une cholémie plus élevée que le taux physiologique. Les fonctions hépatiques profondément troublées ne reprennent que peu à peu leur équilibre normal.

Dans des cas, rares à la vérité, l'évolution n'est pas favorable ; la crise urinaire n'apparaît pas ; l'insuffisance hépatique s'accentue, l'ictère grave se montre.

Ici encore on a signalé une forme prolongée dans laquelle l'ictère persiste plusieurs mois, quelquefois plus.

Une variété intéressante est l'ictère PLÉIOCHROMIQUE INFECTIEUX de Stadelmann ; il diffère de l'ictère catarrhal ordinaire par un début plus brusque, l'intensité plus grande des accidents, l'aspect typhique que présente le malade, enfin par une diarrhée bilieuse, montrant bien qu'il y a excès de bile, ou tout au moins excès de matière colorante biliaire.

III. — Ictère infectieux à rechute.

C'est une forme rare et grave ; elle mérite le nom de *typhus hépatique* que M. Landouzy lui a donné. C'est M. Mathieu qui en 1886 décrivit le premier ce type morbide ; le mémoire de Weil parut ensuite ; aussi si l'on veut désigner cette maladie sous le nom de l'auteur qui l'a isolée, on doit la dénommer maladie de Mathieu et non maladie de Weil.

L'incubation est parfois longue dans ces cas ; elle dure souvent douze à quinze jours. Mais le début est brusque : il est marqué par de l'élévation de la température, des vomissements, de la céphalée, des myalgies. Pendant la phase préictérique, les symptômes généraux existent seuls ; la fièvre est souvent élevée, elle s'accompagne de subdélire, d'albuminurie, d'épistaxis ; la rate est grosse ; le malade a l'aspect typhique ; souvent une poussée d'herpès apparaît aux lèvres.

Vers le cinquième ou le sixième jour, l'ictère apparaît : les urines sont foncées, peu abondantes, elles renferment de la bile et de l'albumine. Les matières sont décolorées ; elles peuvent pourtant garder leur coloration normale ; certains cas d'ictère pléiochromique appartiennent à cette variété.

A l'examen physique, le foie se montre augmenté de volume. Les hémorragies sont fréquentes à cette période ; ce sont surtout des épistaxis, des gingivorragies, du purpura, parfois des hémorragies rétiniennes (Landouzy), rarement des hémoptysies ou des hématémèses. Dans certains cas, un exanthème morbilliforme, scarlatiniforme ou urticarien apparaît.

Malgré tout cet ensemble qui rappelle le tableau de l'ictère grave, la défervescence se fait vers le huitième ou le dixième jour, une crise urinaire débarrasse l'organisme des produits toxiques qui l'encombraient, et le malade paraît entrer en convalescence. Pourtant la rate reste grosse (Mathieu) ; l'apyrexie dure seulement trois à huit jours, puis de nouveau les phénomènes infectieux se montrent, et une nouvelle poussée fébrile accompagnée des mêmes symptômes que précédemment évolue en six à huit jours ; la guérison définitive s'établit alors.

IV. — Ictère grave.

Certains cas d'ictère infectieux peuvent revêtir d'emblée le tableau de l'ictère grave ; c'est l'ictère grave primitif essentiel, la fièvre jaune nostras, qui se présente, ainsi que l'avaient indiqué Lebert, Monneret, Trousseau, comme une maladie générale. Dans d'autres cas, l'ictère grave succède à un ictère catarrhal ordinaire ; ce sont les ictères aggravés. Toutes ces formes seront décrites dans une leçon ultérieure.

A côté des cas d'ictère grave où l'insuffisance hépatique conduit rapidement à la mort, on décrit des formes curables, les ictères pseudo-graves de Grellety-Bosviel.

V. — Ictère des nouveau-nés.

C'est là une forme un peu particulière d'ictère aigu. On en connaît deux variétés : l'*ictère idiopathique* est le plus fréquent. Il apparaît le plus souvent chez des enfants débiles ou des enfants nés avant terme. C'est ordinairement un ictère acholurique dans lequel l'acholurie contraste avec une cholémie souvent fort élevée, puisque d'après les constatations de MM. Gilbert et Lereboullet elle peut atteindre le taux de 1 p. 500. Il semble être en rapport avec une destruction exagérée de globules rouges au moment de la naissance ; il guérit facilement. Il indique une prédisposition du foie à subir l'atteinte morbide, il se rencontre surtout dans les familles à antécédents hépatiques. Aussi a-t-il une certaine importance au point de vue du pronostic, et il constitue pour le médecin une indication précieuse, en révélant une aptitude morbide familiale.

L'ictère symptomatique est lié à une infection biliaire à point de départ ombilical ; il est parfois épidémique et coexiste souvent dans les maternités avec des cas de fièvre puerpérale. Dans un cas de MM. Lesage et Demelin, il était dû au colibacille. Il a été décrit sous le nom de maladie bronzée hématique par Laroyenne et Charrin, d'ictère noir par Liouville, de tubulhématie rénale par Parrot, de maladie de Winckel. L'ictère apparaît dès le deuxième jour après la naissance ; il est toujours intense, s'accompagne de diarrhée biliaire ; les téguments sont d'un jaune foncé, les extrémités rapidement violacées prennent une teinte spéciale. Les urines sont hématuriques ; la mort ne tarde pas à survenir au bout de trois à quatre jours. A l'autopsie, on trouve, entre autres altérations, une accumulation de globules rouges plus ou moins déformés dans les tubes contournés du rein, d'où le nom que Parrot avait donné à cette affection.

DIAGNOSTIC ET PRONOSTIC

Le **diagnostic** des ictères aigus est en général facile, du moins une fois que l'ictère est constitué, car dans la phase préictérique, il ne peut être que soupçonné. Toutefois quand l'ictère est léger, il peut passer inaperçu à un observateur peu attentif; l'examen des conjonctives permettra toujours de faire le diagnostic. On devra aussi se méfier d'un examen fait à la lumière artificielle : un ictère, surtout s'il est peu intense, peut alors n'être pas reconnu.

Le **pronostic** doit toujours être réservé ; tout le monde connaît la phrase célèbre de Trousseau : « il en est de l'ictère comme de l'épanchement pleural, on ne peut jamais dire quelle en sera la terminaison ». Pourtant nous pouvons apporter maintenant un peu plus de précision dans ce pronostic. Il dépend en réalité de deux facteurs : d'abord et surtout de l'état de la cellule hépatique, et aussi de l'intensité des phénomènes infectieux.

Les hémorragies, la diminution excessive du taux de l'urée, la glycosurie alimentaire indiqueront que le foie est insuffisant ; si de plus il y a dans les antécédents du malade, des intoxications comme l'alcoolisme, ou si on a affaire à une femme en état de grossesse, le pronostic sera sérieux. Au contraire, si le sujet est jeune et sans tare antérieure, si la cellule hépatique se montre suffisante, et le taux de l'urée élevé, la guérison peut être considérée comme la règle.

Les phénomènes infectieux seront appréciés par l'atteinte de l'état général, la rapidité de la respiration, l'albuminurie, l'état du cœur et du pouls. Quand l'infection est intense, on pourra toujours craindre de voir la cellule hépatique fléchir, et l'ictère grave apparaître.

Dans tous les cas, l'ictère aigu comporte toujours un enseignement pour le médecin : il indique en effet chez le malade une prédisposition pathologique des voies biliaires, et peut faire craindre qu'ultérieurement n'évoluent sur ce terrain d'autres affections hépatiques.

TRAITEMENT

La première indication du traitement consiste en la suppression de toute nourriture autre que le lait. Celui-ci sera donné écrémé, à la dose de 2 ou 3 litres, répartie sur toute la journée. Dans les cas graves, la quantité de lait sera même réduite, et on donnera de préférence de l'eau pure, ou légèrement gazeuse, ou une infusion aromatique.

Dans le cas d'ictère catarrhal, on cherchera à ramener le flux biliaire vers l'intestin, en donnant matin et soir de grands lavements froids avec 1 ou 2 litres d'eau bouillie. Le bicarbonate de soude pris en nature ou sous forme d'eau de Vichy pourra être employé comme excitant de la sécrétion biliaire. Si le foie est gonflé et douloureux, le maillot humide donnera de bons résultats.

Si la fièvre est élevée et persistante, on cherchera à réaliser l'antisepsie des voies biliaires, en donnant le calomel à la dose de 1 à 2 centigrammes par jour, le salicylate de soude à celle de $0^{gr},50$ à 2 grammes, le salol. Si les phénomènes infectieux prédominent, on appliquera le traitement de toutes les infections générales : lotions froides, bains tièdes ou froids, injections sous-cutanées de sérum artificiel, et, si le pouls faiblit, injections d'huile camphrée, de caféine ou de spartéine.

De toutes façons, le régime lacté sera prolongé longtemps après la terminaison de l'ictère et le retour à l'alimentation normale ne sera effectué que graduellement.

SEIZIÈME LEÇON

LES ICTÈRES CHRONIQUES SIMPLES
LES ANGIOCHOLITES CHRONIQUES ANICTÉRIQUES
LES SPLÉNOMÉGALIES MÉTA-ICTÉRIQUES

Par Pierre LEREBOULLET.

Les Ictères chroniques simples. — 1° *Étiologie*. Antécédents biliaires
familiaux et personnels. Ictère congénital et acquis. Rôle de la fièvre
typhoïde, de la syphilis, etc.

2° *Symptomatologie*. — α. Ictère et manifestations cutanées. État des
urines et des selles. Cholémie.

β. Modifications objectives de la rate et du foie. Formes pure, hépato-
splénomégalique, hépatomégalique et splénomégalique.

γ. Troubles associés : prurit et urticaire, hémorragies, troubles digestifs, nerveux, rénaux, etc. Modifications de la croissance. Goutte.

3° *Évolution*. — Bénignité et longue durée. Complications possibles
(hémorragies gastro-intestinales). Relations avec les cirrhoses biliaires.

4° *Diagnostic*.

5° *Pathogénie*. — Rôle possible de l'infection biliaire, du trouble fonctionnel cellulaire, de l'hémolyse. Relations avec les ictères hémolytiques.

Les angiocholites chroniques anictériques. — Leurs caractères cliniques
et leur diagnostic. Importance des antécédents biliaires personnels
et familiaux, de l'examen du foie et de la rate, de la recherche de la
cholémie.

Les splénomégalies méta-ictériques. — Caractères cliniques : Ictère initial. Splénomégalie persistante. Association fréquente à des hémorragies gastriques. Caractères anatomiques. Les lésions des voies biliaires et leur signification.

Relations générales de ces diverses affections avec la cholémie familiale d'une part, les cirrhoses biliaires de l'autre.

A la base des affections biliaires est la cholémie simple
familiale que je vous ai déjà décrite. A côté de sujets
qui présentent tout ou partie des attributs de ce type
morbide si fréquent, vous en observerez d'autres qui sont

plus profondément et nettement bilieux, dont l'affection biliaire n'est pas douteuse, encore que ne répondant pas à la cirrhose biliaire constituée.

Les uns sont surtout ictériques et n'ont guère d'autre symptôme dominant ; les autres, sans être ictériques, présentent des troubles établissant l'existence d'une altération des voies biliaires, et pourtant ce ne sont pas non plus des cirrhotiques.

Il s'agit là de cas représentant des types intermédiaires entre la cholémie familiale et les cirrhoses biliaires, et quelle que soit la pathogénie exacte qu'il convienne de leur attribuer, leur place en pathologie ne peut être autre que celle que nous leur avons assignée, M. le professeur Gilbert et moi. Vous comprenez donc aisément pourquoi, bien que leur pathogénie ne soit peut-être pas identique, je leur consacre ici une leçon spéciale. J'étudierai successivement les *ictères chroniques simples*, et à leur propos je vous dirai un mot des ictères qui ont été discutés depuis quelques mois sous le nom d'*ictères hémolytiques* ; puis je vous parlerai des *angiocholites chroniques anictériques*, que nous avons étudiées avec M. Gilbert, et particulièrement de la forme que nous avons décrite avec lui sous le nom de *splénomégalie méta-ictérique*.

LES ICTÈRES CHRONIQUES SIMPLES

Un type certainement bien particulier est constitué par les ictères chroniques simples, comme l'indique le nom que nous leur avons donné en 1903 avec M. Gilbert : ce sont des ictériques, ce ne sont que des ictériques avec, il est vrai, des modifications objectives variables du foie et de la rate. Avant nos recherches, des observations d'ictères chroniques simples existaient éparses dans la littérature, tantôt isolées comme celles de Minkowski, de Bettmann, de Le Gendre, tantôt plus nombreuses comme celles groupées par Hayem sous le nom d'ictère chronique splénomégalique.

Dès 1900, nous en avons relaté d'autres exemples avec

M. Gilbert; nous y sommes revenus depuis à maintes reprises.

La plupart des observations publiées avant les nôtres concernaient d'ailleurs une seule des diverses variétés d'ictère chronique simple que nous avons pu décrire d'après de nouveaux faits; le travail d'ensemble que nous leurs avons, avec M. Gilbert, consacré en 1903, la thèse où notre élève Rodocanachi en a fait une très complète étude ont groupé un nombre relativement considérable de faits. Depuis, de nombreux travaux ont été consacrés à des faits analogues et la discussion récente sur les ictères hémolytiques, et notamment sur l'ictère hémolytique congénital, a trait à des cas, sinon identiques, tout au moins très voisins de ceux que nous avons eus en vue (1).

I. — Étiologie.

Les malades atteints d'ictère chronique simple appartiennent plus ou moins nettement à des familles d'hépatiques et de biliaires et l'on retrouve dans leurs antécédents familiaux la *cholémie simple familiale* surtout, parfois l'*ictère chronique simple* lui-même, auquel cas l'hérédité est similaire, parfois la *lithiase biliaire*, ou encore d'autres affections aiguës ou chroniques des voies biliaires ou du foie.

L'enquête poursuivie montre dans les antécédents du malade lui-même des accidents hépatiques ou biliaires divers et établit quelquefois la congénitalité de l'ictère qui remonte à la naissance.

Mais ces faits pour lesquels la dénomination d'*ictère congénital* peut être adoptée sont l'exception; 5 seulement sur 20 cas suivis par M. Gilbert et moi, auraient pu être

(1) Gilbert, Castaigne et Lereboullet, De l'ictère familial (*Soc. méd. des hôp.*, 2 juillet 1900). — Gilbert et Lereboullet, Des ictères chroniques simples (*Soc. méd. des hôp.*, 3 avril 1903). — Sur la teneur en bilirubine du sérum sanguin dans les ictères chroniques simples et les splénomégalies méta-ictériques (*Soc. de biol.*, 17 juin 1905). — Ictère chronique simple post-typhique (*Soc. de biol.*, 2 juin 1906). — Rodocanachi, Les ictères chroniques simples, Thèse de Paris, 1903.

ainsi qualifiés; dans 10 autres, le début était plus ou moins ancien, mais nettement postérieur à la naissance, dans 5 cas il était impossible à fixer. Dans les cas, les plus nombreux, où l'ictère est plus ou moins tardif et non congénital, on retrouve souvent la cholémie simple familiale antécédente; elle représente le terrain duquel émerge l'ictère chronique ; dans quelques cas, on peut mettre en lumière des maladies antérieures, telles que la *fièvre typhoïde* qui nous a paru, dans un fait, précéder nettement l'apparition d'un ictère chronique et justifier la dénomination d'*ictère chronique simple post-typhique*. Dans d'autres cas, la *syphilis* peut être incriminée, soit la syphilis acquise (comme dans un fait que nous avons suivi), soit la syphilis héréditaire, et Hayem a récemment attribué à cette cause une importance capitale. En tout cas, l'enquête étiologique montre que, comme la cholémie familiale, l'ictère chronique simple est une maladie héréditaire et familiale souvent, mais non toujours congénitale.

II. — Symptomatologie.

Je puis être bref sur les symptômes de cet état, après ce que je vous ai dit sur la cholémie simple familiale; ils sont en effet l'exagération de ceux notés dans ces maladies. Après un début souvent assez obscur, la maladie, à sa période d'état, se caractérise avant tout par l'*ictère*, qui tantôt est un ictére franc accusé, tantôt un subictère avec parfois prédominance en certaines régions, notamment la paume des mains et la plante des pieds. A cet ictère viennent s'ajouter des mélanodermies, souvent accusées, parfois généralisées (un de nos cas réalisait le type de l'*ictère noir*), des nævi artériels et capillaires, du xanthélasma; chez un de nos malades, le xanthélasma était généralisé.

Les urines contiennent parfois, tout au moins par intervalles, de petites quantités de bilirubine, mais le plus souvent l'ictère reste *acholurique* et l'on retrouve seulement dans les urines de fortes proportions d'urobiline et d'urobilinogène. Les matières sont couramment normales ou surcolorées. Enfin l'examen du sang montre une *cholémie* plus élevée que dans la cholémie familiale, le taux de la bilirubine atteignant le chiffre moyen de 1 gramme pour sept litres, exactement 1 pour 6700.

L'ictère est souvent associé à des *modifications objectives* de la rate et du foie ; tantôt c'est la rate seule qui s'hypertrophie (souvent alors elle devient ferme et dure), tantôt et moins fréquemment, c'est le foie ; tantôt, enfin, les deux organes sont développés à la fois ; sur 20 cas d'ictère chronique simple, 4 fois seulement n'existait aucune modification appréciable de ces organes (*forme pure*) ; dans les 16 autres cas, 5 fois l'hypertrophie portait sur la rate seule, 3 fois sur le foie seul, 8 fois sur les deux organes. Les modifications matérielles de la rate et du foie, très importantes par les problèmes de diagnostic différents qu'elles soulèvent, nous ont conduit avec M. Gilbert à distinguer dans l'ictère chronique simple, en dehors de la forme pure, une *forme hépato-splénomégalique*, une *forme hépatomégalique*, une *forme splénomégalique* (celle étudiée par le professeur Hayem). Ces diverses formes relèvent d'ailleurs bien du même état morbide, car, d'une part, se rencontrent des faits de transition entre elles, d'un classement difficile ; d'autre part, dans la même famille s'observent des sujets qui appartiennent l'un à une forme, l'autre à une autre forme. Enfin, on peut voir chez les mêmes sujets deux formes différentes se succéder ; le cas le plus démonstratif à cet égard est le malade jadis observé par Le Gendre et qui n'avait alors (en 1897) aucune hypertrophie du foie ni de la rate. En 1901 nous l'avons revu avec M. Gilbert et il avait une rate très hypertrophiée, le foie restant normal. Il était donc passé de la forme pure à la forme splénomégalique.

A l'ictère et aux modifications hépato-spléniques s'ajoutent des *troubles associés* qui sont les mêmes que dans la cholémie familiale. On relève du côté de la peau du prufit et de l'urticaire, et, chez un de nos malades, qui était atteint d'un ictère à début vraisemblablement congénital, le prurit était tel qu'il simulait le prurigo de Hebra.

On constate souvent, lorsque l'on examine le sang, des lésions d'anémie; une leucocytose peu marquée existe dans quelques cas; dans d'autres, la leucopénie peut être notée avec prédominance des mononucléaires; les hémorragies sont habituelles. Enfin l'étude de la fragilité globulaire semble souvent susceptible de révéler une tendance plus ou moins grande à l'hémolyse.

On note parfois au niveau des organes abdominaux des crises splénalgiques et hépatalgiques avec ou sans flux bilieux. L'appareil digestif peut révéler sa souffrance par des troubles de dyspepsie hyperpeptique, de l'entérite membraneuse, de l'appendicite. Des hématémèses peuvent survenir chez ces malades et réaliser le syndrome du pseudo-ulcère stomacal d'origine biliaire. L'albuminurie, l'hémoglobinurie paroxystique ont été notées. On peut observer de la neurasthénie et de l'hypocondrie. Quelquefois la fièvre, avec l'un ou l'autre des caractères que nous lui avons ailleurs assignés, peut s'observer. Il y a souvent des modifications de la croissance. Tantôt le développement se fait mal, on note l'*infantilisme* ou le *nanisme*; c'était le cas pour un malade que j'ai suivi avec M. Gilbert il y a quelques années et qui, à dix-huit ans, en paraissait à peine quatorze; tantôt inversement il y a un véritable *gigantisme* que nous avons relevé très nettement dans plusieurs de nos cas. Les malades se plaignent souvent de douleurs articulaires subaiguës ou chroniques, réalisant divers aspects du rhumatisme biliaire; mais le trouble le plus curieux est constitué par l'apparition de la *goutte* que nous avons, avec M. Gilbert, rencontrée dans un certain nombre d'observations, et notre élève Vaury (1) a pu publier sept observations de goutte chez des malades atteints d'ictère chronique, dont les cas

(1) VAURY, Ictère chronique simple et goutte. Thèse de Paris, 1907.

anciens de Murchison et Moxon ; la goutte peut d'ailleurs s'observer aussi dans d'autres affections biliaires et notamment dans la lithiase biliaire.

Le *diabète* semble également parfois associé à l'ictère chronique simple.

Vous voyez que les symptômes des ictères chroniques simples sont dans leur ensemble surperposables à ceux notés dans la cholémie familiale et que seuls ceux qui traduisent l'état physique du foie, son état fonctionnel, la gêne de la circulation intrahépatique permettent de distinguer ces faits de la cholémie simple familiale.

III. — Évolution.

L'évolution de ces ictères chroniques paraît indéfinie, qu'il y ait ou non poussées paroxystiques sous l'influence de causes variées, que surviennent ou non certaines complications lointaines (albuminurie, fièvre) ; parfois pourtant on peut voir des rémissions spontanées assez longues ; de même ces ictères peuvent s'amender sous l'influence d'un régime et d'un traitement approprié. Il s'agit là d'ailleurs d'une affection relativement bénigne et c'est seulement pour leur ictère que les malades viennent consulter. Ce sont, comme l'a dit Chauffard, à propos des ictères hémolytiques, des ictériques plus que des malades ; toutefois il est des cas dans lesquels la mort peut survenir du fait de certaines complications, et notamment d'hémorragies gastro-intestinales qui traduisent l'importance de la gêne de la circulation portale.

Le passage de l'ictère chronique à la cirrhose biliaire paraît exceptionnel ; toutefois, de même qu'il est des cas dans lesquels seule l'accentuation plus grande de l'ictère permet d'admettre non plus la cholémie simple familiale, mais l'ictère chronique, de même il est d'autres cas dans lesquels on hésite entre le diagnostic d'ictère chronique et la cirrhose biliaire. Nous avons suivi plusieurs exemples de cet ordre, avec M. Gilbert, dans lesquels la dureté un peu plus grande du foie, celle de la rate auraient permis d'admettre la cirrhose, alors que l'absence de tout trouble secondaire important, la durée presque indéfinie de la maladie pouvaient tout aussi bien faire penser à l'ictère chronique simple. Ce sont ces deux ordres de faits qui permettent de considérer les ictères chroniques simples comme intermédiaires entre la cholémie simple familiale et les cirrhoses biliaires.

IV. — Diagnostic.

Le diagnostic en est facile pour peu que l'on ait l'attention attirée sur l'existence de ces faits ; encore parfois les formes splénomégaliques et hépato-splénomégaliques peuvent-elles être prises pour des maladies primitives de la rate, et le diagnostic de maladie primitive de la rate et notamment de maladie de Banti semble avoir été porté à tort dans quelques faits de cet ordre ; de même la forme hépato-mégalique peut parfois prêter à discussion avec certains cas de cirrhose ou de lithiase.

V. — Anatomie pathologique et pathogénie.

Si les faits cliniques observés par nous sont assez nombreux, en revanche les constatations anatomiques ont été rares, et nous n'avons personnellement pas autopsié de cas d'ictère chronique simple nettement constitués. Ce n'est que par analogie que nous avons pu rapprocher dans une certaine mesure la pathogénie de ces faits et celle des cirrhoses biliaires. Nous avons montré qu'ils se reliaient aux cirrhoses biliaires par leurs symptômes, qu'ils se rattachaient non moins sûrement à la cholémie simple familiale et nous avons admis à l'origine de ces diverses affections, une infection biliaire ascendante. Nous avons, avec M. Gilbert, rapproché ces faits de certains cas, sur lesquels nous allons revenir, d'angiocholécystite simple ou cirrhogène et nous avons émis l'hypothèse d'une angiocholite infectieuse ascendante minime, plus intense toutefois que dans la cholémie simple familiale. Pour expliquer son caractère héréditaire, nous avons pensé qu'il existait une prédisposition héréditairement transmissible des canaux biliaires à l'infection (diathèse biliaire). Depuis lors, Widal et Ravaut, à propos d'un cas d'ictère chronique analogue aux nôtres, ont émis l'hypothèse d'une tare congénitale de la cellule hépatique amenant un excès de biligénie par diabète biliaire. Tout récemment enfin, l'influence de l'hémolyse à l'origine de certains ictères chroniques a été défendue par Chauffard. Je ne puis, devant vous, discuter longuement ces diverses hypothèses ; il est certain que, dans un assez grand nombre de cas, tels que ceux rapportés par Chauffard, tel que celui observé par Lortat-Jacob et Sabaréanu, et revu depuis par Chauffard, tels encore que certains faits, suivis par M. Gilbert et par nous, existe une fragilité globulaire associée à la présence d'hématies granuleuses dans le sang et l'on peut alors invoquer le rôle de l'hémolyse dans la production de l'ictère.

Les constatations anatomiques faites par MM. Vaquez et Giroux dans un cas d'ictère chronique splénomégalique jadis observé par M. Hayem viennent à l'appui de cette hypothèse, en montrant l'absence d'angiocholite certaine, l'existence d'une sidérose hépatique, splénique et rénale. Mais il est certain aussi que, dans d'autres cas, qui cliniquement leur sont superposables, pareille fragilité globulaire ne s'observe pas, si bien qu'actuellement, il serait certainement prématuré d'établir une division trop tranchée entre les divers cas, en se basant seulement sur cette notion de fragilité globulaire, que seul le laboratoire peut donner. C'est pourquoi, avec M. Gilbert, en décrivant ces ictères, si nous les avons rattachés hypothétiquement à l'angiocholite, nous nous sommes abstenus de toute conclusion pathogénique trop absolue, et nous avons seulement voulu établir bien nettement la réalité clinique de ces ictères.

Au surplus, même en reconnaissant que l'hémolyse est à leur origine, on comprend aisément que, dans ces conditions, le surmenage incessant, dont le foie est le siège, en fasse un *locus minoris resistantiæ*, d'où les états pathologiques surajoutés, infection biliaire, lithiase, maladies propres du foie, créant ce terrain biliaire, ce terrain hépatique sur lequel j'ai déjà insisté devant vous (1).

Quelle que soit l'origine première de la maladie, il reste que la plupart de ces symptômes sont commandés par les mêmes conditions pathogéniques que celles que je vous ai déjà énumérées dans d'autres circonstances. La cholémie, l'hypertension portale, les troubles fonctionnels du foie, souvent l'infection glandulaire associée, rendent compte de ces multiples symptômes, et c'est la notion de ces divers éléments qui doit commander le traitement.

LES ANGIOCHOLITES CHRONIQUES ANICTÉRIQUES

A côté des ictères chroniques simples, nous avons décrit, M. Gilbert et moi, les angiocholites anictériques chroniques (2). Leur histoire est assez analogue, à l'ictère près, à celle que nous venons de retracer. Il s'agit de malades présentant les mêmes antécédents familiaux et héréditaires, chez lesquels l'ictère fait défaut, du moins l'ictère permanent, mais chez lesquels on peut néanmoins noter le plus souvent un teint bilieux ou cholémique plus ou moins marqué et les diverses mélanodermies révélatrices de la cholémie. L'examen du sang montre, chez eux, l'existence d'une cholémie légère, mais très supérieure à la cholémie physiologique. Certains symptômes prennent ici, en raison de l'absence d'ictère, une importance plus grande ; c'est ainsi que la splénomégalie peut être prise pour une splénomégalie primitive, que les hématémèses peuvent faire croire à un ulcère stomacal, à un cancer, que la fièvre en impose pour la tuberculose ou le paludisme, que l'origine biliaire d'une pleurésie intercurrente peut être méconnue.

---

(1) GILBERT, LEREBOULLET et HERSCHER, Les trois cholémies congénitales (*Soc. méd. des hôp.*, 15 novembre 1907).

(2) GILBERT et LEREBOULLET, Des angiocholites chroniques anictériques (*Soc. méd. des hôp.*, 3 avril 1903).

Mais ce qui permet d'affirmer la réalité de l'affection biliaire, c'est souvent l'histoire personnelle et familiale du malade, ce sont les constatations objectives du côté du foie et de la rate, c'est enfin l'examen du sang. Dans quelques cas, nous avons pu, avec M. Gilbert, obtenir la preuve anatomique de l'existence d'une telle angiocholite. Ce sont eux qui, par leur analogie d'évolution avec l'ictère chronique simple (réserve faite de l'absence d'ictère), nous avaient fait penser à l'origine angiocholitique des ictères chroniques.

Si la cholémie existe souvent dans ces faits, elle peut toutefois elle-même ne pas dépasser le taux physiologique. C'est que, quelque intimes que soient les relations entre l'angiocholite, la cholémie et l'ictère, ces relations ne sont toutefois pas absolues, et l'on peut souvent, à cet égard, rapprocher de ces faits certains cas de cirrhoses biliaires où la cholémie fait également défaut.

De toutes les variétés d'angiocholite chronique anictérique que l'on peut observer, la plus intéressante est constituée par les splénomégalies méta-ictériques.

LES SPLÉNOMÉGALIES MÉTA-ICTÉRIQUES

Parmi les angiocholites anictériques, un type particulier a été décrit par M. Gilbert et par moi sous le nom de splénomégalie méta-ictérique (1). Il s'agit de splénomégalies en apparence primitives et en réalité secondaires à une angiocholite actuellement latente, mais s'étant traduite à un moment donné par de l'ictère. Ce sont des sujets présentant, en général, des antécédents biliaires, héréditaires, ou personnels et ayant eu, plus ou moins longtemps avant l'examen qui révèle la splénomégalie, un ictère. Cet ictère, dans la majorité des cas, a été intense, et a duré plusieurs mois, puis, complètement rétablis en apparence, ces sujets ont gardé une splénomégalie ordinairement latente, et qui n'est souvent constatée qu'à l'occasion d'un autre symptôme

(1) Gilbert et Lereboullet, Les splénomégalies méta-ictériques (*Soc. méd. des hôp.*, 5 juin 1903), et Mlle Kalita, Thèse de Paris. 1903.

(dyspepsie, hématémèses, albuminurie). Souvent alors, elle est regardée comme le phénomène principal et ici encore il peut être question de splénomégalie primitive, de maladie de Banti. Mais l'examen attentif montre, outre cette splénomégalie, un teint pâle, jaunâtre des téguments, avec ou sans pigmentations surajoutées, des urines légèrement urobiliniques, un sérum nettement cholémique, du moins dans la majorité des cas. À ces symptômes s'ajoutent bon nombre de ceux que je vous ai déjà décrits, dans la cholémie familiale et les ictères chroniques simples (dyspepsie, rhumatisme, albuminurie, neurasthénie). Parmi tous ces symptômes, il en est un surtout, qui paraît particulièrement fréquent, ce sont les *hémorragies gastro-intestinales*, donnant lieu à la symptomatologie du *pseudo-ulcère stomacal* et souvent associées aux hémorroïdes. Un de nos cas concernait une malade, ancienne ictérique, qui vint mourir dans le service avec des hématémèses et chez laquelle, peu de jours auparavant, une grosse rate avait été constatée ; les hématémèses l'avaient fait disparaître à la phase terminale. Dans un autre cas, il s'agissait d'un jeune homme qui, ayant fait un ictère, ayant secondairement une splénomégalie, eut des hématémèses pour lesquelles le diagnostic d'ulcère stomacal fut porté ; ultérieurement, l'observation montra la justesse du diagnostic de splénomégalie méta-ictérique et le malade fit un nouvel ictère assez intense. Mais un peu plus tard, seule la grosse rate était notée, et tant l'état du sang que l'examen des urines ne révélaient aucun signe de cholémie ou de cholurie, il était pourtant indiscutablement un ancien cholémique.

Ce qui fait l'intérêt de ces cas, c'est que, dans l'un d'eux, nous avons pu saisir la réalité des altérations biliaires et voir que le foie, quoique d'apparence normale et non hypertrophié, présentait des lésions angiocholitiques très nettes. Dans les espaces portes, du fait de l'épaississement du canal biliaire, la veine était particulièrement aplatie et prenait le plus souvent une forme de croissant (fig. 28). Sur quelques points, l'angiocholite s'était compliquée d'espace-portite

totale et les voies sanguines, comme les voies biliaires, sous
l'action du processus inflammatoire, s'étaient oblitérées. De
l'hypertension portale réalisée avaient découlé la splénomégalie et les hématémèses. La splénomégalie était certainement la conséquence de la congestion passive, comme le
prouvaient et la rétrocession de la rate du fait des hématémèses, et les lésions anatomiques, et l'examen bactério-

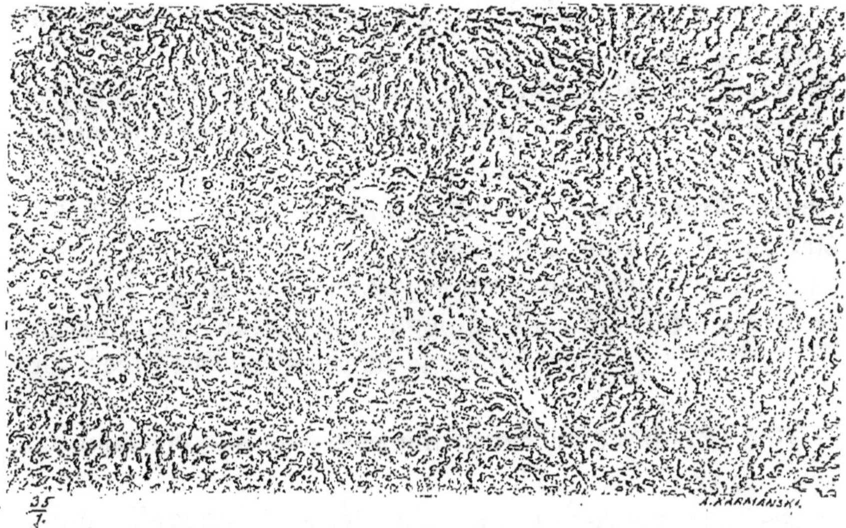

Fig. 28. — Splénomégalie méta-ictérique (Gilbert et Lereboullet). Coupe
du foie mettant en évidence les lésions des voies biliaires entourées
d'un manchon fibreux ; elles aplatissent les ramifications portales.

logique qui a démontré l'infection du tissu hépatique et, au
contraire, la stérilité de la pulpe splénique.

Les splénomégalies méta-ictériques sont donc bien sous
la dépendance des lésions des voies biliaires. Toutefois,
celles-ci peuvent être différemment interprétées, suivant
qu'on les considère comme les séquelles d'une angiocholite
aiguë ayant évolué à l'époque où existait l'ictère, ou comme
indiquant une angiocholite chronique en évolution, ayant
présenté lors de l'ictère une phase plus active.

L'ictère initial a disparu secondairement, mais, ce caractère mis à part, ces splénomégalies méta-ictériques se rapprochent, à bien des égards, des ictères chroniques simples

à forme splénomégalique ; aussi concevez-vous qu'il soit séduisant d'invoquer pour les deux affections une pathogénie univoque. Mais je vous ai montré plus haut combien était encore obscure cette pathogénie ; je n'y insiste pas à nouveau et me contente de vous signaler les analogies cliniques des deux ordres de faits.

Des splénomégalies méta-ictériques on peut également rapprocher certains cas de splénomégalies anté-ictériques dans lesquels l'angiocholite a entraîné la splénomégalie antérieurement à l'ictère, et d'autres cas de splénomégalies anictériques dans lesquels l'angiocholite évolue sans s'accompagner à aucun moment d'ictère. Toutes ces splénomégalies, reliées les unes aux autres par des transitions, montrent la fréquence de l'origine biliaire des splénopathies et établissent le rôle considérable de l'hypertension portale dans leur production. Vous voyez, par leur étude, combien, en présence d'une splénomégalie soi-disant primitive, il convient d'être réservé dans le diagnostic et combien souvent on peut assigner à l'hypertrophie de la rate une origine hépatique. Mais je n'insiste pas sur ce point qui vous sera exposé plus loin.

Les ictères chroniques simples, les splénomégalies méta-ictériques, les angiocholites chroniques anictériques, s'ils ne relèvent pas d'un processus pathogénique toujours semblable, sont néanmoins très comparables les uns aux autres au point de vue clinique ; dans tous les cas, il y a d'une part un syndrome biliaire plus ou moins marqué, que l'examen du sang, joint à celui des téguments et des urines, permet de mettre en lumière, d'autre part une série de symptômes associés qui sont sous la dépendance des mêmes éléments pathogéniques. Je vous ai signalé ces symptômes secondaires dans la cholémie familiale ; dans les cirrhoses biliaires vous les retrouverez plus accusés. Il était donc naturel de grouper ces diverses affections dans une description commune, après la cholémie simple familiale et avant les cirrhoses biliaires.

DIX-SEPTIÈME LEÇON

LES CIRRHOSES BILIAIRES

Par Pierre LEREBOULLET.

DIVISION DU SUJET : Cirrhoses biliaires avec obstruction et cirrhoses biliaires spontanées ou sans obstruction.

HISTORIQUE.

ÉTIOLOGIE. — Rôle des maladies infectieuses et toxiques. Fièvre typhoïde. Auto-infection et hétéro-infection. Terrain biliaire. Antécédents familiaux.

SYMPTÔMES. — 1° *Début*. Lenteur et insidiosité. Diverses variétés.

2° *État*. Symptômes fondamentaux : Ictère, hypertrophie du foie et de la rate, etc.

Symptômes secondaires portant sur les divers appareils.

FORMES ET DIAGNOSTIC. — 1° *Maladie de Hanot*. Caractères anatomiques et cliniques. Diagnostic avec les hépatomégalies chroniques.

2° *Cirrhose biliaire hypersplénomégalique* (Gilbert et Fournier). Caractères anatomiques et cliniques. Diagnostic avec certaines splénomégalies chroniques.

3° *Cirrhose biliaire microsplénique* (Gilbert et Castaigne).

4° *Cirrhose biliaire atrophique*.

MODALITÉS CLINIQUES. — Influence de l'âge. Forme fébrile. Forme associée à la lithiase. Cirrhose biliaire avec diabète, etc.

MARCHE ET PRONOSTIC.

ANATOMIE PATHOLOGIQUE. — 1° *Étude macroscopique* des divers organes.

2° *Étude histologique*. Caractères de la sclérose hépatique. Évolution des lésions. Lésions associées.

PHYSIOLOGIE PATHOLOGIQUE ET PATHOGÉNIE. — 1° Explication des divers symptômes.

2° Origine infectieuse des cirrhoses biliaires. Voies d'apport de l'infection.

3° Rôle du terrain. Place des cirrhoses biliaires dans la pathologie biliaire.

TRAITEMENT.

Les précédentes leçons consacrées à la cholémie familiale, aux ictères chroniques simples, nous ont montré des maladies biliaires méritant souvent à peine ce nom de maladie ;

à maintes reprises pourtant je vous ai rappelé les liens étiologiques qui les rattachaient à la lithiase biliaire et aux cirrhoses biliaires. Celles-ci constituent un groupe morbide important qui a soulevé de nombreuses discussions et sur lequel la lumière n'est pas encore complètement faite. Néanmoins, grâce à toute une série de travaux, il est permis de se faire une idée assez précise de l'évolution anatomique et clinique des cirrhoses biliaires et de la place qu'elles doivent occuper dans la pathologie biliaire.

Deux grandes variétés de cirrhose biliaire ont été décrites : les unes, dont l'histoire est aussi ancienne que celle de la lithiase biliaire, sont liées à l'obstruction biliaire et surtout à l'obstruction calculeuse (*cirrhoses biliaires par obstruction*) ; les autres se développent indépendamment de tout obstacle au cours de la bile et souvent sans cause apparente, ce sont les *cirrhoses biliaires spontanées*. Des premières nous dirons ici peu de chose ; car, à maintes reprises, dans d'autres leçons, il y sera fait allusion. Quant aux cirrhoses biliaires spontanées, qui ont fait l'objet de ma thèse (1) il y a quelques années, je m'efforcerai de vous en donner une description aussi nette que possible, quoique forcément un peu rapide.

I. — Historique.

Ce n'est que peu à peu que la notion des cirrhoses biliaires s'est précisée. Longtemps cirrhose avait été synonyme d'atrophie chronique du foie. Puis, mais lentement, l'existence des cirrhoses hypertrophiques fut reconnue, et il fallut le travail fondamental de Hanot en 1875, joint aux recherches de Hayem, de Cornil, de Charcot et de Gombault pour établir l'existence d'une cirrhose hypertrophique accompagnée d'ictère, d'origine biliaire, qui fut opposée aux cirrhoses veineuses communément atrophiques. Si la division, trop tranchée, alors établie, subit dans la suite quelques

(1) P. Lereboullet, Les cirrhoses biliaires. Thèse de Paris, 1902.

Mal. du foie. 20

modifications, grâce à Hanot l'existence des cirrhoses biliaires était un fait définitivement acquis ; leurs caractères cliniques et anatomiques étaient fixés ; seule leur pathogénie restait très incertaine.

L'étude des infections biliaires, inaugurée par Gilbert et Girode, poursuivie par Charrin et Roger, par Dupré, permit de soupçonner le rôle de l'infection des voies biliaires dans la genèse des cirrhoses biliaires, et un grand nombre de publications sont venues appuyer cette notion de l'origine infectieuse de ces cirrhoses. La voie d'apport de cette infection a été, dans ces dernières années, le point de départ de discussions nombreuses, l'infection générale, l'infection biliaire ascendante, l'infection biliaire descendante, l'infection hépatique d'origine splénique ayant été tour à tour défendues.

En même temps que, se basant sur l'anatomie pathologique, la bactériologie et l'expérimentation, on discutait cette pathogénie, divers travaux et notamment ceux poursuivis par M. Gilbert avec M. Fournier, avec M. Castaigne, puis avec moi mettaient en relief certaines formes cliniques de cirrhose biliaire, distinctes de la forme classique vue par Hanot ; ils montraient dans la plupart des cirrhoses biliaires le rôle du terrain, fixaient ainsi leur place en pathologie et permettaient de mieux comprendre et leur mode de production et leur évolution spéciale.

II. — Étiologie.

Longtemps l'étiologie des cirrhoses biliaires a paru tout à fait imprécise. En les isolant, Hanot les avait séparées des cirrhoses alcooliques veineuses. Le rôle de l'intoxication alcoolique fait défaut en effet dans la presque totalité des faits. De même, malgré l'opinion de Lancereaux, défendue il y a quelques années par Géraudel, le paludisme ne doit pas être incriminé à l'origine de l'affection ; enfin la syphilis et la tuberculose, si toutes deux peuvent réaliser des formes anatomiques et cliniques voisines des cirrhoses biliaires, ne sont que des éléments étiologiques d'exception.

L'absence de ces causes, si habituellement invoquées à l'origine des diverses affections hépatiques, ne doit pourtant pas faire admettre le développement spontané des cirrhoses biliaires, en dehors de toute cause saisissable.

Certaines *maladies infectieuses aiguës* se retrouvent parfois dans le passé des malades : fièvre typhoïde, scarlatine, etc. Parmi elles, la *fièvre typhoïde* nous est apparue, à M. Gilbert et à moi, comme susceptible d'avoir un rôle déterminant dans la genèse de la cirrhose et nous avons consacré une étude aux *cirrhoses biliaires d'origine éberthienne*, montrant qu'elles pouvaient être dues directement à l'agent pathogène, mais qu'elles pouvaient être aussi le fait d'une auto-infection développée à la faveur de la maladie générale (1). D'autres faits démonstratifs ont été depuis rapportés, notamment par Cestan et Azéma.

Enfin, lors de cirrhose biliaire, un interrogatoire un peu attentif permet de retrouver ces *antécédents biliaires* personnels et familiaux sur l'importance desquels j'ai déjà maintes fois attiré votre attention. Interrogez à ce point de vue les malades que vous examinerez et vous apprendrez qu'ils ont présenté dans leur passé un ou plusieurs des signes de cholémie simple familiale, qu'ils ont eu un ictère passager, que dans leur famille, cholémie simple familiale, lithiase biliaire même ont existé ; j'ai pu d'ailleurs grouper dans ma thèse plusieurs cas de cirrhose biliaire familiale.

Cette recherche des antécédents, que vous devrez toujours faire, vous convaincra rapidement d'une prédisposition particulière, dont la notion explique bien certaines obscurités de la pathogénie des cirrhoses biliaires. Elle montre que, lors même de début récent en apparence, il y a un terrain prédisposé de longue date aux affections biliaires, le *terrain biliaire* (Gilbert et Lereboullet); sans doute sur ce terrain sont venues souvent se greffer des

(1) GILBERT et LEREBOULLET, Cirrhoses biliaires d'origine éberthienne (*Soc. de biologie*, 15 avril 1905). — ODON, Cirrhose biliaire d'origine éberthienne. Thèse de Paris, 1906.

infections aiguës, mais elles n'ont été qu'une cause adjuvante, ayant extériorisé pour ainsi dire la maladie biliaire; lorsque ces infections font défaut, la notion du terrain biliaire doit être seule invoquée pour expliquer la genèse de la cirrhose biliaire.

III. — Symptômes.

Les cirrhoses biliaires se traduisent cliniquement par bon nombre de symptômes qui leur sont communs avec des affections biliaires déjà étudiées ou avec d'autres formes de cirrhoses ; ceci me permet d'être relativement bref sur l'analyse de ces symptômes.

I. *Début*. — Le plus souvent les malades sont examinés à la période d'état. C'est qu'en effet le plus souvent le début a été lent et insidieux. Parfois pourtant un *ictère* brusquement apparu, dans certains cas à la suite d'une émotion, en a été l'origine, d'autres fois c'est lentement qu'il s'est constitué ; quelquefois il a été plus ou moins longtemps précédé de prurit, le *prurit préictérique*, qu'il s'agisse d'ictère aigu ou d'ictère chronique, n'étant pas exceptionnel. Quelquefois ce sont des *troubles gastro-intestinaux* qui ouvrent la scène clinique : anorexie, vomissements, diarrhée peuvent survenir alors sans cause appréciable. Parfois enfin c'est le *gonflement du ventre* qui attire l'attention, le plus souvent prédominant à droite, accompagné ou non de douleurs hépatiques vives; dans quelques cas, dès le début, le gonflement de l'abdomen semble prédominer à gauche ; c'est dans de tels cas que l'on pourrait parler de début splénique, si, le plus souvent, un interrogatoire attentif ne montrait la préexistence des symptômes hépatiques, même alors que l'ictère a fait défaut.

Rarement le début est caractérisé par l'existence d'une ascite légère, ordinairement temporaire.

Enfin parfois la fièvre peut précéder de plusieurs mois ou de plusieurs semaines l'ictère, ayant l'allure des accès de fièvre intermittente, au point que l'on peut croire à du

paludisme, alors qu'il s'agit de fièvre biliaire (*pseudo-paludisme biliaire*).

II. *Période d'état.* — Ces divers modes de début n'ont
le plus souvent qu'un intérêt rétrospectif. C'est à la période
d'état que les malades sont examinés. Les symptômes que
vous retrouverez dans la grande majorité des cas sont d'une
part un *ictère* chronique, d'autre part des *symptômes hépato-
spléniques*, auxquels viennent se joindre en plus ou moins
grand nombre des symptômes associés.

1° *Ictère.* — C'est le plus souvent un ictère franc avec teinte
jaune accusée de la peau et des conjonctives, parfois il est
moins prononcé, la peau d'un jaune terreux rappelant le teint
de l'ictère hémaphéique, ou l'ictère se réduit à un teint
jaune mat ou basané, qui n'est que l'accentuation de ce que
l'on voit dans la cholémie familiale ; très exceptionnellement
il fait défaut.

Cet ictère s'accompagne de manifestations cutanées liées
à la cholémie : prurit plus ou moins accusé, pigmentations
diverses, xanthélasma, etc.

Il s'associe à des modifications urinaires en général
parallèles à son intensité : *cholurie* dans la majorité des
cas, associée ou non à l'urobilinurie, parfois *urobilinurie*
seule, souvent alors très abondante, parfois enfin absence
complète de pigments.

Il répond enfin à une *cholémie* variable, mais que vous
trouverez ordinairement beaucoup plus accusée que dans
les maladies biliaires étudiées jusqu'ici : la teneur en bilirubine varie de 1/1240 à 1/8000 ; d'après les faits que nous
avons étudiés à ce point de vue avec M. Gilbert, le chiffre
moyen du taux de la bilirubine dans le sérum est égal
à 1/3000. Moindre par conséquent que lors d'ictère par obstruction, la cholémie est très supérieure à celle de la plupart des autres affections chroniques du foie (1).

2° *Symptômes abdominaux.* — En règle générale, l'exploration de l'abdomen montre une *hypertrophie marquée du*

(1) GILBERT et LEREBOULLET, Sur la teneur en bilirubine du sérum
sanguin dans les cirrhoses biliaires (*Soc. de biologie*, 24 juin 1905).

foie et de la rate qui permet d'assurer le diagnostic. Le *foie* tantôt uniformément hypertrophié, tantôt développé surtout aux dépens de son lobe gauche, a sa surface assez unie, sa consistance le plus souvent ferme, sans atteindre toutefois la dureté du cancer du foie; son bord reste ordinairement net et tranchant. La vésicule n'est communément pas perceptible.

La *rate* présente d'ordinaire la même consistance, ferme plutôt que dure, parfois même plus dure que le foie; vous pourrez quelquefois retrouver à son niveau le *souffle splénique* décrit dans la cirrhose vulgaire par Leudet et Bouchard.

Le volume respectif des deux organes est variable. S'ils sont tous deux le plus souvent très hypertrophiés, la rate peut présenter, dans quelques cas, une hypertrophie vraiment considérable (fig. 29); dans d'autres, c'est l'inverse; et alors qu'elle reste normale ou peu hypertrophiée, le foie acquiert des dimensions marquées (fig. 30). Vous concevez que, suivant les cas, le diagnostic puisse être différent et qu'il y ait utilité à admettre diverses variétés; j'y reviendrai.

L'absence habituelle d'ascite et de circulation collatérale complète le tableau habituel des cirrhoses biliaires; quelque importance qu'on lui ait attribuée, elle n'est pas aussi constante qu'on l'admet communément et nous connaissons des cas dans lesquels une légère ascite, une circulation sous-cutanée abdominale se joignaient à d'autres signes (hémorroïdes, hémorragies gastro-intestinales, etc.) pour faire admettre l'existence de l'hypertension portale au cours des cirrhoses biliaires.

3° *Symptômes associés.* — Si l'état du foie et de la rate joint à l'ictère, peut rendre le diagnostic facile, l'examen complet ne s'en impose pas moins à vous.

Grâce à l'*examen des urines*, vous pourrez non seulement vous rendre compte du degré de la cholémie ou de l'urobilinurie, mais apprécier l'état du fonctionnement hépatique et rénal.

La quantité d'urines émises est souvent surabondante, la

polyurie étant habituelle au cours des cirrhoses biliaires. Mais cette quantité est très variable d'un jour à l'autre ; j'en ai cité des exemples caractéristiques dans ma thèse ; il s'agit là d'un symptôme qui vous a déjà été décrit, l'*anisurie*, due à l'hypertension portale (Gilbert et Lippmann). Souvent l'examen des urines fractionnées révèle une *opsiurie* plus ou moins nette ; je ne reviens pas sur ce symptôme qui vous

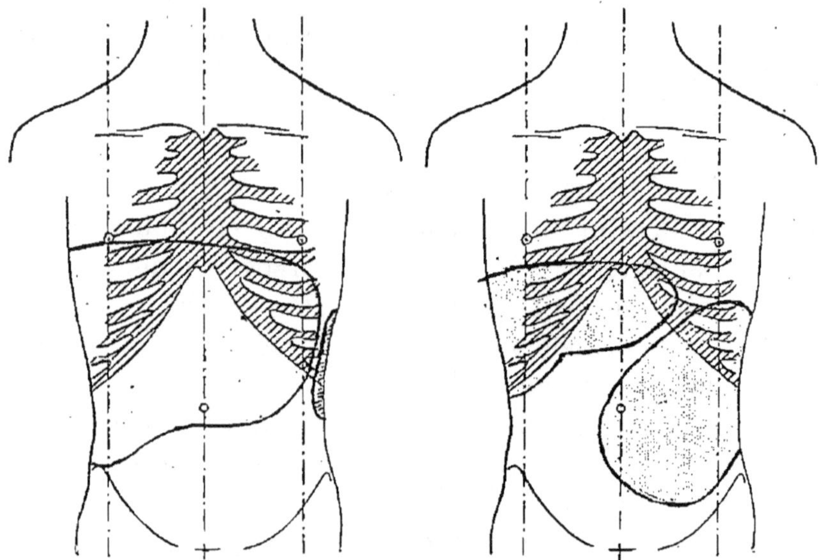

Fig. 29. — Cirrhose biliaire commune. Maladie de Hanot (Hépatomégalie marquée).

Fig. 30. — Cirrhose biliaire hypersplénomégalique chez un enfant (Splénomégalie considérable).

a été ailleurs exposé. C'est dans les cirrhoses biliaires qu'avec M. Gilbert nous l'avons tout d'abord observé.

L'*azoturie* est variable, parfois diminuée, souvent normale ou augmentée ; il n'est pas exceptionnel de constater que l'urée émise en vingt-quatre heures atteint et dépasse 40 grammes.

Parfois vous noterez l'existence d'*indicanurie* en rapport soit avec des troubles digestifs, soit avec une insuffisance avérée.

Le sucre fait communément défaut dans l'urine ; toutefois nous avons, avec M. Gilbert, suivi plusieurs cas de cirrhose biliaire avec *diabète* (ordinairement léger). De plus, la *gly-cosurie alimentaire provoquée* est parfois positive, surtout au moment des poussées aiguës, plus souvent négative. Il est enfin des cas où l'on peut mettre en lumière l'*exagération du pouvoir fixateur du sucre par le foie*, nous en avons vu avec M. Gilbert où l'ingestion de 300 grammes de sirop de sucre n'amenait aucune glycosurie.

La *toxicité urinaire*, recherchée par Roger, par Surmont, par moi, semble assez variable, plus souvent notablement diminuée qu'augmentée.

La teneur des urines en acide urique, en chlorures, en phosphates, présente d'assez grandes variations, sans qu'il y ait des conclusions particulières à tirer de celles-ci.

Je vous rappellerai enfin que l'*albuminurie* existe par-fois, mais reste ordinairement légère et que l'étude du *fonctionnement rénal* m'a montré, ainsi qu'à Milian, que le rein était le plus souvent peu touché, qu'il y avait même plutôt hyperfonctionnement de l'organe.

L'examen des divers organes peut également révéler divers troubles. Si les *fonctions digestives* sont souvent normales, vous observerez pourtant la fréquence de la *boulimie* depuis longtemps signalée et l'existence des divers signes de la *dyspepsie hyperpeptique*. Inversement il est des cas où on note de l'hypopepsie, et on peut observer des périodes d'anorexie intermittente.

L'état des matières fécales est important à noter. Malgré l'intensité et la persistance de l'ictère, elles gardent souvent leur coloration normale et il peut même y avoir polycholie. Hanot attachait une grande importance à ce caractère au point de vue du diagnostic. Toutefois il n'est pas absolu et vous rencontrerez des cas où la coloration des matières varie d'un jour à l'autre; d'autres, où on peut observer une décoloration temporaire ou permanente des fèces, sont explicables soit par la rétention biliaire intracanaliculaire, soit par l'acholie pigmentaire.

L'exploration de l'*appareil respiratoire* ne peut rien vous révéler de bien particulier, réserve faite de l'existence de tuberculose associée; de même les *symptômes cardio-vasculaires* ne présentent rien de spécial; comme dans d'autres ictères, on peut constater l'existence de souffles anorganiques, la bradycardie peut exister mais est exceptionnelle. La tension artérielle est parfois légèrement abaissée, mais moins que dans la cirrhose alcoolique commune, l'hypertension portale étant ici moins accusée.

Le *système nerveux* est, ici comme dans les autres affec-

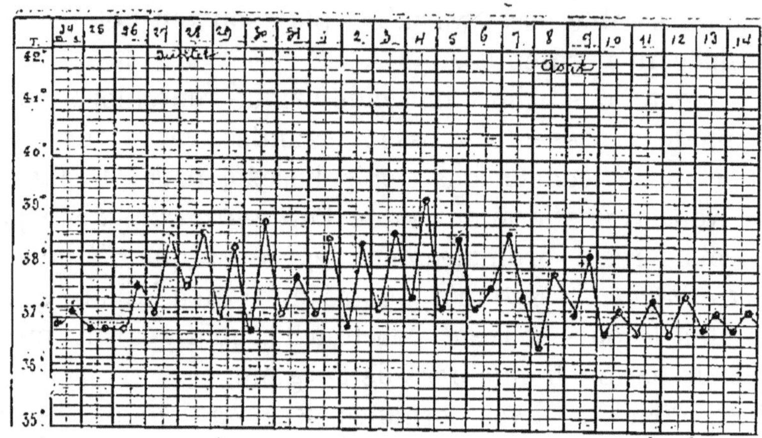

Fig. 34. — Cirrhose biliaire hypertrophique.
Fièvre angiocholitique passagère.

tions biliaires, peu profondément touché, mais les symptômes qui traduisent son atteinte sont assez nombreux : troubles du caractère, tendance aux idées noires, somnolences, migraines, etc. ; il est aussi des cas où existent de véritables névrites périphériques avec maux perforants et troubles trophiques divers.

Souvent vous noterez l'existence de *douleurs articulaires* réalisant les diverses formes de rhumatisme biliaire, étudiées par MM. Gilbert et Fournier, puis par nous, associées ou non aux *doigts hippocratiques* dont nous avons, avec M. Gilbert, montré la relative fréquence au cours des cirrhoses biliaires (1).

(1) Gilbert et Lereboullet, Le doigt hippocratique dans les cirrhoses biliaires (*Gazette hebdomadaire*, 2 janvier 1902).

Je vous mentionne seulement la possibilité d'*adénomégalies* multiples, d'ailleurs rares, et sur la présence desquelles Popoff s'est jadis appuyé pour rapprocher les cirrhoses biliaires des états pseudo-leucémiques. Je vous rappelle aussi l'existence fréquente de *fièvre*, soit sous la forme de crises fébriles passagères analogues à celles de certaines angiocholites (fig. 31) aiguës, soit sous celle de fièvre journalière à oscillations plus ou moins marquées (*formes fébriles*) (fig. 32).

L'état du sang peut être étudié. Souvent vous relèverez la fréquence des *hémorragies* : hémorragies gingivales ou

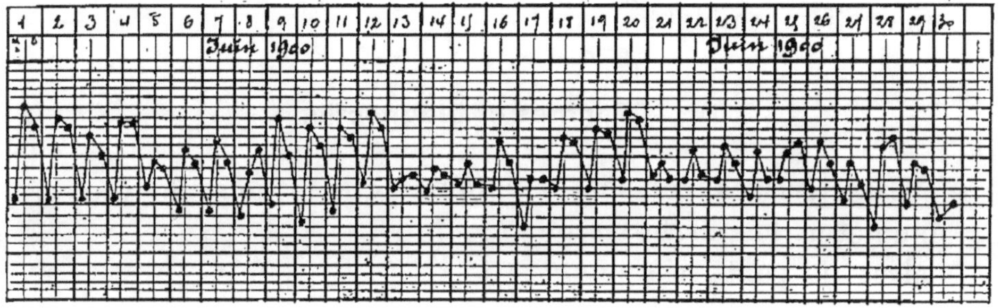

Fig. 32. — Cirrhose lobaire hypertrophique. Forme fébrile.

épistaxis, hémorragies gastro-intestinales, purpura, etc. L'examen hématimétrique vous montrera une *anémie* plus ou moins marquée, étudiée par Hayem ; elle reste le plus souvent modérée. Beaucoup plus importantes sont les variations des globules blancs, et il peut y avoir *leucocytose*, comme Hanot et Meunier l'ont montré, cette leucocytose étant le plus souvent due à l'augmentation des polynucléaires ; celle-ci n'est pas constante : on peut inversement noter, dans quelques cas, de la leucopénie avec augmentation relative du nombre des mononucléaires.

J'en aurai fini avec cette énumération des symptômes relevés dans les cirrhoses biliaires, quand je vous aurai rappelé qu'elles peuvent avoir une influence sur la *croissance* et que, s'il est des cas de cirrhose biliaire infantile où le développement physique reste normal, où la puberté s'établit bien, il en est d'autres dans lesquels la cirrhose entrave considé-

rablement la croissance et peut s'accompagner d'infantilisme. Telle une petite malade atteinte de cirrhose biliaire
hypersplénomégalique jadis observée par nous : elle avait
l'habitus intellectuel et physique d'une infantile, mais l'on
crut autour d'elle, en raison de l'absence de règles coïncidant
avec la tuméfaction de l'abdomen, à la possibilité d'une
grossesse ; c'est d'une consultation d'accouchement qu'elle
fut adressée à l'hôpital Broussais. Cette influence des cirrhoses biliaires ne leur est d'ailleurs pas spéciale et d'autres
affections hépatiques, notamment les cirrhoses cardio-
tuberculeuses, peuvent, comme l'a montré Hutinel, exercer
une action semblable.

IV. — Formes et Diagnostic.

Caractérisées par les symptômes que je viens de vous
énumérer, les cirrhoses bi-
liaires ne sont néanmoins
pas superposables les unes
aux autres ; je vous ai dit
qu'il fallait en admettre diverses formes ; c'est l'état
du foie et de la rate qui en
permet la classification.

I. *Cirrhose biliaire
commune. Maladie de
Hanot.* — La plus commune
et la plus anciennement connue est celle où foie et rate
sont simultanément hyper-
trophiés, où il y a *très gros
foie* atteignant souvent la
fosse iliaque, tout au moins
débordant l'ombilic, où il y
a aussi *très grosse rate*, mais

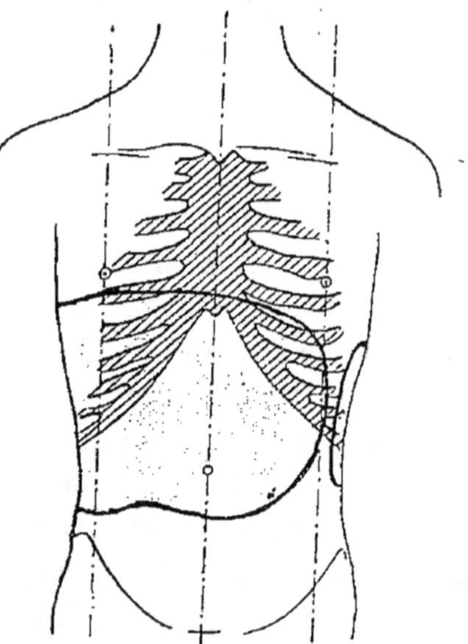

Fig. 33. — Cirrhose biliaire commune. Maladie de Hanot. État du
foie et de la rate.

dont l'hypertrophie reste souvent objectivement moindre
que celle du foie (fig. 33) : c'est la *cirrhose biliaire hépato-*

splénomégalique, la cirrhose biliaire commune, celle décrite par Hanot et à laquelle la désignation de maladie de Hanot convient justement. L'affection frappe surtout les sujets adultes de vingt à trente ans, plus rarement les enfants et les vieillards. Vous pourrez la confondre avec tous les gros foies accompagnés d'ictère et notamment avec certaines cirrhoses hypertrophiques alcooliques avec ictère, qu'avec M. Gilbert j'ai récemment étudiées, avec les hépatites syphilitiques avec ictère (Hanot), avec certaines cirrhoses palustres, avec les divers ictères chroniques avec obstruction. Vous la reconnaîtrez à l'ensemble des caractères que je vous ai énumérés, à leur existence déjà ancienne. Il peut être toutefois difficile de la distinguer de certaines cirrhoses biliaires avec obstruction et notamment des cirrhoses calculeuses, en raison de la similitude des crises hépatalgiques avec certaines crises lithiasiques. L'association possible de la cirrhose biliaire à la lithiase enlève d'ailleurs de l'intérêt à ce diagnostic différentiel. Dans les cas de cirrhose biliaire secondaire, liée à l'obstruction cancéreuse, la présence d'une grosse vésicule permet le plus souvent de rejeter rapidement l'hypothèse de cirrhose biliaire commune.

II. *Cirrhose biliaire hypersplénomégalique* (Gilbert et Fournier). — En regard de la maladie de Hanot, Gilbert et Fournier, dès 1895, puis en 1898 et 1900 (1), ont fixé les caractères anatomiques et cliniques de cette variété qui se distingue « par la prédominance d'une splénomégalie considérable et la faiblesse de l'hypertrophie hépatique, par l'aspect splénopathique qu'elle revêt ».

Cliniquement on peut comprendre dans ce groupe toute cirrhose où la splénomégalie, loin de rester objectivement parallèle ou inférieure à l'hypertrophie hépatique, la dépasse nettement et forme une tumeur telle que celle-ci attire la première l'attention. Les cas en sont nombreux et vous la rencontrerez surtout chez des enfants et de jeunes sujets.

La photographie reproduite ci-contre (fig. 34) vous gravera

(1) GILBERT et FOURNIER. Étude sur la cirrhose biliaire hypersplénomégalique (*Soc. méd. des hôp.*, 25 mai 1900).

dans les yeux l'aspect de l'abdomen dans ces cas avec hypocondre gauche distendu par une rate monstrueuse (ventre splénique), alors que le foie reste relativement peu hypertrophié ; tandis que la rate atteint et dépasse 25 à 30 centimètres dans son grand axe, le foie reste de dimensions

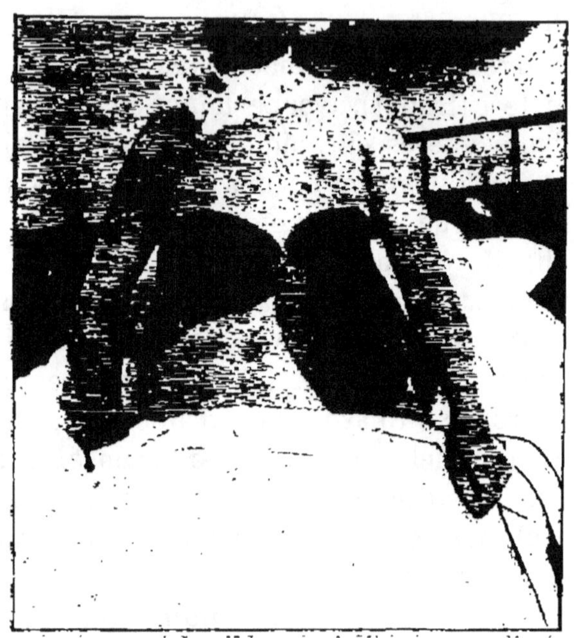

Fig. 34. — Cirrhose biliaire hypersplénomégalique chez une jeune fille infantile (Gilbert et Lereboullet).

modérées, atteignant 12 à 16 centimètres sur la ligne mammaire (fig. 34).

Icile diagnostic est à faire avec l'ictère chronique splénomégalique, avec certaines cirrhoses alcooliques hypertrophiques avec grosse rate, avec toutes les variétés d'hypertrophie chronique de la rate et notamment avec les nombreux faits groupés sous le nom de maladie de Banti.

III. *Cirrhose biliaire microsplénique* (Gilbert et Castaigne). — Vous rencontrerez beaucoup plus rarement cette forme, dans laquelle l'hépatomégalie ne s'accompagne d'aucune hypertrophie splénique, où même la rate peut être atrophiée. Cette absence de splénomégalie peut rendre le diagnostic difficile avec certaines cirrhoses biliaires par rétention, et certains ictères chroniques par obstruction.

IV. *Cirrhose atrophique biliaire.* — Plus rarement encore, vous observerez des cas de cirrhose biliaire où le foie est atrophié.

Dans quelques observations, il s'agit d'atrophie légère ayant succédé à une période d'hypertrophie plus ou moins longue (*cirrhoses atrophiques post-hypertrophiques*) ; peut-être alors les hémorragies terminales peuvent-elles expliquer la genèse de l'atrophie. Dans d'autres cas plus caractéristiques, l'atrophie est initiale, la marche est alors plus rapide, mais la symptomatologie est assez voisine de celle des cirrhoses ordinaires.

La splénomégalie peut être très marquée ou au contraire faire défaut. Le diagnostic est difficile, notamment avec certaines cirrhoses graisseuses subaigües. Ces cirrhoses ont comme elles un pronostic assez rapidement fatal.

Tels sont les divers types anatomo-cliniques que l'on peut isoler. Les plus importants de beaucoup sont les deux premiers, entre lesquels existent d'ailleurs de nombreux faits de transition. Vous les reconnaîtrez facilement en clinique, lorsqu'en présence d'un ictère chronique avec modifications du foie et de la rate, vous aurez pu d'une part écarter l'hypothèse d'un ictère par obstruction, d'autre part rejeter l'influence d'une cause spécifique, telle que la syphilis, le paludisme et la tuberculose, lorsqu'enfin, grâce à des antécédents biliaires personnels ou familiaux, vous aurez pu établir que l'affection s'est bien développée sur un terrain biliaire spécial.

V. — Modalités cliniques.

Il m'est difficile d'insister ici sur les modalités cliniques des cirrhoses biliaires. Je me borne à vous rappeler que l'on a pu décrire une *cirrhose biliaire du nouveau-né*, que la *cirrhose biliaire de la seconde enfance* se distingue, comme l'ont montré MM. Gilbert et Fournier, par l'importance de là splénomégalie, la fréquence de l'adénomégalie, des troubles ostéo-articulaires, la possibilité d'un arrêt de développement avec ou sans infantilisme ; ces cirrhoses présentent parfois d'assez grandes difficultés de diagnostic avec les cirrhoses cardio-tuberculeuses.

Il est des cas où la permanence de la fièvre donne à la maladie une allure particulière, d'autres exceptionnels où l'absence d'ictère peut créer de particulières difficultés de diagnostic, d'autres encore où le diabète est associé à la maladie, d'autres enfin où la lithiase coexiste avec la cirrhose biliaire, sans en conditionner la production. Je vous en parlerai ailleurs. J'ai, après Sabourin, signalé aussi la possibilité d'abcès multiples du foie au cours des cirrhoses biliaires.

Récemment enfin, nous avons, avec M. Gilbert, suivi plusieurs cas dans lesquels l'existence d'un kyste hydatique associé à une cirrhose biliaire avait créé certaines difficultés de diagnostic.

Vous voyez donc que de multiples facteurs peuvent venir modifier l'allure des cirrhoses biliaires, pourtant dans l'ensemble assez semblables à elles-mêmes et formant bien un groupe naturel de faits.

VI. — Marche et pronostic.

Il est exceptionnel que les cirrhoses biliaires aient une *marche rapide* ; il est toutefois des cas qui n'ont duré que quelques mois ou un an. Le plus souvent l'évolution est beaucoup plus longue, la moyenne de la durée étant de quatre ans et davantage. Pendant cette longue évolution, la maladie peut être entrecoupée de *crises fébriles* avec augmentation de volume du foie et de la rate et souvent douleurs à leur niveau qui semblent traduire une poussée d'angiocholite. Fréquemment aussi des *maladies inter-currentes* peuvent survenir qui relèvent le plus souvent de l'auto-infection (pneumonie, érysipèle de la face, etc.). Elles ont, contrairement à ce que l'on voit dans les cirrhoses veineuses, le plus souvent une évolution relativement favo-

rable, due en partie à l'état fonctionnel de foie resté satisfaisant. A la longue, la maladie progresse, la *cachexie* s'établit graduellement et la *mort* peut en être la conséquence ;
elle résulte d'autres fois de l'atteinte profonde de la cellule
hépatique entraînant un *ictère grave terminal* ; elle peut
survenir brusquement, du fait d'*hémorragies gastro-
intestinales* répétées, dues à la rupture de varices gastriques ou œsophagiennes et accompagnées souvent de
rétrocession considérable de la tuméfaction splénique ; j'en
ai observé divers exemples dans lesquels le rôle capital de
l'hypertension portale a pu être mis en évidence

Il est enfin des cas de cirrhose biliaire, moins rares qu'on
ne le croyait jadis, qui, comme les ictères chroniques
simples dont je vous parlais dans la précédente leçon,
peuvent avoir une *durée indéfinie* ; vous en observerez si
vous tenez compte non seulement du début apparent de la
cirrhose, mais du début réel de l'affection biliaire, remontant souvent loin dans le passé. Si longue que soit l'évolution, elle a pourtant un terme et la mort survient alors
avec les mêmes accidents que lors de cirrhose biliaire
commune.

VII. — Anatomie pathologique.

Lorsque vous ferez l'autopsie d'un cas de cirrhose
biliaire, c'est l'hypertrophie du foie et de la rate qui d'emblée
retiendra votre attention. Tous deux sont très augmentés
de volume : le poids du foie variant de 1 800 grammes et
parfois moins à plus de 5 kilogrammes, le poids de la rate
de la normale à plus de 2 kilogrammes. Selon leurs dimensions respectives, sont anatomiquement constituées les
diverses formes dont je vous ai parlé.

L'hypertrophie du foie, souvent uniforme, porte d'autres
fois surtout sur un lobe et notamment le lobe gauche.
L'organe est moins granuleux que le foie atteint de cirrhose atrophique ; sa surface présente un aspect chagriné
ou mamelonné ; sa coloration est d'un vert plus ou moins

foncé ; sa consistance est nettement accrue sans acquérir la résistance que l'on constate lors de la cirrhose veineuse.

A la section, l'aspect général est celui d'une mosaïque formée par de larges bandes de tissu scléreux, renflées par places, irrégulièrement disposées, d'où partent des travées plus minces ; ainsi se délimitent une série de ter- ritoires jaunâtres ou verdâtres, irréguliers eux aussi, de dimensions variables, qui représentent le parenchyme hépatique ; lorsque l'hypertrophie prédomine sur un lobe, celui-ci paraît souvent à la section moins scléreux, son parenchyme est constitué d'ilots beaucoup plus larges. La vésicule biliaire est tantôt normale ou atrophiée, tantôt dilatée, et contient une bile plus ou moins épaisse, parfois décolorée, lors d'acholie pigmentaire terminale. Les grosses voies biliaires sont libres et non dilatées, sauf lors d'asso- ciation à la lithiase quand un calcul les obstrue incomplè- tement ; peut-être aussi une pancréatite chronique associée est-elle susceptible, comme dans un cas récemment suivi par nous à l'hôpital Laënnec, de déterminer leur dilatation. Il est relativement fréquent de constater l'existence de ganglions volumineux au niveau du hile du foie, l'*adénomégalie* ayant été étudiée notamment par MM. Gilbert et Fournier ; elle est pour ainsi dire la signature de l'affection.

La *rate*, volumineuse, mais d'un volume très variable, est tantôt ferme, dure, avec périsplénite plus ou moins épaisse, tantôt, s'il y a eu des hémorragies terminales, flasque, avec sa capsule comme ridée du fait de son affaissement ; elle présente à la section l'aspect d'une rate congestive, parfois semée d'infarctus.

Je me borne à vous signaler les lésions du péritoine et surtout du péritoine périhépatique et l'absence de lésions gastro-intestinales, réserve faite de l'existence possible de varices gastriques ou œsophagiennes.

En revanche, l'*hypertrophie du pancreas*, si elle fait souvent défaut, est d'autres fois relativement considérable comme dans une observation ancienne de Guillain, comme dans plusieurs de mes observations personnelles. Vous l'observerez donc parfois de même que l'hypertrophie des reins, et plus rarement celle du cœur, ce qui vous montre l'existence possible d'un véritable *gigantisme viscéral* au cours des cirrhoses biliaires. Ce sont ces hypertrophies organiques qui ont permis, à M. Gilbert et moi, de défendre l'action trophique de la bile.

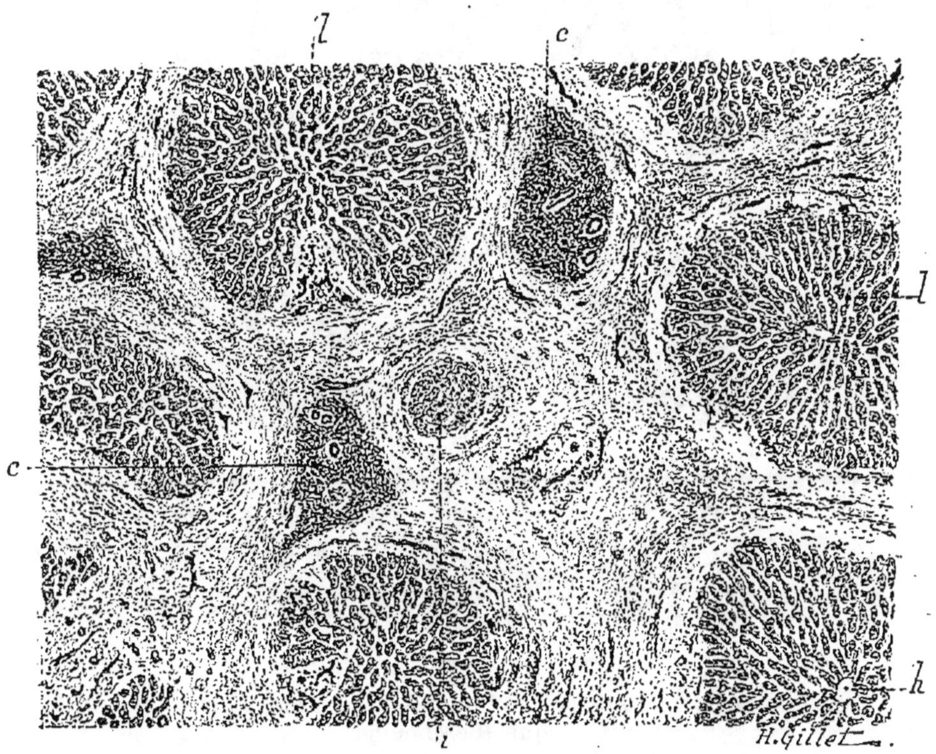

Fig. 35. — Cirrhose biliaire hypertrophique (Lereboullet).

En *c*, canaux biliaires entourés d'épais manchons leucocytaires ; en *h*, veines sus-hépatiques respectées ; en *l*, lobuies hépatiques sains ; en *i*, îlots isolés de cellules hépatiques.

Je ne vous décrirai pas longuement les *lésions microscopiques* qui caractérisent les cirrhoses biliaires. Vous savez l'opposition qui a été longtemps faite entre les caractères histologiques des cirrhoses veineuses et ceux des cirrhoses biliaires ; si cette opposition est un peu trop absolue, du moins est-il assez facile par un examen attentif de distinguer les deux ordres de cirrhoses. Lorsque l'aspect des cirrhoses biliaires est tout à fait net, on constate sur les coupes histologiques du foie des plaques de sclérose, larges, irrégulières, brusquement renflées, coudées, anastomosées, entre lesquelles s'emboîtent en jeu de patience des îlots

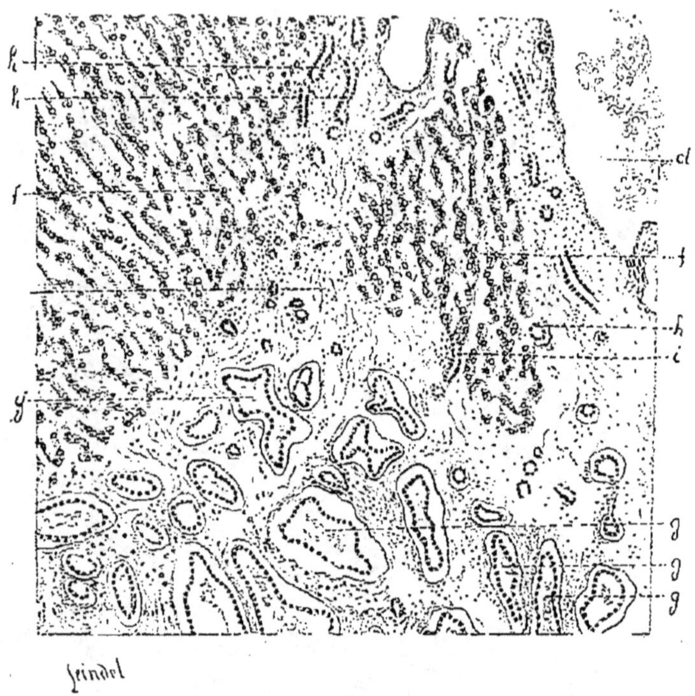

Fig. 36. — Angiome biliaire dans un cas de cirrhose biliaire hypertrophique (Lereboullet).

On y voit, en *g*, les cavités de l'angiome biliaire; en *h*, les néo-canalicules; en *f*, le parenchyme hépatique bien enserré.

de parenchyme hépatique de volume variable, souvent échancrés sur leurs bords du fait de la pénétration incomplète du tissu de sclérose à leur intérieur (fig. 35 et 38). L'intégrité habituelle des veines sus-hépatiques, la richesse du tissu de sclérose en néo-canalicules, la présence d'amas embryonnaires au sein de ce tissu, l'état de conservation du parenchyme sont autant de caractères qui permettent de penser à la cirrhose biliaire. Un examen plus complet montre ordinairement que les amas cellulaires se présentent sous forme d'épais manchons, autour des canaux

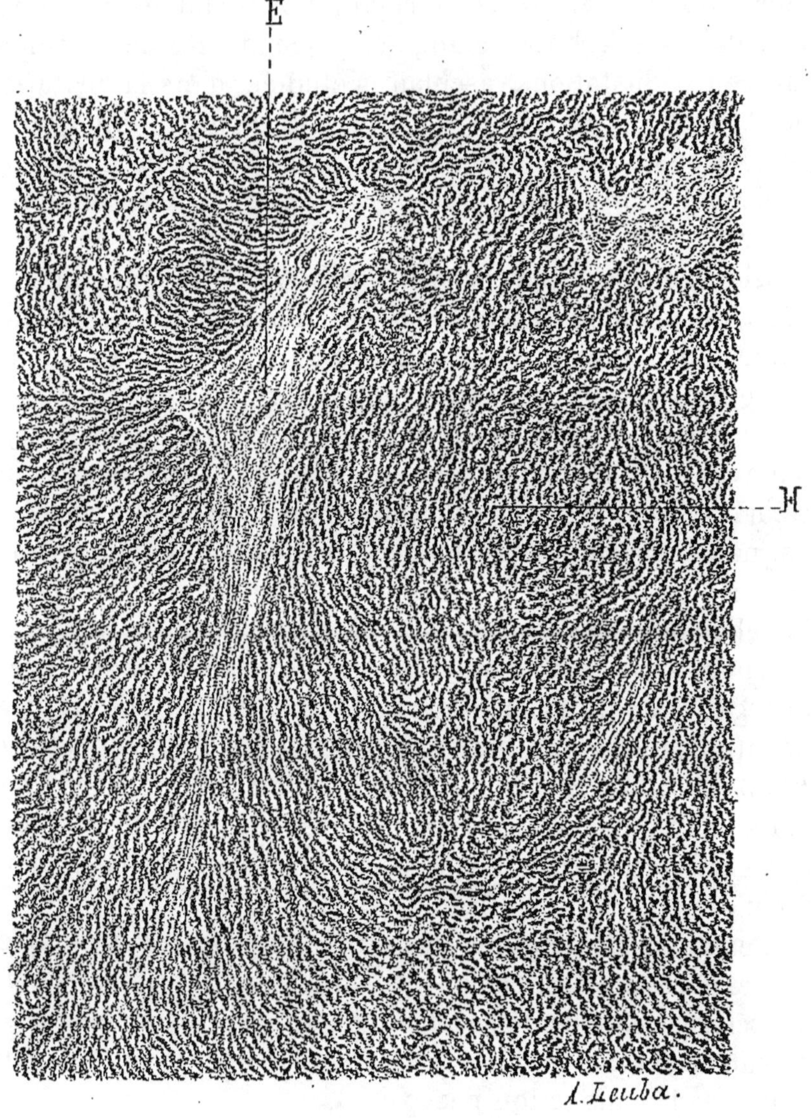

Fig. 37. — Hyperplasie parenchymateuse dans un cas de cirrhose biliaire hypersplénomégalique (Lereboullet).

En E, espace-portite totale; en H, parenchyme hépatique.

biliaires qui leur constituent comme des centres de formation (fig. 35 et 38). Il établit que les ramifications artérielles et veineuses sont peu modifiées ou ne le sont que secondairement, mais il met en relief fréquemment l'existence de télangiectasies formant de véritables angiomes vasculaires (cirrhose télangiectasique de Kiener) comparables aux dilatations vasculaires étudiées dans la dilatation des bronches par Hanot et Gilbert. Il montre l'importance des lésions des canaux biliaires aboutissant dans les cas anciens à l'*angiocholite oblitérante* sur un grand nombre de points; dans ces conditions, des portions plus ou moins considérables de parenchyme peuvent être ramenées à l'état de glandes vasculaires sanguines. On note de plus l'extrême abondance des néo-canalicules biliaires, l'existence sur nombre de points d'angiomes biliaires (fig. 36) et, si l'on suit l'évolution des lésions, comme nous l'avons fait avec M. Gilbert, on voit nettement tous les stades depuis celui où l'angiocholite reste pure, puis celui où elle s'accompagne d'espace-portite totale, jusqu'à celui de cirrhose avancée dans lequel la diffusion des lésions rend moins net le début biliaire.

L'histologie met en outre en relief la conservation presque générale de l'aspect normal des cellules et des travées hépatiques et dans bon nombre de cas l'*hyperplasie et l'hypertrophie du parenchyme* que l'on peut opposer à son état dans d'autres cirrhoses comme les cirrhoses atrophiques et les cirrhoses graisseuses s'accompagnant de déchéance fonctionnelle du foie (fig. 37).

L'examen histologique des autres organes peut montrer d'une part, notamment au niveau du pancréas, des lésions de sclérose canaliculaire, d'autre part et principalement au niveau de la rate, des lésions en grande partie sous la dépendance de la congestion passive.

Mais je ne puis insister devant vous sur ces lésions dont l'interprétation est encore en discussion, et je me borne en terminant à vous rappeler le double caractère des lésions hépatiques, leur prédominance biliaire ou péribiliaire, et la tendance à l'hypertrophie et à l'hyperplasie du parenchyme.

VIII. — Physiologie pathologique et pathogénie.

Comment interpréter les symptômes observés au cours des cirrhoses biliaires et l'évolution ordinairement très lente de celles-ci? Par quel mécanisme se constituent les lésions qui les caractérisent? Telle est la double question à laquelle je dois répondre.

Je serai bref sur la première, qui a trait à la *physiologie pathologique* de l'affection. C'est qu'en effet je vous ai déjà dit, à propos d'autres affections biliaires, comment on devait interpréter leurs symptômes, à l'intensité près, superposables à ceux des cirrhoses biliaires. Dans ces dernières, l'état anatomique du foie et de la rate rend compte des symptômes fournis par leur exploration physique. La gêne de la circulation biliaire, résultant des lésions, explique la cholémie chronique et les symptômes qu'elle commande, au premier rang desquels l'ictère, la polycholie pouvant d'ailleurs expliquer en partie aussi cette cholémie. C'est au trouble de la circulation portale qu'il faut rattacher d'autres symptômes, qui, nous l'avons vu, constituent dans les cirrhoses biliaires un syndrome ébauché de l'hypertension portale. L'infection causale explique la fièvre et quelques autres symptômes secondaires, notamment le rhumatisme biliaire fréquemment associé. Il faut enfin parfois invoquer l'état fonctionnel du foie, pour expliquer certains troubles comme les hémorragies ou le diabète associé. Toutefois, ce qui est remarquable ici, c'est l'état longtemps satisfaisant du fonctionnement hépatique, parfois même son hyperfonctionnement. Vous constaterez rarement des signes positifs d'insuffisance hépatique; souvent vous mettrez en évidence une hyper-azoturie et une hyperbiligénie manifeste, vous pourrez constater l'exagération du pouvoir fixateur du foie vis-à-vis du sucre; ces résultats de l'examen fonctionnel du foie sont d'accord avec les constatations anatomiques que je vous ai relatées. Ils établissent l'existence fréquente dans les cirrhoses biliaires d'une *hyperhépatie* réelle à la fois organique et fonctionnelle. Comme je l'ai mis en relief dans ma thèse, c'est elle qui explique la résistance si remarquable de certains sujets porteurs de cette affection aux maladies intercurrentes, si souvent funestes aux sujets atteints de cirrhose de Laënnec. C'est elle aussi qui peut faire comprendre la longue durée de l'affection, en apparence incompatible avec l'importance des lésions. Sans insister plus longtemps sur cette notion, je dois vous rappeler encore que, s'il y a hyperbiligénie, celle-ci n'est pas suffisante pour faire admettre la théorie du diabète biliaire, jadis soutenue par Hanot et Schachmann. L'hyperbiligénie semble plutôt conséquence que cause de l'affection. Et je dois précisément vous dire comment on peut concevoir actuellement la pathogénie de la maladie elle-même.

La *nature infectieuse* des cirrhoses biliaires n'est plus guère discutée à l'heure actuelle. Les preuves anatomiques et cliniques de l'infection sont nombreuses et je vous les ai mentionnées chemin faisant. Pourtant les examens bactériologiques ont été rarement positifs; ils ont mis en évidence le colibacille, l'entérocoque, le bacille d'Eberth ou d'autres agents moins bien caractérisés. La fréquence des constatations négatives ne doit pas servir d'argument contre la nature infectieuse des cirrhoses biliaires. D'une part, le plus souvent les anaérobies n'ont pas été recherchés et la double enquête sur les aérobies et les anaérobies aurait peut-être donné de tout autres résultats. D'autre part, la cirrhose biliaire au moment de l'examen est souvent très loin de son début, constitue non une lésion d'évolution mais une lésion acquise de longue date et il n'y a rien d'étonnant à ce que les germes ne soient pas alors constatés; je pourrais vous citer nombre d'exemples analogues en pathologie.

L'infection doit donc être admise. Mais quelle en est la *porte d'entrée?* L'origine biliaire de l'infection est loin d'être unanimement reconnue. Pourtant la théorie jadis émise par Kiener et d'après laquelle il s'agit d'une *infection générale à localisation hépato-splénique prédominante* se heurte à d'assez nombreuses objections. Il ne s'agit certainement pas d'une infection spécifique, la banalité des germes constatés l'établit assez; la syphilis, la tuberculose, le paludisme ne sont pour rien dans son développement et l'analogie souvent observée entre certaines cirrhoses avec obstruction d'origine certainement biliaire et les cirrhoses biliaires spontanées plaide contre l'hypothèse d'une infection générale. Elle est impossible toutefois à nier complètement, étant donné d'une part le pouvoir bactériopexique du foie, mis en évidence dans certaines tuberculoses expérimentales, d'autre part la réalité actuellement établie d'angiocholites descendantes par infection sanguine.

Le foie n'est-il lésé qu'à la faveur des lésions spléniques? Y a-t-il *infection hépatique d'origine splénique?* Cette hypothèse, défendue, pour certains cas, par M. Chauffard, ne semble pas pouvoir être appliquée à la généralité des faits. Il est établi que la rate réagit aux infections du foie beaucoup plus souvent et beaucoup plus qu'elle ne réagit aux infections générales, et cette réaction est beaucoup plus fréquente que la réaction du foie devant la lésion splénique. La congestion passive, l'infection, la cholémie chronique suffisent à expliquer l'hypertrophie de la rate dans les cirrhoses biliaires, sans qu'il soit nécessaire d'admettre une splénomégalie primitive réagissant secondairement sur le foie. J'ai, avec M. Gilbert, observé nombre de cas de cirrhose biliaire hypersplénomégalique où nous avons pu ainsi établir la précession de l'affection hépatique et rejeter l'origine splénique.

L'*infection hépatique, par angiocholite*, semble être la cause des cirrhoses biliaires et, avec MM. Gilbert et Surmont, on peut les regarder actuellement comme dues à l'infection ascendante des voies biliaires par des germes venus de l'intestin; je ne puis vous énumérer toutes les constatations qui légitiment une telle conclusion: en clinique, l'importance des symptômes biliaires initiaux, les éléments communs entre la cirrhose biliaire, la lithiase et d'autres affections biliaires; en anatomie pathologique, les caractères histologiques des

cirrhoses biliaires jeunes montrent bien le début biliaire et
péribiliaire des lésions (comme dans le cas dont provient la
préparation reproduite ici, fig. 38), leur extension progressive à tout l'espace, l'association possible avec la lithiase
et avec certains abcès biliaires; en pathologie comparée,
l'analogie entre les lésions des cirrhoses biliaires et celles

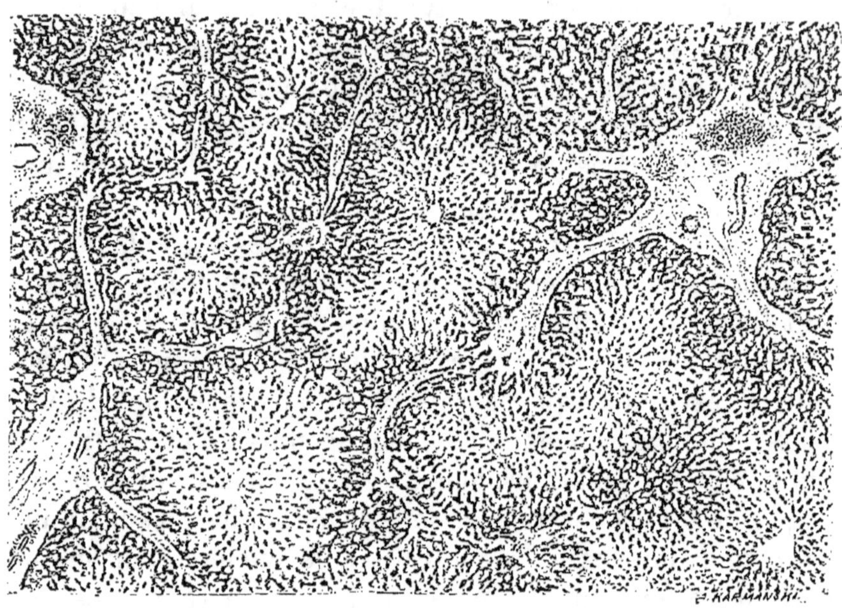

Fig. 38. — Cirrhose biliaire hypertrophique au début (Gilbert et
Lereboullet).

Sclérose légère à disposition insulaire, manchon embryonnaire péribiliaire à gauche et en haut de la figure, montrant la participation
active des voies biliaires au processus; il en est de même en haut et
à droite.

des cirrhoses parasitaires dues certainement à une infection
biliaire ascendante plaident en faveur de cette origine; si
l'expérimentation n'a réalisé qu'imparfaitement des cirrhoses biliaires, elle a pourtant pu provoquer des lésions
qui leur sont assez comparables. Il y a là tout un ensemble
d'arguments que j'ai fait valoir dans ma thèse et que je
dois développer prochainement avec M. Gilbert. A ceux-ci
s'ajoutent enfin des arguments étiologiques : j'ai déjà eu

l'occasion de vous. les signaler, ils montrent que les cirrhoses biliaires ne sont pas isolées dans la pathologie, mais rattachées par une série de faits aux divers types d'infection biliaire chronique, se développant à l'habitude sur le terrain de la cholémie familiale.

. Les cirrhoses biliaires apparaissent donc actuellement comme une maladie infectieuse, à porte d'entrée biliaire, se développant sur un terrain prédisposé. Tantôt il y a hétéro-infection, c'est le cas par exemple des cirrhoses biliaires éberthiennes, tantôt il y a auto-infection, ce sont les faits les plus fréquents. La préexistence des germes dans les voies biliaires extra-hépatiques rend plus vraisemblable encore le rôle de l'auto-infection biliaire dans la genèse de ces cirrhoses. Elle peut être associée à d'autres auto-infections digestives et celles-ci expliquent les lésions pancréatiques et appendiculaires souvent simultanément observées. Les cirrhoses biliaires se développent en effet sur le terrain de la diathèse d'auto-infection. Il faut d'ailleurs non seulement que le terrain facilite l'infection, mais aussi qu'il l'empêche de devenir trop profonde, l'état du parenchyme hépatique témoignant le plus souvent de la réaction de l'organisme.

C'est à la faveur de cette réaction et de cette résistance de la cellule hépatique que les cirrhoses biliaires évoluent lentement et c'est du moment où la cellule hépatique faiblit et devient insuffisante à ses fonctions que, le plus souvent, le pronostic s'aggrave. Selon la règle formulée par Hanot, il tient, ici comme dans la plupart des maladies du foie, à l'état de la cellule hépatique.

Vous voyez donc que, si la pathogénie des cirrhoses biliaires n'est pas complètement élucidée, du moins leur place en pathologie semble désormais fixée, le rôle de l'infection biliaire (et spécialement de l'infection ascendante) dans leur production paraît établi, enfin l'existence d'un terrain spécial expliquant et leur développement et leur lente évolution ressort des nombreuses constatations étiologiques et cliniques que je vous ai rapportées.

IX. — Traitement.

Le *traitement* peut d'ailleurs contribuer à reculer l'échéance fatale, à soutenir longtemps les forces de l'organisme ; s'il ne réussit pas à empêcher l'évolution progressive de la cirrhose, il en modifie souvent la marche et il influence heureusement les symptômes qui lui sont secondaires. Si aucune intervention chirurgicale ne peut utilement remédier à l'état anatomique du foie et de la rate, un ensemble de moyens thérapeutiques, basés sur le régime alimentaire, certains agents médicamenteux, des cures hydrominérales peut exercer une action indiscutable sur laquelle je reviendrai dans une prochaine leçon.

DIX-HUITIÈME LEÇON

LITHIASE BILIAIRE

CAUSES ET LÉSIONS. — SYMPTÔMES

Par **Pierre LEREBOULLET**

LES CALCULS BILIAIRES. — Forme. Nombre. Dimensions. Structure générale. Caractères chimiques. Siège.

LÉSIONS. — Diversité des cas. Lésions de la vésicule et des grosses
voies biliaires. Lésions des voies biliaires intrahépatiques. Lésions du
pancréas.

ÉTIOLOGIE ET PATHOGÉNIE. — 1° *Conditions étiologiques générales*. Age.
Sexe, etc.

2° *Rôle de l'infection*. Sa démonstration expérimentale et bactériologique.

3° *Rôle du terrain*. α. Conditions générales favorisant l'infection. Prédisposition héréditaire et personnelle. Influence de la cholémie simple
familiale. Diathèse d'auto-infection.

β. Conditions locales. Rôle de certaines affections biliaires antérieures
et des conditions caractéristiques favorisant la stase biliaire.

Conception générale de la lithiase biliaire.

SYMPTÔMES. — *Division :* Lithiase vésiculaire et lithiase du cholédoque.
Différences dans l'évolution clinique et les complications. Les symptômes sont le plus souvent le fait des accidents et surtout des accidents de migration.

La colique hépatique. Son mode de production. Rôle capital du cheminement du calcul.

1° *Colique hépatique classique* (cholédocique). Symptômes précurseurs. Symptômes et évolution.

2° *Colique vésiculaire.* Caractères spéciaux.

Conséquences diverses de la colique hépatique sous ses deux formes.
Diagnostic.

La lithiase biliaire est l'une des maladies le plus souvent
observées en clinique et, à ce titre, elle a, parmi les maladies
des voies biliaires, une importance capitale.

Caractérisée par la présence de calculs, de nombre et de
volume variable, dans les voies biliaires et particulièrement

dans la vésicule, elle est, par les multiples accidents qu'elle peut entraîner, à l'origine de manifestations cliniques multiples. Mais, avant d'aborder l'étude des symptômes qui en traduisent l'existence, et pour pouvoir apprécier leur valeur, je dois vous rappeler les caractères des calculs biliaires et les causes qui en amènent le développement.

Un certain nombre d'appareils glandulaires sont, vous le savez, susceptibles de présenter de la lithiase : dans les uns, on note de la lithiase par filtration ou par excrétion, auquel cas le rôle des cellules glandulaires est d'emprunter au sang des matières excrémentitielles, et de les rejeter dans l'appareil excréteur. Le type est la lithiase de l'appareil urinaire réalisée expérimentalement par oxamide. Dans les autres, les éléments constitutifs des calculs proviennent de la paroi même de l'appareil excréteur des glandes et résultent des lésions du revêtement épithélial qui tapisse cette paroi. C'est à ce second ordre qu'appartient la lithiase biliaire. Étudiée de tout temps, elle a été l'objet de travaux nombreux dans ces cinquante dernières années, tant en France qu'à l'étranger, qui ont précisé la plupart des points de son histoire.

LES CALCULS BILIAIRES

Les calculs biliaires ne sont pas formés d'après un modèle unique, mais présentent de très grandes variétés dans leurs caractères physiques. Ceux que l'on trouve dans une même vésicule sont pourtant à peu près construits sur un même type et composés des mêmes substances, ils semblent tous de même âge et l'on peut admettre selon la doctrine classique que la lithiase biliaire est le résultat d'un processus morbide passager et unique.

Les calculs peuvent être *solitaires* et volumineux; on en a vu dépasser le volume d'un œuf de poule. Ils sont arrondis, ovalaires ou pyriformes, affectant souvent la forme de la vésicule qui les contient. Ils peuvent être *multiples* et, dans ce cas, d'un volume bien moindre qui varie en raison de leur nombre. Ils sont alors souvent *polyédriques* ou cubiques avec des facettes de contact parfois arrondies ou cylindriques (fig. 39), plus rarement rameux, *coralliformes*, parfois enfin leur surface n'est pas lisse, mais plus ou moins irrégulière, plus ou moins mamelonnée. Ce sont les *calculs mûriformés*. Quelquefois il n'y a pas de véritables calculs, mais seulement de la *gravelle*, ou de la *boue biliaire*.

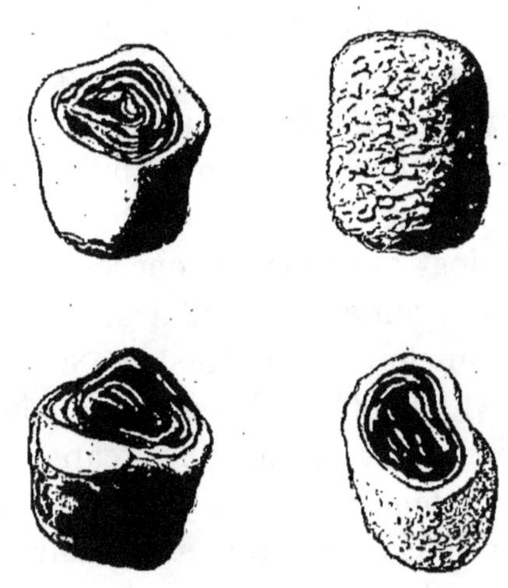

Fig. 39. — Calculs biliaires (Achard et Lœper).

On conçoit d'après cela que le nombre des calculs soit d'un cas à l'autre extrêmement variable. S'il est des faits où n'existe qu'un calcul, d'autres où l'on ne trouve que cinq à dix calculs, on peut en rencontrer également où l'on note plusieurs milliers de calculs, d'autres encore où ils sont innombrables.

Les calculs sont de *couleur* variable, ordinairement jaune brun, noirâtre ; ils ont un *poids* très faible par rapport à leur volume qui dépend d'ailleurs en partie de leur constitution, les calculs de cholestérine étant moins lourds que les calculs pigmentaires. Ils sont, en général, du fait de leur consistance peu marquée, *très friables*.

La légèreté et la friabilité des calculs s'expliquent par leur *examen chimique* qui montre leur grande richesse en cholestérine, s'associant en proportion variable à la bilirubine et à ses composés calciques. Parfois celle-ci domine, ou existe seule (calculs pigmentaires). De même la cholestérine peut constituer exclusivement le calcul ; la présence de cholestérine peut d'ailleurs être reconnue par la section des calculs qui montre ordinairement autour d'un *noyau central* contenant des débris épithéliaux et parfois des corps étrangers, une *partie moyenne d'aspect cristallin* formant des stries radiées, composés de cholestérine, et une *couche corticale* plus ou moins large de pigments biliaires mêlés de sels calcaires, qui peut manquer complètement. Lorsque le calcul est de formation récente, il est petit, peu consistant, sa partie centrale offre l'aspect de la bile épaissie ; il ne présente pas d'aspect cristallin net, ni de couches concentriques.

Pour faire paraître la trame organique du calcul, on peut le soumettre à l'action du chloroforme. Il est en effet en grande partie *soluble* dans le chloroforme et dans l'éther. De même le calcul est *inflammable*, du fait de la cholestérine qu'il contient. Ces deux caractères d'inflammabilité et de solubilité peuvent avoir leur importance au point de vue du diagnostic de l'origine et du siège de certaines concrétions.

Le *siège* des calculs est ordinairement vésiculaire, qu'ils soient libres dans la vésicule, enchatonnés dans la paroi, ou plus rarement complètement pariétaux. Formés dans la vésicule, ils peuvent ultérieurement occuper les canaux cystique et cholédoque. Quelquefois il y a lithiase biliaire intrahépatique avec calculs ramifiés développés secondairement dans les canaux biliaires. D'autres fois encore, les calculs peuvent, et ces faits ont été surtout étudiés dans ces dernières années, se former primitivement dans les gros canaux, et notamment dans le cholédoque, où les gros calculs solitaires ne sont pas exceptionnels (lithiase du cholédoque).

I. — Lésions de l'appareil biliaire.

La présence de calculs s'accompagne de lésions des voies biliaires assez variables. Il y a absence apparente de toute lésion, lorsqu'on examine la vésicule d'une vieille femme présentant des calculs, sans avoir eu de symptômes de lithiase pendant la vie. Mais fréquemment il existe des lésions de la vésicule, lésions chroniques, caractérisées surtout par la cholécystite scléreuse avec épaississement de la paroi, et avec souvent péricholécystite et péritonite sus-hépatique plus ou moins étendue. Il peut y avoir aussi dilatation vésiculaire ou atrophie de la vésicule dont je vous dirai plus tard la signification clinique. Les voies biliaires intrahépatiques peuvent être dilatées ou présenter de la suppuration, lorsque la lithiase s'est accompagnée d'obstruction et d'infection biliaire secondaire ; mais surtout elles peuvent, lors même de lithiase latente, présenter des lésions intrahépatiques minima que nous avons étudiées avec M. Gilbert et qui, caractérisées principalement par l'épaississement des conduits biliaires, suffisent à amener divers symptômes. Un degré de plus et la lithiase peut s'accompagner de lésions cirrhotiques, la cirrhose biliaire étant souvent associée à la lithiase, favorisée ou non par l'obstruction calculeuse. Mais je ne puis insister sur ces lésions qui ont fait ou feront l'objet d'autres leçons.

Enfin il faut faire place aux *lésions associées du pancréas*, la pancréatite étant assez souvent associée à la lithiase biliaire, comme nous l'avons mis en relief en 1903 avec M. Gilbert, en étudiant la diathèse d'auto-infection et comme l'ont montré toute une série de travaux récents et notamment une étude d'ensemble de MM. Quénu et Duval. Mais ce n'est pas ici que je puis insister sur les caractères anatomiques de cette pancréatite chronique et sur les explications qu'on peut donner de sa production.

II. — Étiologie et pathogénie.

1° Conditions générales. — La lithiase biliaire est, parmi les maladies, la plus fréquente du genre humain ; un dixième des hommes en est atteint alors que le quart des femmes y est sujet. Cette prédominance du sexe féminin est notée par tous les observateurs et peut s'expliquer en partie par l'influence de la vie génitale, la menstruation, la grossesse, la lactation, l'accouchement qui favorisent et l'apparition des calculs et l'apparition des crises de lithiase. Mais je ne peux pas insister dès maintenant sur l'ensemble des conditions étiologiques que l'on peut relever. Longtemps en effet on n'a connu du processus de

formation des calculs que les causes fournies par l'enquête étiologique. Leur notion, si utile qu'elle soit, ne
fournit pas l'explication de la production des calculs. Les
causes dont dépend immédiatement le processus lithogène
ont été révélées par tout un ensemble de travaux pathogéniques qui ont été publiés dans ces dernières années
et, à la faveur des données fournies par l'expérimentation,
on peut actuellement comprendre la production des calculs.
Le temps n'est plus où la lithiase était considérée comme due
exclusivement à un trouble de la nutrition et les recherches
chimiques et expérimentales ont prouvé qu'elle était le
fait de l'infection dans la majorité des cas. Avant d'aller plus
loin, je crois utile de vous rappeler les principales étapes de
ces recherches qui ont abouti à démontrer le rôle de l'infection, en me basant sur la récente étude qu'en ont donnée
MM. Gilbert, Carnot et Jomier (1).

2° **Rôle de l'infection**. — La discussion entre les
professeurs Bouchard et Naunyn n'a plus à présent qu'un
intérêt secondaire. Il est reconnu que la lithiase est
presque toujours d'origine infectieuse. On a montré successivement que la précipitation de la cholestérine et de la
chaux était fonction de l'inflammation de la muqueuse des
voies biliaires, puis que cette inflammation était de nature
microbienne. Cette dernière démonstration a été d'abord faite
par MM. Gilbert, Dominici et Fournier puis par M. Mignot.
L'expérimentation, entre les mains de MM. Gilbert, Dominici
et Fournier et celles de Mignot, a, en 1893, montré la possibilité de réaliser par des injections de bacilles d'Eberth ou
de colibacilles des calculs expérimentaux chez le lapin et les
recherches de Mignot eurent le mérite de perfectionner à
ce point la technique, que « ce qui était avant lui hasard
heureux de l'expérience devint entre ses mains beaucoup
plus habituel et quasi-constant » (Gilbert). Ses recherches expérimentales montrèrent que l'infection de la vésicule biliaire,
pour être lithogène, devait ne pas dépasser un certain degré

(1) Gilbert, Carnot et Jomier, Traitement de la lithiase biliaire,
Rapport au Congrès de Genève 1908.

de virulence, parce qu'elle menait à la production de cholécystite ou d'angiocholite aiguë suppurée. De plus, pour obtenir la formation de calculs biliaires, il est utile qu'il y ait stagnation relative de la bile. Il a été prouvé par Mignot que bien souvent l'injection simple de microbes dans les voies biliaires laissait celles-ci absolument saines et qu'il était impossible d'y retrouver quelque temps après des traces de microbes inoculés. L'infection atténuée de la vésicule biliaire et la stagnation biliaire relative sont donc les deux principaux facteurs connus qui paraissent conditionner le développement de la lithiase biliaire expérimentale. Les calculs ainsi produits ont la même forme et les mêmes caractères physiques ou chimiques que les calculs humains.

Il y a donc lieu de rapprocher ces données de celles fournies par l'étude de la lithiase humaine. Au surplus, il est facile de comprendre le rôle de l'infection biliaire, étant données les connaissances actuelles sur le microbisme normal de la vésicule biliaire. Longtemps considérée comme stérile, elle contient en effet le plus souvent des germes qui, comme cela vous a été déjà exposé, sans effet nocif à l'état physiologique, sont néanmoins susceptibles de provoquer divers troubles (Gilbert et Lippmann).

L'infection discrète physiologique de la vésicule peut intervenir dans la production des calculs. Il est juste d'ajouter que l'infection peut également survenir par une autre voie et que l'angiocholite descendante peut s'observer, plus fréquemment qu'on ne le croyait autrefois. L'élimination des germes par la voie d'excrétion biliaire suffit à faire comprendre la possibilité de lithiase par voie descendante. De toutes façons donc, l'infection biliaire lithogène est aisément réalisable chez l'homme.

La preuve de la nature infectieuse de la lithiase peut encore être fournie par l'examen bactériologique des calculs montrant à leur centre des microbes vivants ou morts (aérobies colibacilles, bacilles typhiques) (Gilbert, Dominici, Fournier, etc.) ou anaérobies. Récemment MM. Gilbert et

Lippmann ont montré en effet que, par la recherche des anaérobies, on pouvait établir la présence presque constante des germes au centre des calculs, et les germes ainsi trouvés sont comparables à ceux qui expérimentalement provoquent des calculs biliaires caractéristiques.

De tout cet ensemble de preuves résulte que l'origine microbienne de la lithiase est actuellement démontrée pour la grande majorité des cas et que celle-ci peut être rapprochée d'autres lithiases canaliculaires également fonctions de l'infection, telles que la lithiase salivaire ou la lithiase appendiculaire. Comme elles, elle est la conséquence d'une infection légère contre laquelle l'organisme réagit en amenant la formation de masses calculeuses englobant les microbes ainsi rendus inoffensifs.

3ᵉ Rôle du terrain. — D'autres conditions interviennent d'ailleurs fréquemment pour faciliter l'infection ou pour faciliter le développement de la lithiase à la faveur de cette infection. Ce sont toutes ces *conditions de terrain* qui, considérées jadis comme étant les seules causes de la lithiase, conservent toute leur importance maintenant qu'une large place est pourtant faite à l'infection. Les diverses causes entraînant la stase biliaire, les altérations qualitatives et quantitatives de la bile sous l'influence de maladies infectieuses ou de facteurs divers peuvent favoriser l'apparition de la lithiase. Mais l'on peut surtout retrouver tout un ensemble de conditions étiologiques dont il me faut maintenant apporter l'exposé.

Je vous ai dit comment la *vie génitale* de la femme pouvait aider à la production de la lithiase et il semble bien que ce soit en grande partie parce que la *menstruation*, la *grossesse*, l'*accouchement* favorisent l'infection de l'arbre biliaire. L'*âge* exerce une influence sur le développement de la lithiase; avant vingt-cinq ans, on ne la signale guère, après soixante ans par contre elle devient remarquablement fréquente, mais c'est que précisément la vieillesse prédispose aux infections de toutes natures, auto ou hétéro-infection, et peut permettre l'auto-infection biliaire. C'est

que, de plus, elle entraîne d'une façon générale l'affaiblissement des fibres musculaires et facilite la stase biliaire.

En outre, la lithiase biliaire est favorisée par un certain
nombre de conditions de tempérament. Il y a déjà longtemps
que le professeur Bouchard a insisté sur ses relations avec
certaines maladies comme l'obésité, le diabète, le rhumatisme, l'asthme, etc. Mais beaucoup de ces maladies, communément classées dans l'arthritisme, se trouvent fréquemment chez les sujets appartenant à la famille biliaire.

Il est en est de même des diverses maladies que Glénard a
rapprochées de la lithiase biliaire et groupées sous le nom
d'hépatisme.

Ce sont surtout les *affections biliaires antérieures* que
l'on peut retrouver pour ainsi dire d'une façon constante
dans les antécédents des lithiasiques. La *cholémie simple
familiale*, d'après les constatations faites depuis dix ans par
M. Gilbert et moi, représente par excellence le terrain
favorable au développement de la lithiase biliaire. Toujours
ou presque toujours, nous avons pu retrouver par un interrogatoire soigné chez nos lithiasiques l'ancienneté des
symptômes de cholémie familiale, notamment l'existence
d'un teint jaune plus ou moins marqué, de pigmentations
surajoutées, de xanthélasma, celle de troubles viscéraux
associés conformes à ceux que nous avons déjà décrits.
Que ces symptômes soient associés ou non à certains
signes traduisant une hypertension portale déjà assez prononcée et notamment aux hémorroïdes, ils sont suffisants
pour permettre d'affirmer, dans l'immense majorité des cas,
la présence de cholémie familiale antérieurement à toute
lithiase constituée, avérée.

A côté de la cholémie familiale, il convient d'ailleurs de
rechercher chez les lithiasiques les maladies dites arthritiques qui se combinent souvent à elles : *rhumatisme* aigu
ou chronique, *goutte*, *diabète*. Toutes ces maladies, comme
la lithiase elle-même, se développent sous l'influence d'une
prédisposition spéciale à laquelle, avec M. Gilbert, nous
avons donné le nom de *diathèse d'auto-infection*.

C'est de même par des conditions infectieuses associées qu'agissent les diverses *maladies générales* dont on a signalé le rôle occasionnel vis-à-vis de la lithiase biliaire ; dans ces cas, assez nombreux, la lithiase biliaire s'est montrée secondaire à certaines infections telles que la grippe, la tuberculose, la pneumonie et surtout la *fièvre typhoïde*. Tantôt c'est peu après la fièvre typhoïde, quelques jours à peine, tantôt c'est très tard, après plusieurs années, qu'apparaissent les premiers signes de la lithiase et, ici encore, on peut penser que la maladie infectieuse a facilité l'infection vésiculaire pathologique, en même temps qu'elle a amené une certaine laxité des parois vésiculaires. Ainsi donc l'expérimentation est d'accord avec les constatations cliniques pour permettre d'admettre le rôle de l'infection dans la genèse de la lithiase, à condition qu'un terrain spécial facilite le développement de cette auto-infection lithogène.

La notion de ce terrain est d'ailleurs plus nettement encore démontrée lorsque l'on fait appel aux données fournies par la recherche des antécédents héréditaires. L'*hérédité directe de la lithiase* a été en effet assez souvent notée (62 p. 100 des cas d'après certaines statistiques) et il semble qu'elle puisse régir jusqu'à la forme des calculs et le type de la colique hépatique (Gilbert). L'influence héréditaire est encore plus fréquente qu'elle ne paraît si, comme je viens de vous le dire, l'on tient compte dans l'interrogatoire des sujets, non seulement de la lithiase des ascendantes, mais des diverses autres affections biliaires, et surtout de la cholémie simple familiale, à plus forte raison si l'on recherche le diabète, l'obésité, la goutte, le rhumatisme qui se développe communément sous l'influence de troubles hépatiques. On voit alors nettement que l'influence héréditaire directe ou indirecte se joint aux diverses conditions personnelles, que je vous ai précédemment énumérées.

Mais, indépendamment de toutes ces conditions d'ordre général, héréditaires ou personnelles, certaines *modifications locales* peuvent encore favoriser la genèse des calculs.

La déformation de l'abdomen par le corset, certaines

ptoses, certaines déformations congénitales ou acquises peuvent ralentir le cours de la bile et par suite favoriser le développement de concrétions. Il en est de même du *cancer des voies biliaires* et en général des différentes causes d'obstruction du canal cholédoque. *L'ictère catarrhal* semble aussi très fréquent à l'origine de la lithiase biliaire, quelle que soit la manière dont on explique son rôle. Nous l'avons relevé avec M. Gilbert dans un nombre considérable de faits.

4° Conception générale de l'étiologie de la lithiase. — L'étiologie montre donc, en résumé, le rôle de ces causes locales, provoquant de la stagnation biliaire, associé à celui des causes générales favorisant l'infection biliaire ascendante ou descendante ou amenant, par un mécanisme encore indéterminé, une prédisposition à la lithiase. Cette infection est, suivant les cas, une auto-infection ou une hétéro-infection, mais, de toute façon, les agents microbiens gardent une faible virulence, et il faut une certaine résistance individuelle pour que l'angiocholécystite aboutisse ainsi à la production de calculs.

III. — Symptômes.

Des considérations précédentes peuvent découler un certain nombre de conséquences cliniques dont les principales tiennent au volume et au siège des calculs. Suivant, en effet, que les calculs restent dans la vésicule et sont trop gros pour passer dans le cystique ou qu'au contraire les calculs migrent jusqu'au cholédoque, la symptomatologie revêt le tableau de la *lithiase vésiculaire* ou celui de la *lithiase cholédocique* entraînant des conséquences bien différentes.

La lithiase vésiculaire ne s'accompagne pas d'ictère, la lithiase cholédocique l'entraîne presque nécessairement. La première doit être traitée par des moyens visant à assurer la tolérance de la vésicule pour les calculs. La seconde doit être modifiée par des moyens visant l'expulsion de ces calculs.

La lithiase biliaire ne se traduit pas par des effets cliniquement appréciables en dehors des crises de coliques hépatiques et, tant que les calculs sont tolérés par les voies biliaires, aucun symptôme ne peut en révéler l'existence ; elle reste *cliniquement latente* ; tout au moins restait-elle latente tant que la cholémie familiale et ses attributs étaient ignorés des médecins. Actuellement, grâce aux symptômes qui traduisent ce tempérament spécial, on peut, sinon diagnostiquer la lithiase biliaire latente, tout au moins reconnaître l'existence d'un état qui est celui-là même sur lequel elle se développe, communément. Je ne puis insister ici sur les symptômes qui la traduisent. Le teint bilieux avec ou sans mélanodermies, le xanthélasma (souvent révélateur), l'urobilinurie, la cholémie, les symptômes viscéraux associés ont fait l'objet d'une leçon spéciale.

Ce sont les *accidents de migration* qui permettent le plus souvent le diagnostic de la lithiase biliaire, qu'ils revêtent le type de la *colique hépatique classique* avec migration des calculs dans le cholédoque, ou qu'ils restent purement *vésiculaires*.

IV. — La colique hépatique classique.

1° **Mode de production**. — Vous vous rappelez sans doute les discussions qui ont eu lieu dans ces dernières années soit en France, soit à l'étranger, sur la pathogénie des douleurs dans ces accidents et notamment du syndrome qui constitue la colique hépatique. Est-elle fonction du cheminement du calcul ? Dans quelle mesure, selon la théorie de Riedel, peut-on incriminer l'inflammation, la cholécystite ? N'est-ce pas plutôt une péritonite sous-hépatique qui commande les douleurs, comme le veulent Tripier et Paviot. Nous croyons pour notre part, avec M. Gilbert, que si l'on peut faire jouer un rôle à la cholécystite et à l'inflammation péritonéale dans la production de certaines douleurs, le rôle capital appartient bien aux calculs. Il suffit de se rappeler combien nettement la crise douloureuse apparaît à la faveur de la mobilisation d'un calcul et se termine avec l'expulsion de celui-ci, de se rappeler aussi les analogies qui existent entre la douleur des crises de colique néphrétique et celle des crises de coliques hépatiques. Dans le premier cas, le rôle du calcul n'est nié par personne et il semble difficile de rejeter complètement son influence dans la colique hépatique. Au surplus, il est toute une série d'autres arguments tirés de l'évolution même des accidents.

2° **Symptômes précurseurs.** — Sans vous décrire ici la colique hépatique en détail, je puis vous rappeler certains *symptômes précurseurs* de la colique constituée que nous avons souvent, avec M. Gilbert, pu constater. Fréquemment, avant l'apparition du syndrome douloureux, on est frappé de l'augmentation du teint jaune du malade ; dans d'autres cas, c'est le prurit qui apparaît plusieurs heures ou plusieurs jours avant la douleur, parfois encore c'est une tuméfaction vésiculaire que l'on constate. A ces symptômes peuvent se joindre des troubles digestifs vagues, des malaises variés, quelquefois aussi des vertiges, une légère sensibilité épigastrique.

3° **Symptômes révélateurs.** — C'est toujours la *douleur* qui est le vrai symptôme révélateur. Je vous rappelle l'heure d'apparition de ces douleurs, le plus souvent loin des repas, trois ou quatre heures après celui-ci, dans la nuit notamment, ce que l'on a expliqué par la chasse biliaire provoquant la mobilisation des calculs ; d'autres fois, c'est à la suite d'une secousse, d'un traumatisme, d'une émotion qu'éclate la crise douloureuse ; elle prédomine alors dans la région du foie et de la vésicule, mais s'irradie en divers sens, vers le creux épigastrique, vers l'épaule droite, etc. Elle est souvent intense, arrachant des cris au malade, tantôt existant seule, tantôt associée à des *vomissements* alimentaires ou bilieux, parfois d'une violence et d'une durée inquiétantes, qui ont pu faire croire à un empoisonnement, quelquefois enfin il s'y joint des *frissons* intenses et répétés avec ou sans *fièvre* ; je vous ai ailleurs décrit la fièvre hépatalgique et la fièvre intermittente hépatique, si

souvent liées à la crise de coliques hépatiques ; de même
que vomissements, frissons et fièvre peuvent faire défaut,
il est inversement des cas dans lesquels ce sont les vomissements ou la fièvre, et non les douleurs, qui traduisent la
colique hépatique. Il en est ainsi chez les vieillards, chez
lesquels souvent ce sont les symptômes digestifs ou les accès
fébriles qui représentent les seuls symptômes de la colique
hépatique ; parmi les symptômes objectifs, je ne vous décrirai
pas longuement les caractères de la douleur provoquée, le
point cystique au niveau de l'intersection du bord externe
du muscle droit de la dixième côte, le point *épigastrique* et
la zone pancréatico-cholédocique décrite par Chauffard. Il
est un point qui a longtemps intrigué les observateurs par
son siège à *gauche* ; dans ces faits de colique hépatique à
maximum douloureux à gauche, il semble que, si quelquefois
la douleur est due à la turgescence biliaire de la vésicule, il
s'agit dans la majorité des cas de *splénalgie* liée à une congestion de la rate sous l'influence de la turgescence biliaire
du foie. L'exploration de la rate peut la montrer non seulement douloureuse mais hypertrophiée, celle du foie est à peu
près impossible en raison même de la douleur et donne
peu de résultats.

4° **Évolution.** — L'évolution de la colique hépatique a été
très souvent décrite et semble variable, tantôt durant sept à
dix heures et cessant brusquement, tantôt persistant beaucoup
plus longtemps. Parfois, à une crise violente, succède une sédation marquée de la douleur qui réapparaît ensuite avec une
nouvelle intensité. On a pu alors admettre schématiquement
que la colique hépatique parcourait trois étapes : début très
douloureux, dû au cheminement du calcul dans le cystique,
c'est la colique cystique pure ; puis accalmie pendant le passage du calcul dans le cholédoque, plus large ; enfin reprise
des douleurs, au moment où le calcul franchit la portion
terminale du cholédoque, colique cholédocique ; c'est souvent
après cette dernière, qui est suivie de la disparition définitive de la douleur, qu'apparaissent les symptômes consécutifs qui sont la signature de l'accès, le subictère cutané ou

parfois un ictère plus franc, la cholurie, la décoloration des matières ; c'est à ce moment que le tamisage des matières diluées dans l'eau peut révéler, trente-quatre ou quarante huit heures après la crise, le passage des calculs ; encore faut-il être très réservé dans l'appréciation des résultats négatifs, en raison même de la difficulté qu'il y a à reconnaître de petites concrétions au sein des matières. Je n'insisterai pas davantage sur cette forme classique, tout en vous rappelant qu'elle est souvent modifiée, moins dans le sens de l'exagération des symptômes que dans celui de leur atténuation. Chez les vieillards, les *formes frustes* de colique hépatique sont fréquemment susceptibles, malgré leur caractère atténué, d'entraîner des complications particulièrement redoutables. Je ne puis également que vous signaler la *forme gastralgique* qui en impose souvent pour une maladie primitive de l'estomac, et la *forme fébrile*, facilement méconnue.

V. — La colique vésiculaire.

La colique vésiculaire diffère de la colique classique par différents caractères bien mis en lumière par Gilbert et Fournier et sur lesquels a récemment insisté à nouveau M. Gilbert. La douleur est en général moins violente que dans la colique hépatique paroxystique, mais elle est plus permanente, moins paroxystique, localisée à la région de la vésicule au niveau du point cystique, parfois pourtant siégeant à l'épigastre et susceptible de s'irradier dans le dos jusqu'à l'omoplate. Spontanée, elle est accrue ou réveillée par la pression exercée au niveau de la vésicule biliaire, les nausées et les vomissements sont assez fréquents, la constipation est habituelle, l'ictère fait défaut, tout au plus existe-t-il un subictère très léger lors des crises particulièrement intenses et qui toujours restent acholuriques. L'absence de concrétions dans les selles est constante, la température est tantôt normale, tantôt surélevée, avec ou sans inversion thermique, et quelquefois monothermie. A l'examen physique, le foie reste normal, mais la vésicule,

si parfois elle est sensible au palper, est fréquemment
appréciable. Dans ce dernier cas on est en possession d'un
signe important : la vésicule se montre alors sous deux aspects, tantôt en tumeur, en boudin, longue, cylindrique,
aisément perceptible, palpable, tantôt non plus longue et
cylindrique, mais globuleuse et parfois de volume tel qu'elle
peut en imposer pour un kyste hydatique ou une tumeur de
nature diverse. Cylindrique ou globuleux, le cholécyste
ainsi constitué est un symptôme qui aide considérablement
au diagnostic de colique vésiculaire. Ce syndrome de la
colique vésiculaire dure en général longtemps et, pendant
des semaines et des mois, il a tendance à réapparaître avec
une grande facilité ; il constitue une sorte d'*état de mal
biliaire* (Gilbert) particulier ; c'est surtout lorsque cet état
de mal est constitué que surviennent diverses complications,
non seulement du délire et des hallucinations, mais même
parfois des convulsions, de la *tétanie* (Gilbert), qui paraissent plus fréquentes lors de crises vésiculaires que dans la
colique hépatique ordinaire.

D'autres fois ce sont des réflexes cardiaques qui se manifestent : il est des cas d'*asystolie* liés à la colique hépatique,
il est même des faits de mort subite à la suite de colique
hépatique, comme le montre l'observation souvent citée de
Chauffard. La colique hépatique s'accompagne facilement
de troubles respiratoires, congestion pulmonaire de la base
droite avec même quelquefois pleurésie dont nous avons,
avec M. Gilbert, rapporté plusieurs exemples. Tantôt
cette pleurésie semble le fait même de l'infection biliaire
causale, tantôt elle est due à la tuberculose, la colique hépatique ayant agi comme un traumatisme pour en régler
l'apparition. La colique peut entraîner d'autres *accidents à
distance*, l'endocardite, la péricardite, la méningite même
ont été signalées comme complications lointaines d'une
colique hépatique.

Enfin un certain nombre d'accidents peuvent être la suite
de la colique hépatique et porter sur le *foie* lui-même. Elle
peut en effet amener une inhibition réflexe des fonctions du

foie se traduisant par l'hypoazoturie, la glycosurie alimentaire, l'indicanurie (Gilbert et Castaigne).

VI. — Diagnostic.

La colique hépatique sous ces deux formes peut être assez difficile à diagnostiquer des coliques en général et notamment de la colique néphrétique et de la colique saturnine, ou encore des crises de dyspepsie hyperpeptique, des crises gastriques du tabes, parfois même de la pneumonie. Dans un certain nombre de cas, la confusion a été faite au début avec une gastro-entérite par empoisonnement; ce qui complique ces difficultés, c'est qu'elle peut coexister avec certaines affections qui la simulent, notamment avec la dyspepsie hyperpeptique, avec les crises du tabes, avec l'appendicite. Un des diagnostics les plus délicats est celui de *l'hépatalgie avec flux bilieux* et diffusion de la douleur dans tout le foie. Son absence ou sa non-exagération au niveau de la région vésiculaire, l'absence de concrétions dans les selles peuvent aider au diagnostic. Lorsque la fièvre domine, notamment chez le vieillard, le diagnostic peut être difficile, parfois on a pu croire à des accès de fièvre intermittente palustre, mais je ne puis insister ici sur tous ces diagnostics; je vous rappelle seulement qu'en faveur de la colique hépatique on peut souvent invoquer d'une part l'existence d'une douleur localisée, d'autre part la présence d'une cholémie plus ou moins marquée, décelée par l'examen du sang.

Le diagnostic ne doit pas se borner à distinguer la colique hépatique des accidents qui peuvent la simuler, il doit surtout distinguer les deux variétés que je me suis efforcé de vous décrire, parce que les traitements diffèrent complètement dans l'un et l'autre cas; cette différenciation est le plus souvent facile de par les caractères que je vous ai décrits, et il y a là un argument de plus en faveur du rôle des calculs dans les accidents douloureux. On comprendrait mal en effet que la cholécystite puisse tantôt réaliser un

syndrome paroxystique avec ictère consécutif, tantôt
provoquer une douleur permanente avec absence d'ictère;
il est facile, au contraire, d'interpréter ce double aspect
décrit par la notion d'un calcul migrant jusqu'au cholédoque
ou d'un calcul restant purement vésiculaire. Au surplus,
cette division domine également l'histoire des accidents de
la lithiase biliaire qu'il me reste à vous décrire.

DIX-NEUVIÈME LEÇON

LITHIASE BILIAIRE

COMPLICATIONS

Par **Pierre LEREBOULLET.**

ACCIDENTS D'OBSTRUCTION. — 1° *Obstruction du canal cystique.* Hydrocholécyste. Atrophie de la vésicule. Péritonite sous-hépatique.
2° *Obstruction du canal cholédoque.* Ictère chronique par obstruction. Lithiase du cholédoque. Cirrhose biliaire calculeuse. Cirrhose hypertrophique biliaire avec lithiase.
ACCIDENTS D'INFECTION. — *Angiocholécystites calculeuses.* Symptômes cliniques. Conséquences locales et à distance.
ACCIDENTS DE MIGRATION HORS DES VOIES NATURELLES. — 1° *Rupture de la vésicule dans le péritoine.* Diverses conséquences.
2° *Fistules cutanées ou externes.* Leur évolution et leur pronostic.
3° *Fistules biliaires intestinales.* Obstruction intestinale par calculs biliaires. Sténoses pyloriques.
4° *Fistules rares :* Bilio-thoraciques, Bilio-sanguines, etc.
PRONOSTIC ET DIAGNOSTIC.

Dans la prochaine leçon, l'obstruction des voies biliaires vous sera décrite, et, parmi les causes d'obstruction, M. Chiray vous montrera la place importante qu'occupait la lithiase biliaire; il mettra en relief la production, suivant l'intensité de l'infection biliaire, soit d'angio-cholécystites suppurées, soit de cirrhoses biliaires par obstruction. Ma tâche se trouve donc simplifiée et je vais avoir plus à vous décrire l'ensemble des accidents de la lithiase biliaire, qu'à vous exposer avec détails tel ou tel de ces accidents. C'est que la lithiase biliaire, en dehors des accidents de migration entraînant la colique hépatique classique ou la colique vésiculaire, peut amener de multiples conséquences dues, soit à ce que les calculs non seulement migrent dans les voies biliaires, mais s'arrêtent au niveau

du cystique ou au niveau du cholédoque en provoquant des
accidents d'obstruction, soit à ce que les calculs s'associent
à l'infection biliaire surajoutée pour produire les divers
degrés des angio-cholécystites calculeuses, soit enfin à ce
que les calculs migrent hors des voies naturelles, créant les
nombreuses variétés de fistules calculeuses que l'on a
décrites.

I. — Accidents d'obstruction.

Pour les raisons que je viens de vous dire, je vous parlerai
peu de ceux-ci. Ils sont souvent la conséquence d'une migration incomplète qui, suivant que le calcul s'arrête dans le
cystique ou dans le cholédoque, entraîne des conséquences
anatomiques différentes.

Lorsque le canal cystique est obstrué, le plus souvent à
la suite de crises de colique vésiculaire, une rétrodilatation
de la vésicule peut se produire, et vous la verrez surtout
dans les cas où le calcul, unique, crée une obstruction à soupape permettant à la bile d'entrer dans la vésicule, mais
non d'en sortir. Cette dilatation peut être considérable et
souvent alors la bile, se résorbant peu à peu, fait place à
un liquide muqueux incolore sécrété par la glande cystique.
Alors se constitue l'*hydro-cholécyste* formant parfois une
tumeur sous-hépatique de volume considérable, le médecin
ayant la sensation d'une masse pesante et mobile sous son
doigt, masse parfois douloureuse. Objectivement, elle présente une forme et des dimensions variables suivant les cas
et l'on peut, comme je crois vous l'avoir déjà dit, les distinguer suivant qu'il s'agit de cholécyste cylindrique ou
globuleux. Dans le premier cas, la vésicule a la forme d'un
boudin, longue, cylindrique, aisément perceptible du fait
de sa résistance derrière la paroi abdominale antérieure.
Dans le deuxième cas, la tumeur reste globuleuse, tantôt
petite et siégeant au point cystique, tantôt volumineuse,
constituant une grosse tumeur sessile à la face antérieure
du foie et qui peut en imposer pour un kyste hydatique ou

une maladie hypertrophiante du foie. Ces hydrocholécystes peuvent d'ailleurs rétrocéder au bout d'un temps variable, aboutissant secondairement à la sclérose atrophique de la vésicule.

D'autres fois, et ces faits sont peut-être plus fréquents, cette *sclérose atrophique* se produit d'emblée, surtout lorsque, en amont du calcul obturateur, la vésicule contient plusieurs calculs. La vésicule ainsi atrophiée ne peut être sentie, mais ce processus s'accompagne ordinairement de péricholécystite et de péritonite de voisinage avec adhérences, pouvant entraîner des douleurs de caractère variable. Parfois alors on perçoit un empâtement sous-hépatique mal limité, au niveau duquel la palpation révèle une douleur plus ou moins intense, c'est une des variétés de la *péritonite sous-hépatique* de Tripier et Paviot.

Qu'il y ait hydrocholécyste, qu'il y ait sclérose atrophique de la vésicule, le processus est ordinairement lent et apyrétique, mais, s'il n'est pas accompagné d'infection pyogène, il n'en est pas moins le fait de l'infection et il y a en réalité cholécystite avec dilatation vésiculaire ou cholécystite scléroatrophique. L'absence d'ictère, le caractère parfois un peu torpide des accidents peut permettre de méconnaître la signification de ces faits et, faute d'un examen minutieux, de passer à côté des hydrocholécystes que nous venons de décrire, à plus forte raison de méconnaître la sclérose atrophique de la vésicule.

Il n'en est pas de même *lorsque l'obstruction siège sur le cholédoque*, car alors deux autres symptômes viennent souvent se surajouter aux symptômes précédents. D'une part, l'*ictère* résultant de l'obstruction des voies biliaires, d'autre part la *fièvre* décelant l'infection qui se produit beaucoup plus facilement, lorsque l'obstruction siège sur les voies biliaires inférieures, car elle facilite la pullulation et l'ascension des germes habitant normalement les voies biliaires extrahépatiques. Lorsque le calcul s'est arrêté et enclavé dans l'extrémité inférieure du cholédoque, les symptômes sont ordinairement ceux de l'ictère chronique ; ils apparaissent à la suite d'une ou plusieurs crises de coliques hépatiques et leurs premiers signes coïncident avec la disparition des douleurs. Toutefois, il est certains cas dans lesquels des crises douloureuses se reproduisent au cours même de l'ictère, d'autres où l'ictère s'établit avec fort peu de douleurs antérieures. Ces deux ordres de faits restent l'exception. Variable dans son intensité, l'ictère présente ordinairement les caractères de l'*ictère chronique*, tel qu'il vous a été décrit avec décoloration des fèces plus ou moins complète, avec cholurie, avec cholémie intense, la proportion de bilirubine dans le sérum étant, d'après les constatations de MM. Gilbert et Herscher, égale environ à $\frac{1}{1\,000}$ ou $\frac{1}{900}$. L'exploration du foie le montre généralement hypertrophié, au moins au début ; cette *hypertrophie lisse et régulière du foie* ne s'accompagne que rarement de douleurs spontanées ou provoquées, sauf parfois au niveau même de la vésicule. Celle-ci ne peut être sentie et l'atrophie de la vésicule est un symptôme capital au point de vue du diagnostic ; c'est la loi de Courvoisier et Terrier. Toutefois il y a des exceptions et, dans quelques cas, la vésicule remplie de gros calculs a pu être nettement sentie. L'exploration de l'abdomen montre encore parfois la rate plus ou moins hypertrophiée, elle peut révéler une légère circulation supplémentaire, quelquefois même un faible degré d'ascite, symptômes qui joints aux hémorroïdes témoignent de l'existence de l'hypertension portale. Par l'exploration fonctionnelle du foie, on peut trouver un chimisme hépatique normal, mais souvent aussi on constate l'existence d'une insuffisance hépatique plus ou moins accusée.

Si la fièvre peut faire défaut, dans un assez grand nombre de cas, celle-ci survient par accès espacés ayant tous les caractères de la *fièvre intermittente hépatique*, nous y reviendrons tout à l'heure. L'*amaigrissement* est assez souvent rapide et il ne faut pas se baser sur un amaigrissement marqué pour penser au néoplasme, le seul fait de l'ictère chronique suffisant à provoquer une grosse chute de poids.

L'évolution est extrêmement variable, mais la mort survient relativement fréquemment, surtout chez les sujets âgés, du fait de l'altération générale, de l'amaigrissement rapide et des phénomènes de dénutrition, souvent aussi du fait d'hémorragies secondaires ou à cause de l'infection surajoutée.

Un type un peu particulier d'ictère par obstruction cholédocique est celui qui traduit la lithiase, développée secondairement à l'issue d'un calcul dans le cholédoque, au niveau même de ce canal et autour de ce calcul initial. C'est la *lithiase du cholédoque* qui a été surtout étudiée par les médecins et les chirurgiens dans ces dernières années et dans laquelle un calcul obturant la partie terminale du cholédoque et certainement, comme l'a prouvé sa section, développé au niveau de celui-ci, provoque des symptômes assez particuliers que Chauffard d'une part et Ehret de l'autre ont récemment mis en lumière. L'ictère, contrairement à ce que l'on pourrait attendre, est, dans ces faits de lithiase du cholédoque, souvent très léger, nullement proportionné au volume du calcul obturant, ne s'accompagnant pas de décoloration permanente des matières. Cet ictère est en outre variable, et peut à certains moments disparaître à peu près complètement. Les douleurs inconstantes occupent une région particulière qui n'est pas limitée à un point précis, tel que le point pancréatique de Desjardins, point situé sur la limite axillo-ombilicale droite, à une distance qui varie entre 5, 6, 7 centimètres au-dessus de l'ombilic, mais qui existe dans une zone pancréatico-cholédocienne, zone plus inférieure et plus interne que le point vésiculaire (Chauffard). Plus significative encore que la douleur est la fièvre ; comme l'a montré Ehret, elle procède par poussées hyperthermiques de 40 à 41°, de courte durée et souvent répétée, avec une allure assez comparable à celle de l'ictère ; enfin, dans ces cas, l'amaigrissement est très marqué, se développant peut-être à la faveur de lésions pancréatiques associées. Le diagnostic des gros calculs du cholédoque produisant une obstruction et présentant cet aspect clinique particulier, peut donc être fait en se basant sur les accès de fièvre, l'ictère variable, les douleurs dans la zone pancréato-cholédocienne. Il s'agit là toutefois de cas un peu particuliers et encore à l'étude, qui certes sont moins fréquents que ceux dans lesquels l'obstruction calculeuse du cholédoque est consécutive à des crises de coliques hépatiques plus ou moins marquées.

Lorsque l'obstruction calculeuse du cholédoque est réalisée, elle peut, après de longs mois, être levée, alors même qu'aucune intervention chirurgicale n'est effectuée. Nous avons vu pour notre part, avec MM. Gilbert et Herscher, un cas où l'obstruction calculeuse fut levée par des moyens médicaux au bout de dix-huit mois. Dans d'autres, c'est le traitement chirurgical qui vient en triompher et celui-ci peut donner d'excellents résultats lorsqu'il est fait de manière suffisamment précoce, l'état fonctionnel du foie restant satisfaisant.

Mais, pour peu que l'évolution de l'ictère se prolonge quelques mois, à l'ictère avec hypertrophie du foie fait suite la *cirrhose biliaire calculeuse*. Les symptômes restent les mêmes, mais le foie plus dur présente les caractères de l'induration cirrhotique, une légère ascite peut survenir ; en même temps des symptômes fébriles s'établissent et la maladie devient rapidement progresssive, son évolution excédant rarement deux à trois ans. La notion des crises hépatiques antérieures, l'absence de splénomégalie marquée, le volume peu développé du foie, l'association des manifestations fébriles peuvent aider à faire le diagnostic de ces cirrhoses biliaires calculeuses par obstruction dans lesquelles l'obstruction calculeuse a nettement précédé la cirrhose.

Il est d'autres cas où l'on voit un tout autre tableau clinique. Dans ces faits, l'obstruction demeure souvent incomplète, le foie est nettement hypertrophié, souvent la rate l'est également et le tableau clinique rappelle par bien des traits la *cirrhose hypertrophique biliaire* classique. Il est même des cas où c'est la forme hypersplénomégalique à laquelle on peut croire ; ces faits, que j'ai étudiés dans ma thèse en 1902, en me basant sur un certain nombre de cas suivis avec le professeur Gilbert, ont fait depuis l'objet d'une étude du professeur Debove; ils montrent que la dualité entre les cirrhoses biliaires calculeuses et les cirrhoses biliaires, telle que la concevait Hanot, est beaucoup trop absolue et qu'il existe certainement des cirrhoses biliaires hypertrophiques associées à la lithiase. Mais dans de tels cas, il ne faut pas considérer que nécessairement l'obstruction du cholédoque a précédé la cirrhose biliaire. Fréquemment il y a eu simultanément lithiase et évolution cirrhotique au niveau du foie, sans qu'il y ait eu obstruction du cholédoque et ce n'est que secondairement que l'obstruction a été réalisée sans modifier beaucoup le tableau clinique. Il est même des faits où, pendant toute l'évolution, les calculs sont restés vésiculaires.

Actuellement on sait que la cirrhose biliaire spontanée est d'origine infectieuse, que la lithiase biliaire est également d'origine infectieuse, que toutes deux relèvent des mêmes germes; rien d'étonnant donc à ce que les deux manifestations s'observent simultanément. La cirrhose biliaire est alors plus associée à la lithiase que provoquée par elle.

II. — Accidents d'infection.

Mais ce que l'infection lors d'obstruction réalise le plus volontiers ce sont les *angiocholécystites calculeuses* proprement dites. Aux symptômes d'obstruction viennent alors s'ajouter des signes d'infection plus ou moins accusée parmi lesquels la *fièvre intermittente*, *rémittente*, ou *continue* doit être placée au premier rang; ces symptômes peuvent traduire la suppuration de la vésicule ou l'*empyème vésiculaire*, se caractérisant comme l'hydrocholécyste par une tumeur vésiculaire, mais celle-ci est nettement moins limitée, l'empyème reste diffus et plus prononcé, la douleur spontanée et provoquée est plus vive. Si l'on n'intervient pas, la rupture est d'ailleurs possible et une péritonite suraiguë rapidement mortelle peut en être la conséquence. Du fait de l'infection pyogène, peuvent également se produire secondairement des *abcès intrahépatiques* avec foie gros et douloureux réalisant souvent le type des abcès aréolaires. Il peut y avoir périhépatite et notamment *périhépatite* suppurée, *pyléphlébite* suppurée, *pleurésies* biliaires suppurées ou non, affectant parfois un caractère putride, enfin complications à distance : endocardite, méningites, néphrites, etc. Mais refaire ici l'histoire de ces angiocholé-cystites calculeuses serait empiéter sur une autre leçon. Je crois devoir à ce propos vous signaler un type particulier d'angiocholite calculeuse, se rencontrant plus fréquemment chez le vieillard et constituant souvent chez lui l'unique manifestation de la lithiase. Elle se caractérise par des crises hépatiques douloureuses avec frissons, fièvre, vomissements et ictère éclatant parfois à l'occasion de la moindre fatigue, de la moindre émotion, du moindre écart de régime. La douleur spontanée ou provoquée s'étend à tout le foie. Cette hépatalgie est assez significative, mais il faut bien savoir que surtout chez le vieillard, elle peut manquer complètement ou tout au moins rester très atténuée. Le frisson, souvent violent, est unique ou multiple, restant isolé ou s'accompagnant secondairement de chaleur ou de sueur comme s'il s'agissait d'un accès paludéen. C'est là le *pseudo-paludisme biliaire*, dont nous avons, avec le professeur Gilbert, suivi un certain nombre d'exemples et dans lequel l'accès fébrile est souvent matinal, mais n'a pas la régularité de l'accès paludéen. Des poussées de fièvre, associées ou non à l'ictère, se produisent à plus ou moins longue échéance et deviennent de plus en plus fréquentes ; en même temps, les symptômes locaux se précisent, le foie reste douloureux, gros et de plus en plus ferme, l'état général s'altère rapidement et il se crée à la faveur de l'amaigrissement rapide une véritable *phtisie biliaire*, selon l'expression de M. Gilbert, qui montre la gravité progressive de la maladie.

Dans ces faits le pronostic est singulièrement sombre.

III. — Migration hors des voies naturelles.

Nous venons de montrer que la lithiase biliaire par la migration de calculs, par l'obstruction qu'ils déterminent, par l'infection qui se produit à la faveur de celle-ci, provoque un grand nombre d'accidents. Ce n'est pas tout et il me reste à vous retracer l'histoire d'une dernière catégorie d'accidents résultant de la migration des calculs hors de la vésicule.

La rupture de la vésicule peut rarement s'observer, si la bile est aseptique, condition qui semble bien n'être que tout à fait exceptionnellement réalisée.

L'épanchement de la bile dans le péritoine peut n'amener aucune réaction de la séreuse, c'est l'*hydro-cholé-péritoine*. Le plus souvent la rupture ne se produit qu'à la faveur d'une ulcération perforante de la vésicule, conséquence de l'infection. S'il n'y a pas d'adhérences, ou si elles sont insuffisantes, l'écoulement de la bile septique dans le péritoine amène une *péritonite* rapidement mortelle, mais fréquemment la péricholécystite antérieure a amené des adhérences solides entre la vésicule et la paroi abdominale et les organes voisins et il se fait soit des foyers de péritonite localisés, périvésiculaires, dans lesquels s'évacuent les calculs, soit, plus souvent, des abcès qui viennent s'ouvrir à la peau ou dans les organes voisins, entraînant la production de fistules biliaires internes ou externes, des perforations vésiculaires avec péritonite généralisée ou localisée. Je vous en dirai peu de chose, sinon pour vous rappeler leur analogie de production, de symptômes et d'évolution avec les péritonites appendiculaires. En 1899, j'ai publié avec Zuber l'observation d'un malade qui avait fait de la péritonite localisée à pus fétide et gangreneux à la suite d'une perforation vésiculaire et dont l'histoire clinique montra l'évolution en deux phases successives très comparables à celles de certaines appendicites. Lorsque les calculs passent progressivement, et à la faveur des adhérences de la vésicule, dans les tissus antérieurs de la paroi abdominale et dans la peau, il peut se produire des *fistules cutanées* ou *externes*; ces fistules dont l'ouverture existe dans la région ombilicale ou à l'ombilic même, plus rarement dans l'hypocondre droit, laissent échapper par un trajet étroit, irrégulier, de la bile souvent mêlée de pus et fréquemment associée à des calculs. L'écoulement de la bile peut être considérable et pourtant, bien que la bile circule assez librement, l'ictère peut persister, montrant bien le rôle de l'angiocholite associée dans la production de l'ictère.

La fistule peut guérir après l'expulsion des calculs, mais, le plus souvent, lorsque le chirurgien n'intervient pas (et l'opération est fréquemment laborieuse et incertaine), le malade maigrit et s'affaiblit du fait de la suppuration considérable, de la fièvre hectique, de la cachexie consécutives, de complications locales rebelles, lymphangite, etc., si bien que des fistules biliaires cutanées doivent bien plus être considérées comme une complication que comme un mode de guérison.

D'autres fois, il y a *fistule biliaire interne* lorsque l'évacuation des calculs se fait dans les voies digestives par fistules bilio-gastrique ou bilio-intestinale. Elle peut amener la production de véritables sténoses pyloriques, ou, si le calcul va plus bas, d'*obstruction intestinale*; l'iléus lithiasique a été l'objet de très nombreux travaux qui ont montré que de tels accidents sont plus fréquents qu'on ne l'a dit et de pronostic grave, caractérisés par une évolution irrégulière procédant par étapes, avec coliques douloureuses, occlusions forcées, puis signes francs d'obstruction intestinale (douleurs intenses, vomissements bilieux, puis fécaloïdes, arrêt des matières, etc.). Cet iléus lithiasique est fréquemment mortel et l'intervention chirurgicale précoce est souvent la seule chance de succès. On peut toutefois, par la palpation abdominale, sentir le corps étranger et en apprécier le cheminement jusqu'au moment où il est évacué au dehors. Mais cette palpation ne doit être faite qu'avec douceur.

D'autres voies encore peuvent être empruntées par les

calculs pour s'évacuer au dehors. Toutefois je ne puis vous citer que pour mémoire la fistule bilio-thoracique, bilio-sanguine, et notamment l'ouverture des voies biliaires dans la veine porte comme dans le cas célèbre et souvent cité d'Ignace de Loyola. Enfin on a également vu exceptionnellement les calculs s'éliminer par la voie urinaire ou le vagin.

Ce qui domine en somme l'histoire clinique de la lithiase biliaire, c'est l'existence de deux syndromes douloureux, vésiculaire et cholédocique, suivant que l'obstruction porte sur le canal cystique ou le canal cholédoque ; cette obstruction est elle-même la cause de multiples accidents. Quant à la migration des calculs hors des voies naturelles, si elle constitue un chapitre important de l'histoire de la lithiase, du moins n'a-t-elle pas de conséquences immédiates au point de vue pratique.

IV. — Pronostic et diagnostic.

Le pronostic de cette longue série de conséquences de la lithiase biliaire dépend avant tout de la période où elle est reconnue. Si elle constitue, suivant l'expression de Charcot, une véritable Iliade de maux, il est certain qu'un grand nombre de sujets sont définitivement guéris de la lithiase à la suite d'un traitement médical ou chirurgical, que l'extrême fréquence de la lithiase biliaire latente empêche de porter un pronostic trop sombre.

Toutefois la multiplicité même des accidents que je viens de vous énumérer montre qu'il faut aussi se garder d'être trop optimiste. Dans votre pronostic vous tiendrez compte en partie de l'âge des sujets, les accidents infectieux de la lithiase étant surtout graves chez les veillards ; vous tiendrez compte également de la nature des accidents et de leur répétition, de l'état de la cellule hépatique, du degré de l'infection biliaire associée, de l'existence ou non de la suppuration. L'efficacité des moyens thérapeutiques constitue un dernier élément d'appréciation ; si un traitement médical bien dirigé atténue rapidement l'évolution d'une lithiase biliaire qui semblait grave, le pronostic est de ce fait très amélioré ; au contraire, lorsque le régime est impraticable ou lorsqu'il n'empêche pas le retour réitéré des crises, il ne faut pas trop attendre pour recourir au traitement chirurgical, et, si celui-ci peut de manière précoce lever une obstruction lithiasique et enlever les calculs, on est en bon droit d'espérer une guérison durable. Le traitement médical et le traitement chirurgical doivent, au surplus, être institués de bonne heure.

Je ne reviendrai pas dans cette leçon sur les difficultés du diagnostic de la colique hépatique proprement dite. Lors d'obstruction du cystique avec hydrocholécyste, certaines grosses tumeurs vésiculaires peuvent être confondues avec un kyste hydatique, un rein mobile, une pyélonéphrite, voire même une grossesse extra-utérine (Tuffier). L'existence de signes antérieurs de cholémie familiale associée à la lithiase peut par leur présence faire pencher de ce côté le diagnostic.

En cas d'ictère par obstruction du cholédoque, le diagnostic est souvent incertain, notamment avec l'ictère par compression cancéreuse, mais les éléments de ce diagnostic vous seront exposés dans la prochaine leçon.

Je vous ai dit, chemin faisant, les raisons qui devaient faire penser à la lithiase du cholédoque, de même je vous ai suffisamment parlé des cirrhoses biliaires calculeuses atrophiques ou hypertrophiques pour vous faire apprécier les éléments du diagnostic, toujours délicat, avec les cirrhoses biliaires spontanées.

La fièvre et les autres symptômes d'infection entraînent des erreurs diverses, notamment avec certaines fièvres intermittentes, paludéennes ou symptomatiques, qu'un examen attentif permet d'éviter. Et enfin, lors de fistules bilio-intestinales avec obstruction intestinale, il faut, par la notion d'antécédents lithiasiques, penser à cette cause d'obstruction de l'intestin. Dans tous les cas, la recherche méthodique des antécédents personnels et familiaux, l'analyse des petits signes révélateurs des lésions des voies biliaires, complétées parfois par l'examen du sang et l'appréciation de la cholémie, peuvent aider au diagnostic exact et permettre d'instituer en temps voulu un traitement efficace dont les bases vous seront indiquées.

VINGTIÈME LEÇON

OBSTRUCTION DES VOIES BILIAIRES

Par **Maurice CHIRAY.**

DIVISION. — Quatre types d'obstruction biliaire : obstruction intra-hépatique, obstruction au niveau du canal hépatique, obstruction au niveau du canal cystique et du col de la vésicule, obstruction au niveau du cholédoque et de l'ampoule de Vater.

1. OBSTRUCTION INTRAHÉPATIQUE. — Assez rare et peu importante; ses causes, ses effets.

2. OBSTRUCTION DANS LE CANAL HÉPATIQUE. — Assez rare et presque toujours due à la lithiase biliaire; donne des symptômes analogues à ceux de la lithiase du cholédoque.

3. OBSTRUCTION DANS LE CANAL CYSTIQUE ET LE COL DE LA VÉSICULE. — Beaucoup plus fréquente. Due presque exclusivement à la lithiase. Les divers modes de réaction de la vésicule obturée : l'hydropisie biliaire ou muqueuse et sa pathogénie, la suppuration, la sclérose. — Étude clinique des cholécystites hydropique, scléro-atrophique et suppurée.

4. OBSTRUCTION DANS LE CHOLÉDOQUE ET L'AMPOULE DE VATER. — La plus importante cliniquement. Les principales causes sont les calculs biliaires, le cancer du pancréas, le cancer du cholédoque et de l'ampoule de Vater, les ictères infectieux bénins. — Son expression clinique est l'*ictère par rétention* dont la physionomie spéciale dérive de l'opposition entre l'excès de bile en circulation (ictère, cholémie, cholurie) et l'absence de bile dans les matières fécales. Étude des principaux types d'ictères par rétention. Les autres évolutions de l'obstruction cholédocique et vatérienne; *la cirrhose biliaire, l'angiocholécystite suppurée.*

L'obstruction biliaire n'est pas une maladie. C'est un syndrome, c'est-à-dire un ensemble de symptômes dérivant d'un même désordre anatomique que peuvent susciter les causes les plus diverses. C'est sans doute la raison pour laquelle vous ne trouverez dans les traités classiques aucun chapitre spécial consacré à cette question. Et pourtant

l'obstruction biliaire est un accident si fréquent au cours des
maladies du foie que cette lacune s'explique difficilement.

Avant de vous décrire les causes, signes et conséquences
de l'obstruction biliaire, laissez-moi vous rappeler très brièvement la disposition normale des voies d'excrétion de la

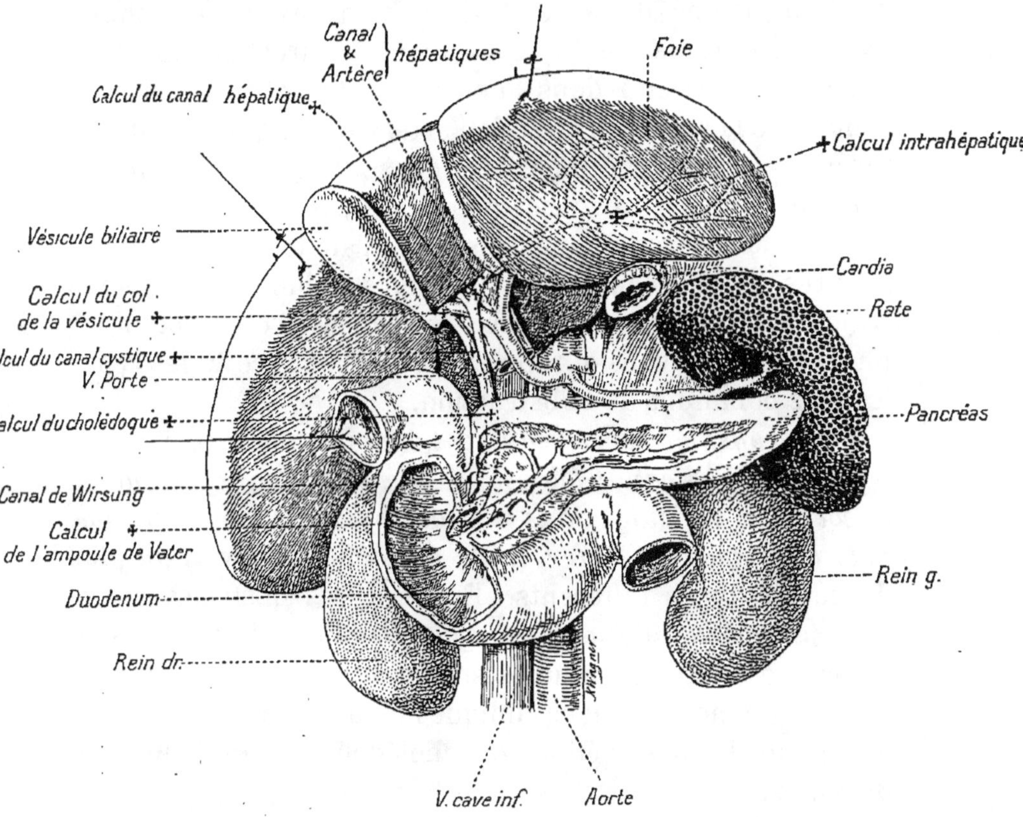

Fig. 40. — Emplacement schématique des calculs dans les différents
types d'obstruction biliaire. Des croix + marquent le siège du calcul
dans l'intérieur du foie, du canal hépatique, du cystique, du cholédoque, de l'ampoule de Vater.

bile. Sur la figure 40 vous voyez indiquée à grands traits
l'origine des canaux dans le foie.

En réalité, ceux-ci commencent au lobule hépatique, peut-
être même dans la cellule, et forment un riche réseau péri-
cellulaire intralobulaire avant de se collecter dans les canaux

plus importants qui se trouvent dans les espaces portes. Ces canaux, à leur tour, remontent le long des gaines glissonniennes vers le hile et, convergeant peu à peu les uns vers les autres, finissent par se résumer en deux branches principales, les racines du canal hépatique. Celui-ci descend vers la première portion du duodénum, rencontre le canal cystique émané de la vésicule et forme avec lui le cholédoque. Ce dernier enfin, continuant la direction du canal hépatique, descend dans l'épaisseur du petit épiploon au contact de la veine porte et de l'artère hépatique et enfin se termine à l'ampoule de Vater, où se fait le confluent des voies biliaires et des voies pancréatiques.

Telle est rapidement dessinée l'anatomie des voies biliaires, et vous comprenez que, dans ce long et complexe trajet, ces voies puissent subir les causes d'obstruction les plus variées. Je vous ai représenté sur la figure 40 les types les plus communs de l'obstruction.

Vous voyez qu'ils se réduisent à quatre qui siègent dans le foie, dans le canal hépatique, dans le canal cystique ou le col de la vésicule, dans le cholédoque jusques et y compris l'ampoule de Vater. Il n'y a pas lieu d'envisager plus de quatre types différents. En effet, les obstacles situés dans le canal cystique et ceux qui siègent dans le col de la vésicule doivent être étudiés ensemble parce qu'ils produisent les mêmes réactions cliniques et anatomiques. Il en est de même des obstructions du cholédoque et de l'ampoule de Vater.

Nous étudierons successivement ces quatre variétés d'obstruction biliaire.

I. — Obstructions biliaires intrahépatiques.

Cette forme est loin d'être rare, mais elle est peu connue et peu importante cliniquement parce qu'elle n'intéresse jamais qu'un petit segment des voies biliaires. En effet, l'obstruction intrahépatique ne saurait être produite que par des causes localisées. Ici c'est la compression exercée sur les canaux biliaires des espaces portes par le tissu scléreux rétractile, qui se développe à ce niveau au cours d'une cirrhose veineuse. Là c'est un noyau cancéreux qui, dans son développement excentrique, repousse, aplatit ou envahit les canaux sanguins et biliaires qui l'entourent. D'autres fois le cours de la bile se trouve entravé du fait de la précipitation de sable biliaire dans les canaux à l'intérieur même du foie. Enfin, au cours des angiocholites aiguës ou chroniques, quand se gonfle l'épithélium enflammé des vaisseaux de la bile, il peut en résulter encore un obstacle à l'excrétion.

Vous voyez combien nombreuses sont les causes d'obstruction intrahépatique. Cliniquement elles n'ont que peu de signes et tous sont secondaires. Une faible augmentation. de volume du foie, un léger ictère, telles sont leurs seules manifestations. C'est pourquoi elles ne jouent jamais qu'un rôle peu important dans la clinique des maladies du parenchyme hépatique.

II. — Obstructions du canal hépatique.

Ces obstructions sont déjà moins rares. Elles ont pour cause principale l'arrêt et le développement de calculs dans le tronc ou les racines de ce canal et accessoirement peuvent relever de la compression exercée, au niveau du hile, sur le dit canal par une tumeur quelconque émanée de la face inférieure du foie, kyste hépatique, cancer, anévrysme de l'artère hépatique. En réalité les calculs sont de beaucoup ici la cause la plus fréquente. Il est bon toutefois de faire remarquer que, d'après les notions classiquement admises, cette variété d'obstruction est rare, tandis que d'après les statistiques de Kehr et d'après l'opinion du professeur Quénu, elle serait au contraire sinon fréquente, du moins assez souvent rencontrée.

Les symptômes sont, d'après Kehr, l'existence d'un ictère par rétention, d'intensité variable d'un jour à l'autre, avec atrophie de la vésicule et gros foie. Les lésions rappel-

leraient très complètement celles des obstructions cholédociques. Nous n'y insisterons donc pas. Remarquons
cependant que le siège élevé de ces calculs, que l'énorme
distension des branches du canal au niveau du hile, dans
une région difficile à explorer chez le vivant, rend particulièrement délicate l'intervention chirurgicale au cours de
ces obtructions.

III. — Obstructions cystiques et du col de la vésicule.

Les obstructions cystiques et celles du col de la vésicule
doivent être étudiées simultanément parce qu'elles s'accompagnent de symptômes et de lésions tout à fait analogues.
Que l'obstacle siège plus ou moins loin dans le canal
cystique, ou qu'il reste localisé au col de la vésicule, vous
comprenez aisément qu'il entraînera des conséquences
anatomiques semblables — en ce sens qu'il retentira sur
la vésicule, séparée par lui du courant biliaire, et qu'il retentira exclusivement sur elle, le cours de la bile se continuant normalement par ailleurs entre le foie et l'intestin.

Étiologie. — La cause des obstructions est presque
toujours la lithiase biliaire. Vous trouverez soit une série
de calculs en chapelet dans le canal cystique, soit un gros
caillou enclavé dans le col de la vésicule qu'il déforme
profondément et qu'il oblitère en rejetant sur la gauche
l'abouchement du cystique. Cette obstruction calculeuse est
quelquefois complète et permanente, plus souvent incomplète et variable soit que, pour l'obturation parfaite, doivent
intervenir le spasme et l'inflammation des parois, soit que
l'obstruction se trouve réalisée seulement quand le calcul
se place dans certaines positions. Cet état variable de l'obstruction, qui détermine une distension variable de la vésicule, doit vous rappeler ce que vous savez des obstructions
calculeuses du rein au cours desquelles existent les mêmes
variations dans l'obstruction de l'uretère et la distension
du bassinet.

A part les calculs, il n'est pour ainsi dire pas de causes

d'obstruction du canal cystique, quoique, dans des cas très rares, on ait pu observer une obturation en ce point, due à une bride péritonéale, à un prolapsus de la vésicule, à de l'hépatoptose déterminant une coudure excessive du canal.

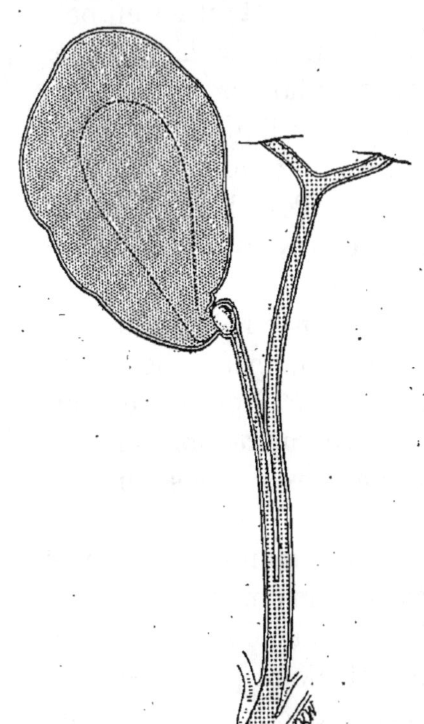

Fig. 41. — Calcul enclavé dans le col de la vésicule, et ayant entraîné la dilatation de celle-ci. La ligne pointillée indique le contour normal du réservoir.

Ont été encore signalées quelquefois des sténoses cancéreuses ou des sténoses cicatricielles, ces dernières toujours consécutives à la lithiase biliaire. Vous voyez qu'on pourrait dire avec une approximation très grande que les obstructions du canal cystique et du col de la vésicule dérivent toujours de la lithiase biliaire. Il reste à étudier comment ces obstructions réagissent sur la vésicule.

Anatomie pathologique. — Si vous voulez bien vous rappeler la disposition générale des voies biliaires (fig. 40), vous verrez qu'un calcul dans le canal cystique ou dans le col de la vésicule empêche la bile de remonter dans cette dernière et produit pour ainsi dire l'exclusion du cholécyste. Il pourrait donc vous paraître naturel que l'organe ainsi séparé du courant biliaire s'atrophie purement et simplement ou reste indéfiniment à l'état où il se trouvait lors du début des accidents; or il n'en est rien.

Si vous examinez la vésicule quelques jours après le début d'une obstruction de cette sorte, vous la trouverez toujours augmentée de volume, distendue par une grande quantité de liquide. Si vous ouvrez cette vésicule, il s'écoulera tantôt de la bile, tantôt et le plus souvent un liquide muqueux parfaitement incolore. Dans le premier cas, vous aurez lieu de croire que la disposition du calcul était telle qu'il formait soupape et s'opposait à la sortie de la bile, tout en en permettant l'entrée. Dans le second, vous serez bien forcés d'admettre que les très nombreuses glandes de la paroi vésiculaire ont sécrété abondamment du liquide muqueux et que, de plus, par leur action propre, elles ont résorbé les pigments contenus dans la vésicule. C'est là un curieux exemple de l'activité double et presque inverse que peuvent présenter les épithéliums glandulaires.

Les désordres anatomiques entraînés par l'obstruction du cystique et du col vésiculaire débutent donc par la distension pure et simple. Mais ils ne s'arrêtent pas là. Vous devez vous rappeler en effet que la bile vésiculaire, même normale, est un liquide constamment parasité par des germes aérobies ou anaérobies, ainsi que cela a été démontré par MM. Gilbert et Lippmann. D'autre part, notre maître a maintes fois insisté sur la présence et le rôle de divers germes microbiens dans les vésicules lithiasiques. Or l'infection ou, pour mieux dire, le microbisme normal de la bile vésiculaire peut, dans ces conditions mêmes, rester sans conséquences sur l'évolution anatomique des lésions. Mais souvent aussi il est le point de départ d'une série d'accidents. Tantôt l'inflammation passe brusquement à l'état aigu et il se développe une cholécystite suppurée ou même une cholécystite gangreneuse ; cet accident s'accompagne d'une violente réaction péritonéale autour de la vésicule qu'on trouve entourée d'épaisses fausses membranes. Tantôt, au contraire, l'infection agit de façon plus insidieuse, modifiant lentement mais sûrement l'état des parois du cholécyste qui peu à peu s'épaississent, se sclérosent, se cartonnent et en même temps se rétractent. En fin de compte, le réservoir biliaire devient une petite poche extrêmement irrégulière, moulée plus ou moins exactement sur le ou les calculs. Elle contient de plus parfois quelques gouttes de bile ou de pus et présente une paroi dans laquelle le microscope ne révèle presque plus trace de structure glandulaire. Cette vésicule atrophiée et déformée, *scléro-atrophique*, se trouve enfouie au milieu d'épaisses adhérences péritonéales qui rendent son abord chirurgical extrêmement difficile et même parfois dangereux.

Vous connaissez maintenant les trois termes anatomiques de l'obstruction cystique et du col de la vésicule, *la cholécystite hydropique, la cholécystite suppurée, la cholécystite scléro-atrophique*. A ces trois termes anatomiques correspondent trois évolutions cliniques nettement distinctes.

Symptômes. — LA CHOLÉCYSTITE HYDROPIQUE (HYDRO-CHOLÉCYSTE) débute d'ordinaire brutalement au cours ou au déclin d'une colique hépatique. Le lendemain ou le surlendemain de la crise, quand déjà la douleur violente s'est apaisée et qu'il subsiste seulement un endolorissement de la région, vous constaterez au-dessous du foie, dans l'hypocondre droit, l'existence d'une tumeur régulière, arrondie, souvent assez tendue, mobile sous l'influence de la palpation bimanuelle et des mouvements respiratoires. Il s'agit de la vésicule distendue, et l'histoire des accidents vous permettra d'éliminer assez facilement tout autre diagnostic tel que kyste hydatique de la face inférieure du foie, kystes du rein ou du pancréas, hydronéphrose. Une seule erreur est à redouter dans ces cas: c'est celle qui consisterait à prendre pour une vésicule dilatée le lobe de Spiegel hypertrophié, car il ne faut pas oublier que cette hypertrophie du lobe vésiculaire (Riedel) est particulièrement fréquente chez les sujets lithiasiques.

Quand vous aurez reconnu la cholécystite hydropique, vous devrez mettre votre malade au repos le plus absolu. Il faut en effet toujours craindre que, dans un mouvement brusque ou violent, la vésicule surdistendue ne se rompe. Cet accident, qui s'accompagne d'une douleur déchirante et de tendance syncopale, est suivi rapidement d'un déversement de bile dans le péritoine, *d'un cholépéritoine*. Si la bile est très infectée, une péritonite suraiguë mortelle en résulte. S'il n'en est pas ainsi, le malade peut échapper à la péritonite, mais la guérison spontanée par oblitération de l'orifice de rupture reste très rare, et il faut intervenir chirurgicalement pour enlever la vésicule.

Quand l'évolution de la cholécystite hydropique se poursuit, elle peut avoir des issues différentes. Tantôt, au cours des examens fréquents que vous pratiquerez, vous verrez la tumeur vésiculaire disparaître brusquement, d'un jour à l'autre, et vous en pourrez conclure soit que le calcul est passé, soit qu'il est retombé dans la vésicule et reste par conséquent susceptible de produire à nouveau les mêmes accidents. Tantôt, au contraire, vous assisterez à la régression lente et progressive de la tumeur vésiculaire et vous en conclurez que peu à peu la cholécystite scléro-atrophique a succédé à la cholécystite hydropique. Ce peut d'ailleurs être une manière de guérison car le calcul est maintenant enfermé sans espoir de sortie dans le sac fibreux qu'est la vésicule. Enfin, dans quelques cas, les accidents se précipitent et brusquement éclatent les symptômes de la cholécystite suppurée.

La cholécystite scléro-atrophique suit donc quelquefois la cholécystite hydropique au cours des obstructions lithiasiques. Mais cette forme anatomo-clinique peut se constituer en dehors de toute obstruction, du seul fait de la présence persistante de calculs dans la vésicule. Elle n'a que des signes assez flous et qui sont plutôt en rapport avec la péritonite chronique péricholécystique. Il s'agit de malades ayant eu d'ordinaire une série de coliques hépatiques et d'accidents lithiasiques de tous ordres, ayant subi une série de cures hydrominérales sans succès et accusant, de façon continue, une gêne ou une douleur dans le côté droit. Ils n'ont ni fièvre ni jaunisse, au moins habituellement, mais souvent sont fatigués, déprimés, en mauvais état. Quand on palpe, chez de tels sujets, la région sous-hépatique et surtout quand on palpe de bas en haut on trouve toujours dans cette région un empâtement diffus, une sensation de résistance mal définie qui persiste indéfiniment.

Dans ces cas le diagnostic est délicat et se pose après plusieurs examens et en ayant égard aux antécédents spéciaux de ces sujets toujours anciens lithiasiques. Il peut d'ailleurs être rendu plus difficile encore du fait de certaines complications, comme les sténoses pyloriques, que peut entraîner la péritonite chronique sous-hépatique.

L'évolution est variable. Tantôt les choses restent indéfiniment en l'état jusqu'au jour où l'on se décide à opérer. Si cette décision n'intervient pas, les malades traînent jusqu'à la fin une assez misérable existence. Tantôt au contraire l'état s'aggrave brusquement et une cholécystite suppurée apparaît.

LA CHOLÉCYSTITE SUPPURÉE peut exister en dehors des cas d'obstruction cystique ou du col vésiculaire. Mais elle est plus fréquente alors, soit qu'elle suive l'évolution d'une cholécystite scléro-atrophique, soit qu'elle termine brusquement celle d'une cholécystite hydropique. Il vous sera parfois difficile de reconnaître dès le début cet accident, car il commence avec le grand appareil de la péritonite aiguë généralisée, fièvre intense et frissons, facies péritonéal, douleur diffuse à tout l'abdomen, vomissements bilieux puis porracés, constipation. Dans d'autres cas, le début est moins brutal et précédé d'une phase de malaise progressif, avec une fièvre intermittente d'abord, puis continue, perte de l'appétit, nausées, diarrhée, mauvais état général, douleurs de plus en plus vives dans la région vésiculaire.

Quoi qu'il en soit, après un début de péritonite généralisée, on voit peu à peu les symptômes se localiser dans la région sous-hépatique. A ce point la douleur et l'empâtement deviennent nettement prédominants et d'ailleurs la palpation ne constate rien d'autre que cet empâtement diffus. Il sera parfois difficile de faire le diagnostic de ces cas avec certaines formes d'appendicite haut situées ou avec certaines complications hépatiques de l'appendicite, de même qu'avec des kystes hydatiques suppurés, et c'est encore ici la notion des antécédents qui vous fournira le principal renseignement.

Au reste, vous aurez quelquefois très vite la solution du

problème car vous serez obligés d'intervenir d'urgence sans avoir complètement élucidé l'étiologie des accidents. Si vous n'interveniez pas, vous exposeriez votre malade aux pires accidents, en particulier à la péritonite aiguë généralisée ou localisée en rapport avec l'inflammation de voisinage causée de par la vésicule ou avec la rupture de celle-ci. D'autres fois la cholécystite s'ouvrira spontanément dans un viscère voisin, estomac ou côlon, et suivant que le drainage de la cavité se fera bien ou mal, l'issue sera heureuse ou malheureuse. On en peut dire autant des fistules bilio-cutanées qui suivent l'ouverture du phlegmon biliaire à la peau. Quand nous aurons ajouté que des accidents métastatiques au cerveau, au cœur, aux poumons, peuvent encore assombrir le pronostic, vous en conclurez aisément que, dans de tels cas, on ne doit pas laisser la nature agir toute seule et qu'il faut diriger ses efforts défensifs par l'intervention chirurgicale.

IV. — Obstructions du cholédoque et de l'ampoule de Vater.

Les obstructions du cholédoque et de l'ampoule de Vater sont, de toutes, les plus intéressantes car elles sont les plus fréquentes, les plus graves et les plus discutables au point de vue thérapeutique. De plus, elles ont une symptomatologie précise et différente des précédentes puisqu'elles retentissent sur la totalité de voies biliaires extra et intrahépatiques. Cliniquement elles constituent l'*ictère par rétention*.

Étiologie. — Ces obstructions reconnaissent des causes extrêmement nombreuses, mais pratiquement vous n'en devez guère retenir plus de trois ou quatre qui sont : la lithiase biliaire, le cancer du pancréas, le cancer des voies biliaires et les ictères infectieux bénins.

Dans la *lithiase biliaire*, l'obstruction est réalisée par un ou plusieurs calculs qui se fixent dans le canal, soit dans son trajet sus-pancréatique, soit dans son trajet rétro-pancréatique, soit à l'ampoule de Vater. A ces trois localisations différentes correspondent trois voies d'abord chirurgical également différentes. Vous comprenez en effet que si l'on peut atteindre directement les premières (segment sus-pancréatique), il faudra, pour arriver aux secondes (segment rétro-pancréatique), décoller la tête du pancréas d'avec la paroi abdominale postérieure et la renverser, tandis que les troisièmes (calculs vatériens) ne seront accessibles que directement à travers le duodénum ouvert. Les calculs obturent toujours le cholédoque de façon imparfaite, aussi faut-il que l'obturation soit complétée par un spasme de la paroi ou par le gonflement inflammatoire de la muqueuse, tous phénomènes très variables d'un moment à l'autre, ce qui permet de comprendre pourquoi l'ictère par rétention dans la lithiase est sujet à de fréquentes modifications.

Les cancers du pancréas ne déterminent d'obstruction biliaire que lorsqu'ils sont localisés à la tête de l'organe, car c'est la région traversée par le cholédoque. Ils ont alors le plus souvent l'aspect squirrheux, c'est-à-dire qu'ils forment des noyaux durs, avec tendance à la rétraction, si bien que lorsqu'un de ces noyaux se localise autour du cholédoque il l'enserre peu à peu comme une ligature élastique. Ainsi presque toujours l'obstruction dans ces cas sera régulièrement progressive et non intermittente comme dans le cas précédent.

Les cancers du cholédoque, de l'ampoule de Vater et du confluent cystico-hépato-cholédocique sont les plus fréquents des cancers biliaires. Ils réalisent d'ordinaire l'obstruction par les végétations qu'ils forment, car ce sont plus souvent des cancers végétants que des cancers squirrheux. Dans ces cas d'ailleurs, l'inflammation pariétale joue un rôle très important et c'est ce qui explique que les voies biliaires cancéreuses, imperméables pendant la vie (puisque s'est produit l'ictère par rétention) se laissent toujours facilement traverser par un stylet explorateur après la mort.

Enfin nous en aurons fini avec les principales causes d'obstruction quand je vous aurai rappelé que *dans les*

ictères infectieux benins, et en particulier dans l'ictère cata-
rhal, l'obstacle est constitué soit par un bouchon muqueux,
comme on l'a souvent affirmé, soit par le simple gonflement
inflammatoire des parois.

Anatomie pathologique. — Vous voyez que les causes
des obstructions cholédociques et vatériennes sont multiples.
Comment réagissent-elles sur les voies biliaires? D'abord
laissez-moi vous rappeler ici que la totalité des voies
biliaires est intéressée dans ces cas et par conséquent
aussi le foie dans lequel ces voies prennent naissance
(fig. 40).

L'obstruction étant créée, la sécrétion biliaire n'en continue
pas moins pour cela et comme elle ne peut s'écouler au
dehors, elle distend et déforme toutes les voies extrahépatiques (au point qu'un cholédoque peut prendre le volume
d'une veine porte), et toutes les voies intrahépatiques, d'où
il résulte que le foie double de volume, prend une teinte
foncée due à l'imprégnation par les pigments de la bile et
même présente soit à la surface, soit à la profondeur, des
foyers d'aploplexie biliaire. Mais, bien avant que cette distension n'ait atteint les limites que je viens de vous dire, la
bile hypertendue force les voies normales de sa circulation.
Directement ou indirectement elle passe dans le torrent
circulatoire, et comme elle se trouve en excès dans le sang
(cholémie excessive), l'organisme par réaction défensive
rejette les pigments biliaires partout où il le peut, dans le
corps muqueux de Malpighi où ils sont en réserve (d'où
l'ictère) dans les urines qui les éliminent (d'où la cholurie).
Ainsi qu'on le voit, ces signes doivent donc être considérés
non comme des symptômes pathologiques, mais comme des
phénomènes de défense organique. Il n'en est pas de même
des diverses autres manifestations qui sont en rapport avec
l'intoxication biliaire telles que somnolence, apathie, ralentissement du pouls, modifications de l'excitabilité musculaire (Gilbert, Lereboullet et Alb. Weil).

De tout ceci vous pouvez conclure que, dans l'obstruction
cholédocique, comme dans l'obstruction cystique, le *premier*

stade comporte la distension mécanique pure et simple. Mais, ici comme là, les choses ne restent pas indéfiniment en l'état. Si l'obstruction se prolonge, si l'obstacle n'est pas supprimé et si le malade ne succombe pas rapidement, on peut voir se développer une suppuration aiguë, c'est *l'angiocholécystite suppurée*, ou l'inflammation chronique, c'est la *cirrhose biliaire*, ou enfin les divers accidents de *pancréatite chronique ou aiguë* qui peuvent terminer brutalement la maladie.

Symptômes. — Au point de vue clinique, l'obstruction cholédocique est, nous l'avons indiqué, traduite par ce qu'on appelle communément l'*ictère par rétention*. C'est un syndrome dont les débuts et l'évolution peuvent être variables, mais qui comprend deux signes essentiels par lesquels il sera toujours reconnu; ces deux signes sont, d'une part l'ictère généralement intense avec cholurie et cholémie et, d'autre part, la décoloration des matières fécales.

Je ne vous dirai rien de spécial sur l'ictère et la cholurie, si ce n'est qu'ils sont plus accentués ici que partout ailleurs, à telle enseigne que pour rechercher la réaction de Gmelin vous ferez bien de diluer les urines de leur volume d'eau distillée. Sans cette précaution vous verrez mal les anneaux colorés. Quant à la cholémie, elle est aussi des plus marquées. Les recherches de MM. Gilbert et Herscher, recherches dont on vous a déjà entretenus ici, ont en effet montré que dans ces cas s'observent les cholémies les plus intenses puisque, de $\dfrac{1}{35\,000}$, chiffre indiquant la proportion normale de bilirubine dans le sérum, on arrive ici à $\dfrac{1}{1000}$, $\dfrac{1}{900}$, et même $\dfrac{1}{800}$. Des chiffres supérieurs n'ont jamais été observés et, d'après M. Gilbert, ceci tient à ce que, arrivé à ce degré, l'accroissement de la cholémie se trouve entravé par l'activité des émonctoires, du rein en particulier, qui s'efforcent de débarrasser le sang de l'excès de pigment.

A l'ictère intense, à la cholurie, à la cholémie s'oppose,

dans l'obstruction cholédocique, la décoloration des matières fécales et c'est par la réunion de ces deux ordres de symptômes que de tels cas prennent une physionomie très spéciale. Cette décoloration est bien particulière car les matières sont d'un blanc grisâtre, argileux, différentes non seulement des matières normales, mais encore des matières des malades soumis au régime lacté pur. Dans ce cas en effet la coloration est plutôt jaune serin. Le professeur Gilbert M. Herscher ont, les premiers en France, étudié l'état des pigments biliaires dans les matières fécales comme dans le sérum et ils ont constaté que si, à l'état normal, les fèces contiennent de la stercobiline et du stercobilinogène, produits de transformation de la bilirubine par l'activité de la muqueuse intestinale, dans les cas d'ictère par rétention on ne trouve plus traces de pigments dans les selles. En revanche, quand diminue l'ictère, quand le taux de la cholémie devient moins élevé, les pigments reparaissent dans les selles et les recolorent.

L'absence de bile dans l'intestin comporte en outre une série de conséquences très importantes, toutes dérivées de la digestion imparfaite des aliments. Les recherches de Schmidt, Strassburger, Cammidge, à l'étranger, et, en France, celles de René Gaultier ont précisé ce fait. Les fèces sont diminuées de volume parce qu'elles restent plus longtemps dans l'intestin. Elles ont une réaction acide et un aspect graisseux. Chimiquement elles contiennent d'ailleurs plus d'un tiers de graisses ingérées qui n'ont pas été utilisées. L'absence de digestion des graisses explique chez de tels malades le dégoût pour cette catégorie d'aliments et l'amaigrissement assez rapide souvent constaté.

En résumé, vous voyez que les grands caractères de l'ictère par rétention découlent directement de l'obstacle au cours de la bile. Vous constatez d'une part l'absence de bile dans l'intestin, d'autre part l'excès de bile dans les canaux biliaires et consécutivement dans le sang, dans la peau, dans les urines. Avec cela vous observez tous les symptômes de l'ictère en général, prurit, fatigue nerveuse, ralentissement du pouls, souffles cardiaques. Il n'y a là rien qui soit spécial à la rétention biliaire. Mais il est d'autres caractères importants sur lesquels je dois encore insister, ce sont la distension du foie, l'état de la vésicule, l'hypertrophie de la rate.

Le foie est en effet toujours très augmenté de volume et, si l'on palpe sa surface débordante, on la sent résistante, assez dure. Vous pourriez croire que l'organe est cirrhotique, il est seulement distendu par la bile. *Quant à la vésicule*, elle est d'ordinaire augmentée de volume, si l'ictère par rétention est dû à un cancer pancréatique, comme l'ont indiqué Bard et Pic, tandis qu'elle reste petite et rétractée quand l'ictère est d'origine lithiasique, ainsi que l'ont affirmé Courvoisier et Terrier. Vous devez vous étonner de cette réaction variable de la vésicule en face de deux obstacles qui ont au fond la même valeur anatomique. Avant vous d'ailleurs, bien des auteurs ont tenté d'élucider ce singulier phénomène Deux explications principales en ont été données. La première, celle qui a le plus cours, attribue l'absence de distension de la vésicule au fait qu'elle est épaissie et entourée adhérences péritonéales dans la lithiase, à cause de l'infection constante dont elle est le siège en pareils cas. La seconde, proposée par Delbet, repose sur des notions anatomiques nouvelles que nous devons à Quénu et à Wiart. Ces auteurs ont montré et vous pouvez le constater (fig. 40), que le cholédoque se constitue beaucoup plus bas qu'on ne le croit généralement, si bien que, sur une certaine hauteur, existe seulement un pseudo-cholédoque fait des canaux hépatiques et cystiques étroitement accolés dans une gaine commune. A l'examen de cette figure, vous comprenez aisément que si un calcul s'enclave dans le canal cystique assez bas, il oblitère celui-ci et peut déterminer la scléro-atrophie de la vésicule après une première phase de distension. Mais d'autre part les canaux sont tellement unis que le canal cystique distendu comprime le canal hépatique, d'où arrêt du cours de la bile et distension des voies au-dessus de l'obstacle.

Quoi qu'il en soit, retenez bien ce fait que la plupart du temps, *car il n'y a rien d'absolu*, la vésicule est distendue dans l'ictère chronique pancréatique et qu'elle est rétractée dans l'ictère chronique lithiasique.

Il ne me reste qu'une chose à vous ajouter, c'est que très

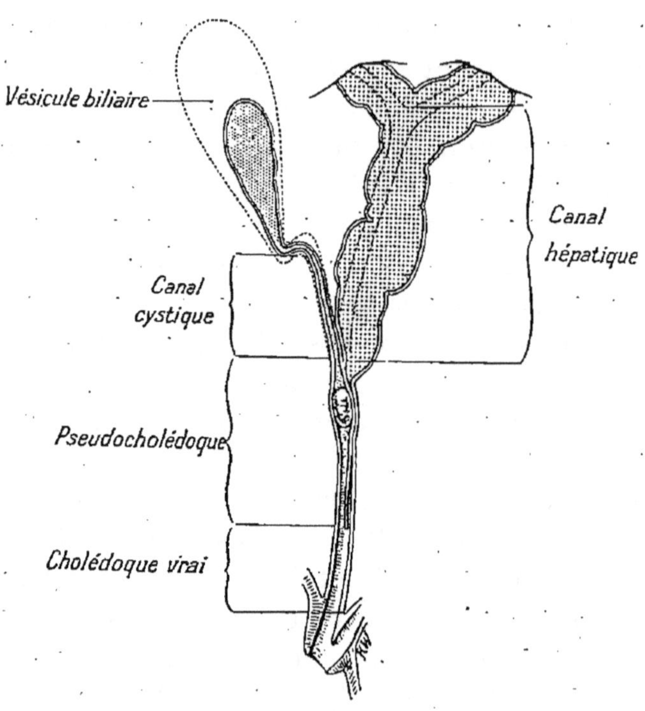

Fig. 42. — Calcul enclavé dans le cystique au niveau où ce canal est accolé au cholédoque ; la vésicule est atrophiée, et le canal hépatique distendu. Le contour normal de l'un et de l'autre est indiqué en pointillé.

souvent en pareils cas *la rate* est également hypertrophiée. Le professeur Gilbert, avec Lereboullet, en étudiant la rate hépatique, ont démontré l'existence et le mécanisme de cè symptôme. Il est dû à ce que, dans chaque espace porte, le canal biliaire distendu comprime la veine voisine, si bien que d'une façon globale la circulation porte est gênée, d'où la distension mécanique de la rate. Il est possible que cette cause ne soit pas seule à déterminer la splénomégalie, mais à coup sûr elle est fort importante.

Formes. — J'en ai fini maintenant avec les symptômes de l'obstruction cholédocique simple. Tout ce que je vous dirais en plus aurait trait aux causes spéciales qui l'engendrent mais non au syndrome lui-même.

Ainsi vous savez que dans l'*obstruction par ictère infectieux bénin*, les symptômes sont de courte durée et leur évolution précédée de troubles digestifs importants. Vous savez que dans l'*ictère chronique pancréatique* se retrouvent d'ordinaire les caractères suivants : survenance chez un sujet âgé, début variable, mais ensuite ictère régulièrement progressif et extrêmement foncé ; douleurs vagues ou précises dans la région pancréatique ; en général absence de fièvre, mais amaigrissement extrêmement rapide et profonde atteinte de l'état général ; état spécial des selles décelant le double déficit biliaire et pancréatique ; à l'examen, gros foie, grosse vésicule, quelquefois grosse rate, quelquefois encore tumeur pancréatique perceptible ; enfin évolution rapide vers la mort en quatre à sept mois et survenance possible de glycosurie en rapport avec l'insuffisance pancréatique.

Dans l'obstruction chronique lithiasique, l'ictère par rétention présente au contraire les caractères suivants : survenance habituelle chez une femme encore jeune ayant eu autrefois des coliques hépatiques ; début en général brusque ; ictère variable et modéré ; petites poussées fébriles intermittentes ; gros foie et petite vésicule ; assez souvent, point douloureux au niveau de la tête du pancréas correspondant au cholédoque et siégeant sur la paroi dans la zone que vous avez appris à connaître (zone de Chauffard et Rivet). Vous voyez que dans les grandes lignes les deux principales variétés d'ictère par obstruction sont bien différentes ; mais il vous faut savoir que, dans la pratique, ces différences ne sont pas toujours aussi tranchées, le diagnostic n'est pas toujours aussi aisé et qu'il faut parfois intervenir chirurgicalement pour être fixé.

Les deux syndromes diffèrent encore en ce que dans l'ictère pancréatique la mort est rapide sans aucune complication habituelle au niveau des voies biliaires obstruées, tandis que, dans l'ictère lithiasique, très souvent surviennent soit des accidents de *pancréatite chronique ou aiguë, soit une évolution spéciale vers la sclérose et la suppuration, analogue ou tout au moins parallèle à celle que nous avons observée dans l'étude des obstructions cystiques.*

Si c'est la sclérose qui domine, vous verrez le foie se rétracter, s'indurer, parfois se développera de l'ascite et de la circulation veineuse collatérale, toujours vous constaterez de l'insuffisance hépatique. *La cirrhose biliaire calculeuse* est créée.

Si c'est la suppuration qui l'emporte, vous verrez apparaître la fièvre sous la forme d'accès intermittents simulant la fièvre intermittente avec ses trois stades (fièvre intermittente hépatique de Charcot et de Monneret, fièvre bilioseptique de Chauffard), puis plus tard la courbe thermique restera régulièrement élevée. L'ictère foncera, le foie deviendra plus gros et plus douloureux et le malade, épuisé par la fièvre, anéanti par la suppuration, succombera dans la cachexie hectique, à moins que n'apparaissent des complications locales (abcès du foie, péritonite localisée ou généralisée, fistules biliaires) ou générales (abcès du cerveau, endocardite ulcéro-végétante).

Dans de tels cas, le diagnostic pourra devenir difficile si vous n'avez la notion des antécédents, car vous pourrez croire à un ictère infectieux grave ou à quelque maladie générale septicémique à localisation hépatique. En tout cas vous comprenez qu'il ne faut pas s'attarder à de longues discussions et que la seule chance de salut que possède le malade réside dans une intervention hâtive et bien conduite.

J'en ai fini, avec la description des divers types d'obstruction biliaire, et je n'ai fait qu'esquisser beaucoup d'entre eux qui ont été déjà étudiés devant vous ; mais je voudrais en terminant vous rappeler de quelle gravité sont les accidents qui peuvent se développer à la suite de toute obstruction cystique ou cholédocique afin de graver dans votre esprit cette notion que si vous avez le droit de rechercher la cause de ces obstructions, vous avez aussi le devoir de ne pas trop vous attarder à cette recherche quand la solution ne s'offre pas rapidement, et, même s'il subsiste un doute dans votre esprit, vous ne pouvez, sans faillir à votre rôle, priver trop longtemps le malade des secours chirurgicaux.

VINGT ET UNIÈME LEÇON

TRAITEMENT DES AFFECTIONS BILIAIRES

Par Pierre LEREBOULLET.

Principes généraux du traitement.
I. Agents thérapeutiques. — 1° *Régime.* — Régime lacté absolu. Régimes mixtes.
2° *Cures hydrominérales.* — a) cure de diurèse; b) cure alcaline; c) cure arsenicale, etc.
3° *Hygiène générale. Agents physiques.*
4° *Agents médicamenteux.* — Mercure, salicylate, etc., iodure, etc., opothérapies.
5° *Traitement chirurgical*
II. Mise en œuvre du traitement. — Cholémie familiale. Infections biliaires aiguës. Infections chroniques et cirrhose biliaire.

Les leçons antérieures consacrées à vous exposer les lésions et symptômes des principales affections biliaires vous ont montré leur gravité variable et l'importance qu'il y a à les reconnaître. Mais à maintes reprises je vous ai fait voir que, de la plus légère à la plus prononcée, on pouvait observer des lésions de même nature commandant des symptômes, à l'intensité près, superposables. Je vous ai surtout montré que des conditions étiologiques communes réglaient l'apparition de ces diverses affections; aussi leur traitement obéit-il à des règles semblables et puis-je aujourd'hui vous dire dans un même exposé quelles sont les indications thérapeutiques et quels sont les moyens dont nous disposons pour les remplir. Sans doute, suivant l'intensité de l'affection biliaire, ces moyens diffèrent dans leurs détails et je vous exposerai brièvement quelle est la conduite à tenir en présence de telle ou telle de ces affections. Mais auparavant je puis vous donner quelques règles générales de thérapeutique.

Il n'y a pas de traitement spécifique de l'une ou l'autre des affections biliaires. Comment au surplus en serait-il ainsi puisque leurs agents ne sont eux-mêmes nullement spécifiques, puisque, dans bien des cas, il s'agit d'auto-infection par des germes préexistant dans l'organisme? Mais ces affections ont un ensemble de symptômes communs dont la physiologie pathologique est actuellement fixée. Ce sont ces symptômes contre lesquels le traitement peut agir, en même temps qu'il s'efforce de lutter contre les causes.

Je vous ai dit en effet à maintes reprises le rôle respectif de la cholémie, de la toxi-infection biliaire, de l'hypertension portale, des troubles fonctionnels du foie, dans la genèse de ces symptômes. Je vous ai montré qu'à ceux-ci sont souvent associés d'autres signes dus à des maladies glandulaires simultanées et relevant, comme les affections biliaires, de l'auto-infection. Au premier rang parmi celles-ci se placent les affections pancréatiques et appendiculaires.

Vous concevez donc combien complexe peut être la thérapeutique qui tient compte de ces divers facteurs, combien il y a loin d'un tel traitement à celui que l'on peut instituer dans d'autres affections glandulaires où on n'a à tenir compte que de l'insuffisance ou de l'hyperfonctionnement de l'organe.

Pour plus de clarté, et au risque d'être peut-être un peu trop schématique, je vous dirai d'abord de quels agents thérapeutiques nous disposons, puis comment on doit les utiliser dans telle ou telle affection biliaire.

I. — AGENTS THÉRAPEUTIQUES.

Quels sont les agents thérapeutiques que l'on peut opposer aux maladies biliaires? Le régime alimentaire, les cures hydrominérales, les agents médicamenteux peuvent être successivement envisagés. Chacun d'eux peut modifier tel ou tel des éléments que nous venons d'énumérer et c'est le plus souvent à leur emploi simultané que l'on doit les plus beaux succès thérapeutiques.

I. — Régime.

Voici bien des années qu'avec M. Gilbert, nous insistons sur l'utilité de celui-ci, nous ne comptons plus les cas où nous avons vu ses bons effets, car tout à la fois il réduit la cholémie, il réalise dans une large mesure l'asepsie intestinale et diminue par suite le facteur infectieux, il met le foie au repos et tend à relever son activité fonctionnelle, il lutte contre l'hypertension portale. Ce régime est tout à la fois basé sur l'ensemble des règles de régime des hépatiques récemment mises en lumière par Linossier (1) et sur quelques règles plus particulières aux affections biliaires.

Le lait en constitue la base essentielle, et, malgré les objections que l'on a récemment apportées aux soi-disant abus du régime lacté, il semble bien qu'il soit un des meilleurs agents à opposer aux maladies biliaires, tout au moins au début d'une cure. Le lait, aliment pauvre en toxines, est en même temps un des meilleurs agents de l'asepsie intestinale, comme l'ont montré Gilbert et Dominici. Il peut également agir favorablement sur le fonctionnement hépatique et il ne nous paraît pas établi qu'il tende à diminuer ce fonctionnement, qu'il soit mauvais dans les cas d'insuffisance hépatique et justifié seulement dans les cas d'hyperfonctionnement ; ce serait bien plutôt l'inverse, et dans de nombreux cas nous avons vu, avec M. Gilbert, le régime lacté stimuler l'activité fonctionnelle du foie.

Il faut seulement souvent, pour que le lait soit supporté, qu'il soit rendu plus digeste par la suppression de la crème qu'il contient, et c'est pourquoi M. Gilbert insiste si fréquemment sur l'importance du lait écrémé dans le régime.

On ne doit pas se borner à enlever la crème du lait après ébullition, et, si l'on ne peut disposer d'une écrémeuse méca-

(1) Linossier, Le régime dans les maladies de foie. Rapport à la Société de Thérapeutique, 27 janvier 1904.

Mal. du foie. 25

nique, il faut laisser reposer le lait plusieurs heures dans un endroit frais et ne donner au malade que les couches inférieures de ce lait. Lorsque le malade est mis au régime lacté absolu, ce qui est une bonne mesure au début de nombre d'affections biliaires, il faut lui conseiller de se nourrir exclusivement de lait écrémé, il doit en prendre de 2 litres 3/4 à 3 litres 1/2 par vingt-quatre heures, par petites fractions souvent répétées et, pour diminuer les causes de fermentation, il est bon de l'additionner d'une cuillerée à café d'eau de chaux officinale. Dans certains cas, on se trouve bien de l'addition de certaines préparations à base de ferment lab qui en facilitent la digestion stomacale.

Ce régime du lait écrémé toutefois est un régime de sous-alimentation qui n'est pas compatible avec un exercice physique actif. De plus, pour qu'il réalise tous ses effets sur le foie, il est bon que le repos absolu au lit ou sur la chaise longue soit joint à la cure de régime. Grâce à ce repos et à l'emploi du lait à doses fractionnées, comme l'a montré M. Gilbert, le physisme de la vésicule est transformé, l'écoulement de la bile dans l'intestin, d'intermittent devient continu. On assure ainsi l'immobilisation de la vésicule, on diminue son irritabilité et l'on peut dire que tout l'ensemble de l'appareil biliaire est par là mis au repos.

Mais dans un second temps le régime peut être élargi et après 2, 3, 4 semaines, suivant les cas, plusieurs petits repas peuvent être conseillés dont le lait écrémé forme encore la base. On peut, avec M. Gilbert, prescrire au malade le régime suivant :

Faire quatre repas par jour : 8 heures, midi, 4 heures, 8 heures.

Au premier et au troisième repas, prendre un tiers de litre de lait écrémé.

Au deuxième et au quatrième repas, prendre un potage ou une bouillie au lait d'un tiers de litre (semoule, tapioca, vermicelle, farines diverses non chocolatées) — deux œufs peu cuits, préparés sans beurre ni poivre — deux cuillerées à soupe de fruits cuits décortiqués, de crèmes cuites (à la vanille, au caramel, etc...), de fromage blanc frais, ou encore deux cuillerées à café de confiture en gelée — deux à trois biscottes à la légumine de Vœbt — un demi-litre de lait comme boisson, toujours écrémé.

Mettre un quart d'heure pour les petits repas, une heure pour les grands. Se reposer une heure après les petits repas, deux heures après le repas de midi. Se coucher de suite après le repas du soir.

Puis, après deux ou trois semaines, le régime peut être encore élargi, tout en restant surtout lacto-végétarien. On doit en effet tenir compte de la nécessité de ne pas permettre une alimentation offensive pour le tube digestif, afin d'éviter ou d'atténuer les troubles gastro-intestinaux si fréquents dans les maladies biliaires. Il faut que le régime soit modéré en quantité, car le foie supporterait mal une alimentation trop intensive. Un régime trop riche en albumines ou en matières hydrocarbonées serait mal toléré ; les graisses surtout seraient mal assimilées et il y a longtemps qu'on a établi que, lors de troubles de la sécrétion biliaire, les graisses sont mal résorbées ; aussi bien est-il souvent utile de n'employer que modérément les graisses non seulement en tant qu'aliments, mais même pour la préparation des aliments ; celle-ci doit être faite de préférence avec du lait frais ou de la crème ; de même le beurre frais doit être préféré au beurre cuit. Les œufs, longtemps proscrits complètement du régime et surtout de celui des lithiasiques, peuvent être permis, il ne faut toutefois conseiller les jaunes d'œuf qu'en quantité modérée et parfois même les supprimer. Les viandes peuvent être autorisées, à condition de conseiller surtout des viandes blanches bien cuites, ordinairement mieux tolérées. Réserve faite des viandes blanches, des œufs, des poissons frais légers, le régime est exclusivement lacto-végétarien, bon nombre de légumes pouvant être autorisés mais certains aliments trop indigestes devant être évités, de même que les épices, les acidités, les crudités. C'est en s'inspirant de ces diverses indications qu'avec M. Gilbert on peut prescrire le régime ci-dessous :

Faire trois repas par jour. Se nourrir avec des aliments choisis parmi les suivants :
Viandes blanches : veau, poulet, agneau, dinde, lapin.
Poissons frais légers : sole, merlan, turbot, barbue, brochet, etc.
Lait et laitages. Fromages frais (lait caillé, fromage de chèvre, etc.).
OEufs, crèmes cuites. Sauces blanches.

Pâtes, farines, potages et bouillies au lait.

Potages maigres.

Légumes cuits sauf choux, oseille, tomates, truffes, champignons.

Fruits cuits : confitures, gâteaux secs. Parmi les fruits crus, sont autorisés les pêches, le raisin, les fraises.

Retirer la peau de la volaille et du poisson, les enveloppes des légumes et des fruits.

Manger peu de pain et seulement de la croûte.

S'abstenir de poivre, vinaigre, citron, moutarde, vins pour la préparation des aliments.

S'abstenir également, dans la mesure du possible, de beurre, crème, graisse, huile, jaune d'œuf.

Boire de l'eau simple, du lait, ou des infusions, thé ou café, en petite quantité.

Garder le repos après les repas.

Ce régime doit être longtemps continué, mais il est parfois utile d'en modifier quelques éléments, notamment de rester un certain temps à la pratique des petits repas souvent répétés, qui, comme M. Gilbert y insiste souvent, comme le rappelle M. Linossier dans son rapport, facilitent l'écoulement régulier de la bile dans le duodénum, empêchent son accumulation vésiculaire. De même il peut être utile chez certains malades de ne l'élargir que très progressivement ; chez d'autres, au contraire, on peut l'étendre au delà des limites que nous venons de lui assigner. Ce sont en tout cas les règles générales de ce régime qu'il convient de suivre dans la majorité des cas.

II. — Cures hydrominérales.

Elles sont nombreuses, mais agissent par des moyens bien différents ; elles aussi sont souvent utiles au début du traitement d'une maladie biliaire ou inversement peuvent être employées alors que le malade est déjà notablement amélioré et pour consolider cette guérison. Et tandis que les unes ont surtout pour but d'agir contre la cholémie, d'autres visent surtout l'état fonctionnel défectueux du foie. 1° Pour réduire la cholémie, la *cure de diurèse* telle qu'elle a été maintes fois conseillée par M. Gilbert et par nous, par M. Cottet, par d'autres est particulièrement indiquée. L'eau d'Évian, de Vittel, toute eau faiblement minéralisée et légèrement diurétique (Contrexéville, Martigny, etc.), peut être employée ; prise par verres à jeun à domicile ou à la station, elle a une action évidente et prouvée d'ailleurs maintes fois par la cholémimétrie. Il peut être utile de la prendre, pour en favoriser l'absorption intestinale et l'élimination urinaire, dans la situation couchée, surtout lorsque l'influence fâcheuse de l'orthostatisme sur la sécrétion urinaire a été antérieurement constatée. Il n'est pas nécessaire d'arriver à de fortes doses d'eau pour obtenir une action de lavage assez énergique. Sous l'influence de cette cure de diurèse, on voit souvent le teint s'éclaircir et l'état s'améliorer. Il est toutefois des cas où l'on se trouve bien d'agir par une médication plus énergique.

2º C'est dans ces circonstances que, soit pour fluidifier la bile, soit pour exciter le fonctionnement du foie et exercer une action cholagogue, peut être prescrite la *cure alcaline*. Les eaux alcalines et spécialement *Vichy* et *Carlsbad* répondent à ces indications. Vichy est plus bicarbonatée, Carlsbad est plus chlorurée et sulfatée; toutes deux judicieusement employées peuvent rendre des services, de même que parfois Vals, Pougues, Brides, etc. L'action excitante de Vichy sur le fonctionnement hépatique n'est notamment plus à démontrer.

A maintes reprises, nous avons vu avec M. Gilbert l'insuffisance hépatique consécutive à certaines affections biliaires être heureusement modifiée par cette cure. Mais précisément il faut ne l'employer qu'avec prudence dans les cas où l'on redoute l'hyperfonctionnement de l'organe.

3º Il peut y avoir enfin intérêt à réfréner l'activité hépapatique, c'est la *cure arsenicale* qui rend alors des services. Et *la Bourboule* peut améliorer certains cas en même temps qu'elle lutte fort heureusement contre l'anémie. Mais l'emploi des eaux arsenicales est relativement peu utile dans les affections biliaires proprement dites, ce sont surtout les eaux alcalines et les eaux faiblement minéralisées qui doivent être employées.

Certaines cures sulfatées ou autres peuvent encore être conseillées : telle la source salée de *Vittel* qui, dans certains cas, exerce une action cholagogue fort heureuse. Dans d'autres cas on peut s'adresser utilement à la cure de *Châtel-Guyon* pour stimuler le fonctionnement des voies biliaires.

III. — Hygiène générale, agents physiques.

Diverses prescriptions hygiéniques peuvent être conseillées. De ce nombre sont les *frictions* sèches ou aromatiques sur tout le corps, le massage général et parfois aussi le massage direct du foie. Nous l'avons, M. Gilbert et moi, conseillé avec M. de Frumerie, mais il nécessite une grande prudence, car il est susceptible d'avoir une répercussion assez marquée sur la circulation générale. Employé avec modération, il nous a paru agir favorablement sur l'hypertension portale et sur le chimisme hépatique dans certains cas de cholémie familiale et de cirrhose biliaire, de même que dans certaines affections veineuses.

L'application sur le foie de certains agents révulsifs peut être conseillée : pointes de feu, teinture d'iode, etc. Dans certains cas de périhépatites douloureuses, on peut se trouver bien des applications de glace ou bien de ventouses scarifiées; la saignée locale peut être aussi réalisée par l'application de sangsues à l'épigastre, les lavements froids ont été souvent employés à titre de cholagogues suivant la méthode de Krull.

A côté de ceux-ci, une place doit être faite aux lavements d'eau simple, d'eau de camomille ou d'eau de guimauve ou encore d'eau salée, que l'on conseille aux malades de garder et qui peuvent avoir une action assez marquée contre la cholémie. Ajoutons que ces lavements sont utiles pour éviter la constipation assez fréquemment prononcée; les graves inconvénients que peut offrir l'emploi de laxatifs répétés en rendent souvent nécessaire l'usage.

IV. — Agents médicamenteux.

La liste des agents conseillés dans les affections biliaires est très longue. Je me borne à vous signaler les principaux. Au premier rang se place et surtout se plaçait le *mercure*, longtemps réputé pour son action contre les maladies biliaires en raison du flux bilieux intestinal qui suit son emploi. Il est de fait que le *calomel* peut souvent donner des résultats. Il n'excite pas la sécrétion biliaire comme on l'a cru longtemps, mais par son action sur l'intestin il accélère l'évacuation de la bile : c'est un cholagogue excréteur.

Il peut être donné à dose uniquement purgative, tous les huit à dix jours, de 30 à 50 centigrammes ou davantage ; il peut être administré dans la même journée à semblables doses, mais de manière fractionnée. Enfin il peut être donné à petites doses répétées plusieurs jours consécutifs, selon la méthode de Bouchard et Sacharijin, sous forme de pilules de 1 à 2 centigrammes répétées chaque jour pendant cinq à six jours consécutifs.

On peut encore administrer le mercure sous une autre forme : ce sont les pilules mercurielles des Anglais, si connues sous le nom de *pilules bleues*, et dont on donne une pilule le soir tous les cinq à six jours, en administrant le lendemain une purgation saline légère. Cette thérapeutique par le calomel ou les pilules bleues est surtout indiquée lors d'accidents passagers ou du moins subaigus du côté des voies biliaires. Elle ne saurait être la thérapeutique habituelle des maladies chroniques.

De même le *salicylate* et les *agents salicylés* sont des moyens thérapeutiques fort efficaces lors d'infection aiguë des voies biliaires ou lors d'infection chronique marquée, en raison de ce fait capital que le salicylate s'élimine en partie par les voies biliaires. Mais leurs inconvénients et leur action nocive évidente sur l'estomac font que souvent la voie gastrique doit être rejetée et il faut recourir à l'administration du salicylate en lavement ; cette méthode est facile, trois petits lavements de 100, 150 grammes d'eau étant administrés par jour et gardés et contenant chacun 50 centigrammes à 1ᵍʳ,50 de salicylate de soude. Grâce à une telle médication on voit souvent la fièvre biliaire tomber pour ne plus reparaître. Dans d'autres cas, on doit se borner à l'application locale sur la région hépatique de salicylate d'amyle ou de méthyle agissant dans le même sens, mais de manière beaucoup moins efficace.

Le *benzoate de soude*, moins utile que le salicylate, peut être conseillé également et il est bon d'employer dans nombre d'affections biliaires des cachets de salicylate et de benzoate de soude associés.

Le *sulfate de quinine* peut être utile contre la fièvre intermittente biliaire comme contre la fièvre palustre, il est loin toutefois d'avoir la même efficacité et maintes fois vous constaterez la supériorité du salicylate sur la quinine comme agent antithermique dans les affections biliaires. Il va de soi que, dans certaines affections biliaires très marquées, l'on peut se trouver bien de l'emploi de l'électrargol ou des diverses préparations de collargol.

Un médicament qui fut longtemps considéré comme capital et qui actuellement paraît, peut-être à tort, beaucoup moins utile, c'est l'*iodure*. Le rôle de la syphilis dans nombre d'affections hépatiques et biliaires et notamment dans certaines formes d'ictères chroniques ou de cirrhoses permet de penser, lorsque l'on a épuisé la plupart des agents thérapeutiques, que l'iodure peut être efficace. Nous avons, avec M. Gilbert, suivi un malade chez lequel, bien que la nature syphilitique de l'affection biliaire qu'il présentait n'ait pas été formellement établie, l'emploi de l'iodure fit cesser une fièvre intermittente qui durait depuis plus d'un an. L'iodure peut donc être employé dans toutes les maladies biliaires mal précisées, mais doit être usité d'une manière prudente et à doses progressives, afin de ménager la susceptibilité des voies digestives.

A ces divers agents, purement chimiques, on peut en joindre d'autres provenant des organes d'animaux et constituant des agents opothérapiques. L'*opothérapie hépatique* peut être employée sous forme de pilules, de cachets, de suppositoires ou de lavements. A maintes reprises, je l'ai vu, avec M. Gilbert, agir soit lors de glycosurie, soit en cas d'hémorragies, soit encore dans des cas d'anémie dont je vous ai signalé l'existence au cours de la cholémie familiale, mais je n'insiste pas, car on vous en parlera plus loin. De celle-ci on peut rapprocher l'*opothérapie biliaire* qui a ses indications, car d'une part la bile est un cholagogue souvent actif et dont l'emploi est justifié dans certaines angiocholites, d'autre part, ce que je vous ai dit du rôle du défaut de bile dans l'intestin, dans la genèse de l'entérite membraneuse vous explique que parfois l'opothérapie trouve ici ses indications.

L'*opothérapie pancréatique* peut intervenir efficacement en sens inverse de l'opothérapie hépatique pour réfréner l'activité du foie, ou encore pour améliorer le fonctionnement digestif. Vous aurez maintes occasions de l'employer, de même que le suc pancréatique en nature, associé ou non au suc intestinal. Il n'est pas jusqu'à l'opothérapie thyroïdienne qui ne soit parfois indiquée contre le prurit des ictériques, ainsi que l'ont montré MM. Gilbert et Herscher.

V. — Traitement chirurgical.

Il y aurait lieu de vous exposer ici les indications chirurgicales des affections biliaires, si la plus importante de celle-ci, la lithiase, ne faisait pas l'objet d'une leçon spéciale consacrée à son traitement ; aussi je passerai vite sur ce chapitre.

Sans doute si l'on pouvait, par le drainage des voies biliaires suppurées, drainer les voies terminales, on obtiendrait beaucoup dans la plupart des faits d'angiocholites, mais c'est une espérance le plus souvent chimérique et la fistulation de la vésicule ne peut rien contre certaines angiocholites radiculaires. Toutefois, dans bon nombre d'angiocholites avec cholécystite aiguë, le traitement chirurgical peut être tenté comme ultime ressource.

En regard des opérations dirigées contre l'infection biliaire, on peut envisager la possibilité d'un traitement essayant de lutter contre l'hypertension portale. C'est cette idée qui a fait conseiller, dans certains cas de cirrhose biliaire, *l'opération de Talma* (Omentopexie) déjà préconisée dans les cirrhoses alcooliques. Il ne semble pas qu'elle ait donné des résultats bien remarquables et l'opération la plus rationnelle serait plutôt celle conseillée par Schiassi, qui a tenté de lutter contre l'hypertrophie splénique, par la *splénopexie*, créant ainsi une voie d'échappement pour le sang porte et pouvant par suite diminuer la splénomégalie.

II. — MISE EN ŒUVRE DU TRAITEMENT.

Le traitement varie, je vous l'ai dit, suivant l'importance de la lésion biliaire, mais il a toujours les mêmes bases essentielles.

La plus simple de ces affections est la *cholémie simple familiale*. Le traitement ne doit qu'exceptionnellement être institué dans toute sa rigueur.

Toutefois il peut être bon, lors de cholémie familiale avec symptômes secondaires intenses, de commencer par la cure de régime lacté, avec lait écrémé, et de donner certains agents médicamenteux. Avec M. Gilbert, nous avons vu, grâce à l'emploi simultané du régime et des agents médicamenteux, l'atténuation ou la disparition des symptômes liés à l'infection (fièvre), de ceux liés à la cholémie (dont la cholémimétrie montre la disparition progressive), au trouble fonctionnel du foie (glycosurie digestive) ou à l'hypertension portale (cessation des hémorragies gastrique ou hémorroïdaire, diminution de la splénomégalie, etc.). Si l'on ne peut considérer le tempérament spécial qui est à la base de la cholémie familiale comme complètement modifiable, du moins est-il possible dans une large mesure d'en atténuer les conséquences à l'aide d'un traitement variant avec l'importance de tel ou tel symptôme secondaire. Dans ces cas de cholémie familiale, les cures de diurèse telles qu'on les pratique à Évian, Vittel, Martigny, etc., sont particulièrement indiquées.

Lors *d'infections biliaires aiguës*, qu'elles entraînent ou non le grand tableau de l'angiocholite, qu'il s'agisse plus simplement d'ictère catarrhal, le médecin doit d'une part soutenir le foie, d'autre part chercher par une thérapeutique cholagogue et anti-infectieuse à diminuer la durée de l'angiocholite ; il peut donc s'adresser aux agents stimulateurs de la cellule hépatique, mais auparavant il doit lutter contre la putridité de l'intestin par les grands lavages, parfois aussi par divers antiseptiques intestinaux, et agir contre l'infection biliaire par le salicylate et divers agents médicamenteux. L'usage du calomel est souvent fort utile. Lorsque le résultat n'est pas acquis, lorsque les symptômes d'infection augmentent, on doit discuter la question de l'intervention chirurgicale. Mais il faut préciser avec soin, avant celle-ci, l'état de la cellule hépatique, en raison des dangers plus grands de l'intervention chirurgicale lors d'insuffisance hépatique avérée.

Lors *d'affection biliaire chroniques* et spécialement *d'ictère chronique simple*, les moyens que l'on doit employer se superposent à ceux conseillés pour la cholémie simple familiale. Les cures de diurèse, jointes au régime, semblent souvent susceptibles d'amener une diminution très appréciable de la cholémie et une rétrocession marquée de l'ictère. L'emploi de certaines opothérapies, hépatique, biliaire ou pancréatique est souvent indiqué.

Enfin, s'il y a *cirrhose biliaire*, après avoir commencé par mettre le malade au régime, après lui avoir associé une cure hydrominérale qui, suivant l'état fonctionnel du foie, peut être Évian ou Vichy, on peut recourir à la médication par le calomel à petites doses, alternées avec l'iodure, en y joignant certaines médications suivant l'intensité des symptômes : opothérapie hépatique, sulfate de quinine, salicylate de soude, etc. ; on peut pratiquer quelquefois le massage du foie, pour peu qu'il soit mis en œuvre avec prudence, mais il ne trouve qu'assez rarement ses indications ; enfin il faut chercher à soutenir l'état général par certains agents toniques. L'intervention chirurgicale ne semble susceptible d'aucun résultat utile.

La thérapeutique des affections biliaires ne se borne pas à lutter contre elles seules ; elle peut avoir aussi à se préoccuper des complications diverses, soit complications locales (périhépatites sèches ou suppurées), soit complications infectieuses à distance et notamment pleurésies sèches, séreuses ou suppurées, néphrites, méningites ; elle peut combattre certains symptômes secondaires, et notamment les symptômes nerveux ou les symptômes gastriques, mais c'est toujours en visant simultanément l'affection biliaire initiale que l'on peut obtenir des résultats favorables de ce traitement symptomatique.

VINGT-DEUXIÈME LEÇON

TRAITEMENT DE LA LITHIASE BILIAIRE

Par **Julien JOMIER**.

TRAITEMENT PRÉVENTIF, dirigé contre l'infection des voies biliaires,
contre la stase biliaire.

TRAITEMENT DE LA MALADIE CONSTITUÉE.

Traitement de la colique hépatique sous ses deux formes. — Traite
ment médical : traitement des paroxysmes douloureux ; médication
évacuante (colique hépatique ordinaire) ; recherche de la tolérance
vésiculaire (colique vésiculaire). — Traitement chirurgical.

Traitement de la cystalgie.

Traitement des accidents de migration. — Arrêt du calcul dans le
canal cholédoque. Désobstruction par l'huile d'olive. Traitement
chirurgical.

Traitement des complications septiques. — Cholécystite et pericholé-
cystite. Angiocholite. Pancréatite. Péritonite.

Le traitement de la lithiase biliaire a tantôt pour
objectif d'éviter la formation des calculs, tantôt il s'attaque
à la maladie, les calculs une fois constitués ; nous devons
l'étudier à l'un et l'autre de ces deux points de vue.

Nous nous inspirerons largement des deux rapports faits
par M. Gilbert sur la question, l'un au Congrès international de médecine de Paris, en 1900, avec la collaboration de
Louis Fournier, l'autre au dernier congrès français de médecine tenu à Genève en septembre 1908, avec la collaboration de Paul Carnot et de nous-même.

I. — TRAITEMENT PRÉVENTIF DE LA LITHIASE BILIAIRE.

Chez toute personne placée dans l'une quelconque des
conditions étiologiques où peut apparaître la lithiase, on

devra s'efforcer de prévenir la réalisation des calculs et d'atteindre, à cet effet, les deux éléments qui dominent la pathogénie lithiasique, l'infection et la stase biliaires.

Pour réduire l'*infection*, on pourra administrer, par cures interrompues, les antiseptiques biliaires que nous étudierons plus loin ; on devra s'attaquer aussi au terrain de prédisposition aux infections que constitue, chez le futur lithiasique, la cholémie simple familiale, et s'efforcer de le modifier par les pratiques diverses de l'hydrothérapie, par les frictions sèches ou aromatiques de tout le corps, le massage général, les sports pratiqués sans excès, et, principalement, par le régime des hépatiques, étudié précédemment, régime surtout lactovégétarien, qui comporte néanmoins, en quantité modérée, des viandes, surtout blanches, des poissons maigres et des œufs, mais qui exclut les boissons alcooliques, les épices et les acides.

Pour éviter la *stase biliaire*, on s'efforcera de supprimer le corset traditionnel et de le remplacer, sinon par une brassière à laquelle devront s'attacher les vêtements et par une sangle abdominale, qui ne seront pas communément acceptées, du moins par un corset hygiénique soutenant l'hypogastre et dégageant la partie supérieure de l'abdomen ; on pourra administrer aussi quelques médicaments cholagogues, que nous étudierons plus loin en détail, en vue d'assurer une chasse biliaire plus active, et des alcalins, pour fluidifier la bile.

A vrai dire, le traitement préventif de la lithiase apparaît comme malaisé, car ses divers moyens ne possèdent pas une action suffisamment puissante pour réduire complètement l'infection ou la stase biliaire, et, parmi eux, les moyens médicamenteux ne sont pas toujours loisibles, leur usage pouvant amener l'irritation des voies digestives, souvent malades chez les prédisposés à la lithiase.

Le traitement de la lithiase réalisée procure des résultats tout autrement effectifs.

II. — TRAITEMENT DE LA LITHIASE BILIAIRE CONSTITUÉE.

Nous nous occuperons tout d'abord du traitement de la colique sous ses deux formes, colique hépatique ordinaire et colique vésiculaire ; puis, après avoir sommairement esquissé les moyens à employer contre la cystalgie, nous étudierons le traitement des accidents de la migration calculeuse, et enfin celui des complications septiques de la lithiase.

I. — Traitement de la colique hépatique sous ses deux formes.

Traitement médical. — *1° Lorsque le malade est en paroxysme douloureux,* qu'il souffre d'une colique hépatique ordinaire ou d'une colique vésiculaire, une médication prime toutes les autres, le soulagement de la douleur. On s'y emploiera au moyen de grands bains chauds ou tièdes, au moyen d'applications chaudes sur la région douloureuse (linges chauds, ouate chaude, fer chaud, coussin de sable chaud), de compresses humides ou de cataplasmes simples ou laudanisés, ou, inversement, d'applications de glace, au moyen de topiques calmants, soit, par exemple, un emplâtre contenant :

> Extrait d'opium..........................)
> — de jusquiame......: .... } āā 2 grammes.
> — de ciguë ....)

ou le liniment suivant :

> Baume tranquille..................... 60 grammes.
> Laudanum de Sydenham............. 10 —

ou bien on s'adressera aux médicaments internes ; on devra préférer aux préparations prises par la bouche, exalgine, antipyrine, chloral, pilules opiacées ou belladonées, eau chloroformée, celles qui s'administrent par voie rectale ou hypodermique, en raison de la fréquence des nausées et des vomissements; on ordonnera des suppositoires belladonés ou opiacés, des lavements chloralés, et surtout des lavements d'opium et d'analgésine. On mettra entre les mains du malade, à cet effet, suivant la pratique de M. Gilbert, des paquets d'analgésine de $0^{gr},50$ chaque et du laudanum de Sydenham, et on l'autorisera à employer, pour la préparation du lavement qu'il devra se faire administrer dès le début du paroxysme douloureux, de 2 à 3 paquets d'analgésine jusqu'à 7 ou 8 paquets, de X à XX gouttes de laudanum jusqu'à XL gouttes; on lui conseillera de recourir aux doses les plus faibles et de s'y tenir, au cas où elles donneront des résultats; sinon, il pourra faire appel à des doses de plus en plus fortes, dans les limites indiquées; si un seul lavement ne suffit pas à calmer la douleur, il pourra, après deux ou trois heures, s'en faire administrer un second. Le procédé permet au malade de se traiter dès avant l'arrivée du médecin et de graduer la dose des médicaments employés suivant la notion de sa réaction antérieure et suivant son accoutumance.

2° *Lorsque la douleur est calmée* plus ou moins complètement et qu'en tout cas elle ne domine plus le tableau morbide, on peut songer à traiter vraiment la colique hépatique, et non plus seulement le symptôme douleur. Mais une question se pose ici : par quel processus les lithiasiques biliaires peuvent-ils guérir de leurs crises douloureuses ? La disparition des calculs constitue certes le mode de guérison idéal, dont la réalisation fut cherchée de tout temps.

Au cours des deux siècles derniers, certains médecins se flattèrent d'y parvenir en dissolvant les concrétions biliaires à l'aide de médicaments *litholytiques* divers, dont le plus en vogue fut, sans contredit, le remède de Durande. Composé de deux parties d'essence de térébenthine et de trois parties d'éther sulfurique, ce remède était administré alors sous forme de potion, à raison de 2 à 4 grammes par jour, pendant un temps très prolongé, puisque les malades devaient généralement en absorber jusqu'à 500 grammes. Il agissait, au dire de son inventeur, en favorisant la dissolution des calculs, dont les débris parurent visibles dans les selles, en certains cas, « sous forme d'une matière blanchâtre, de la consistance de la poix ». Sans doute, *in vitro*, des calculs plongés dans ce mélange d'éther et d'essence de térébenthine sont désagrégés et dissous au moins partiellement ; mais il paraît bien difficile de conclure de ce fait à une action dissolvante quelconque *in vivo*, après dilution du médicament dans les humeurs de l'économie. Les bons effets produits, en certains cas, par le remède de Durande, indiscutables à la vérité, semblent devoir être expliqués tout autrement : déjà Luton, dans le Dictionnaire de Jaccoud, Fauconneau-Dufresne, dans son traité des maladies du foie et du pancréas qui date de 1860, se montrent septiques sur son action dissolvante et lui attribuent surtout un pouvoir évacuant. L'opinion de ces auteurs n'a pas lieu d'être contredite et elle nous semble applicable à tous les autres médicaments supposés litholytiques, savon térébenthiné, chloroforme, choléate de soude, succinate de fer, etc. Barth et Besnier, d'ailleurs, constataient, en 1868, dans leur article du Dictionnaire de Dechambre, l'abandon de la méthode litholytique par ceux mêmes qui l'avaient défendue avec le plus de vigueur.

Il semble donc illusoire, dans l'état actuel de la science, de chercher à réaliser la suppression des calculs biliaires en poursuivant leur dissolution.

Mais, du moins, on peut songer à imiter la nature et provoquer ou favoriser l'*évacuation* des calculs dans l'intestin. De cette conception est née une méthode thérapeutique spéciale, d'emploi fréquemment indiqué, nous le verrons. Toutefois ce serait se leurrer que de croire réalisable, en tous cas, par les moyens médicaux du moins, dont l'action est forcément limitée, l'évacuation totale des calculs. A la vérité, les malades guéris de leurs crises de colique hépatique par disparition complète des concrétions biliaires sont l'exception.

Très nombreux, par contre, sont les malades guéris de leurs crises douloureuses, qui gardent tout ou partie de leurs

calculs. Qu'il y ait ou non, en ces cas, sclérose de la vésicule, que le cystique soit rétréci, oblitéré par processus
inflammatoire, ou qu'il reste au contraire perméable, c'est
cette *tolérance de la vésicule*, qui existe d'ailleurs dans
l'intervalle des crises, et, chez certains, dès le début et dans
toute la durée de la lithiase, que l'on sera en droit de rechercher à défaut de l'évacuation des calculs. Si l'évacuation
constitue la solution idéale, l'obtention de la tolérance reste
une solution très acceptable.

La thérapeutique de la colique hépatique nous apparaît
ainsi comme une thérapeutique à double pôle, qui devra
viser tantôt l'évacuation des calculs, tantôt la tolérance
vésiculaire.

Comment le médecin, dans cette alternative, pourra-t-il
choisir entre les deux voies de direction opposée qui s'offrent
à lui ? Mais en déterminant précisément s'il a affaire à une
colique hépatique ordinaire ou à une colique vésiculaire ;
tandis que la colique hépatique ordinaire, en effet, est suscitée, dans la règle, par les calculs petits qui peuvent
migrer, la colique vésiculaire répond, le plus souvent, à
des concrétions trop volumineuses pour pouvoir franchir le
cystique et être évacuées dans l'intestin. Il devra donc, dans
le premier cas, mettre en œuvre la méthode évacuante et
dans la seconde alternative, au contraire, il devra s'efforcer
d'obtenir la tolérance vésiculaire ; il semble en effet (Gilbert)
que, sauf exception, les calculs vésiculaires, trop volumineux, ne puissent pas plus être expulsés dans des crises
thérapeutiquement provoquées que spontanément développées.

Médication évacuante. — Pour provoquer ou aider la
migration des calculs dans l'intestin, aux cas où cet objectif
est indiqué, on fera appel aux *cholagogues*. On administrera,
par exemple, l'huile d'olive à hautes doses ; MM. Chauffard
et Dupré donnent le soir, en une seule fois, une dose massive de 300 à 400 grammes, avec la sonde, si la répugnance
du malade est trop forte, ou, trois soirs de suite, une dose de
100 grammes. On pourra ordonner la glycérine (Ferrand),

soit à la dose massive de 20 à 30 grammes, soit à la dose quotidienne de 5 à 15 grammes, la bile desséchée, l'extrait de bile. Il est d'autres médicaments cholagogues ou réputés tels, l'huile de Haarlem, par exemple, médicament renommé dont la formule est encore inconnue, qui s'administre à la dose de V à XX gouttes par jour, le remède de Durande sous la forme de capsules contenant respectivement poids égal d'essence de térébenthine et d'éther, à raison d'une capsule d'essence de térébenthine pour 2 d'éther, la dose journalière ne devant guère dépasser environ 2 grammes d'éther et 1 gramme d'essence de térébenthine, certains purgatifs cholagogues tels que le sulfate de soude ou le calomel.

Quelques médicaments joignent à leur action cholagogue une action antiseptique et analgésique ; tel, par exemple, le salicylate de soude qu'on emploie concurremment au benzoate de soude suivant cette formule (Chauffard) :

Benzoate de soude...................... 10 grammes.
Salicylate de soude.................... 20 —

en 30 cachets, trois cachets par jour, en trois prises, aux repas ;

tels le salol (de 1 à 4 grammes par jour), le salophène (de 2 à 4 grammes par jour) ou bien le salicylate de méthyle ou d'amyle employé à la dose de 2 à 3 grammes par jour (LXXX à CXX gouttes environ) en applications sur la région hépatique qu'on recouvrira d'un taffetas imperméable. L'éther amyl-valérianique (Bruel), qui peut être employé également en cas de colique hépatique ordinaire, à la dose de 4 à 6 capsules par jour, de $0^{gr},10$ centigrammes chaque, semble agir plutôt comme anesthésique. Le boldo, administré sous forme de teinture à la dose de 1 gramme par jour ou à des doses plus faibles, est à peine cholagogue.

On peut ordonner les grands lavements froids qui, pour certains auteurs, provoqueraient la contraction des conduits biliaires.

Les alcalins, dont nous avons vu plus haut l'usage

sous forme de salicylate ou de benzoate de soude, peuvent être employés sous forme de bicarbonate de soude ou de sels de Carlsbad (1 ou 2 grammes par jour), par cures intermittentes de trois semaines sur quatre, par exemple. On peut demander enfin aux cures intensives de Vichy, de Carlsbad, de Vittel ou de stations analogues, l'évacuation des calculs que si souvent elles réalisent.

Malgré son action cholagogue très intense, le régime comprenant des aliments de tous ordres, et notamment de la viande, ne devra pas être permis dès la cessation des phénomènes d'intolérance gastrique ; mais on condamnera le malade à la diète lactée pendant quelque temps encore, en raison de l'atteinte profonde qu'apporte au fonctionnement du foie la moindre colique hépatique (Gilbert et Castaigne) ; on permettra ensuite des bouillies, puis des potages maigres, puis des purées de légumes, et on arrivera ainsi progressivement au régime complet des hépatiques auquel nous avons fait plus haut allusion au chapitre du traitement préventif de la lithiase. Les douleurs d'estomac qui peuvent se produire au cours des essais de réalimentation ne devront être prises en considération qu'autant qu'elles s'accompagneraient de poussées fébriles ou de douleurs hépatiques, auquel cas le retour au régime lacté est indiqué (Enriquez et Binet).

Médication visant la tolérance vésiculaire. — Dans la colique vésiculaire, les cholagogues devront presque toujours être écartés, ainsi que nous le disions plus haut ; nous avons vu en effet que la thérapeutique évacuante était ordinairement sans action sur l'expulsion des gros calculs qui engendrent ce syndrome spécial. Le mieux sera donc de ne pas faire appel à cette médication ou, du moins, de n'y pas insister ; mais on recherchera la tolérance vésiculaire.

Dans ce but seront préconisés le repos absolu au lit et le régime exclusif du lait écrémé, pris par petites fractions souvent répétées. On sait que si, à l'état normal, la sécrétion de la bile chez l'homme est continue, son écoulement est intermittent, la vésicule biliaire se remplissant dans l'intervalle des repas, puis se vidant à un temps déterminé de la digestion. Il y a lieu de penser que, sous l'influence de l'alimentation continue que nous conseillons à nos malades, le physisme de la vésicule se modifie, l'écoulement de la bile devenant continu, à la façon de la digestion elle-même. Cette hypothèse est d'autant plus plausible que, chez les herbivores qui s'alimentent constamment, la vésicule, ainsi que MM. Gilbert et Fournier ont pu le constater à maintes reprises, est presque toujours vide. On conçoit aisément l'heureux effet que doit avoir sur la production des crises vésiculaires un régime qui a pour conséquence la cessation des alternatives de réplétion et de vacuité de la vésicule biliaire et qui amène ainsi son immobilisation, celle-ci entraînant le non déplacement des calculs et se montrant propice à la sédation de l'inflammation et de l'irritabilité vésiculaires. Le repos au lit, surtout s'il est rigoureusement absolu, ainsi que nous l'exigeons de nos malades, concourt à produire le même effet essentiel que le régime, à savoir l'immobilisation de la vésicule avec les conséquences qu'elle comporte.

On prescrira, de même, les applications chaudes, humides, émollientes sur la région vésiculaire (maillot humide), les bains chauds prolongés, les bains dits de Plombières du Codex.

Les cholagogues seront écartés, pour les raisons dites plus haut, de même que les purgatifs, autant que possible ; les suppositoires et les lavements sont préférables, encore qu'ils soient capables d'impressionner la vésicule biliaire.

Les cures hydrominérales, à la condition d'être dirigées avec une prudence extrême, pourront produire une sédation remarquable. A Vichy, en particulier, depuis que l'on a abandonné l'usage de la source trop « remuante » de la Grande-Grille, depuis que l'on a diminué la dose d'eau ingérée et que l'on est revenu à la pratique des bains thermaux prolongés, les crises provoquées sont devenues très rares et les résultats sédatifs excellents (Linossier). Néanmoins, il est des cas où le traitement hydrominéral, si bien mené soit-il, provoque des crises subintrantes et où les malades doivent quitter la station, sans avoir pu achever leur cure.

Ce traitement particulier à la colique vésiculaire, déjà esquissé par MM. Gilbert et Fournier dans leur rapport au Congrès international de médecine de 1900, a été exposé à nouveau par M. Gilbert dans un récent travail. Les idées de notre maître ont été généralement adoptées.

Ainsi donc les efforts médicaux du thérapeute, en vue de la guérison des crises de colique hépatique, devront être dirigés dans un sens différent, suivant qu'il s'agit de l'une ou de l'autre forme de ce syndrome douloureux.

Traitement chirurgical de la colique hépatique. — L'intervention chirurgicale dans la colique hépatique non compliquée doit être une thérapeutique d'exception qui ne sera mise en question que lorsque tout traitement médical se sera montré impuissant. C'est là l'opinion qui semble actuellement réunir le plus d'adeptes (Kehr, Linossier, Mongour, Hartmann, etc.), bien que certains auteurs, appréciant de façon différente les dangers et les résultats respectifs des cures chirurgicale et médicale, défendent encore l'intervention précoce (L. Bernardi, Moynihan, Brüning, Alessandri, au congrès de Bruxelles, septembre 1908).

L'opération pourra être indiquée néanmoins par la persistance d'une douleur atroce, comparable aux douleurs expulsives de l'accouchement pendant plus de vingt-quatre heures, malgré l'emploi des calmants les plus actifs (Maire), par la gravité des accidents cardiaques ou cardio-pulmonaires réflexes, par la répétition extrême des crises, notamment chez un malade à qui sa situation sociale interdit les longues cures de repos absolu, par le danger possible de la morphinomanie chez certains (Linossier).

L'opération de choix pour Kehr est l'ablation totale de la vésicule et du cystique.

II. — Traitement de la cystalgie.

Les développements dans lesquels nous sommes entré au sujet du traitement de la colique vésiculaire nous permettront d'être bref pour le traitement de la cystalgie.

Rappelons que la cystalgie se reconnaît cliniquement à l'existence d'une douleur sourde, continue ou intermittente, subjective ou seulement provoquée par la palpation, siégeant au niveau du point cystique, sans irradiation, remarquablement tenace et résistant à tous les moyens de sédation courants, chez un sujet bien souvent cholémique familial, ayant parfois déjà présenté des coliques hépatiques dûment diagnostiquées.

Elle paraît due à l'irritabilité des parois avec lesquelles les concrétions entrent en contact, et elle cède ordinairement aux mêmes moyens qui, dans la colique vésiculaire, assuraient la tolérance des calculs, repos absolu horizontal, régime du lait écrémé pris par petites fractions, souvent répétées, ou des petits repas fréquemment renouvelés. On pourra ajouter à ces prescriptions le maillot humide, la révulsion *loco dolenti*, ou les applications, sur l'hypocondre droit, de salicylate de méthyle ou d'amyle, d'effet analgésiant, les grands bains généraux.

III. — Traitement des accidents de migration.

Au cours de sa migration, le calcul peut s'enclaver en un point quelconque du trajet des voies biliaires.

L'arrêt dans le col vésiculaire ou le canal cystique peut provoquer la formation d'un cholécyste aigu ou transitoire, cholécyste subaigu ou chronique, susceptible de guérison spontanée, cholécyste permanent, ou bien être suivi de l'atrophie d'emblée de la vésicule.

L'arrêt du calcul dans le canal cystique, avec cholécyste, réclame initialement un traitement qui est celui de la colique vésiculaire. Si cet arrêt se prolonge, avec persistance du cholécyste, on peut songer à l'ablation chirurgicale ou s'en tenir à l'expectation.

L'arrêt du calcul dans le canal cholédoque comporte la possibilité d'un traitement médical et d'un traitement chirurgical. Sauf indication pressante du traitement chirurgical, la désobstruction devra être poursuivie tout d'abord par les moyens médicaux.

Le meilleur traitement médical de l'obstruction calculeuse du cholédoque est le traitement par les cholagogues. On peut employer l'un ou l'autre de ceux-ci ; mais le meilleur est ici l'huile d'olive (Gilbert).

Le malade ingérera le matin, à jeun, des quantités progressives d'huile d'olive, en ayant soin de laisser, entre chaque prise, un intervalle de deux à cinq jours, suivant la violence de ses réactions digestives. La première dose sera communément de 25 à 50 centimètres cubes ; les suivantes augmenteront progressivement de 25 à 50 centimètres cubes jusqu'à 150 et 200 centimètres cubes. Plus rapprochées, les prises produiraient le dégoût et l'intolérance ; à dose uniforme, elles amèneraient l'accoutumance. L'expulsion du calcul peut être obtenue après un nombre variable de séances d'ingestion. On ne devra pas prendre pour des calculs biliaires les concrétions vert porracé, de consistance mollasse, rendues en abondance dans les matières fécales après absorption d'huile, et qui sont constituées en réalité par des graisses insuffisamment saponifiées, colorées par la bile.

Des faits où la désobstruction est obtenue ainsi par ingestion d'huile d'olive doivent être rapprochés ceux où elle se produit à la suite d'un empoisonnement, d'une indigestion, d'une atteinte de mal de mer, ceux où elle était obtenue autrefois par l'emploi des vomitifs. L'issue du calcul, dans tous ces cas, est réalisée par le même mécanisme : chasse biliaire abondante, contraction réflexe des voies biliaires, expression des organes abdominaux par les efforts de vomissements.

Au cas où les essais d'évacuation par l'huile auront

échoué, si l'on n'a aucun motif de précipiter le traitement chirurgical, si, notamment, le malade est apyrétique, on pourra faire appel aux cures hydrominérales de Carlsbad et de Vichy en particulier.

Le traitement *chirurgical* de l'obstruction calculeuse du cholédoque, sans complication septique, ne devra jamais être institué avant l'essai préalable du traitement médical évacuant, et même si les premières tentatives de désobstruction ne réussissent pas, il sera loisible de patienter, le gonflement de la muqueuse cholédocienne, qui intervient pour une part dans la rétention calculeuse, pouvant régresser en effet (Mongour) et permettre ultérieurement l'évacuation.

Les auteurs discutent sur la longueur du délai laissé ainsi à l'action médicale. Tandis que certains (Doyen, Ewald, Schlesinger, Quénu, Lejars) pratiquent l'opération quatre ou cinq semaines après le début de l'ictère, d'autres en retardent l'échéance, mais à trois mois au plus (Kehr, Le Gendre). M. Linossier laisse latitude jusqu'à une année au plus. Naunyn conseille d'attendre au moins un an. M. Gilbert a observé un malade qui, pendant un an, sans aucun autre accident, garda son cholédoque obstrué par un calcul. Ces divergences tiennent à l'appréciation différente, par rapport aux chances de la guérison par les moyens médicaux, des inconvénients ou complications que peut amener la prolongation de l'obstruction, angiocholite, ictère grave, gravité plus grande d'une opération chez un malade dont la résistance aura été amoindrie par l'imprégnation biliaire de l'organisme.

Si les complications septiques surviennent, par contre, on devra précipiter la mise en œuvre du traitement chirurgical, suivant ce que nous dirons plus loin.

L'opération à pratiquer, qu'il y ait infection ou non, est presque toujours la cholédocotomie combinée à la cholécystectomie et au drainage de l'hépatique.

L'*obstruction calculeuse de l'intestin* est justiciable, comme celle du cholédoque, de la médication évacuante (purges, lavements purgatifs, lavements électriques, etc.) qu'on devra mettre en œuvre avant de faire appel au traitement chirurgical. Nous n'y insisterons pas, en raison de l'extrême rareté de cette obstruction, dont la véritable origine n'est jamais diagnostiquée, pour ainsi dire.

Quant aux *migrations anormales* par formation de fistules variées, elles sont le plus souvent consécutives à la cholécystite ; leur traitement préventif se confond avec le traitement de cette complication septique ; leur traitement actuel est tout chirurgical et varie suivant les cas ; il ne peut nous occuper ici.

IV. — Traitement des complications septiques.

L'infection qui a présidé à la formation des calculs peut s'exalter sous l'influence de conditions variées, et réaliser la cholécystite calculeuse ; elle peut s'étendre aux voies biliaires intrahépathiques et susciter l'angiocholite, qui peut aboutir à la suppuration ou à la cirrhose lithiasique.

Fréquemment l'inflammation se propage au pancréas qui, tantôt réagit de façon aiguë, ou tantôt s'indure et souvent s'hyperthrophie par suite du développement d'une pancréatite chronique (Rieder, Quénu et Duval, Desjardins, Dieulafoy).

D'autres fois elle atteint le péritoine par propagation ou effondrement des parois biliaires ulcérées et produit une péricystite ou une péritonite généralisée subaiguë.

Étudions successivement le traitement de chacune de ces complications diverses.

La *cholécystite calculeuse* peut être aiguë ou chronique. Après l'essai d'une cure antiphlogistique convenablement prolongée, si les phénomènes morbides ne régressent pas ou qu'ils indiquent la suppuration, l'ablation chirurgicale du foyer s'impose, bien qu'on ait signalé des cas de guérison après ouverture spontanée à la paroi ; cette détermination doit être prise en raison de la péritonite suraiguë toujours possible par ouverture de la collection dans le péritoine, en raison également de la formation d'adhérences qui peuvent nuire au bon fonctionnement des organes abdominaux. Au cours de l'opération, on devra toujours explorer toute l'étendue des voies biliaires extrahépatiques, de peur de laisser dans le cholédoque des calculs qu'aucun symptôme n'aurait révélés, éventualité possible.

L'*angiocholite* est d'un traitement plus délicat. Son apparition, au cours de la lithiase biliaire, transforme la gravité de la maladie et la rend à ce point rebelle au traitement médical que, si d'autres moyens n'interviennent pas, elle aboutit très souvent à un véritable état de phtisie. On devra faire appel néanmoins à l'action des antiphlogistiques locaux et des révulsifs, tels que compresses humides, ventouses scarifiées, vessie de glace, à l'action combinée des antiseptiques biliaires et généraux, salicylate de soude associé au benzoate de soude, salol, salophène, salicylate de méthyle ou d'amyle en badigeonnages sur la région du foie, calomel, soit à dose purgative, soit à doses réfractées, rapprochées ou éloignées, pilules bleues du Codex, à raison de une prise le soir, tous les cinq à sept jours, avec, le lendemain matin, purge saline légère, frictions mercurielles, collargol.

Chez le vieillard et dans les formes graves, on ne devra toutefois fonder sur aucun de ces moyens l'espoir d'une guérison réelle. Chez les individus vigoureux, par contre, et dans les formes atténuées, peu fébriles, d'évolution lente, la guérison étant possible, bien que répondant à la minorité des cas, le traitement hydrominéral complémentaire pourra procurer d'excellents résultats. Vichy, Carlsbad sont indiqués ici ; quand on devra ménager la cellule hépatique, très atteinte, la cure moins irritante de Vittel, la cure plus douce encore d'Évian seront préférables (Cottet).

Le traitement chirurgical devra toujours être précédé de l'essai du traitement médical ; mais en raison de l'échec fréquent de ce dernier, il devra souvent être mis en œuvre.

Les indications varient avec le degré de l'infection, les conditions de l'état général et de l'état du foie.

Pour apprécier exactement le degré de l'infection, il faut savoir que la fièvre rémittente à grandes oscillations indique une infection plus grave que les grands accès pseudo-intermittents, que l'apyrexie et même l'hypothermie peuvent accompagner la suppuration et ne contre-indiquent pas d'ailleurs l'intervention, que l'intensité de l'ictère, de même que l'intensité des douleurs, n'est nullement proportionnelle à la gravité de l'infection, que la polynucléose, signe précieux de suppuration aiguë quand elle existe, peut faire défaut.

D'autre part, l'amaigrissement, la diminution des forces, la viciation des fonctions digestives sont autant de raisons de ne pas différer l'opération, pourvu toutefois que la cachexie ne soit pas installée.

Il en est de même de l'augmentation de consistance du parenchyme hépatique, en rapport avec l'installation de la cirrhose. M. Mongour, à ce point de vue, prend en considération l'immuabilité du volume du foie aux divers moment de la journée.

Les contre-indications qui résultent de l'âge, de la résistance du malade, des lésions pulmonaires ou cardiaques concomitantes, s'appliquent naturellement au cas que nous étudions comme à toutes les opérations graves en général. Les femmes, d'après Kehr, supportent mieux l'intervention que les hommes, et particulièrement les hommes gras.

L'opération le plus souvent employée est l'opération de Kehr, cholédocotomie combinée à la cholécystectomie et suivie du drainage de l'hépatique.

Quant aux complications générales de l'angiocholite lithiasique et à ses complications médicales, en particulier, néphrites « biliaires » notamment, angine de poitrine « biliaire », douleurs rhumatismales, pleurésies « biliaires », nous ne les envisagerons ici qu'au point de vue de leur traitement prophylactique qui se confond avec celui de la lithiase biliaire et de l'angiocholite réalisées.

La pancréatite aiguë indique l'intervention chirurgicale

d'urgence. La pancréatite chronique ne comporte le plus souvent pas de traitement opératoire qui s'adresse directement à elle ; mais elle est justiciable des moyens chirurgicaux dirigés contre la lithiase du cholédoque.

Quant aux *complications péritonéales* de la lithiase, elles indiquent l'intervention chirurgicale d'urgence, s'il s'agit de péritonite généralisée, ou d'abcès péritonéal périhépatique. S'il s'agit, par contre, de péricystite, purulente ou plastique, le traitement ne diffère pas essentiellement de celui de la cholécystite; nous l'avons suffisamment esquissé plus haut.

V. — Résumé.

Arrivé au terme de notre étude, nous pouvons apprécier les résultats à attendre du traitement de la lithiase biliaire. Si le processus lithogène dépasse le plus souvent la portée de nos moyens thérapeutiques, rendant ainsi fort difficile, sinon impossible, la prévention de la maladie lithiasique, les manifestations de la lithiase biliaire peuvent être le plus souvent, même par les simples moyens médicaux, combattues avec succès, et très fréquemment le lithiasique, bien que conservant dans sa vésicule biliaire tout ou partie de ses calculs, revient à un état de santé compatible avec une existence de tous points normale.

Ces bons résultats sont d'autant plus nombreux aujourd'hui que l'on a notion de l'état de tolérance vésiculaire qui répond, dans la règle, aux calculs trop volumineux pour migrer. La recherche méthodique de l'état de tolérance dans les cas de colique vésiculaire et l'abandon de la poursuite systématique, en tous cas, de l'expulsion des calculs constituent un progrès réel ; c'est là la principale acquisition de ces dernières années dans le domaine de la thérapeutique médicale de la lithiase. Les progrès de la chirurgie des voies biliaires accomplis d'autre part élargissent sensiblement le champ d'action de la thérapeutique lithiasique.

AFFECTIONS DU FOIE D'ORIGINE PORTALE
PYLÉPHLÉBITES. — CIRRHOSE DE LAENNEC

Par Marcel GARNIER.

Parallèle entre la veine porte et le canal cholédoque comme vecteurs des agents pathogènes de l'intestin au foie. — Nature des agents pathogènes qui empruntent la veine porte pour arriver au foie. Les affections du foie d'origine portale.

Pyléphlébites. — Forme adhésive, forme suppurative : différences étiologiques, anatomiques, symptomatiques de ces deux formes.

Cirrhose de Laennec. — Rôle de l'alcool : influence des doses plus importante que celle de la nature du produit ; influence du terrain cholémique.

Aspect anatomique du foie cirrhotique ; la densité n'est pas augmentée, mais diminuée ; aspect histologique : cirrhose biveineuse, annulaire ; état des autres organes.

Classement des symptômes dans les cirrhoses du foie. — 1re période. Précirrhose. Ébauche du syndrome d'hypertension portale. Cas exceptionnels d'hypertrophie préatrophique. — 2e période. Cirrhose confirmée : syndrome d'hypertension portale, syndrome d'hypotension sus-hépatique. — 3e période. Terminaisons : mort par cachexie, insuffisance hépatique, *anémie séreuse*, complications.

Importance pour le diagnostic de la recherche des différents signes du syndrome d'hypertension portale, dont certains existent avant l'apparition de l'ascite.

Traitement : régime lacté. Indications de la paracentèse abdominale ; nécessité d'espacer les ponctions pour éviter l'anémie séreuse. Opothérapie hépatique. Iodure de potassium.

Dans les leçons antérieures, nous avons étudié les affections du foie d'origine biliaire ; nous avons cherché à montrer comment le canal cholédoque permettait aux germes pathogènes de gagner le tissu hépatique, soit parce qu'il en renferme normalement et que ceux-ci peuvent à un moment donné gagner les parties supérieures de l'arbre biliaire, soit parce que, s'ouvrant dans le duodénum, il établit un trait d'union entre le milieu intestinal où pullulent les microorganismes et le foie physiologiquement aseptique.

La veine porte constitue une autre voie mettant en relation l'intestin et le foie ; deux de ses branches d'origine, les veines mésentériques, prennent en effet naissance dans l'épaisseur des parois intestinales. Normalement une partie des substances qui circulent dans l'intestin traverse la muqueuse, pénètre dans les capillaires sanguins et gagne le foie par l'intermédiaire de la veine porte. Il y a toujours entre le contenu intestinal et le sang porte la barrière de la muqueuse. Mais, une fois cette barrière franchie, le courant sanguin charrie vers le foie tout ce qui a pénétré dans le système porte.

Les conditions sont donc différentes ici de ce qu'elles étaient pour le cholédoque : l'entrée du vaisseau sanguin est protégée par la muqueuse ; le canal biliaire débouche au contraire directement dans le duodénum. Mais dans le cholédoque, la chasse biliaire tend constamment à rejeter dans l'intestin les substances et les microbes qui cherchent à forcer l'entrée du canal, tandis que dans la veine porte le sens de la circulation favorise l'atteinte du foie.

Agents pathogènes qui empruntent la veine porte pour arriver au foie. — Ces agents peuvent être solubles ou figurés.

Les premiers sont tous les poisons introduits par la voie buccale, comme l'alcool, ou formés dans l'intérieur du tube digestif. A ce point de vue, il faut séparer, comme je l'ai fait avec M. Roger, les poisons formés dans l'intestin par l'action même des sucs digestifs sur les matières alimentaires, et ceux dus à la putréfaction des substances digérées. Les premiers, plus actifs et plus abondants que les autres, semblent être neutralisés en grande partie au niveau de la muqueuse intestinale. Cette muqueuse, comme l'a montré Falloise, agit aussi remarquablement sur les poisons putrides, si bien qu'à l'état normal les substances qui passent dans le sang porte ont perdu une grande partie de leur toxicité. Mais on conçoit facilement que si cette muqueuse vient à faillir à son rôle ou à être entamée dans son intégrité, le foie reçoive une dose de poisons susceptible de l'altérer.

Les agents figurés sont représentés par les microbes nombreux et variés qui habitent l'intestin, et par ceux qui sont introduits par la voie digestive. Ils ne franchissent pas la barrière que leur oppose la muqueuse à l'état physiologique ; pourtant Nocard admettait chez le cheval, Porcher et Desoubry ont observé chez le chien le passage des microbes dans la veine porte pendant la digestion. Je ne crois pas que ce passage soit la règle dans les conditions normales ; j'ai plusieurs fois ensemencé largement le sang de la veine porte chez des chiens sacrifiés en pleine période digestive, sans obtenir aucune culture ni en milieu aérobie ni en milieu anaérobie. Mais, dès que la muqueuse est altérée, le passage se fait facilement : en réalisant expérimentalement des ulcérations intestinales chez des lapins, j'ai vu avec M. Simon les germes pathogènes gagner le foie, et s'y arrêter. Il suffit parfois d'une altération légère, d'une irritation chronique, comme celle que produit le régime carné chez le lapin, pour observer l'exode des germes intestinaux dans le sang.

Affections du foie d'origine portale. — Ces affections peuvent être aiguës ou chroniques : aiguës, elles peuvent affecter la forme dégénérative, et certains cas d'ictère grave ressortissent à cette étiologie, ou au contraire la forme suppurée, comme c'est le cas pour les abcès du foie d'origine dysentérique particulièrement.

Chroniques, elles donnent lieu aux cirrhoses veineuses, parmi lesquelles la forme la plus importante est la cirrhose de Laennec.

Mais les agents pathogènes peuvent localiser leurs effets sur le tissu même de la veine porte ou de ses grosses branches, sans gagner le foie : on a alors les pyléphlébites, dont l'étude est en quelque sorte parallèle à celle des angiocholites.

PYLÉPHLÉBITES

Les inflammations limitées au tronc porte sont des affections rares, le courant sanguin ne permettant pas aux germes de stationner et de s'attaquer aux parois de cette veine.

Étiologie. — Toutes les lésions du tractus gastro-intestinal qui ouvrent une porte à l'infection peuvent être une cause de pyléphlébite. Tel est le cas de l'ulcère simple de l'estomac ou du duodénum, du cancer de l'estomac ulcéré, de l'appendicite, des ulcérations de la fièvre typhoïde, de la tuberculose intestinale, de la dysenterie, bien que dans ces maladies cette complication soit en réalité exceptionnelle.

De même, les abcès de la rate peuvent donner lieu à la pyléphlébite. Dans les cachexies d'origine tuberculeuse, cancéreuse ou paludéenne, la pyléphlébite peut s'observer ; elle est alors probablement consécutive au passage dans le sang porte des microbes intestinaux. Dans la syphilis héréditaire, des cas ont été rencontrés.

Des inflammations de voisinage peuvent se propager au tissu de la veine porte : tel est le cas des périhépatites sous-hépatiques, des cholécystites, des adénites du hile, du cancer du foie ou des organes voisins. Dans tous ces cas, il y a compression du tronc porte par la lésion et par suite ralentissement du cours du sang, ce qui favorise l'inflammation de la paroi.

Anatomie pathologique. — La pyléphlébite se présente anatomiquement sous deux formes, suivant que l'inflammation est adhésive ou suppurative.

Dans le cas de *pyléphlébite adhésive*, on trouve à l'autopsie la veine porte oblitérée par un thrombus occupant une plus ou moins grande étendue de la veine, envoyant parfois des ramifications dans les branches intrahépatiques. Les parois de la veine présentent les lésions habituelles des phlébites.

Secondairement à cette oblitération veineuse, on observe

en amont une stase sanguine généralisée dans tout le système porte, et en aval des lésions du foie caractérisées principalement par la dégénérescence graisseuse des cellules hépatiques.

Dans la *forme suppurative*, on note de la périphlébite déterminant des adhérences de la veine avec les organes voisins, de l'endophlébite avec des ulcérations ou des végétations sur l'endoveine, et dans la lumière du vaisseau un thrombus grisâtre, ramolli, souvent puriforme.

Dans ce cas aussi, il y a stase sanguine en amont, et en aval le foie se montre criblé d'abcès formés par des dilatations ampullaires des rameaux portes. Ces abcès sont en continuité de tissu avec la veine dans laquelle on aperçoit le thrombus grisâtre. D'autres abcès sont dus à des embolies parties du thrombus et arrêtées en un point plus ou moins éloigné.

Symptômes. — La *pyléphlébite adhésive* passe en général inaperçue si elle est localisée à une seule branche de la veine porte ou si l'obstruction veineuse reste incomplète.

Mais si le thrombus oblitère d'une façon absolue le tronc porte, le syndrome de l'hypertension portale apparaît au complet. L'ascite est considérable ; elle se reproduit très rapidement après la ponction ; la rate augmente de volume ; des hémorroïdes apparaissent ; les veines sous-cutanées abdominales se développent. Souvent se montrent des hémorragies gastro-intestinales, qui peuvent parfois être mortelles.

Le diagnostic est toujours très difficile ; on pensera à ce type morbide quand on constatera des signes d'hypertension portale très accentués et se développant rapidement. La mort en est la terminaison habituelle ; elle survient dans la cachexie ; elle peut être due à l'anémie séreuse consécutive aux ponctions répétées de l'ascite ou encore à des hémorragies. Quant aux accidents observés chez les animaux à la suite de la ligature de la veine porte, parésie des membres inférieurs, dyspnée, assoupissement, ils n'ont été observés chez l'homme qu'à l'état d'ébauche.

La *pyléphlébite suppurée* peut être presque complètement masquée par les signes de l'affection causale, angiocholécystite, appendicite, etc.

Dans d'autres cas au contraire, l'infection primitive reste cachée, et les signes de la pyléphlébite dominent la scène. Dans cette forme, les phénomènes liés à l'hypertension portale manquent le plus souvent ; on constate pourtant parfois une diarrhée sanguinolente. C'est par la fièvre et la douleur que se révèle l'affection : la fièvre prend la forme d'accès irréguliers et intermittents ; la douleur siège à l'hypocondre droit, quelquefois à l'épigastre ; elle est exagérée par la pression. La palpation en dehors des points douloureux révèle l'augmentation de volume du foie et de la rate ; parfois on sent un empâtement diffus, dû à la péritonite locale qui entoure la veine porte enflammée. Assez souvent on note de l'ictère.

Le diagnostic est très difficile. En présence des symptômes que je viens d'énumérer, on pensera à une angiocholite, à un abcès du foie, à une péritonite partielle suppurée. La diarrhée sanguinolente, quand elle existe, fera pencher le diagnostic vers la pyléphlébite suppurée.

Le pronostic est toujours très grave, la cachexie s'accentue rapidement, et le malade meurt en quelques semaines ; quelquefois une péritonite généralisée vient hâter la fin. Plus rarement, la terminaison fatale se fait attendre plusieurs mois.

CIRRHOSE DE LAENNEC

C'est dans une observation intitulée « pleurésie hémorragique du côté gauche avec ascite et maladie organique du foie », que se trouve rapporté le premier cas de cirrhose hépatique (1) ; Laennec, qui décrivait cette affection nouvelle, reconnut qu'elle était une des causes les plus com-

(1) LAENNEC, Traité de l'auscultation médiate. Édition de la Faculté, 1879, p. 589 et suivantes, et note de la page 596.

munes de l'ascite ; il désigna sous le nom de *cirrhoses* les granulations, dont paraît être composée la substance du foie, voulant ainsi rappeler leur couleur (κιῤῥὸς, roux). En réalité, ces granulations ne sont pas des productions accidentelles, comme le croyait Laennec, mais des portions de parenchyme enserrées dans des anneaux fibreux.

Aujourd'hui le terme de cirrhose a été dévié de son sens originel ; il ne s'applique plus aux granulations rousses, dont sont formés certains foies malades, mais désigne l'inflammation interstitielle avec sclérose, dont le développement a déterminé la formation de ces grains ; il est devenu synonyme de sclérose généralisée à tout un organe, et on l'applique aux reins, aux poumons, à la rate aussi bien qu'au foie.

Sous le nom de *cirrhose de Laennec*, on décrit une cirrhose hépatique atrophique d'origine alcoolique.

Étiologie. — Le rôle de l'alcool dans l'étiologie des cirrhoses du foie fut signalé par Bright, Gubler, Frerichs. M. Lancereaux essaya de déterminer parmi les boissons alcooliques celles qui conduisaient le plus fréquemment à la cirrhose. Pour lui, ce sont les buveurs de vin qui sont surtout atteints de cette affection, et le vin doit en grande partie sa nocivité à diverses manipulations qu'on lui fait subir pour faciliter sa conservation : le plâtrage qui donne lieu à la formation de sulfate acide de potasse, dont la quantité peut atteindre ainsi 2 et même 6 grammes par litre ; et le sulfitage qui consiste à faire brûler des mèches soufrées à la surface du vin, ce qui aboutit à la production d'une quantité encore plus considérable du même sel.

Tous les auteurs n'ont pas admis l'opinion de M. Lancereaux, sur l'influence prépondérante de l'œnolisme dans la production de la cirrhose. Il est bien rare d'ailleurs à l'heure actuelle de rencontrer des buveurs qui s'adonnent uniquement au vin ; dans les villes et surtout à Paris où l'alcoolisme est si fréquent, la plupart des individus s'intoxiquent avec des boissons diverses, parmi lesquelles les apéritifs et les liqueurs figurent en bonne place à côté du vin. Aussi est-il à peu près impossible d'attribuer tel méfait de l'éthylisme à telle forme de l'intoxication, et convient-il d'être dans cette question étiologique aussi éclectique que le sont les buveurs dans le choix de leur toxique.

Plus importante que la variété du poison, est la quantité absorbée journellement ; la cirrhose du foie ne se rencontre pas chez les gens qui boivent de très grandes doses d'alcool. Elle est le résultat d'une intoxication lente, par des quantités relativement faibles de spiritueux prises chaque jour pendant de longues années. On comprend ainsi que le vin, qui, pour un même volume, contient moins d'alcool, conduise plus fréquemment à la cirrhose que les liqueurs.

Aussi la cirrhose ne s'observe-t-elle guère que chez les individus arrivés à l'âge moyen de la vie ; c'est de quarante à soixante ans qu'elle est surtout fréquente et principalement chez les hommes. Néanmoins elle peut se rencontrer dans certains cas exceptionnels chez l'enfant ; elle y est beaucoup plus rare que la cirrhose biliaire ; elle y affecte la même forme que chez l'adulte (1).

Certaines conditions accessoires facilitent l'apparition de la cirrhose, en déterminant la localisation de l'alcool sur le foie ; Hanot invoquait l'arthritisme ; MM. Gilbert et Lereboullet ont montré que la cirrhose se développait de préférence sur le terrain de la cholémie familiale. La sédentarité enfin favorise aussi l'évolution scléreuse du foie.

C'est en partie à cause de ces conditions accessoires impossibles à reproduire, en partie en raison de la durée forcément limitée des expériences, que la cirrhose alcoolique n'a pu être jusqu'ici provoquée d'une façon certaine chez l'animal. La plupart des auteurs, entre autres Lallemand, Magnan, Sabourin, Dujardin-Beaumetz et Audigé, Mairet et Combemale, Straus et Blocq, M. Laffitte ont observé chez les animaux qu'ils intoxiquaient par l'alcool des dégénérescences cellulaires, mais n'ont pas reproduit de cirrhose vraie. Je ne crois pas que ces

(1) GILBERT, *in* SAUNAL, Les cirrhoses alcooliques chez l'enfant. Thèse de Paris, 1892.

échecs soient de nature à faire rejeter l'influence de l'alcool sur le développement du tissu fibreux dans le foie. Peut-être en variant davantage les animaux d'expérience, en variant aussi les doses de toxique, arrivera-t-on un jour à produire à volonté la sclérose hépatique.

Anatomie pathologique.—Anatomiquement, la cirrhose de Laennec est une cirrhose atrophique ; le foie est petit ; son poids descend à 1200, 1000 et parfois 800 grammes ; le lobe gauche surtout paraît diminuer de volume. On pouvait se demander si cette atrophie ne s'accompagnait pas d'une augmentation de la densité de l'organe. Les recherches que j'ai poursuivies avec M. Gilbert sur ce point n'ont pas confirmé cette idée : dans tous les cas que nous avons observés, nous avons trouvé une densité un peu inférieure à celle du foie normal ; au lieu de 1060 à 1070 qu'on note pour le foie d'apparence normale ou voisine de la normale, on trouve, dans le cas de cirrhose, les chiffres de 1050 à 1060 ; dans une de nos observations un morceau prélevé là où la sclérose était très développée avait un poids spécifique de 1058, tandis que dans un autre fragment où le microscope ne révéla que peu de tissu conjonctif, elle atteignait 1066. Si la cirrhose s'accompagne de dégénérescence graisseuse, la densité s'abaisse davantage et descend parfois à 1040.

La consistance de l'organe est dure, élastique. Sa couleur est brun clair. La surface est souvent irrégulière, le parenchyme étant segmenté en granulations de dimensions diverses. A la coupe, l'organe crie sous le couteau.

Au microscope, après coloration par des réactifs appropriés, picrocarmin, liquide de Van Gieson, on voit le tissu conjonctif segmentant des îlots de cellules hépatiques, et dessinant en quelque sorte le chemin suivi par le poison. Il se développe, en effet, autour des vaisseaux portes : c'est une cirrhose *veineuse*; mais la sclérose envahit de bonne heure les veines sus-hépatiques, et les bandes fibreuses relient les deux centres porte et sus-hépatique ; la cirrhose est *biveineuse*. Charcot la caractérisait par trois termes :

annulaire, multilobulaire et interlobulaire, l'opposant ainsi à la cirrhose biliaire qui est insulaire, monolobulaire et intralobulaire. En réalité, si la cirrhose de Laennec est le plus souvent multilobulaire, elle mérite seulement, dans certains cas, le qualificatif de monolobulaire ; de plus, elle ne peut être dite interlobulaire puisqu'elle est biveineuse et par suite pénètre dans le lobule. Son caractère distinctif, c'est d'être annulaire ; les trousseaux fibreux forment des anneaux réguliers qui enserrent des portions de parenchyme d'où la sclérose est absente. Les granulations sont formées par ces îlots parenchymateux ; elles sont de dimensions plus ou moins étendues suivant le nombre de lobules pris et suivant le calibre des veines atteintes.

Le tissu conjonctif est adulte ; il renferme peu de noyaux cellulaires ; il est formé de fibres connectives avec de nombreuses fibres élastiques, sur lesquelles MM. Carnot et Amet sont revenus récemment (1); l'abondance de ces fibres comprimant le parenchyme explique jusqu'à un certain point la saillie des îlots cellulaires et la formation des granulations.

Les parois des vaisseaux veineux portes, et sus-hépatiques, sont épaissies ; il y a phlébite et périphlébite aboutissant parfois à l'oblitération du canal.

Les cellules hépatiques elles-mêmes sont normales le plus souvent, ou ne présentent que des lésions peu importantes ; la cirrhose de Laennec fait partie des *cirrhoses simples* de la classification de MM. Gilbert et Surmont.

La rate est le plus souvent hypertrophiée, et pèse 1000 à 1200 grammes ; rarement elle est atrophiée et entourée d'une capsule épaisse, fibreuse. L'intestin grêle et le gros intestin sont diminués de longueur ; leurs parois sont rétractées. Le pancréas, comme l'ont montré MM. Klippel et Lefas, est, suivant les cas, petit ou gros ; il présente une sclérose intralobulaire, péricanaliculaire et des lésions de

______

(1) CARNOT et AMET, Sur les fibres élastiques des cirrhoses du foie (*Archives de médecine expérimentale et d'anatomie pathologique*, novembre 1906, p. 752).

nécrose cellulaire ; MM. Carnot et Amet ont noté l'hypertrophie des îlots de Langerhans.

Les reins sont volumineux, mous, congestionnés ; d'après un travail récent de M. Mollard (de Lyon), ils sont hypertrophiés, mais ne présentent pas d'altérations de leur tissu. Dans quelques cas pourtant, ils sont atteints de néphrite interstitielle ; alors le cœur est gros, comme cela est la règle dans l'atrophie rénale ; mais, quand la cirrhose du foie n'est pas accompagnée de néphrite, le cœur est petit (1).

Symptômes. — Classement des symptômes dans les cirrhoses du foie. — On peut ranger les symptômes des cirrhoses hépatiques, comme nous l'avons proposé, M. Gilbert et moi, sous cinq chefs :

1° État physique du foie.

2° État fonctionnel.

3° Troubles de la circulation intrahépatique : A. biliaire ; B. portale.

4° Modifications des diverses fonctions,

5° État général.

En se reportant toujours à ce tableau, on est certain de n'oublier aucun symptôme dans chacune des phases de la maladie.

Le début de la cirrhose de Laennec est insidieux, et jusqu'à l'apparition de l'ascite, le diagnostic est fort difficile ; c'est la période de *précirrhose* de Hanot.

Première période. Précirrhose. — Elle est marquée par un certain nombre de troubles que l'on range parfois sous le nom de petits signes de la cirrhose, par analogie avec ceux que M. Dieulafoy a décrits dans le mal de Bright.

Les troubles digestifs ouvrent la scène en général ; l'appétit est capricieux ou nul, le malade a le dégoût des graisses et parfois de la viande. Il rejette le matin au réveil un liquide aqueux : c'est la pituite des alcooliques. La constipation est

____

(1) Son poids, comme l'a montré récemment Carnot (*Progrès médical*, 30 janvier 1909), s'abaisse à 150 et même 125 grammes ; cette petitesse remarquable du cœur paraît en rapport avec l'abaissement de la tension artérielle.

la règle ; la ventre est ballonné, météorisé ; « les vents précèdent la pluie », a dit Portal.

Rapidement l'état général s'altère, le malade maigrit. Des signes d'insuffisance hépatique légère apparaissent bientôt : on trouve de la glycosurie alimentaire, de l'hypoazoturie, et des modifications de la crase sanguine se traduisant par des hémorragies diverses, épistaxis, gingivorragies, purpura. Ainsi il y a *hypohépatie* et *parhépatie*.

Si on examine le malade à ce moment, on trouve le foie de volume normal ou déjà diminué. M. Lancereaux signale des poussées de congestion. Mais l'hypertrophie préatrophique est exceptionnelle ; le plus souvent, quand une cirrhose alcoolique prend la forme hypertrophique, elle reste hypertrophique pendant toute son évolution, comme l'ont montré Hanot et Gilbert. Pourtant dans certains cas on a pu voir un foie primitivement gros diminuer de volume et s'atrophier par la suite ; M. Siredey (1), M. Claude (2), MM. Gilbert et Lippmann (3) ont observé de ces faits.

Quelques troubles de la circulation intrahépatique existent dès ce moment. Il n'y a pas d'ictère, mais la cholémie est un peu plus marquée que normalement, il y a de l'urobilinurie, souvent du prurit. La gêne apportée à la circulation porte donne lieu à la production d'hémorroïdes par dilatation des anastomoses porto-caves inférieures, à des crises de diarrhée, à l'opsiurie que l'on trouve toujours dès ce moment et qui permet de dépister une hypertension portale latente.

Enfin, dans certains cas, peut apparaître un œdème des membres inférieurs, débutant aux chevilles, remontant peu à peu sur les jambes et les cuisses, c'est l'œdème préascitique des membres inférieurs décrit par MM. Gilbert et Presle (4) ; sa cause paraît être la rétraction du foie sur la

(1) SIREDEY, *Société médicale des hôpitaux*, 24 avril 1903, p. 468.
(2) CLAUDE, Sur l'atrophie secondaire dans la cirrhose hypertrophique alcoolique (*Société médicale des hôpitaux*, 1er mai 1903, p. 492).
(3) GILBERT et LIPPMANN, Des cirrhoses atrophiques post-hypertrophiques (*Société médicale des hôpitaux*, 8 mai 1903, p. 504).
(4) PRESLE, De l'œdème préascitique des membres inférieurs dans la cirrhose alcoolique atrophique. Thèse de Paris, 1892.

veine cave inférieure, au niveau du point où cette veine se creuse un canal dans le parenchyme hépatique.

Deuxième période. Cirrhose confirmée. — Elle est caractérisée par la présence de l'ascite et de divers accidents liés à la gêne de la circulation porte.

Le *syndrome d'hypertension portale* est ici au complet. Il a déjà été décrit en détail dans une leçon antérieure (p. 174); je ne ferai que rappeler les points principaux.

L'ascite domine la scène ; elle se développe lentement ; dans certains cas exceptionnels pourtant, son apparition est brusque. Le liquide est mobile ; il est clair, alcalin, non spontanément coagulable. Il se reproduit rapidement après la ponction. Sa tension a été étudiée par MM. Gilbert et Weil (1) ; elle atteint 30 et même 36 centimètres d'eau distillée, elle est plus élevée que dans les cardiopathies où on note les chiffres de 22, 23, rarement ceux de 26 ou 28 ; elle devient plus élevée dans les ponctions successives, la tolérance du malade augmentant. Elle est influencée par la respiration ; elle varie de 1 à 2 centimètres dans la respiration calme, de 4 à 5 centimètres dans les mouvements respiratoires amples ; elle augmente considérablement sous l'influence de la toux et du rire. Elle diminue au fur et à mesure de l'écoulement du liquide ; cette diminution, d'abord rapide, devient bientôt fort lente ; aussi pour soulager un malade suffit-il de retirer quelques litres de liquide.

A côté de l'ascite, il faut placer la dilatation des veines sous-cutanées abdominales, formant à droite de l'ombilic une véritable tête de Méduse. Elle ne peut se produire qu'à la suite de la dilatation du système veineux de l'ombilic ; elle est, au moins au début, sus-ombilicale et thoracique ; elle prend le type porto-cave quand le développement de l'ascite gêne la circulation dans la veine cave inférieure, elle devient alors sous-ombilicale. Toutes ces variétés ont été étudiées antérieurement. En appliquant le stéthoscope sur ces veines dilatées, on peut y entendre un souffle vasculaire.

(1) GILBERT et WEIL, Sur la tension des liquides d'ascite (*Bulletins de la Société de biologie*, 10 juin 1899, p. 511).

La rate est tuméfiée ; l'auscultation fait entendre à son niveau un souffle systolique, comme l'a montré M. Bouchard. Quelquefois la rate est petite, atrophiée, par splénite interstitielle.

Les autres éléments du syndrome d'hypertension portale existent aussi : hémorroïdes, varices œsophagiennes pouvant donner lieu à de grandes hématémèses, melæna, opsiurie, anisurie. Je n'insiste pas sur ces symptômes qui ont déjà été décrits.

Le *syndrome d'hypotension sus-hépatique* est la conséquence de l'hypertension portale. Il est marqué surtout par l'hypotension artérielle que j'ai étudiée avec M. Gilbert (1); au sphygmomanomètre de Potain, la tension à la radiale est, chez le cirrhotique, de 13 à 14 centimètres, inférieure par conséquent à la normale ; cette hypotension apparaît dès le début de la période ascitique, bien avant la cachexie terminale ; elle s'accuse encore après l'évacuation de l'ascite. Elle est liée à l'hypertension portale ; nous avons pu la reproduire expérimentalement chez le lapin, en posant une ligature temporaire sur la veine porte. Nous avons vu alors la pression artérielle prise au niveau de la carotide s'abaisser lentement à partir du moment où une pince posée sur la veine porte interrompait le cours du sang dans cette veine ; l'abaissement atteignait parfois 4 centimètres ; puis dès que nous enlevions la pince, la tension remontait rapidement à son taux antérieur.

Cette hypotension artérielle entraîne à sa suite deux symptômes importants, la tachycardie et l'oligurie. La tachycardie est constante ; le nombre des pulsations oscille constamment entre 90 et 120, avec une température normale ou abaissée ; elle s'explique facilement d'après la loi de Marey. L'oligurie peut recevoir diverses explications ; elle a été rattachée en particulier à l'hypoazoturie, mais elle se rencontre dans certains cas de cirrhose hypertrophique

(1) GILBERT et GARNIER, De l'abaissement de la tension artérielle dans la cirrhose alcoolique du foie (*Société de biologie*, 28 janvier 1899, et *Presse médicale*, 4 février 1899).

avec ascite, alors que le malade excrète une quantité normale d'urée ; de plus, l'urée administrée thérapeutiquement échoue comme les autres diurétiques. Ainsi nous semble-t-elle liée principalement à l'hypotension artérielle.

Ces deux grands syndromes résument les effets de la gêne de la circulation portale. La circulation biliaire est peu troublée ; l'ictère vrai est rare ; il apparaît parfois à la fin de la maladie et peut être dû à une angiocholite ascendante, comme j'en ai observé un cas avec M. Gilbert.

L'état physique du foie ne peut être reconnu qu'après la ponction de l'ascite. Dans les heures qui suivent la paracentèse, on peut palper facilement le ventre ; on reconnaîtra que le bord inférieur reste caché sous les fausses côtes et ne devient accessible à la palpation qu'au niveau de l'épigastre ; à cet endroit on le sent dur, mousse, inégal. La percussion du bord supérieur montre que la projection de la face antérieure de l'organe sur la paroi est diminuée. Le foie est atrophié et induré.

La diminution de l'urée, la tendance aux hémorragies, la glycosurie alimentaire montrent qu'il y a une insuffisance hépatique plus marquée qu'à la période précédente.

L'examen des divers organes indique le retentissement de la lésion hépatique sur tous les appareils ; il y a de la dyspepsie, de l'anorexie, de la constipation. La respiration est gênée par suite du refoulement du diaphragme. La tachycardie s'accompagne parfois de palpitation et d'angoisse précordiale. En même temps que l'oligurie, on constate un aspect rouge très particulier des urines qui laissent un dépôt briqueté ; l'examen de ce liquide montre que sa toxicité est augmentée. La densité aussi en est accrue, mais le point de congélation est normal.

Enfin, l'état général est mauvais ; l'amaigrissement du corps contraste avec le développement de l'abdomen rempli de liquide. Les joues sont creuses et parcourues par des varicosités. La cachexie s'accuse rapidement.

Troisième période. Terminaisons. — Arrivée à ce moment, la cirrhose de Laennec guérit rarement. Pourtant, dans certains cas exceptionnels à la vérité, on voit les symptômes disparaître, l'ascite ne se reproduit plus, le malade reprend ses forces et peut de nouveau vaquer à ses occupations. Bien entendu, il n'y a pas de guérison anatomique, les lésions scléreuses persistent, mais les circulations collatérales suffisent à assurer le retour du sang porte au système cave. Pourtant une reprise des accidents est toujours possible ; c'est ainsi qu'un malade, un ancien cuirassier de Reichshoffen, qui avait présenté un syndrome cirrhotique trente ans auparavant, est venu mourir de cirrhose atrophique dans le service de M. Gilbert ; il avait pu paraître guéri pendant plus d'un quart de siècle.

Le plus souvent les accidents s'aggravent et, après un ou deux ans, la mort arrive. Elle peut être amenée par les progrès de la cachexie : la langue se sèche ; la diarrhée s'établit, l'alimentation devient impossible, l'amaigrissement s'accuse de plus en plus. Parfois l'insuffisance hépatique s'accentue, et le malade succombe dans le coma hypothermique. Souvent c'est une infection surajoutée qui termine l'évolution : Hanot disait que la cirrhose est une maladie préparée par une prédisposition, l'arthritisme, déterminée par une intoxication, l'alcoolisme, et terminée par une infection. Celle-ci est soit un érysipèle, si fréquent chez les hépatiques, soit une lymphangite, soit une pneumonie bâtarde, soit enfin la tuberculose pulmonaire ou pleurale.

Parfois la mort peut survenir par un autre mécanisme que j'ai étudié avec M. Gilbert. Chaque ponction d'ascite soustrait à l'organisme une grande quantité de sérosité ; celle-ci se reforme rapidement après la paracentèse, par soustraction au sang des principaux éléments du sérum. L'étude du sang nous a montré en effet que ce liquide était plus concentré le soir ou le lendemain de la ponction que la veille ; il y a une hyperglobulie, due au départ d'une grande quantité de plasma. Cette concentration s'accuse encore par la diminution plus grande des urines, et par la soif souvent très vive à ce moment. Elle est analogue à celle qui accompagne les grandes diarrhées, le choléra, et à celle qui est provoquée par les purgations.

Ainsi la ponction de l'ascite crée un état particulier que nous avons appelé *anémie séreuse* (1) ; le principal signe en est l'hyperglobulie ; le chiffre des globules rouges s'élève de 500 000, 1 et même 2 millions, et le degré de l'hyperglobulie mesure la concentration du sang. La crise d'anémie séreuse dure quelques jours après lesquels tout rentre dans l'ordre, et notamment le chiffre des globules revient à son taux habituel. Certains malades résistent bien aux ponctions répétées et refont pour ainsi dire indéfiniment leur sérum. D'autres, au contraire, baissent après chaque paracentèse au moment de la crise d'anémie séreuse : ils maigrissent, perdent leurs forces, et, quand une nouvelle ponction est devenue nécessaire, ils ne peuvent plus en quelque sorte faire les frais d'un nouveau liquide ; on a alors le tableau de l'anémie séreuse grave : les yeux s'excavent, le nez se pince, les traits se tirent, le teint devient plombé, la peau est sèche, et la mort arrive doucement ou dans une syncope.

Diagnostic. — Avant l'apparition de l'ascite, le diagnostic de la cirrhose de Laennec est difficile. On devra y penser quand on constatera chez un alcoolique, présentant déjà des signes de dyspepsie, une ébauche du syndrome d'hypertension portale : rate grosse, hémorroïdes, opsiurie ; si de plus le foie est petit, et paraît déjà induré à la région épigastrique où la palpation en est possible, on peut affirmer la cirrhose alcoolique.

Quand l'ascite est apparue, le diagnostic se fera le plus souvent sans grandes difficultés ; pourtant la confusion est possible avec la forme ascitique de la péritonite tuberculeuse. On évitera cette erreur en recherchant avec soin les différents signes d'hypertension portale ; ceux-ci manquent dans les péritonites et sont au contraire au complet quand il y a un obstacle à la circulation porte. On remarquera la

---

(1) GILBERT et GARNIER, De l'anémie séreuse (*Société de biologie*, 29 janvier 1898, p. 119).

disposition des veines sous-cutanées abdominales dilatées ; elles occupent dans la péritonite la région hypogastrique et les flancs, dans la cirrhose, les régions ombilicale, hypo-condriaque droite et thoracique inférieure. Parmi les consé-quences de l'hypotension artérielle, l'oligurie seule a de la valeur, car l'abaissement de la pression et la tachycardie se rencontrent dans la tuberculose.

La pyléphlébite adhésive sera difficile à différencier, c'est d'ailleurs une affection rare ; la rapide reproduction du liquide après la ponction, l'absence d'antécédents alcooliques avérés, des notions étiologiques différentes devront faire pencher vers ce diagnostic.

Une fois la ponction faite, on pourra apprécier l'état du foie et reconnaître s'il est gros ou petit ; la cirrhose hyper-trophique alcoolique est d'un pronostic meilleur que l'atro-phique.

Enfin on recherchera l'état des différents viscères et on reconnaîtra les complications s'il y a lieu.

Traitement. — Le premier acte du médecin en présence d'une cirrhose de Laennec doit être de supprimer complè-tement l'usage de toute boisson alcoolique, quelle qu'elle soit, et de soumettre le malade au régime lacté strict. Sous l'influence du lait, l'état de l'estomac s'améliore, et, si l'induration du foie n'est pas trop prononcée, l'hypertension portale diminue, et la diurèse s'établit. Si le lait ne peut être pris en quantité suffisante, on y adjoindra quelques potages faits avec des pâtes et du bouillon de légumes, des purées, des farineux, des fruits cuits.

Quand l'ascite existe au moment où le malade vient con-sulter, la question de la paracentèse se pose d'emblée. En général, celle-ci ne doit être pratiquée qu'en cas de nécessité absolue, quand, par son abondance, le liquide péritonéal gêne les mouvements du diaphragme et détermine de la dyspnée, ou comprime la veine cave et donne lieu à l'œdème des membres inférieurs. Il faut toujours se rappeler que ce n'est pas impunément que l'on soustrait au malade plusieurs litres de sérosité abdominale ; celle-ci ne tarde pas à se reformer aux dépens du sérum sanguin, et la paracentèse équivaut à une véritable saignée séreuse. Souvent une première ponction sera utile pour permettre d'explorer le foie, se rendre compte de son volume, préciser le diagnostic et le pronostic Mais les autres ponctions doivent être retardées le plus possible ; et quand on sera obligé d'y recourir, on devra se contenter d'enlever une partie seulement du liquide ; le soulagement du malade sera presque aussi grand qu'après une évacuation totale, et la saignée séreuse sera moins considérable.

Dans le cas où l'insuffisance hépatique est marquée, en particulier, quand il y a des hémorragies fréquentes, on aura recours à l'opothérapie hépatique ; on fera prendre chaque jour 100 grammes de foie de porc frais, râpés dans du bouillon de légumes tiède, ou on utilisera un extrait hépatique du commerce.

Enfin on obtiendra de bons résultats de l'usage de l'iodure de potassium pris à petites doses, 0^{gr},40 à 0^{gr},60 par jour. Quelle que soit l'explication physiologique de son action, ce médicament semble retarder l'évolution des scléroses viscérales et permettre des améliorations.

VINGT-QUATRIÈME LEÇON

LES AFFECTIONS DU FOIE DUES A L'ALCOOL

Par Marcel GARNIER.

Alcoolisme aigu. — Ictère catarrhal ou ictère bénin alcoolique. Ictère grave.

Alcoolisme chronique. — 1º Cas où les lésions sont uniquement parenchymateuses : stéatose hépatique latente des alcooliques : gravité des maladies intercurrentes dans ces cas. — 2º Cas où les lésions sont à la fois interstitielles et parenchymateuses : *cirrhoses graisseuses alcooliques* ; forme hypertrophique où manquent les symptômes habituels des cirrhoses; forme atrophique. — 3º Cas où les lésions sont uniquement interstitielles : A. *Cirrhose alcoolique hypertrophique diffuse* : son autonomie clinique, expliquée par la forme histologique des lésions : la sclérose envahit tout le lobule. Néanmoins les cellules hépatiques ne sont pas dégénérées; c'est une cirrhose simple. — B. *Cirrhose atrophique alcoolique* ou maladie de Laënnec. — C. *Cirrhose alcoolique hypertrophique* : intégrité de la cellule hépatique qui présente même une sorte d'exaltation fonctionnelle. Variétés *diabétique, pigmentaire*. Forme anascitique.

Diagnostic des cirrhoses alcooliques : importance à toutes les périodes du syndrome d'hypertension portale. Diagnostic des diverses formes entre elles. Diagnostic des cirrhoses avec ictère.

Pathogénie des lésions hépatiques dues à l'alcool : action des fortes et des faibles doses.

Traitement.

L'alcool provoque dans le foie des désordres variés : suivant les doses auxquelles il est absorbé, suivant la variété que préfère le buveur, suivant les réactions particulières à chaque individu, il détermine tantôt l'ictère bénin ou grave, tantôt la dégénérescence de la cellule hépatique, tantôt les cirrhoses veineuses dont l'analyse anatomo-clinique a permis de décrire divers types. Bien que différentes par leur expression symptomatique et par leurs lésions anatomiques, toutes ces affections peuvent reconnaître pour cause l'alcool : c'est là un exemple de cette loi de pathologie générale qu'une même cause peut, grâce à des circonstances adjuvantes diverses, susciter dans un même organe des affections dissemblables.

ALCOOLISME AIGU

L'intoxication alcoolique peut toucher le foie dans sa forme aiguë et dans sa forme chronique.

L'*alcoolisme aigu* détermine l'ictère ; celui-ci revêt le plus souvent la forme de l'*ictère catarrhal*, exceptionnellement, celle de l'*ictère grave*.

Ictère catarrhal. — L'*ictère bénin alcoolique* a été décrit par Leudet en 1860. L'affection débute par des accidents gastriques, douleurs, vomissements ; l'ictère apparaît ensuite ; la jaunisse est plus ou moins foncée suivant les cas, les selles sont décolorées, parfois il y a de la diarrhée ; le foie est gros et douloureux. Au bout de dix à quinze jours, tout rentre dans l'ordre ; mais les forces restent le plus souvent assez fortement déprimées, et la convalescence est lente.

La pathogénie de cet ictère peut être conçue de deux façons différentes ; et sans doute est-elle variable suivant les cas. On est en droit de supposer, en effet, que l'alcool provoque uniquement des désordres gastro-intestinaux, et que c'est secondairement à ces troubles que l'ictère se montre. Dans cette hypothèse, l'atteinte du foie s'expliquerait par une angiocholite microbienne due à l'exaltation de la virulence des microbes intestinaux. Il s'agirait alors d'un ictère catarrhal banal, greffé sur une intoxication alcoolique.

Mais on peut soutenir aussi que l'ictère est dû directement à l'action de l'alcool sur la cellule hépatique. Cette action est démontrée pour d'autres cas ; on sait en particulier que l'alcool détermine la dégénérescence graisseuse de cette cellule. Si l'on admet que l'ictère peut résulter d'un vice de fonctionnement de la cellule hépatique, qui déverse la bile

dans le vaisseau sanguin au lieu de la jeter dans le canal
biliaire, on comprendra sans peine que l'hypothèse d'une
angiocholite microbienne est inutile.

Ictère grave. — D'ailleurs, c'est un mécanisme du même
ordre qui doit être invoqué dans les cas où *l'ictère grave*
succède à l'intoxication alcoolique aiguë. Ces observations
sont rares à la vérité ; Leudet en a recueilli deux ; Aron,
Bernheim en ont aussi rapporté des exemples ; cliniquement
et anatomiquement, il s'agit d'atrophie jaune aiguë du foie.
Le poison détermine une hépatite aiguë diffuse. On peut
admettre par analogie, avec Leudet, que les cas d'ictère
bénin sont dus à une hépatite transitoire : l'inflammation
dans un cas est bénigne et guérit facilement, dans l'autre
elle est profonde et conduit à la mort.

ALCOOLISME CHRONIQUE

Beaucoup plus nombreuses sont les manifestations de
l'alcoolisme chronique sur le foie. Pour mettre un peu
d'ordre dans cette description, nous les classerons en trois
groupes, suivant que les lésions portent uniquement et au
moins principalement sur la cellule hépatique, ou qu'elles
intéressent à la fois l'élément noble et le tissu conjonctif, ou
enfin qu'elles se localisent au seul tissu interstitiel.

Si j'adopte cette division, ce n'est pas que je veuille séparer
d'une manière absolue les hépatites parenchymateuses des
interstitielles. Nous savons actuellement qu'au niveau du
foie comme au niveau des autres viscères, aucune inflammation n'est localisée systématiquement à l'un ou à l'autre
tissu ; dans tous les cas, le tissu conjonctif et l'élément épithélial sont intéressés, mais, suivant la rapidité et l'intensité
de l'intoxication, les lésions évoluent suivant tel ou tel type :
plus la résistance de l'organisme est longue, plus le tissu
conjonctif prendra d'importance ; si bien que la sclérose,
nulle ou à peine marquée quand la survie est courte, est au
contraire très développée quand l'intoxication a évolué lentement ; alors les lésions cellulaires paraissent absentes,

tandis qu'elles sont généralisées et profondes quand la mort est survenue rapidement.

I. — Hépatite parenchymateuse alcoolique.

Stéatose hépatique latente des alcooliques. — C'est là une lésion uniquement parenchymateuse, mise en évidence en 1902 par MM. Gilbert et Lereboullet (1). Elle se produit sans bruit, sans réaction appréciable de la part de l'organisme; elle est reconnue par hasard, quand le malade est amené à l'hôpital pour un traumatisme ou pour une maladie autre sans rapport avec le foie.

L'organe examiné méthodiquement se montre alors augmenté de volume; sa consistance est normale, la palpation n'est pas douloureuse. L'étude fonctionnelle révèle des signes de petite insuffisance hépatique; on trouve l'hypoazoturie, l'indicanurie, la glycosurie alimentaire; celle-ci peut être mise en évidence par l'épreuve de Colrat; parfois elle apparaît après chaque repas, donnant lieu au type clinique du diabète par anhépatie.

Le trouble des fonctions du foie retentit sur l'état général et aggrave singulièrement le pronostic des maladies intercurrentes. La pneumonie, fréquente chez ces malades, revêt toujours une forme sérieuse; elle se prolonge pendant un temps insolite et se termine souvent par la mort. Dans ce cas, comme le disent MM. Gilbert et Lereboullet, si la maladie est au poumon, le danger est au foie; ces malades meurent non de leur affection hépatique, mais à cause de cette affection.

A l'autopsie, on trouve le foie gros et lourd; son poids atteint et souvent dépasse 2000 grammes; sa consistance est diminuée, sa couleur pâle; sa surface, onctueuse au toucher, tache de graisse une feuille de papier mince comme le papier à cigarettes que l'on applique sur une

(1) GILBERT et LEREBOULLET, La stéatose hépatique latente des alcooliques (*Bulletins de la Société médicale des hôpitaux*, 13 juin 1902).

coupe fraîche. A l'examen microscopique, les cellules apparaissent sous l'aspect de vésicules graisseuses ; souvent toutes les cellules contiennent de la graisse, la dégénérescence est totale. Les espaces portes sont sains, le tissu conjonctif est normal. Parfois, pourtant, il y a un début de sclérose, et on doit admettre l'existence d'une cirrhose graisseuse latente.

La stéatose latente a un pronostic fort grave ; les malades qui en sont atteints succombent rapidement à une affection intercurrente. Elle n'est pourtant pas fatale ; si elle est reconnue à temps, elle peut guérir, à condition toutefois que le malade abandonne complètement ses habitudes alcooliques et se soumette à un régime convenable.

II. — Hépatites à la fois parenchymateuses et interstitielles.

Cirrhoses graisseuses. — Irrémédiable, au contraire, est le plus souvent le pronostic de la *cirrhose graisseuse* : dans ces cas, tout le foie est intéressé, la cellule dégénère et le tissu conjonctif s'hypertrophie. Cette affection revêt deux formes, que l'on distingue d'après les variations du volume du foie.

La **forme hypertrophique** a été décrite presque simultanément en 1881 par M. Hutinel et par M. Sabourin. Elle est sous la dépendance de l'alcoolisme ; mais la tuberculose peut produire dans le foie les mêmes effets que l'alcool ; l'hépatite tuberculeuse graisseuse hypertrophique d'Hanot et Gilbert correspond au même type anatomo-clinique que la cirrhose graisseuse alcoolique hypertrophique ; elle n'en diffère que par l'étiologie et la présence de quelques granulations tuberculeuses constatées au microscope ; souvent l'alcoolisme et la tuberculose s'associent pour occasionner cette affection.

La *cirrhose hypertrophique graisseuse* évolue en deux périodes : dans une première qui dure de quelque jours à trois ou quatre semaines, le malade souffre de troubles digestifs vagues ; il maigrit et s'affaiblit, et se plaint de quelques douleurs sourdes dans l'hypocondre droit.

La deuxième période est caractérisée par l'apparition des signes d'insuffisance hépatique : les urines sont rares et troubles, des hémorragies peu abondantes mais répétées se font par diverses voies, en particulier sous forme d'épistaxis et de gingivorragies ; souvent apparaît un ictère peu foncé, variable d'ailleurs d'intensité, qui diminue les derniers jours. A l'examen, le foie est augmenté de volume, parfois même considérablement ; sa consistance est normale, rarement augmentée, plus souvent diminuée ; la palpation est légèrement douloureuse. La rate est grosse, mais il n'y a pas d'ascite et pas de signes d'hypertension portale.

Rapidement, l'état général devient mauvais : la diarrhée et les vomissements sont fréquents ; la respiration est rapide ; la température s'élève au-dessus de la normale, le délire apparaît, et le malade ne tarde pas à succomber. L'affection a duré en tout quatre à six semaines. Elle a évolué comme une hépatite et le tableau clinique rappelle celui de l'ictère grave ; à aucun moment on n'observe les signes habituels des cirrhoses.

Anatomiquement, le foie n'a nullement l'aspect cirrhotique ; il est hypertrophié, pèse 2, 3 kilogrammes, quelquefois plus ; sa surface est lisse, non granuleuse ; sa couleur est pâle, quelquefois légèrement jaune par suite de l'imprégnation biliaire. Au microscope, les cellules sont transformées en masses graisseuses ; au milieu des boules adipeuses, on voit circuler de minces filaments conjonctifs accompagnés de beaucoup de noyaux. Autour des espaces portes et des veines sus-hépatiques, la sclérose est assez marquée ; de ces deux centres partent de fines travées qui les relient entre eux : la cirrhose a donc un aspect annulaire ; mais cette disposition est moins nette que dans la maladie de Laennec, et les fibres conjonctives ont tendance à s'écarter des travées et à diffuser dans le lobule. Ce développement du tissu interstitiel justifie le terme de cirrhose ; il reste toujours pourtant peu marqué, la cirrhose n'est en quelque sorte que dessinée ; ce qui domine, c'est la transformation graisseuse totale du parenchyme hépatique.

La forme atrophique de la cirrhose graisseuse correspond à la *cirrhose atrophique à marche rapide* d'Hanot. Elle reconnaît souvent pour cause l'alcoolisme seul ; elle peut aussi être sous la dépendance de la tuberculose et correspond alors à l'*hépatite tuberculeuse atrophique ou sans hypertrophie* d'Hanot et Gilbert.

La symptomatologie rappelle celle de la cirrhose de Laennec ; le syndrome d'hypertension portale se rencontre ici au complet : l'ascite est souvent abondante, la rate est hypertrophiée; les veines sous-cutanées sont dilatées. De plus, on note une teinte subictérique des téguments, une tendance hémorragique assez marquée, et parfois un léger état fébrile. La cachexie s'accentue de plus en plus, la température descend au-dessous de la normale, la bile n'est plus excrétée et le malade meurt dans le coma par insuffisance hépatique. La durée est plus longue que dans la forme hypertrophique, et atteint cinq à six mois.

A l'autopsie, on trouve le foie petit, nettement sclérosé ; le microscope permet de reconnaître une cirrhose annulaire, biveineuse ; les cellules hépatiques sont pour la plupart en état de dégénérescence graisseuse.

Diagnostic. — Le diagnostic des cirrhoses graisseuses est toujours difficile. En présence d'une affection hépatique déterminant rapidement une détérioration marquée de l'état général, on pensera volontiers au cancer du foie primitif ou secondaire. Pourtant dans le cas de cancer, l'insuffisance hépatique apparaît plus tardivement, et la cachexie est précoce. Le cancer massif détermine une augmentation de volume plus considérable que la cirrhose hypertrophique graisseuse ; de plus, l'ictère manque; dans le cancer nodulaire, on trouve des bosselures à la surface de l'organe, de l'ascite, et souvent l'examen approfondi du malade décèle les signes d'un néoplasme primitif dans un autre viscère.

Dans la forme atrophique de la cirrhose graisseuse, quand existent les signes d'hypertension portale, on pourra penser à la cirrhose de Laennec ; mais dans ce cas la marche est moins rapide, et l'insuffisance hépatique moins marquée.

Dans la forme hypertrophique, les douleurs, l'augmentation de volume de l'organe feront craindre parfois un abcès du foie ; mais alors l'étiologie est différente, la température plus élevée, les douleurs plus vives. Dans tous les cas, on tiendra compte de l'alcoolisme antécédent dont la connaissance aura une grande valeur au point de vue du diagnostic.

III. — Hépatites interstitielles.

Nous venons de passer en revue les cas où la cellule hépatique est altérée seule ou en même temps que le tissu conjonctif. Reste à étudier la dernière catégorie de faits, la plus nombreuse et la plus importante, celle dans laquelle les lésions intéressent uniquement le tissu interstitiel ; elle comprend les cirrhoses veineuses dont trois types nous sont maintenant bien connus : la *cirrhose hypertrophique diffuse alcoolique*, la *cirrhose hypertrophique alcoolique* et la *cirrhose atrophique ou maladie de Laennec*.

Cirrhose hypertrophique diffuse. — Cette affection que nous avons décrite, M. Gilbert et moi-même, en 1897 (1) peut être due à l'alcool seul ; il en était ainsi dans la première observation que nous avons rapportée. Depuis, MM. Gilbert et Castaigne (2) ont relaté d'autres cas dans lesquels la tuberculose s'associait à l'alcoolisme ; mais ici, comme pour les cirrhoses graisseuses, le bacille de Koch n'est pas indispensable et l'alcool seul peut faire naître cette lésion.

Symptômes. — Le début de l'affection est lent et marqué

(1) GILBERT et GARNIER, Note sur un cas de cirrhose alcoolique hypertrophique diffuse (*Société de biologie*, 3 juillet 1897).

(2) GILBERT et CASTAIGNE, Etude sur la cirrhose hypertrophique diffuse alcoolique et tuberculeuse (*Bulletins de la Société médicale des hôpitaux*, 1er février 1901).

seulement par des troubles digestifs ; puis apparaissent des symptômes indiquant nettement l'existence d'une cirrhose du foie ; le ventre augmente de volume ; l'ascite se développe. Sa quantité reste toujours médiocre ; le plus souvent la ponction est inutile ; les veines sous-cutanées abdominales sont peu distendues ; la rate présente une hypertrophie peu marquée. Les troubles biliaires sont plus accusés que dans la cirrhose de Laennec ; la cholémie est notable, la peau est assez fortement teintée ; pourtant, on ne constate pas d'ictère véritable. Les urines sont rares, hautes en couleur et renferment une quantité notable d'urobiline.

L'état général devient rapidement mauvais ; le malade s'affaiblit progressivement ; parfois il y a une légère élévation fébrile vespérale ; souvent l'hypothermie alterne avec l'hyperthermie. Des troubles digestifs marqués, vomissements et diarrhée, viennent hâter la déperdition des forces et précipitent l'évolution fatale.

Le *marche* de cette affection est rapide ; la durée n'excède guère deux à trois mois, au moins depuis le moment où les premiers symptômes ont été constatés. La mort arrive dans le coma hypothermique.

Anatomie pathologique. — A l'autopsie, le foie est gros ; son poids atteint et dépasse même souvent 2000 grammes. Le parenchyme hépatique est plus consistant qu'à l'état normal ; il ne présente pas de granulations.

L'examen histologique permet d'individualiser nettement cette affection : le tissu conjonctif apparaît sur les coupes sous forme d'îlots bien développés autour des espaces portes, moins larges autour des veines sus-hépatiques ; la cirrhose est biveineuse. De ces îlots partent des tractus fibreux qui les réunissent entre eux ; souvent ces tractus s'arrêtent en chemin : la sclérose n'a pas un aspect régulièrement annulaire. Ces faisceaux conjonctifs sont toujours peu épais ; ils émettent sur leur trajet des fibrilles qui pénètrent dans le lobule en suivant les capillaires et s'éparpillent entre les cellules. Elles forment ainsi un véritable chevelu fibreux. A un fort grossissement on reconnaît que les fibres conjonctives dissocient pour ainsi dire les éléments du foie et constituent une sorte de grillage dans les mailles duquel sont disposées les cellules hépatiques.

Ainsi cette sclérose mérite d'être appelée *diffuse* ; elle s'infiltre entre les travées du lobule, comme si le poison avait imbibé tout le foie et laissé les traces de son passage autour de chaque cellule. De plus, c'est une *cirrhose simple*, d'après la classification de MM. Gilbert et Surmont ; les cellules hépatiques elles-mêmes ne paraissent pas altérées ; les lésions sont uniquement interstitielles. Malgré certaines analogies cliniques avec la cirrhose graisseuse, la cirrhose diffuse mérite d'être classée à côté de la maladie de Laennec et de la cirrhose hypertrophique alcoolique d'Hanot et Gilbert.

Cirrhose de Laennec. — Cette maladie a été décrite dans la leçon précédente ; elle ne figure ici que pour prendre sa place au milieu des diverses hépatites alcooliques. Elle est caractérisée anatomiquement par l'inflammation interstitielle du foie aboutissant à l'atrophie de l'organe.

Dans ce cas, le poison semble avoir concentré son action sur les rameaux de la veine porte qui l'amène au foie, sur ceux des veines sus-hépatiques par où il quitte l'organe, et sur le trajet réunissant ces deux veines ; il ne paraît pas s'être répandu dans le lobule et laisse intacte une grande partie du parenchyme.

Cliniquement, elle est marquée surtout par l'existence du syndrome d'hypertension portale qui entraîne à sa suite l'hypotension sus-hépatique ; son évolution est le plus souvent fatale et la mort arrive en un an ou deux. Parfois pourtant, on voit ses symptômes disparaître, l'ascite ponctionnée ne se reproduit plus, les circulations collatérales sont suffisantes pour pallier la gêne de la traversée hépatique ; les lésions scléreuses persistent, mais l'organisme s'en accommode ; la maladie s'arrête dans sa marche, et la survie est possible au moins pendant quelque temps ; car le plus souvent les accidents reprennent après un répit plus ou moins long et la mort arrive par le progrès de la maladie ou par le fait d'une complication intercurrente.

Cirrhose hypertrophique alcoolique. — Moins grave est le pronostic de la *cirrhose hypertrophique* décrite par Hanot et Gilbert en 1890. C'est la plus favorable des différentes lésions que l'alcoolisme chronique détermine dans le foie.

Symptômes. — Cette cirrhose peut rester latente pendant la vie, et être découverte à l'autopsie chez un sujet mort d'une autre affection ; elle peut être fruste et présenter une symptomatologie ébauchée ; quand elle est achevée, le tableau clinique est analogue, dans ses traits principaux, à celui de la maladie de Laennec. Pourtant, l'hypertension portale est moins marquée ; l'ascite moins abondante récidive moins rapidement, et les veines sus-cutanées abdominales sont moins dilatées. Les signes d'insuffisance hépatique sont aussi moins accentués ; la glycosurie alimentaire manque le plus souvent, l'urée reste à un taux voisin de la normale ; la tendance aux hémorragies capillaires s'accuse moins nettement. Si maintenant, grâce à une ponction d'ascite, le foie est rendu accessible à la palpation, on sent son bord inférieur débordant largement les fausses côtes ; on reconnaît que sa consistance est accrue et parfois que sa surface présente de fines granulations. Par la percussion combinée à la palpation, on se rend compte que l'aire de projection de l'organe sur la paroi est augmentée d'étendue : l'hypertrophie est manifeste.

L'état général reste bon pendant longtemps ; le malade ne maigrit pas. Aussi la guérison reste longtemps possible par un traitement approprié ; rarement, le foie reprend son volume normal, le plus souvent il reste hypertrophié. Mais les rechutes sont fréquentes, surtout si le malade ne renonce pas à ses habitudes alcooliques. La mort survient comme dans la forme atrophique ou est le fait d'une complication intercurrente.

Anatomie pathologique. — A l'examen anatomique, le foie est augmenté de volume, son poids atteint 2000, 2500, 3000 grammes. La surface est plus lisse que dans la cirrhose atrophique, les granulations sont moins nettes.

Au microscope, on trouve une cirrhose biveineuse annulaire ; le tissu conjonctif proliféré est assez riche en cellules rondes et est creusé de capillaires dilatés. Les cellules sont normales ; elles présentent même une vitalité remarquable qui se traduit par de nombreuses figures de karyokinèse ; elles forment souvent des cordons volumineux qui tendent parfois à prendre l'orientation concentrique de l'hépatite nodulaire ; ce sont ces figures qu'Hanot et Kahn ont considérées comme un processus de régénération. Parfois cette vitalité de la cellule se traduit par l'accumulation de granulations pigmentaires dans le protoplasma : c'est la *cirrhose alcoolique hypertrophique pigmentaire* de M. Letulle, de MM. Gilbert et Grenet (1), variété qui n'a pas d'histoire clinique. Comme l'ont montré les recherches de MM. Gilbert et Castaigne, l'accumulation de pigment dans les cellules hépatiques indique une exagération de la fonction cellulaire ; aussi ne doit-on pas la considérer comme une dégénérescence, et bien que les cellules soient modifiées dans ces cas, on ne peut les ranger à côté des cirrhoses graisseuses.

Formes cliniques. — Parmi les formes cliniques de la cirrhose hypertrophique alcoolique, il faut signaler la variété *anascitique* mise en évidence par MM. Gilbert et Lereboullet (2). C'est une forme fruste dans laquelle le foie est resté suffisamment perméable pour que l'ascite n'apparaisse pas. Son pronostic est relativement bénin ; il est toutefois assombri par la fréquence assez grande, dans ces cas, des grandes hémorragies gastro-œsophagiennes, qui peuvent emporter le malade.

Une autre variété clinique curieuse est la *cirrhose hypertrophique alcoolique diabétigène*. Dans certains cas, MM. Gilbert et Lereboullet (3) ont vu la glycosurie liée à

---

(1) GILBERT et GRENET, De la cirrhose alcoolique hypertrophique pigmentaire (*Société de biologie*, 1896).

(2) GILBERT et LEREBOULLET, Sur la cirrhose alcoolique hypertrophique anascitique (*Société de biologie*, 27 mai 1899, p. 449).

(3) GILBERT et LEREBOULLET, Cirrhose alcoolique hypertrophique avec diabète (*Société de biologie*, 12 mai 1900, p. 462).

une cirrhose hypertrophique, que celle-ci soit anascitique ou donne lieu à ses symptômes habituels. La glycosurie peut être abondante, et atteindre 200 grammes par vingt-quatre heures ; elle s'accompagne d'azoturie dans quelques cas ; elle affecte le type du diabète par hyperhépatie. Suivant les cas, ou bien elle reste au second plan, ou au contraire elle occupe la première place et le diabète domine la scène morbide.

Dans ces différents types anatomo-cliniques, nous reconnaissons toujours la caractéristique de la cirrhose hypertrophique, c'est-à-dire l'intégrité de la cellule hépatique. Celle-ci a même le plus souvent une activité exagérée, qu'elle peut manifester par de la glycosurie, par de l'infiltration pigmentaire, ou simplement par une prolifération abondante. C'est là le lien qui réunit ces diverses variétés. Supposons que l'infiltration pigmentaire soit généralisée et coïncide avec la glycosurie, nous aurons le type de la cirrhose hypertrophique pigmentaire du diabète, décrit par Hanot et Chauffard. Peut-être rencontrera-t-on un jour des cas de ce genre liés à l'alcoolisme ; jusqu'ici cette affection n'a pas été rattachée à l'action de l'alcool, aussi ne rentre-t-elle pas dans le cadre de cette leçon.

IV. — Diagnostic des cirrhoses alcooliques.

Le diagnostic des diverses cirrhoses alcooliques se fait facilement, quand les symptômes sont au complet. En recherchant méthodiquement les divers éléments du syndrome d'hypertension portale, on différenciera la cirrhose avec ascite de la péritonite tuberculeuse. A la période pré-ascitique ou dans les formes anascitiques, on se basera pour le diagnostic sur l'état physique du foie, son volume et surtout sa consistance ; de plus, on trouvera le plus souvent dans ces formes certains symptômes tels que l'opsiurie, les hémorroïdes, l'hypertrophie splénique qui dénotent l'élévation de la tension dans le système porte. La cirrhose une fois reconnue, on recherchera à quelle variété on doit la rattacher : après la ponction on pourra apprécier le volume du foie ; dans le cas d'hypertrophie, on pensera à la forme diffuse, quand l'affaiblissement de l'état général contrastera avec une hypertension portale peu marquée. Enfin, la cirrhose diffuse sera différenciée de la forme graisseuse, par l'augmentation de la consistance de l'organe et la moindre importance de l'insuffisance hépatique. Dans tous les cas, l'exploration fonctionnelle du foie sera utile et permettra de se rendre compte de l'état de la cellule hépatique.

- Parfois le diagnostic est rendu difficile par suite de l'association de plusieurs de ces formes chez le même malade. C'est ainsi que la dégénérescence graisseuse peut apparaître au cours d'une cirrhose ; la déchéance du malade augmente alors rapidement et la mort arrive au milieu des symptômes de l'insuffisance hépatique.

Dans d'autres cas, c'est l'ictère qui se montre chez un cirrhotique : la jaunisse peut avoir, dans ces cas, des causes multiples ; elle peut être due à une angiocholite ascendante, comme j'ai eu l'occasion d'en observer un exemple avec M. Gilbert ; elle est alors le plus souvent terminale et est la conséquence de la cachexie, comme le sont les parotidites ou les lymphangites, mais elle peut aussi être le fait d'une atteinte directe de la cellule hépatique. Leudet avait remarqué que la cirrhose se développe souvent chez des sujets qui avaient eu antérieurement des poussées d'ictère : l'alcool avait d'abord déterminé l'ictère, puis comme deuxième conséquence, à échéance plus éloignée, la sclérose de l'organe. On peut penser qu'inversement l'alcool, qui a produit la cirrhose, peut, par une nouvelle atteinte, engendrer l'ictère, à moins qu'une intoxication digestive d'une autre nature ne vienne expliquer les accidents.

V. — Pathogénie des lésions hépatiques dues à l'alcool.

Ces lésions si diverses sont toutes suscitées par l'alcool : pour Lancereaux, l'action du vin porterait surtout sur le tissu interstitiel, tandis que les alcools de grains lèseraient la cellule elle-même. Mais tous les auteurs n'admettent pas cette distinction ; en Angleterre, le foie cirrhotique est appelé foie des buveurs de gin, *gin's drinker liver*, preuve que certaines liqueurs peuvent engendrer la cirrhose. Quelle que soit la forme sous laquelle il est ingéré, l'alcool lèse la cellule hépatique : les nombreux expérimentateurs qui ont étudié l'action de l'alcool sur les animaux ont trouvé des lésions du foie ; aucun n'a pu déterminer de cirrhose nette ; c'est sans doute que nos expériences ont trop peu de durée, les animaux meurent trop tôt et n'ont pas le temps de cicatriser leurs lésions. La sclérose, en effet, s'explique sans invoquer une action hypothétique de l'alcool sur le tissu conjonctif : le poison atteint la cellule hépatique et la tue ; si le processus est lent, que peu de cellules soient détruites à la fois, que le malade résiste bien au poison, le tissu conjonctif s'hypertrophie et prend la place des cellules disparues ; une cicatrice fibreuse se forme, la sclérose est constituée.

Ainsi on peut concevoir de la façon suivante les effets de l'alcool sur le foie : si l'intoxication est massive, brutale en quelque sorte, la cellule est troublée dans son fonctionnement et l'ictère apparaît ; rarement l'atteinte cellulaire est d'emblée assez profonde pour que l'ictère grave se développe et entraîne la mort.

Si l'intoxication est chronique, qu'elle résulte de l'absorption de doses fréquemment répétées, dont chacune est incapable de déterminer les effets de l'intoxication massive, mais est pourtant déjà assez considérable, comme c'est le cas pour les buveurs d'apéritifs et de liqueurs, la cellule est atteinte profondément ; elle devient graisseuse ; souvent une ébauche de cirrhose apparaît, et la mort arrive rapidement au milieu des symptômes de l'insuffisance hépatique, qui sont ceux de la cirrhose hypertrophique graisseuse.

Plus l'intoxication est lente, plus les lésions cellulaires sont discrètes ; elles finissent même par passer inaperçues ; on constate seulement la cicatrice fibreuse qui remplace les éléments disparus, la cirrhose simple est constituée. Celle-ci est le résultat d'un empoisonnement par de faibles doses

longtemps répétées ; aussi est-ce l'intoxication vinique qui
la produit le plus souvent, car l'alcool est en quelque sorte
dilué dans le vin, et le buveur de vin s'empoisonne plus
lentement que celui qui s'adonne aux liqueurs. La cirrhose
indique ainsi une tendance de l'économie à réparer les lésions dues au poison ; elle est le fait d'un organisme résistant, qui se défend du mieux qu'il peut. Si cette défense
est relativement efficace, la cirrhose prend la forme hypertrophique ; si au contraire la résistance est moins bien organisée ou l'attaque toxique plus forte, le foie est usé par le
poison, il s'atrophie ; la cirrhose de Laennec est constituée
et conduira le plus souvent le malade à la mort.

Ainsi deux conditions commandent les différentes formes
du foie alcoolique : l'intensité de l'intoxication et la résistance
du sujet.

VI. — Traitement.

Le traitement consiste d'abord en la suppression de
la cause pathogène ; cette suppression devra être totale
et pour ainsi dire indéfinie. Il faut donc, une fois les accidents guéris, s'ils peuvent guérir, surveiller le malade et lui
faire perdre ses habitudes alcooliques. Pour cela on devra
prodiguer les conseils au malade, lui montrer les conséquences funestes de l'intoxication à laquelle il se soumet bé-
névolement. Et, s'il ne peut trouver en lui la force nécessaire
pour résister aux entraînements, il faudra, si cela est
possible, le faire entrer dans une maison spéciale de cure où,
sous la surveillance d'un médecin, il sera peu à peu débar-
rassé de son vice. Dans tous les cas, le régime lacté sera
prolongé pendant longtemps ; c'est le meilleur moyen de
diminuer la production des poisons intestinaux. Il sera
remplacé ensuite par le régime lacto-végétarien. La viande
ne sera permise que quand l'état du tube digestif sera
devenu définitivement bon.

La thérapeutique variera suivant chaque variété d'hépatite alcoolique. Dans presque tous les cas, l'opothérapie

hépatique rendra des services ; il n'y a guère que dans la cirrhose hypertrophique, quand se manifeste l'action diabétigène ou pigmentogène, que cette médication devra être interdite.

L'ictère bénin alcoolique sera traité comme l'ictère catarrhal ordinaire.

Dans les cirrhoses, l'iodure de potassium pourra être utile.

VINGT-CINQUIÈME LEÇON

KYSTES HYDATIQUES DU FOIE

Par **Alexandre RIBOT**.

ÉTIOLOGIE. — Le ténia échinocoque. Ses œufs et leur évolution.
ANATOMIE PATHOLOGIQUE. — La membrane mère ; le liquide hydatique,
l'ectocyste ; l'hypertrophie compensatrice.
SYMPTÔMES. — Signes avant-coureurs. Signes physiques : leurs variations suivant le siège. Signes fonctionnels. État général.
MARCHE ET COMPLICATIONS. — Cachexie hydatique. Compressions. Rupture des kystes simples. Suppuration et évacuation des kystes suppurés.
DIAGNOSTIC. — Valeur des symptômes. Ponction exploratrice. Diagnostic différentiel.
TRAITEMENT. — La ponction. Ses inconvénients ; son insuffisance. L'incision large, avec ou sans drainage.

I. — Étiologie.

Des affections hépatiques dues à des parasites animaux,
la plus importante, avec les abcès de la dysentérie amibienne, est le kyste hydatique, résultat du développement
dans le foie de l'embryon d'un cestode très répandu, le
tænia echinococcus.

Vivant habituellement à l'état adulte dans l'intestin grêle
du chien, le ténia échinocoque est petit, sa longueur n'excédant guère quatre ou cinq millimètres. Sa tête est munie de
quatre ventouses et d'un rostre saillant sur lequel s'insère
une double couronne de 28 à 50 crochets. Son corps est formé
de trois anneaux, dont le dernier, aussi grand à lui seul que
les autres réunis, contient un ovaire rameux rempli d'environ
cinq cents œufs, protégés par une coque résistante.

Parvenu à maturité, cet anneau se détache et son hôte

l'expulse avec ses excréments. Les œufs, répandus ainsi sur un légume ou dans un ruisseau, sont avalés par l'homme et gagnent son tube digestif, à moins que de sa langue un un chien familier ne les porte directement de son anus aux lèvres de son maître. Sous l'action du suc gastrique, la coque des œufs se dissout en quatre ou cinq heures ; il en sort un embryon hexacanthe muni de six crochets. Perforant les tuniques de l'intestin, il pénètre dans les ramifications de la veine porte, et, entraîné par le torrent circulatoire, gagne un organe (foie, poumon, os, cerveau) où il s'enkyste et se développe, donnant naissance à un ver vésiculaire, l'*hydatide* ou *échinocoque*.

Cette évolution du parasite nous explique le rôle du chien dans la propagation de la maladie, spécialement du chien d'abattoir exposé à l'ingestion des kystes hydatiques dont peuvent être atteints, à l'égal de l'homme, tous les animaux de boucherie. Les kystes du mouton et du porc sont particulièrement fertiles.

Par suite, l'échinococcose infeste surtout les pays riches de chiens et de bestiaux, l'Islande, l'Australie, la République Argentine. Exceptionnelle chez le vieillard, elle s'observe principalement de vingt à trente ans ; sa rareté dans le jeune âge n'est qu'apparente et due à la lenteur de développement du parasite. Le rôle occasionnel du traumatisme n'est pas démontré. Dans nos pays, disent Gilbert et Lereboullet (1), un *terrain hydatique* semble nécessaire à l'arrêt et au développement du parasite. La nature de ce terrain est mise en lumière par la constatation chez les malades de signes de cholémie familiale antérieurs aux premiers symptômes du kyste hydatique. En outre, le kyste hydatique du foie coexiste fréquemment avec d'autres affections hépatiques développées communément sur le terrain de la cholémie familiale : cirrhose biliaire, cirrhose alcoolique, lithiase biliaire, cancer du foie.

(1) GILBERT et LEREBOULLET, *Soc. de biol.*, 1905. — LÉA RIDNICK, *Thèse de Paris*, 1905.

II. — Anatomie pathologique.

Fixé dans le foie, l'embryon perd ses crochets et se développe. De 35 µ à l'origine, son diamètre atteint 2 centimètres à cinq mois ; il s'est, en même temps, creusé d'une cavité qui se remplit de liquide. Le kyste hydatique se présente alors sous l'aspect d'une poche arrondie, encastrée dans le foie et formée d'une paroi renfermant. du liquide.

Vésicule hydatique. — La paroi du kyste hydatique comprend deux formations bien différentes ; l'une, externe, l'*ectocyste*, improprement dénommée *membrane périkystique*, n'est autre que la portion voisine, plus ou moins modifiée, du parenchyme hépatique ; l'autre, interne, est la membrane propre de l'hydatide.

MEMBRANE PROPRE DE L'HYDATIDE. — Cette membrane, *membrane mère*, molle et élastique, est elle-même formée de deux couches, l'une externe, fibroïde, feuilletée, la *membrane cuticulaire* ; l'autre interne, la *membrane germinative*.

La cuticule, présentant extérieurement l'aspect gélatineux d'un œuf mal cuit, est formée de lames concentriques, superposées comme les feuillets d'un livre ouvert et se recroquevillant sur elles-mêmes quand on les dissocie. Elle est épaisse, anhiste et ne contient pas de noyaux. Elle est formée d'une substance très voisine de la chitine et donnant, comme elle, du glucose par la méthode de Berthelot.

La membrane germinative ou *proligère* est mince, formée de cellules pourvues de noyaux. C'est la membrane fertile de l'hydatide ; seule, elle renferme du glycogène, témoin de son activité (Brault et Lœper). Vue à la loupe, elle présente un aspect grenu, dû à des productions vésiculeuses plus ou moins pédiculées : les *vésicules* ou *capsules proligères*. Celles-ci, nées du bourgeonnement de la membrane germinative, se remplissent de cinq à trente têtes de ténias ou *scolex*, insérés par un pédicule sur leur paroi. Dépourvues de cuticule, les vésicules proligères se rompent facilement et les scolex, répandus dans le liquide hydatique, tombent au fond du kyste, en y formant une poussière blanche : le *sable hydatique*.

Pour étudier les scolex, on examine au microscope le sable déposé spontanément au fond d'un tube renfermant du liquide hydatique ou obtenu plus rapidement par sa centrifugation. Les scolex, du diamètre d'un demi-millimètre, portent à un de leurs pôles une tête munie d'une double couronne de crochets et de quatre ventouses. Ordinairement la tête du scolex est invaginée et ses crochets forment en son milieu une plaque transversale, foncée et réfringente. D'autres scolex ont la tête évaginée, faisant saillir sa double couronne de crochets. Souvent on ne voit dans le liquide que des crochets isolés qui se sont détachés des scolex. Leur nature chitineuse, empêchant leur résorption, permet d'en retrouver, alors que l'hydatide est morte et que les têtes ont entièrement disparu. Ces crochets, de 18 à 30 μ de longueur, réfringents, ont une forme caractéristique « en aiguillon de rosier ».

Les scolex proviennent toujours d'une vésicule proligère. Au début, les kystes hydatiques ne contiennent pas de scolex : ils sont *acéphalocystes*. Mais bientôt ils deviennent *céphalocystes*, et pratiquement tout kyste hydatique du foie qu'on opère peut être considéré comme tel. Placés dans l'intestin d'un chien, les scolex se développeront et reproduiront des ténias adultes, mais ils peuvent aussi — notion importante due à Naunyn, Alexinsky, Dévé — se greffer directement dans l'organisme porteur du kyste et, par leur évolution vésiculaire, donner naissance à des kystes secondaires.

La cavité du kyste contient encore des éléments plus volumineux, les *vésicules filles endogènes*, de même aspect et de même structure que la vésicule mère et capables, elles aussi, de donner naissance soit à des vésicules proligères, soit à des *vésicules petites-filles*. Nées, d'après les classiques, dans la cuticule, aux dépens d'éléments germinatifs erratiques, ces vésicules filles peuvent, mais très exceptionnnellement chez l'homme, se frayer un passage vers l'extérieur du kyste, au lieu de tomber dans sa cavité : ce sont alors des *vésicules filles exogènes*. Mais si l'origine cuticulaire des vésicules filles exogènes est démontrée, les vésicules filles endogènes ne proviennent-elles pas plus vraisemblablement, suivant la théorie de Naunyn, de l'évolution vésiculaire des capsules proligères et des scolex ?

LIQUIDE HYDATIQUE. — Le *liquide hydatique*, variant de quelques grammes à plusieurs litres, est limpide, clair comme de l'eau de roche, d'où son nom. Sa densité est de 1 007 à 1 015, son point cryoscopique de — 0,56 à — 0,70, sa réaction neutre ou faiblement alcaline. La perméabilité des échinocoques aux substances cristalloïdes, signalée depuis longtemps par Fréteau, de Nantes, nous explique la présence dans le liquide hydatique de chlorure de sodium, de phosphate, de succinate de chaux, de cholestérine, de traces d'urée et de créatine, d'inosite, de sucre, découvert par Claude Bernard. Il est dépourvu d'albumine, donc incoagulable par la chaleur. Par centrifugation, outre les scolex, on n'y trouve que quelques leucocytes éosinophiles, mais, sauf dans le cas de suppuration, pas de polynucléaires.

Le liquide hydatique peut être brunâtre ; il contient des pigments sanguins, de l'hématoïdine. S'il est vert, c'est qu'il renferme de la bile et il donne la réaction de Gmelin. Si le kyste subit la dégénérescence graisseuse, le liquide présente l'aspect d'une émulsion et les globules graisseux réduisent l'acide osmique.

Le liquide hydatique est toxique et, par son injection, M. Debove a pu reproduire expérimentalement les accidents dus à l'intoxication hydatique. Cette toxicité peut, comme l'a montré M. Achard, se manifester après simple manipulation de pièces provenant d'une autopsie de kyste hydatique. A quelle substance est due exactement cette toxicité ? Mourson et Schlagdenhaufen ont extrait du liquide hydatique d'un mouton une substance présentant les caractères d'une ptomaïne ; Viron en a isolé une albuminoïde toxique.

Modifications du parenchyme hépatique. — Ainsi

constituée, la vésicule hydatide est enkystée dans le foie. L'irritation de l'organe à son contact est très légère et ne se manifeste au début que par une infiltration leucocytique discrète, la formation de quelques cellules géantes et la présence de leucocytes éosinophiles. Mais l'ectocyste n'est ensuite formée que de tissu conjonctif. Elle résulte essentiellement de l'atrophie simple du tissu hépatique, due à la compression excentrique exercée par le développement de la tumeur. Tandis que le tissu conjonctif persiste et se sclérose, les cellules nobles disparaissent. Les petits vaisseaux s'oblitèrent, les gros vaisseaux sanguins et biliaires sont englobés dans l'ectocyste. L'ectocyste, qui peut atteindre un demi-centimètre d'épaisseur, n'adhère pas en dedans à la membrane cuticulaire, tandis qu'elle se continue extérieurement par le parenchyme sain, sans limite précise.

La cavité des jeunes kystes ne renferme que du liquide contenant en suspension le sable échinococcique : c'est la forme *simple, univésiculaire*. La cavité des vieux kystes, presque à sec, est bourrée de vésicules filles et petites-filles, mélangées de débris gélatiniformes, tandis que la membrane mère subit une dégénérescence colloïde et que l'ectocyste, devenue irrégulière, se creuse de diverticules. C'est la forme *complexe, multivésiculaire*.

Le kyste, de volume variable, peut être unique, siégeant fréquemment dans le lobe droit, soit au centre de l'organe, soit plus souvent faisant saillie à la superficie. Le foie contient fréquemment plusieurs kystes (de deux à dix).

Le foie atteint de kyste hydatique est, comme l'a montré Max Durig, augmenté de volume. Son poids, le kyste étant enlevé, atteint ou dépasse 2500 grammes; parfois un seul lobe s'hypertrophie, le lobe gauche, par exemple, alors que le lobe droit, porteur du kyste, est lui-même atrophié. Le processus de régénération décrit par Ponfick, Chauffard, peut être considéré avec Hanot, Kahn, comme le résultat d'un acte de suppléance fonctionnelle.

III. — Symptômes.

Le peu d'altération des tissus entourant un kyste simple, non compliqué, du foie explique le contraste entre le développement progressif de la tumeur et l'absence ou l'insignifiance des troubles fonctionnels et généraux. Dans près de la moitié des cas, c'est une trouvaille d'autopsie. Les signes physiques prédominent et la constatation d'une tuméfaction hépatique est ordinairement le premier et le plus important symptôme.

On a cependant décrit une période initiale au cours de laquelle le diagnostic serait possible en l'absence de tout signe physique. La diarrhée pendant ou après les repas (Bouilly), le dégoût des matières grasses, avec régurgitations électives, la douleur irradiée à l'épaule droite, les épistaxis, symptômes sur lesquels insiste M. Dieulafoy, n'ont rien de caractéristique. Révélatrices pourront être des complications, comme une pleurésie secondaire, sèche ou avec épanchement, ou encore l'apparition d'une urticaire due à la rupture ou à la fissure du kyste.

Le malade vient vous consulter parce que son ventre grossit ou parce qu'il se découvre une tuméfaction à l'hypocondre droit : la tumeur est le signe capital de l'affection.

Signes physiques. — L'aspect physique varie avec le siège de la tumeur.

1° Si le kyste est *central,* le refoulement excentrique du parenchyme détermine une hypertrophie diffuse et régulière du foie ou d'un de ses lobes, généralement le droit.

2° Si le kyste, gagnant la superficie du foie, se développe en avant (*kyste à développement chondro-abdominal*), il produit une déformation extérieure de la région (fig. 44). C'est une voussure épigastrique faisant saillir les muscles grands droits, ou hypocondriaque rejetant en dehors le rebord costal.

Bombant ou non à la surface du foie, la tumeur est régulière, lisse, rénitente, non fluctuante (Trélat), indolente, mate à la percussion.

Placez l'index, le médius et l'annulaire de la main gauche
sur la tumeur, les doigts écartés pour bien la circonscrire,
puis percutez le médius d'un coup sec et rapide, vous percevrez ainsi parfois une sensation analogue à celle que
donne la percussion d'un sommier élastique. C'est le *frémissement hydatique*, découvert par Blatin. Il est rare,
mais doit toujours être recherché, car, bien qu'ayant été

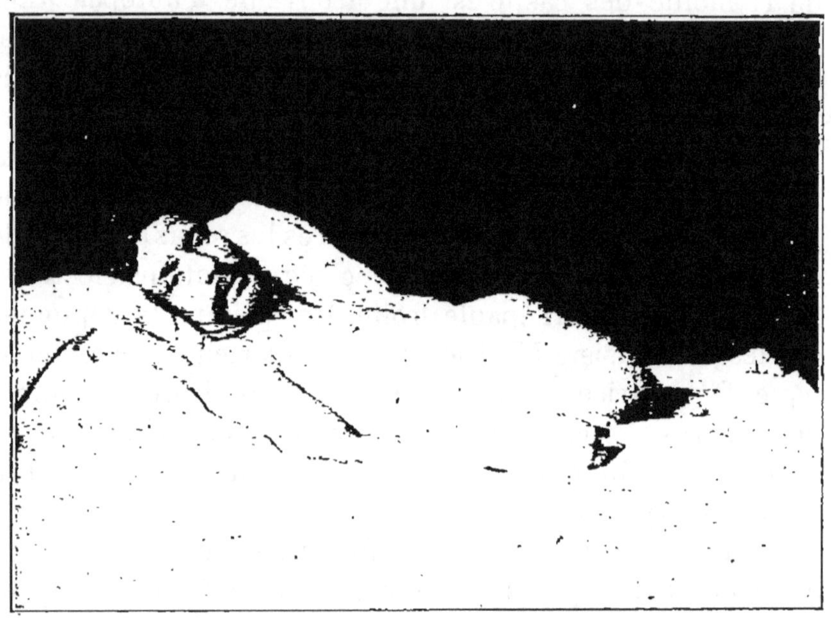

Fig. 43. — Kyste hydatique de la face antérieure du foie.

retrouvé exceptionnellement dans des kystes d'autre nature,
dans l'ascite même, il est presque pathognomonique.

Le mécanisme de sa production est discuté. La présence
de vésicules filles entrant en collision n'est point, comme
le pensait Briançon, nécessaire et jamais vous n'aurez sensation plus nette du frémissement hydatique qu'en secouant
une vésicule fille isolée dans la paume de la main. Il exige
pour se produire, dit Davaine, la présence dans une poche à
parois élastiques d'un liquide peu dense, de tension moyenne.
On se rallie à cette théorie, bien que le frémissement hydatique puisse s'observer en l'absence de tout liquide ; il

résulte alors de la somme des vibrations des vésicules filles. Pratiquement, retenez que dans la règle le frémissement hydatique correspond à la présence de nombreuses vésicules filles dans le kyste.

Si le foie dépasse le rebord costal, vous pourrez rechercher encore le *retentissement hydatique sonore* décrit par Santini, puis Fiaschi. C'est un bruit particulier, musical, que fait percevoir l'auscultation, combinée à la percussion.

3° Quand le kyste, né de la face inférieure du foie (*kyste à développement inférieur*) se dirige en avant, la zone de matité due à la tumeur est souvent séparée de la matité hépatique par une bande sonore due à l'interposition du côlon. S'il se dirige en arrière, son développement dans la région lombaire pourra donner le signe du ballottement rénal ; le kyste simulera alors une affection rénale ou pararénale.

4° Si le kyste naît de la face supérieure du foie (*kyste à développement thoracique*), refoulant le diaphragme, il envahit le thorax, presque toujours à droite, et remonte plus ou moins haut, parfois jusqu'à la deuxième côte. L'évasement unilatéral et l'immobilité de la base du thorax, la disparition des vibrations thoraciques, la matité, l'abolition du murmure vésiculaire simuleront l'existence d'un épanchement pleural.

Mais, dans la pleurésie, l'obliquité naturelle des côtes s'exagère ; elle diminuerait dans le cas de kyste, d'après Gueneau de Mussy. La limite supérieure de la matité n'est pas la même : *ligne parabolique* de Damoiseau, à sommet répondant aux angles costaux, en cas d'épanchement pleural ; courbe à convexité supérieure, dont le sommet répond à la ligne axillaire, « véritable projection du dôme de la tumeur sur la surface thoracique », dans le cas de kyste. Enfin Hanot a insisté sur le faible degré d'abaissement du foie dans le cas de kyste, même volumineux, abaissement qui serait plus marqué s'il s'agissait d'un épanchement pleural abondant.

Ces distinctions sont parfois bien délicates à établir, et

l'on sera mieux guidé par la nature du liquide retiré par une ponction capillaire, à moins que la production d'une pleurésie secondaire ne vienne encore compliquer le diagnostic.

Signes fonctionnels. — Durant ce temps, une dyspnée légère, une sensation de pesanteur dans l'hypocondre, parfois quelques troubles dyspeptiques peu accusés seront habituellement les seuls troubles fonctionnels. Enfin, signes négatifs de grande valeur, la rate n'est pas grosse et, à moins de complications, il n'y a ni ascite, ni ictère.

L'examen du sang décèle une augmentation de la proportion des leucocytes éosinophiles. Ordinairement modérée (4 à 8 p. 100), cette éosinophilie peut, comme dans le cas de MM. Achard et Clerc, atteindre 40 p. 100. Bien que fréquente, elle n'est pas constante et peut être déterminée par d'autres parasites vermineux.

IV. — Marche. — Complications.

Par suite de la mort des parasites, le kyste hydatique peut guérir ; le liquide se résorbe, la poche s'affaisse, la paroi du kyste, sclérosée, se rétracte sur un magma caséeux renfermant des crochets d'échinocoques, des cristaux d'hématoïdine. Plus fréquemment, le kyste a continué de s'accroître pendant plusieurs années, quand l'atteinte de l'état général ou bien une complication locale viennent interrompre cette évolution tranquille.

Un malade perd l'appétit, sa peau se sèche et se pigmente ; des troubles digestifs, des hémorragies nasale ou utérine accompagnent un amaigrissement progressif aboutissant à la *cachexie hydatique* ; c'est, disent MM. Quénu et Duval, une véritable intoxication spécifique chronique due à la dialyse lente des toxalbumines du liquide hydatique.

Plus souvent un kyste hydatique comprime un organe voisin, se rompt ou suppure.

1° ***Compressions.*** — Elles sont surtout le fait des kystes du lobe carré ou du lobe de Spiegel. Directement, ou indirectement, par l'intermédiaire de phénomènes inflammatoires (pyléphlébite, thrombose de la veine cave, périhépatite adhésive), la compression peut s'exercer sur les gros canaux biliaires intrahépatiques (subictère), sur les voies biliaires extrahépatiques (ictère franc, avec décoloration des matières), sur la veine porte (ascite à développement et reproduction rapides), sur la veine cave inférieure (œdème sous-ombilical, circulation veineuse collatérale).

2° ***Ruptures***. — Nous n'envisageons ici que la rupture d'un kyste simple, non suppuré. Par suite de son développement excentrique, le kyste repousse et atrophie le parenchyme hépatique qui l'entoure et, spontanément ou à l'occasion d'un traumatisme léger, se rompt dans une des cavités voisines.

L'absence ordinaire de la périhépatite adhésive décrite par les classiques favorise sa rupture dans la cavité péritonéale (1). Consécutive ordinairement à un choc ou à un simple effort, elle se caractérise, dans les cas graves, par l'affaissement de la tumeur, une douleur atroce, avec sensation d'un écoulement dans le ventre (Potain), des vomissements bilieux, du ballonnement et des signes généraux plus ou moins accentués. Quelques heures après, se produit une éruption généralisée d'urticaire.

La mort peut survenir en quelques jours par péritonite généralisée, même dans le cas de rupture d'un kyste limpide, aseptique, l'infection de la séreuse se produisant secondairement par l'intermédiaire d'une cholérragie septique, résultant de l'affaissement de la poche. Si la bile épanchée est aseptique, une ascite se produit, libre ou cloisonnée. Une ponction retire un liquide foncé, verdâtre, renfermant de la bile (*cholépéritoine hydatique*).

D'ordinaire tout se calme. Souvent même les phénomènes de rupture passent inaperçus, ce qui faisait conclure autrefois à la rareté de cette complication. A la suite des

(1) Tremblin, *Thèse de Paris*, 1906.

travaux de Finsen, Dévé, on admet actuellement qu'elle n'est pas rare, si l'on en juge notamment par la fréquence des kystes multiples de la cavité abdominale. En effet, tandis que la poche rompue se rétracte ou se reforme, les parasites répandus dans la cavité péritonéale se développent, comme l'a montré M. Dévé, et donnent naissance à une *échinococcose secondaire du péritoine*. Celle-ci se manifestera beaucoup plus tard par la présence dans l'abdomen de nombreuses bosselures, régulières, lisses, indolentes, présentant le frémissement caractéristique.

Ces kystes secondaires sont connus depuis longtemps, mais de prétendues lois zoologiques empêchaient d'expliquer le mécanisme bien simple de leur production. Développés dans le bassin, ils peuvent occasionner des troubles de compression ; leur véritable nature est le plus souvent méconnue ; les scolex peuvent encore se greffer dans le conduit vagino-péritonéal, dans un sac herniaire.

Enfin, si l'évolution des scolex s'arrête, le péritoine se constelle de points blancs pouvant en imposer pour des granulations miliaires : c'est la *granulie hydatique* ou *pseudo-tuberculose échinococcique*.

. Le kyste hydatique peut se rompre dans la veine cave ou dans une de ses branches (1). Le contenu du kyste, lancé dans la circulation, tue par embolie ou, en cas de survie, donne naissance à des kystes secondaires.

Rare et grave, l'ouverture dans la plèvre se traduit par une douleur subite, de la dyspnée. Si la bile épanchée secondairement est aseptique, il se produit un *choléthorax hydatique* ; si la bile est septique, elle détermine une pleurésie purulente.

L'ulcération d'un canal biliaire et l'écoulement de bile dans le kyste peuvent entraîner sa guérison, due, dit-on, depuis Cruveilhier, à l'action parasiticide de la bile. Secondairement, par ce canal biliaire dilaté, le contenu du kyste peut s'évacuer progressivement ou brusquement dans les

____

(1) Gilbert et Lippmann, *Bull. Soc. anat.*, 1902. — Pelletier, *Thèse de Paris*, 1905.

voies biliaires. La migration des débris hydatiques, retrouvés dans les matières, détermine le syndrome de la colique hépatique. La guérison est rare, car si le cholédoque s'oblitère, la rétention biliaire favorise l'infection ascendante des voies biliaires, avec angiocholite suppurée et suppuration secondaire du kyste.

3° *Suppuration*. — Le liquide hydatique est un bon milieu de culture et si normalement il est aseptique, c'est que sa membrane d'enveloppe est imperméable aux microbes (Chauffard et Widal). L'infection du kyste se fait donc à la faveur d'une altération de la membrane, consécutive à une inflammation périkystique. Les germes sont apportés peut-être par les voies lymphatique et sanguine, bien plus souvent par les voies biliaires (Dupré). Enfin l'infection du kyste peut résulter de l'ensemencement direct du liquide par une ponction septique. Mais on a vu des kystes suppurer malgré une asepsie opératoire rigoureuse, par cholérragie *ex vacuo*, secondaire à l'évacuation du liquide (Quénu).

De tous les microbes pyogènes retrouvés dans les kystes suppurés, le plus important est le colibacille ; la fétidité du liquide est due aux anaérobies. Souvent l'ensemencement sur les milieux de culture couramment usités est négatif. On en concluait à la stérilité secondaire des kystes suppurés ; mais, comme l'ont montré MM. Gilbert et Lippmann pour des abcès hépatiques d'autre nature, cette stérilité n'est probablement qu'apparente, la suppuration étant due alors à des anaérobies.

Dans le liquide purulent, souvent teinté de bile, les vésicules filles s'affaissent et prennent l'aspect de grains de raisins sucés. Mais elles peuvent, tout en nageant dans le pus, rester limpides, ce qui témoigne de la vitalité des parasites et nous explique la possibilité de greffes secondaires après marsupialisation d'un kyste, même suppuré.

Un kyste qui suppure devient douloureux ; la fièvre se déclare, avec élévation de la température, accélération du pouls, sueurs, état saburral des voies digestives. De type souvent intermittent ou rémittent, elle peut manquer et cette suppuration apyrétique ne se reconnaît qu'à l'opération. L'éosinophilie sanguine fait place à de la polynucléose.

Parfois le kyste augmente subitement de volume et devient sonore ; des gaz s'y sont produits, suivant un mécanisme analogue à celui de la production du pyopneumothorax spontané dans les pleurésies putrides. C'est le *kyste sonore du foie*, dont MM. Gilbert et Weil ont élucidé la pathogénie (1). La zone de sonorité est modifiée par les changements de position du malade, mais, quelle que soit son attitude, elle est toujours limitée inférieurement par une ligne droite horizontale.

Si l'on n'intervient pas, la suppuration du kyste cause la mort par septicémie, à moins que la collection ne s'ouvre spontanément à l'extérieur ou dans un organe voisin.

L'ouverture peut se faire dans le péritoine, provoquant une péritonite généralisée. Plus souvent, des adhérences d'approche canalisent le pus vers le tube digestif. L'ouverture dans l'estomac, avec vomissement de pus et de débris de membranes, est très grave, mais rare.

Si l'ouverture se fait dans le côlon transverse, tandis que la poche s'affaisse, le malade ressent une douleur déchirante, des débris membraneux s'évacuent par l'anus ; la guérison survient souvent. Un kyste suppuré à développement supérieur tend à se vider dans la cavité thoracique ; grâce à des adhérences antérieures avec le poumon, à travers le diaphragme et la plèvre droite, l'ouverture se fait, non dans la cavité pleurale, mais dans les bronches. Elle se traduit par une vomique massive, formée de pus, de sang et de bile où nagent des débris de membranes et parfumée comme une marmelade de prunes (Eichhorst). La fistule broncho-hépatique peut se tarir ultérieurement si aucune complication ne survient.

Enfin l'ouverture à la peau se fait au voisinage de l'ombi-

_____

(1) Gilbert et Weil, *Soc. de biol.*, 1898. — Enebuske, *Thèse de Paris*, 1906.

lic; c'est un mode de guérison, mais qui ne doit pas s'observer actuellement.

Les différentes ouvertures du kyste à l'extérieur peuvent d'ailleurs coexister, et vous avez pu voir dans le service un malade dont la poche kystique communiquait avec l'extérieur simultanément par une fistule cutanée opératoire, par une fistule bronchique, par une fistule kysto-biliaire.

V. — Diagnostic.

Les petits signes avant-coureurs, s'ils attirent l'attention sur le foie, ne permettront ordinairement pas d'affirmer l'existence d'un kyste hydatique. Plus suggestive sera la présence dans la région hépatique d'une voussure limitée, régulière, rénitente, non douloureuse, à évolution lente, avec intégrité des fonctions hépatiques et absence de troubles généraux. La constatation du frémissement hydatique est presque un signe de certitude. L'éosinophilie sanguine est à rechercher. La radiographie, dans le cas de kyste à évolution ascendante, montrera, dit M. Béclère, une ombre en dôme, tracée au compas (1).

On pourra prendre pour un kyste central du foie tout « gros foie » sans ictère, qu'il s'agisse d'une cirrhose hypertrophique alcoolique, d'une cirrhose tuberculeuse ou d'un foie cardiaque, leucocythémique, paludéen, syphilitique.

Un kyste saillant à la face antérieure du foie simulera un cancer nodulaire, un abcès. Les kystes inférieurs, que la sonorité colique empêche de rattacher avec certitude au foie, prêteront à confusion avec une hydropisie ou une tumeur de la vésicule biliaire, un kyste du mésentère, de l'épiploon,

---

(1) Les recherches récentes de MM. Laubry et Parvu (*Société médicale des hôpitaux*, 18 décembre 1908) ont montré qu'on pouvait utiliser pour le diagnostic de l'échinococcose humaine la réaction de Bordet-Gengou ; on prend comme antigène le liquide du kyste hydatique du mouton. Si le malade est porteur d'un kyste hydatique, son sérum renferme un anticorps sur lequel vient se fixer l'antigène, et l'hémolyse n'a pas lieu. Cette réaction paraît appelée à rendre de grands services en clinique.

de la rate, de l'ovaire, un abcès par congestion. Un kyste à développement lombaire ne devra pas être pris pour un kyste du rein, une hydronéphrose. Devant un kyste à développement thoracique, il faut, l'idée de pleurésie écartée, songer encore au kyste du poumon, du diaphragme. Un kyste suppuré a pu être pris pour un cancer du foie, un kyste avec ictère pour une cirrhose biliaire. Vous ne confondrez pas un kyste suppuré gazeux avec un pyopneumothorax sous-phrénique, avec un cancer à forme hépatogangreneuse.

Vous n'aurez pas à distinguer un kyste hydatique du foie d'avec un kyste alvéolaire, bien que, dans certains livres, l'histoire de ces deux affections soit encore confondue. L'échinococcose alvéolaire, due probablement à un autre parasite, le *tænia echinococcus alveolaris*, ne s'observe que dans le Tyrol et les districts avoisinants ; elle est inconnue dans nos pays. Le kyste alvéolaire est formé d'une masse fibreuse, irrégulière, creusée de nombreuses cavités renfermant un liquide puriforme. Cliniquement l'affection est aussi différente de l'échinococcose hydatique, puisqu'elle se caractérise par une hépatomégalie irrégulière, l'ictère et l'ascite. Elle conduit lentement, mais sûrement à la mort.

PONCTION EXPLORATRICE. — En cas de diagnostic douteux, certains auteurs vous engagent à pratiquer une ponction exploratrice. L'évacuation d'un liquide eau de roche apportera la certitude.

Mais la ponction exploratrice présente deux inconvénients :

Que le kyste soit bourré de vésicules filles et ne renferme pas de liquide, ou encore qu'un débris de membrane vienne obstruer l'orifice de l'aiguille capillaire, la ponction sera blanche et cette constatation négative écartera de l'esprit du médecin un diagnostic qui s'annonçait exact.

La ponction est en outre dangereuse. Souvent, quelques heures après la ponction, apparaît une urticaire bénigne (Finsen, Dieulafoy) ; mais ailleurs une dyspnée subite, des vomissements, du hoquet, du refroidissement des extrémités traduisent l'intoxication hydatique. Enfin la mort peut survenir rapidement après la ponction et le cas classique de M. Chauffard n'est pas isolé. Le liquide, dont la tension n'a pas été diminuée par l'évacuation de quelques gouttes, s'est vidé dans le péritoine par l'orifice de cette piqûre que le médecin croyait inoffensive. La poche peut en effet s'affaisser à la suite de la ponction ; on ouvre le ventre, elle a disparu. Dans d'autres cas, une cholérragie *ex vacuo* la remplit de bile et en détermine la suppuration. La possibilité de crever une anse intestinale, la notion de l'échino-coccose secondaire contribuent encore à faire rejeter la ponction exploratrice.

Si on la pratique, la constatation de glycogène dans les scolex, par la réaction iodée, démontrera, d'après M. Lœper, leur vitalité.

VI. — Traitement.

Le traitement des kystes hydatiques du foie est chirurgical. Deux méthodes générales se présentent : les ponctions, les incisions larges.

La ponction peut être simple ou suivie d'injections parasiticides. Simple, elle doit être complètement évacuatrice et pratiquée avec l'aspirateur (Dieulafoy).

On peut ainsi obtenir la guérison, l'écoulement secondaire de bile dans la poche provoquant, dit M. Galliard, la mort du parasite. Des substances parasiticides la plus employée est la liqueur de Van Swieten, soit qu'avec Bacelli on en injecte 20 à 30 grammes en remplacement d'une petite quantité de liquide hydatique préalablement retiré; soit qu'avec M. Debove on en laisse 100 grammes pendant dix minutes dans le kyste complètement évacué; ou qu'avec Hanot on n'en abandonne 20 à 40 grammes dans la poche vide. Les injections parasiticides n'entraînent pas sûrement la mort du parasite, et quand ce but est atteint, le foie renferme désormais un corps mort capable de suppurer ultérieurement.

La ponction ne présente qu'un avantage, celui de pouvoir être pratiquée par tout le monde, mais cette considération, dit M. Delbet, serait importante « si on devait se faire soigner par un cocher ou par un épicier; la chirurgie doit être faite par des chirurgiens ».

L'énucléation du kyste ne sera pas tentée, car elle est dangereuse; l'extirpation sans ouverture de la cavité ne sera pratiquée que sur les kystes pédiculés.

L'incision et l'évacuation du kyste peuvent être suivies de la suture des lèvres de la poche aux bords de la plaie cutanée : c'est la *marsupialisation*, suivant le procédé de Lindemann-Lindau. La fistule, entretenue par la suppuration de la poche et l'écoulement de la bile, peut persister plusieurs mois, plusieurs années. Aussi Bond proposa-t-il la réduction sans drainage qu'a vulgarisée en France M. Delbet, en y adjoignant le *capitonnage*, rarement pratiqué.

Ces deux procédés sont encore usités concurremment et si, dans l'Argentine, après l'étude de 379 cas, Vegas et Cranwell préfèrent la marsupialisation, le dernier travail français, celui de Cauchoix, conclut en faveur de la fermeture sans drainage.

Quel que soit le procédé employé, vous pratiquerez dans la poche, suivant la recommandation de M. Dévé et la pratique de M. Quénu, l'injection préalable d'une solution de formol à 1 p. 100 pour éviter l'échinococcose secondaire. On ponctionne donc le kyste, on introduit la solution parasiticide qu'on laisse cinq minutes et qu'on évacue avant d'inciser la poche. Quand le kyste est bourré de vésicules filles, on évacue le kyste et on formole secondairement.

Au cours de l'intervention, vous vous rappellerez la notion de la fréquence des kystes multiples du foie; la possibilité de kystes secondaires vous fera explorer avec soin l'épiploon.

La prophylaxie de la maladie devrait consister dans une surveillance plus rigoureuse des abattoirs et des tueries particulières.

VINGT-SIXIÈME LEÇON

LES VEINES SUS-HÉPATIQUES
LES CARDIOPATHIES ET LE FOIE

Par Marcel GARNIER.

Rôle des veines sus-hépatiques dans l'étiologie des maladies du foie :
infection rétrograde, action mécanique de la dilatation du cœur droit.
Foie cardiaque. — Historique. — *Étiologie :* connexions anatomiques
du foie et du cœur ; rôle prédominant des affections mitrales.
Anatomie pathologique. — Foie congestif : localisation des lésions au ni-
veau des veines centrales du lobule. Causes de cette localisation. —
Cirrhose cardiaque : forme hypertrophique, forme atrophique. C'est
une cirrhose biveineuse à localisation prédominante sus-hépatique.
— Pathogénie de cette cirrhose : rôle de l'alcool et des intoxications
d'origine digestive.
Symptômes. — 1° Congestion passive du foie (foie cardiaque congestif).
Symptômes fonctionnels : douleurs, sensation de pesanteur. Signes
physiques ; augmentation de volume du foie, battement hépatique.
Signes d'hypertension portale consécutive à l'hypertension sus-hépatique.
2° Cirrhose cardiaque : forme hypertrophique, forme atrophique. Signes
des cirrhoses veineuses.
Terminaisons. — Cachexie cardiaque. Ictère grave des cardiaques.
Formes cliniques et diagnostic. — 1° Asystolie hépatique de Hanot : l'asystolie se révèle uniquement par des symptômes hépatiques. Diagnostic avec toutes les hypertrophies du foie ; importance de la douleur. Pathogénie.
2° Foie cardiaque dans la symphyse du péricarde. Symphyse rhumatismale. Symphyse tuberculeuse. Cirrhose cardio-tuberculeuse de
M. Hutinel.
Traitement. — Importance de la révulsion appliquée au niveau du
foie.

Quand le sang, amené par la veine porte et par l'artère
hépatique, a circulé entre les cellules du foie, il se collecte
dans les veines qui occupent le centre des lobules ; ces veines,
se réunissant entre elles, vont former les troncs veineux sus-
hépatiques qui se jettent dans la veine cave inférieure. Le

parenchyme hépatique se trouve donc, par l'intermédiaire de ces vaisseaux, en communication avec le système veineux général, et par suite toutes les affections de ce système peuvent retentir sur le foie.

C'est ainsi que dans des cas très rares, il est vrai, des microbes circulant dans le sang arrivent au foie par cette voie ; M. Widal a signalé au cours de l'infection puerpérale la pénétration possible des streptocoques par les veines sus-hépatiques ; MM. Ribadeau-Dumas et Halbron ont vu le pneumocoque déterminer des nodules infectieux autour des veines sus-hépatiques ; il s'agirait dans ces cas d'une véritable infection rétrograde, favorisée par l'asthénie cardiaque et la stase veineuse. En dehors de ces faits, l'unique cause d'altération du foie imputable aux veines sus-hépatiques est la dilatation du cœur droit consécutive à l'asystolie ; elle détermine la congestion passive du foie et ses conséquences, que l'on décrit sous le nom de *foie cardiaque*.

FOIE CARDIAQUE

C'est en 1818 que Corvisart attira l'attention sur les modifications que les maladies du cœur font subir au foie. « Il n'est aucune maladie, dit-il, dans laquelle le foie soit plus sujet à des variations de volume que dans les maladies du cœur, parvenues à une période avancée. »

Après lui, Andral, Gendrin décrivirent minutieusement la congestion hépatique des cardiaques. Puis s'ouvrit l'ère des discussions sur le point de savoir où débutait la cirrhose cardiaque. Celle-ci, signalée en 1840 par Becquerel, qui voulait faire des affections du cœur la cause habituelle de la cirrhose, fut surtout étudiée à la suite du mémoire de Virchow en 1856 ; les uns, avec Rokitansky, Frerichs et plus récemment M. Sabourin, soutinrent la localisation sus-hépatique du processus sclérogène ; les autres, avec Handfield Jones, Wickham Legg, Rendu, placèrent le début de la sclérose autour des espaces portes, comme dans la cirrhose de Laennec.

Pendant ce temps, les recherches de Libermeister, Rendu, M. Talamon et enfin de Hanot achevaient d'individualiser les différents types cliniques du foie cardiaque. La thèse de M. Parmentier, en 1890, résume toutes les connaissances acquises jusqu'à ce moment sur ce point de pathologie hépatique.

Depuis cette époque, un certain nombre de travaux ont montré la physionomie du foie cardiaque liée à la symphyse du péricarde.

I. — Étiologie.

La situation du foie par rapport au cœur permet de comprendre la fréquence avec laquelle les affections cardiaques retentissent sur son parenchyme.

Le foie, en effet, résume dans l'intimité de son tissu la circulation en retour de la rate, du pancréas et de toute la partie sous-diaphragmatique du tube digestif. Le sang veineux, qui lui a été apporté par la veine porte, s'en échappe par les veines sus-hépatiques, dont les deux troncs principaux viennent déboucher à angle aigu dans la veine cave inférieure. Cet abouchement se fait tout près du diaphragme ; le trajet des veines sus-hépatiques est à peine d'un à deux centimètres ; la veine cave elle-même ne parcourt guère dans le médiastin que trois centimètres avant de se jeter dans l'oreillette droite. C'est dire que cette oreillette est toute proche du confluent sus-hépatique.

De plus, d'après M. Rieffel, la surface de section des veines sus-hépatiques a ordinairement un diamètre supérieur à celui de la veine cave elle-même au-dessous de leur embouchure. On comprend par suite facilement que le sang, accumulé dans l'oreillette et refluant dans la veine cave, aura autant et souvent même plus de tendance à envahir le foie qu'à distendre la partie sous-jacente de cette veine. Aussi, dès qu'apparaît l'insuffisance cardiaque, le foie est touché.

Toutes les causes, qui déterminent la stase du sang dans

le cœur droit, pourront donc engendrer secondairement la congestion hépatique. Les énumérer serait faire l'étiologie de l'asystolie. Mais, parmi elles, il en est qui méritent une mention particulière : ce sont les affections mitrales, qui, presque seules, sont capables de réaliser la cirrhose cardiaque ; c'est aussi la symphyse du péricarde, qui détermine un type anatomo-clinique un peu spécial. Par contre, dans les affections aortiques, le raptus asystolique est trop court, pour que la lésion hépatique ait le temps de se constituer. Dans l'insuffisance tricuspidienne consécutive aux affections pulmonaires, dans la myocardite scléreuse, dans la surcharge graisseuse du cœur, les troubles hépatiques restent toujours au second rang.

II. — Anatomie pathologique.

Le foie cardiaque peut se présenter sous deux états : congestion simple ou cirrhose.

1° *Foie congestif.* — L'organe est hypertrophié ; son poids atteint 2 500 à 3 000 grammes. Sa forme générale est conservée, bien que souvent le lobe droit soit relativement plus hypertrophié que le gauche. Sa capsule est épaissie, et parfois parcourue par des veines dilatées et bleuâtres. Sa consistance est normale ; sa couleur brun foncé. La bile contenue dans la vésicule est parfois teintée de sang.

Quand on fait une section du parenchyme, le sang s'écoule en abondance ; parfois, sous la capsule, on constate l'existence de véritables foyers hémorragiques. La surface de coupe est marbrée ; elle présente des zones violacées alternant avec des parties grisâtres, réalisant ainsi l'aspect connu sous le nom de *foie muscade.* Les parties foncées sont déterminées par l'accumulation du sang ; elles présentent en leur centre la coupe d'une veine sus-hépatique dont on voit à la loupe l'orifice béant ; les zones claires correspondent aux espaces portes et aux parties du lobule qui l'entourent.

Au microscope, les lésions ont un aspect caractéristique : la veine centro-lobulaire est dilatée, élargie, gorgée de sang ;

tous les capillaires qui l'entourent sont ectasiés et remplis de globules rouges ; parfois leur paroi éclate et les globules sanguins se répandent autour des cellules hépatiques. Celles-ci sont atrophiées ; leur protoplasma est surchargé de pigments : pigment biliaire, jaune verdâtre, et pigment sanguin, brun foncé ; souvent il est en état de désintégration ou est infiltré des globules de graisse.

Par contre, les espaces portes sont sains ; la partie du lobule qui les entoure est normale ; les cellules hépatiques avoisinantes sont intactes ou renferment seulement quelques fines granulations graisseuses.

Le groupement de ces lésions figure, comme l'a montré Sabourin, le foie interverti. En effet, le parenchyme paraît divisé en une série de territoires ayant pour centre l'espace portobiliaire, tandis que leur périphérie est occupée par les vaisseaux dilatés ; les cellules sont orientées autour du canalicule biliaire ; le lobule biliaire de Sabourin se trouve réalisé.

PATHOGÉNIE. — L'accumulation du sang dans la veine cave, et l'augmentation de tension qui en résulte, expliquent parfaitement la dilatation des veines sus-hépatiques et des capillaires qui les entourent. D'ailleurs, cette distension se voit aussi sur les gros troncs veineux à leur sortie du foie.

M. Géraudel invoque une autre pathogénie : il fait remarquer que tout le foie est soumis avec la même intensité aux différentes actions nocives résultant du trouble apporté au régime circulatoire de l'organe. Pour lui, si les lésions sont localisées au niveau de la zone sus-hépatique, c'est que cette zone représente une région fragile ; le sang qu'elle reçoit a déjà irrigué une partie du foie, tandis que celui qui arrive à la zone portale vient directement de l'intestin. Ce qui est primitif, ce n'est pas l'ectasie des vaisseaux, mais bien la dystrophie des cellules et des parois des capillaires ; la distension est la conséquence de ces altérations cellulaires.

Cette théorie est ingénieuse ; sans doute la dystrophie joue dans la disparition des cellules un rôle qui n'avait pas été suffisamment mis en lumière ; mais je ne crois pas qu'on puisse négliger l'influence mécanique de la distension du système sus-hépatique par le sang refluant de l'oreillette ; les effets en restent longtemps localisés autour de la veine centrale du lobule, mais ils se font sentir parfois jusqu'au voisinage de l'espace porte. Celui-ci représente, comme le fait souvent remarquer M. Gilbert, le véritable squelette du foie ; et on comprend que l'excès de pression atteigne d'abord la région la plus éloigné de ce point fixe.

2° *Cirrhose cardiaque*. — La cirrhose cardiaque s'accompagne ordinairement d'augmentation de volume de l'organe. Le type atrophique peut pourtant se rencontrer, mais il est exceptionnel ; Hanot a observé un cas où le foie ne pesait que 850 grammes.

La consistance du foie est notablement augmentée ; à la coupe le tissu crie sous le scalpel et du sang s'échappe en abondance par les veines restées béantes.

La surface est souvent granuleuse comme dans la cirrhose de Laennec. La capsule est épaissie irrégulièrement, des îlots blanchâtres alternant avec des parties saines.

L'examen histologique montre l'existence de la sclérose. Celle-ci prédomine au niveau des veines sus-hépatiques ; elle n'y est jamais uniquement localisée ; toujours les espaces portes sont intéressés. Mais tandis que dans la cirrhose alcoolique tous les espaces portes sont pris, et que bien des veines sus-hépatiques échappent au processus sclérogène, ici l'inverse se présente ; c'est autour des veines sus-hépatiques que se trouve le maximum des lésions ; et on peut voir sur une coupe des veines sus-hépatiques entourées d'épais trousseaux fibreux, tandis que les espaces portes voisins sont peu ou pas scléreux. La cirrhose cardiaque est donc bien une cirrhose sus-hépatique ; mais il ne faut pas voir dans ce terme l'expression d'une systématisation absolue ; il serait plus exact de dire que c'est une cirrrhose biveineuse à localisation prédominante péri-sus-hépatique.

Les lésions débutent autour des veines par de la périphlébite scléreuse ; bientôt les capillaires voisins présentent le même processus, et la veine centrolobulaire paraît alors hérissée de fines aiguilles fibreuses qui rayonnent vers la périphérie : c'est la *sclérose pénicillée* de M. Parmentier.

A un stade plus avancé, les tractus fibreux se réunissent et forment de véritables bandes scléreuses, qui vont rejoindre des bandes semblables parties des îlots voisins, de manière à former de véritables anneaux fibreux enchâssant les veines sus-hépatiques et circonscrivant des territoires plus ou moins étendus, que centre un espace porto-biliaire. Ainsi se trouve dessiné le lobule biliaire : au centre est l'espace porte entouré de travées cellulaires saines, et à la périphérie courent des tractus fibreux qui séparent le lobule des voisins.

Cette figure schématique est rarement réalisée ; le plus souvent l'espace porte est le siège d'un certain degré de sclérose ; parfois même s'en détachent des zones fibreuses étendues contenant des pseudo-canalicules biliaires.

Un des caractères importants de cette cirrhose est l'irrégularité de sa distribution ; très marquée en certains points, elle manque complètement en d'autres ; un lobe entier, comme le lobe carré ou le lobe de Spiegel, en peut être exempt ou présente seulement des lésions congestives, alors qu'un autre lobe montre une sclérose avancée. Parfois, les lésions sont plus marquées dans la région sous-capsulaire ou bien sur le trajet d'une grosse veine sus-hépatique. Enfin la sclérose peut être bien développée dans un territoire où les travées cellulaires sont encore relativement saines, tandis qu'elle manque complètement en un point où les capillaires sont ectasiés et les cellules aplaties.

PATHOGÉNIE DE LA CIRRHOSE CARDIAQUE. — Comment expliquer la genèse de cette cirrhose ? Est-elle due à la régression des cellules hépatiques ? est-elle liée à la présence des globules blancs, ou encore à celle des globules rouges comme le veut Obrzut ? aucune de ces hypothèses ne peut être admise, et il faut chercher la cause de la cirrhose ailleurs que dans le processus qui a déterminé la congestion passive du foie.

Comme le dit Hanot, l'hyperémie à elle seule est incapable de néoformer ; de plus, la compression ne peut être considérée comme ayant des propriétés irritatives. Il faut admettre que la dilatation des vaisseaux rend seulement le tissu plus vulnérable et que la cause de la sclérose est, ici comme ailleurs, une influence toxique. Celle-ci sera souvent l'alcool ; mais avec MM. de Beurmann et Sabourin, Parmentier, Hanot, il faut aussi faire une place aux produits toxiques formés dans le tube gastro-intestinal ; ces poisons amenés au foie par la veine porte viennent exercer leur action sclérosante là surtout où les éléments sont en état de moindre résistance, et amènent la prolifération de ce tissu conjonctif en miniature qui, suivant la remarque de Sabourin, entoure à l'état normal la trabécule hépatique. Il n'y a donc pas à proprement parler de cirrhose cardiaque, mais, comme le dit Hanot, des cirrhoses développées sur un foie cardiaque.

On comprend ainsi comment la cirrhose cardiaque n'a pas une localisation unique ; sans doute elle est surtout sus-hépatique, puisque le point d'appel est au centre du lobule ; mais la cause sclérosante doit, pour gagner cette région, franchir la zone portale, et elle laisse ordinairement à ce niveau la trace de son passage.

III. — Symptômes.

Le foie cardiaque se présente en clinique sous deux états : congestion simple et cirrhose. Dans le premier cas, les lésions sont passagères, guérissables par le traitement ; dans le deuxième, la *restitutio ad integrum* est devenue impossible.

1° *Congestion passive du foie (foie cardiaque congestif).* — Dans le tableau clinique de l'asystolie, les symptômes hépatiques occupent toujours une place importante.

Les malades porteurs de lésions mitrales ont presque constamment un teint jaunet, sur lequel tranche la rougeur des pommettes ; dès que l'insuffisance cardiaque apparaît, la coloration jaune des téguments s'accentue ; rarement il s'agit d'ictère véritable avec présence de bile dans l'urine ; le plus souvent il n'y a que du subictère, bien visible au niveau des conjonctives qui sont souvent franchement jaunes. Cette cholémie entraîne la présence d'urobiline dans les urines ; de ce fait et en raison aussi de la diminution de leur quantité, celles-ci offrent la réaction dite hémaphéique.

Souvent, dès le début de l'attaque d'asystolie, le malade se plaint d'une gêne, d'une sensation de pesanteur dans l'hypocondre droit. Examiné à ce moment, le foie est trouvé augmenté de volume ; il déborde les fausses côtes de plusieurs centimètres au niveau de la ligne mamelonnaire. A mesure que la stase veineuse augmente, le foie s'hypertrophie davantage ; il descend ainsi dans le flanc et parfois dans la région iliaque ; sur la ligne médiane, il atteint ou dépasse l'ombilic. Sa limite supérieure, appréciée par la percussion, occupe sa place habituelle, ou parfois même est située plus haut dans le thorax ; son bord inférieur se montre, au palper, mousse, dur et légèrement douloureux. Dans certains cas, la main appliquée à plat sur la région de l'organe en rapport avec la paroi abdominale reconnaît l'existence de battements hépatiques.

Ceux-ci ont été signalés déjà en 1778 par Sénac ; ils ont été étudiés surtout au xixᵉ siècle par Friedreich et dans la thèse classique de Mahot, élève de Potain. Ils correspondent à la systole cardiaque ; ils sont synchrones avec ceux de l'artère sous-clavière, et un peu en avance sur le pouls radial ; ils sont dus au reflux du sang dans l'oreillette droite et de là dans les veines caves et leurs affluents au moment de la systole ventriculaire ; ils révèlent l'existence de l'insuffisance tricuspidienne, et ont la même valeur que le pouls veineux jugulaire. Ils s'accompagnent d'ampliation du foie, et se distinguent ainsi des battements transmis par le cœur lui-même ou l'aorte. Ils n'existent qu'à la phase de congestion simple ; dès que la sclérose est constituée, la distension systolique ne peut plus se produire et les battements disparaissent.

La stase du sang veineux dans le foie tient sous sa dépendance un certain nombre de symptômes : la gêne de la circulation sus-hépatique retentit sur tout le régime circulatoire du foie : l'écoulement de la bile est entravé, d'où la cholémie et parfois l'ictère véritable ; le cours du sang porte est gêné, l'hypertension sus-hépatique engendre bientôt l'hypertension portale avec toutes ses conséquences, qui vous sont déjà bien connues : augmentation du volume de la rate, distension de l'intestin, hémorroïdes, troubles du débit urinaire, ascite qui, dans ce cas, reste en général peu abondante. Enfin la cellule hépatique ne tarde pas non plus à être touchée ; sa nutrition défectueuse nuit à son fonctionnement ; le taux de l'urée s'abaisse, et l'épreuve de la glycosurie alimentaire devient positive.

Le plus souvent, ces symptômes sont passagers. Sous l'influence d'un traitement approprié, le sang reprend son cours normal ; le foie se dégonfle ; parfois, en quelques heures, il remonte de la région iliaque vers les fausses côtes, et reprend son volume habituel. Cette disparition rapide de l'hypertrophie hépatique constitue un signe fondamental de la congestion passive du foie. Mais, si les phénomènes asystoliques reparaissent, de nouveau l'organe se gonfle, pour se détuméfier encore quand l'effet de la thérapeutique se sera fait sentir. Suivant l'expression d'Hanot, le foie fait l'*accordéon*.

Le retour de ces phases de congestion passive aboutit peu à peu à la cirrhose cardiaque.

2° *Cirrhose cardiaque.* — Quand les poussées de congestion hépatique se sont répétées un certain nombre de fois, ou quand l'asystolie s'installe d'une façon pour ainsi dire continue, la cirrhose cardiaque apparaît. Alors les symptômes ne rétrocèdent plus sous l'influence du traitement ; l'affection hépatique évolue par elle-même, indépendamment de la destinée de la cardiopathie causale.

La symptomatologie de la cirrhose cardiaque reproduit dans ses traits principaux celle d'une cirrhose veineuse à gros foie. Le ventre est augmenté de volume et distendu par l'ascite. Celle-ci est plus abondante que dans la congestion passive du foie ; elle persiste malgré l'amélioration de l'asystolie ; elle se reproduit après la ponction. La rate est augmentée de volume. Pourtant, les veines sous-cutanées abdominales sont en général peu développées, et l'opsiurie manque ordinairement.

Quand l'ascite a été évacuée, on sent le foie hypertrophié, dur, souvent inégal, légèrement granuleux, parfois douloureux. Le malade se plaint de pesanteur, de lourdeur dans le côté droit ; par moments, ces sensations pénibles s'exaspèrent ; des douleurs véritables apparaissent, accompagnées d'irradiations vers l'épaule droite ; ces phénomènes semblent correspondre à des poussées de périhépatite.

Le plus souvent la cirrhose cardiaque revêt la forme *hypertrophique*. Le type *atrophique* peut pourtant se rencontrer ; le tableau clinique rappelle alors celui de la cirrhose de Laennec, d'autant que l'ascite est en général considérable. Hanot n'a jamais vu le passage de la forme hypertrophique à l'atrophique.

Terminaisons. — Quand les accidents hépatiques se sont installés chez un cardiaque, ils prennent toujours une part prédominante dans l'évolution ultérieure de la maladie. L'insuffisance hépatique joue un rôle important dans l'établissement de la cachexie cardiaque, contribue à entraîner la déchéance de l'organisme et hâte la terminaison fatale.

Parfois, la mort est directement sous la dépendance d'une complication hépatique, comme l'*ictère grave des cardiaques*, étudié par M. Talamon. L'ictère grave peut apparaître aussi bien à la phase de congestion passive qu'à celle de cirrhose cardiaque. Quelques phénomènes digestifs en marquent le début : anorexie, diarrhée, vomissements. Puis, l'ictère apparaît ; les urines deviennent rares, elles renferment de la bile et de l'albumine ; la température s'élève ; le délire s'installe. Peu à peu le malade s'affaiblit ; la langue devient sèche ; les dents sont fuligineuses, et la mort arrive deux à trois semaines après le début des accidents dans le coma, le plus souvent avec hypothermie.

Cet ictère est dû à une infection dont la porte d'entrée

peut être l'intestin ou le tégument .externe. Parfois le début en est marqué par une angine, un érysipèle, un abcès. La mort en est toujours la conséquence.

IV. — Formes cliniques et diagnostic.

Habituellement, c'est au milieu du syndrome de l'asystolie qu'apparaissent les signes de la congestion passive du foie ; quand la cirrhose se développe, la lésion cardiaque est depuis longtemps connue, et on rattache sans difficulté les accidents hépatiques aux phénomènes asystoliques qui l'ont précédée. Même quand la cirrhose prend la forme atrophique, on ne la confondra pas avec la maladie de Laennec : les accidents cardiaques ont été trop bruyants pour passer inaperçus. Il suffit d'être prévenu de la possibilité de cette cirrhose, pour que le diagnostic en soit toujours facile.

Dans certains cas pourtant, l'évolution clinique est différente : les symptômes hépatiques occupent seuls la scène morbide, l'affection du cœur n'est reconnue que par un examen complet du malade ; parfois même, elle ne peut être que soupçonnée. Ce sont ces faits qui donnent lieu aux formes cliniques du foie cardiaque qui me restent maintenant à décrire.

1° *Asystolie hépatique.* — Hanot a donné le nom d'asystolie hépatique à un syndrome dont tous les éléments sont fournis par le foie, mais qui est sous la dépendance d'une lésion cardiaque. Alors, les accidents hépatiques de l'asystolie se montrent à l'état isolé, les différentes circulations périphériques ne paraissent pas souffrir de la gêne cardiaque. Comme Hanot avait coutume de le dire, certains cardiaques font toute leur asystolie dans le foie.

Le plus souvent, il s'agit, dans ce cas, de malades porteurs d'une lésion mitrale qui paraît bien compensée. Il n'y a ni œdème des membres inférieurs, ni albumine dans les urines, quand apparaissent une certaine gêne, une sensation de pesanteur au niveau du foie. Parfois, c'est une douleur véritable que ressent le malade. A l'examen, le foie est tuméfié, il déborde plus ou moins le rebord costal, il est plus dur qu'à l'état normal, et la palpation en est douloureuse. Les urines renferment de l'urobiline.

Ici le diagnostic ne s'impose pas d'emblée à l'esprit du médecin. En présence de l'hypertrophie de l'organe, on pourra penser au gros foie des buveurs, des dyspeptiques, des diabétiques, ou à une tumeur surajoutée, à un kyste hydatique, par exemple. Pourtant, la sensation douloureuse qu'éprouve le malade devra éveiller l'attention ; elle est ici plus marquée que dans aucun autre cas. De plus, il y a souvent de la dyspnée au moment des efforts ou après l'absorption des aliments ; enfin, l'examen attentif de la poitrine fait reconnaître souvent, comme l'a vu Hanot, une mince bordure de râles sous-crépitants aux deux bases pulmonaires. Si, de plus, l'auscultation du cœur révèle les signes d'une lésion mitrale, l'hésitation n'est plus permise.

D'ailleurs un traitement approprié aura vite raison de ces accidents : le repos, le régime lacté, l'application de sangsues sur l'hypocondre droit, quelques purgatifs drastiques feront disparaître ces différents troubles, et rendront au foie son volume normal. La rapidité de l'évolution, l'efficacité du traitement confirment le diagnostic. Mais, le plus souvent, après une période de calme, les mêmes phénomènes reparaissent et on voit le malade revenir à l'hôpital avec les mêmes symptômes.

L'épreuve du traitement ne donne plus de résultats quand l'asystolie hépatique est arrivée au stade de cirrhose. Alors le malade se présente sous l'aspect d'un cirrhotique vulgaire : le foie est gros et dur, le ventre est distendu par une ascite dont la quantité est le plus souvent modérée, les urines sont peu abondantes et renferment de l'urobiline. Le diagnostic devient alors très délicat, d'autant plus que le souffle cardiaque, souvent peu intense, peut passer inaperçu ou être pris pour le souffle tricuspidien réflexe, consécutif aux hypertrophies hépatiques. Pourtant, l'analyse exacte des symptômes, la recherche précise de la filiation des accidents mettent sur la voie du diagnostic : les sensations douloureuses ressenties par le malade au niveau du foie indiquent plutôt la congestion passive que la cirrhose alcoolique. Enfin l'existence aux bases pulmonaires de râles sous-crépitants fins signale, comme le dit Hanot, l'asystolie qui pointe et milite en faveur de l'origine cardiaque de la lésion hépatique.

Pathogénie de l'asystolie hépatique. — Ainsi dans ces cas, il semble que le reflux veineux, qui passe de l'oreillette droite dilatée dans la veine cave inférieure, s'engage tout entier dans les veines sus-hépatiques, laissant s'écouler librement la colonne sanguine qui vient de la partie sous-jacente du corps. Pour expliquer ce fait, Hanot invoquait une disposition anatomique particulière : dans un cas rapporté dans la thèse de Parmentier, il a vu les veines sus-hépatiques suivre un trajet presque parallèle à la veine cave inférieure avant de s'y jeter ; ces vaisseaux s'offrent alors pour ainsi dire d'eux-mêmes pour recevoir le sang refluant du cœur.

Peut-être faut-il faire entrer en ligne de compte une prédisposition de l'organe du fait d'atteintes morbides antérieures, ou encore, avec Chrétien, une asthénie vasculaire locale avec vaso-dilatation réflexe limitée au foie.

2° *Foie cardiaque dans la symphyse du péricarde.* — Les lésions du foie sont fréquentes dans la symphyse du péricarde, mais, du fait de la latence habituelle de la lésion cardiaque, l'affection hépatique paraît souvent primitive et le diagnostic dans certains cas devient très délicat. Merklen a insisté sur la fréquence des lésions hépatiques dans la symphyse cardiaque et son élève Venot, dans sa thèse, a donné une description clinique de cette forme du foie cardiaque.

A. Symphyse rhumatismale. — Dans la symphyse rhumatismale, le diagnostic se fait le plus souvent sans grande difficulté. En effet, les antécédents rhumatismaux attirent l'attention sur le cœur ; ordinairement on trouve des lésions orificielles, et l'examen de la région précordiale permet tout au moins de soupçonner, sinon d'affirmer l'existence de la symphyse.

L'asystolie ne tarde pas à s'établir une fois que les deux feuillets du péricarde se sont soudés, et les premiers symptômes apparaissent peu de temps après la dernière attaque de rhumatisme articulaire. L'oreillette droite, fixée par des adhérences, est le siège d'une dilatation permanente, qui ne peut rétrocéder. La veine cave et les veines sus-hépatiques se dilatent bientôt par suite de la gêne de la circulation dans le cœur droit ; aussi, comprend-on que l'asystolie de la symphyse cardiaque est ordinairement à prédominance hépatique.

Quand il se présente à l'observation, le malade se plaint de troubles liés à sa cardiopathie, palpitations, essoufflements, léger œdème des jambes ; dès ce moment, il offre des troubles digestifs, du ballonnement du ventre, de la constipation, du subictère. A l'examen, on constate une augmentation permanente de la matité cardiaque, qui se confond à la partie inférieure avec la matité hépatique, elle aussi beaucoup plus considérable qu'à l'état normal; cette grande matité cardio-hépatique, étudiée par Merklen, est caractéristique de la symphyse cardiaque.

Les signes habituels du foie cardiaque se rencontrent ici. L'ascite est variable en quantité; parfois abondante et nécessitant de nombreuses ponctions, elle est dans d'autres cas assez peu marquée. Pendant la période de congestion, on assiste à des variations de volume du foie, mais celles-ci n'ont jamais une grande amplitude. Puis, se développe la sclérose qui rend le retrait de l'organe impossible.

Bien que l'asystolie soit permanente et que le traitement ne puisse arriver à la faire disparaître complètement, la survie peut être assez longue. Grâce à une bonne hygiène, elle peut atteindre deux ou trois ans; mais l'essoufflement persiste, le foie reste volumineux, et, à la moindre fatigue, les troubles cardio-hépatiques s'aggravent. Enfin, le malade est emporté par une crise asystolique plus violente que les autres, dont la venue est parfois hâtée par une complication intercurrente.

B. Symphyse tuberculeuse. — La péricardite tuberculeuse évolue souvent d'une façon insidieuse, et quand la symphyse est constituée, les accidents hépatiques peuvent être les premiers signes qui révèlent la lésion cardiaque ; aussi comprend-on que Pick (de Prague) ait pu décrire ces faits sous le nom de « péricardite chronique évoluant sous l'aspect d'une cirrhose du foie, ou pseudo-cirrhose du foie d'origine péricardique ».

Mais ici l'atteinte du foie ne s'explique pas seulement par le retentissement de la lésion péricardique ; le plus souvent la péricardite n'évolue pas seule ; elle est accompagnée par des lésions des autres séreuses, et en particulier du péritoine périhépatique. A l'autopsie, en même temps que le cœur est trouvé perdu au milieu d'une gangue fibro-calcaire, le foie apparaît entouré d'une coque fibreuse épaisse, qui souvent le fait adhérer au diaphragme. Il semble que le processus a frappé en même temps les deux séreuses, celle du cœur et celle du foie. Parfois, une cirrhose à type particulier se développe : il ne s'agit plus d'une cirrhose veineuse, ou biveineuse, mais d'une sclérose à point de départ péritonéal ou plus exactement périhépatique. Ces cas appartiennent au type anatomo-clinique que j'ai isolé avec M. Gilbert sous le nom de *symphyse péricardo-périhépatique* et qui sera décrit plus loin.

Dans d'autres cas, l'atteinte du péritoine périhépatique n'est pas prédominante ; alors on voit évoluer une affection rappelant plus ou moins une cirrhose chez un malade présentant des signes de péricardite ; souvent une pleurésie chronique s'associe aux autres phénomènes.

C'est un type tout voisin que réalise chez l'enfant la *cirrhose cardio-tuberculeuse* de M. Hutinel. Pendant la vie, le petit malade se présente comme un cirrhotique : le ventre est distendu par l'ascite ; le foie, quand on peut le palper, est gros, dur, irrégulier, son bord inférieur est mousse. La rate est grosse ; les veines sous-cutanées abdominales sont remarquablement développées ; il y a une légère teinte subictérique des conjonctives ; les urines sont rares, foncées, et contiennent souvent de l'albumine et de l'urobiline ; l'épreuve de la glycosurie alimentaire est positive.

Du côté du cœur, on ne trouve pas de signes de lésion orificielle ; on constate de l'arythmie, quelquefois le rythme fœtal ; mais la pointe est abaissée et déviée en dehors, et la paroi précordiale présente une ondulation plus ou moins nette ; souvent les jugulaires sont distendues, ainsi que les veines du thorax ; le pouls est petit et régulier.

Au moindre effort, surviennent de la dyspnée et de la cyanose ; celle-ci est souvent très marquée, et l'apparition de ce symptôme chez un enfant présentant des signes d'une cirrhose hépatique devra attirer l'attention sur le cœur. Enfin, l'examen complet du malade fera reconnaître fréquemment l'existence d'une pleurésie sèche ou avec épanchement, ou des signes d'une autre localisation tuberculeuse, sur les ganglions, le testicule, etc.

La mort arrive le plus souvent par syncope ou dans un accès de suffocation. A l'autopsie, on trouve une symphyse cardiaque ; le foie est gros et présente à la fois les lésions ordinaires du foie cardiaque au centre des lobules, de la dégénérescence graisseuse à la périphérie, des granulations tuberculeuses disséminées dans le parenchyme, et une sclérose plus ou moins prononcée, à localisation biveineuse.

V. — Traitement.

Je vous ai montré tout ce qu'on pouvait attendre du traitement pendant la phase de congestion du foie. A cette période, une thérapeutique bien dirigée fait merveille ; cette thérapeutique est celle de l'asystolie : repos, régime lacté, purgatif drastique, enfin digitale donnée sous forme de macération ou d'infusion de poudre de feuilles, ou sous celle de solution de digitaline cristallisée. Dans les cas légers, la digitale est inutile et tout rentre dans l'ordre par le traitement hygiénique et les purgations. Mais toujours vous vous trouverez bien de faire de la révulsion au niveau du foie : des sangsues, suivant la pratique de Hanot, ou des ventouses scarifiées appliquées au-devant de la région hépatique favorisent le dégorgement du foie et hâtent son retour à l'état normal.

Quand la sclérose est constituée, la thérapeutique sera impuissante à rendre au foie ses dimensions habituelles. Aussi devez-vous vous efforcer de prévenir l'apparition de la cirrhose, en instituant chez les cardiaques, surtout chez ceux qui ont déjà eu des manifestations hépatiques, un régime sévère : l'alcool devra être rigoureusement proscrit, les voies digestives seront toujours maintenues en bon état; vous lutterez contre les fermentations intestinales, car les poisons formés dans l'intestin sont de ceux qui engendrent la sclérose. Si vous n'avez pu empêcher son développement, vous traiterez le malade comme un cirrhotique vulgaire : l'opothérapie hépatique trouve parfois ici ses indications; l'iode à petites doses pourra, dans l'intervalle des crises asystoliques, agir efficacement à la fois sur les lésions cardiaques et hépatiques. Enfin, l'ascite sera ponctionnée, quand par son volume elle augmente la gêne du fonctionnement cardiaque.

VINGT-SEPTIÈME LEÇON

LES AFFECTIONS DU PÉRITOINE PÉRIHÉPATIQUE

Par Marcel GARNIER.

PÉRIHÉPATITE SÈCHE. — 1° *Périhépatite sèche secondaire*. Aspect anatomique. Frottement périhépatique. — 2° *Périhépatite sèche primitive*.
Symphyse péricardo-périhépatique. Aspect anatomique : foie glacé ;
cirrhose *périhépatogène* : les trois zones. Pathogénie. Symptômes :
la symphyse cardiaque passe souvent inaperçue, la maladie évolue
sous l'aspect d'une cirrhose ; distinction possible avec les cirrhoses
veineuses. Diagnostic avec le foie cardiaque.
PÉRIHÉPATITE SÉREUSE.
PÉRIHÉPATITE HÉMORRAGIQUE. — Pachypérihépatite.
PÉRIHÉPATITE PURULENTE. — Étiologie : pyopérihépatite secondaire à
une affection du foie ou d'un organe voisin, en particulier du tube
digestif ; rôle de l'appendicite. Pyopérihépatite primitive : traumatisme, tuberculose.
Anatomie pathologique : siège sus ou sous-hépatique ; volume ; parois ;
contenu purulent ou à la fois purulent et gazeux. D'où les noms
d'*abcès sous-phrénique*, de *pyopneumothorax sous-phrénique* donnés
à certaines variétés.
Pathogénie : bactériologie. Provenance des gaz.
Symptômes : début brusque ou insidieux ; la douleur et ses irradiations. Signes physiques variables suivant le siège de l'abcès : s'il est
inférieur, ventre bilobé, s'il est sous-phrénique, signes de pyo ou de
pyopneumothorax. Fièvre ; détérioration de l'état général. — Marche
progressive, mort dans le marasme si on n'intervient pas. Ouverture
possible à la peau, dans le tube digestif, dans les bronches.
Diagnostic : utilité de l'examen radioscopique. Ponction exploratrice :
signes de Fürbringer, de Pfuhl et Jaffé, de Scheurlen. Si la collection
est sous-hépatique, diagnostic avec les tuméfactions abdominales.
Traitement : intervention chirurgicale.

L'enveloppe péritonéale du foie peut participer à tous les
processus morbides aigus ou chroniques de la grande séreuse abdominale. Parmi ces processus, l'inflammation seule
mérite une description spéciale ; les autres, comme les tu
meurs, sont très rares ; d'ailleurs les fibromes cornéens de

Rindfleisch ou lamelleux de Cornil et Ranvier ne sont autre chose que des produits inflammatoires. Aussi j'étudierai uniquement ici les périhépatites.

PÉRIHÉPATITES

Comme toutes les séreuses, le péritoine périhépatique peut présenter des inflammations sèches avec épaississement plus ou moins marqué de la membrane et adhérences aux organes voisins, et des inflammations accompagnées d'exsudats variés : sérofibrineux, exceptionnels ici à la vérité, hémorragiques encore assez rares, ou enfin suppurés relativement fréquents.

La lésion du péritoine périhépatique accompagne souvent une inflammation généralisée à toute la séreuse abdominale ; mais ce qui fait l'intérêt des périhépatites, c'est qu'elles peuvent se rencontrer en dehors de toute altération de la partie restante du péritoine ; elles ont alors une existence à part au même titre que les pelvipéritonites et les péritonites péri-appendiculaires, et empruntent au voisinage du foie des caractères particuliers. Pour que la séreuse hépatique puisse s'enflammer seule, il faut qu'elle s'isole du reste du péritoine, par la création d'adhérences limitant autour du foie une loge péritonéale ; il faut donc qu'une péritonite adhésive ait eu le temps de se développer, soit par suite de la marche lente de l'inflammation, soit par le fait même du siège de l'affection, cause de la périhépatite.

I. -- Périhépatite sèche.

Les périhépatites sèches peuvent apparaître *secondairement* à une affection du foie ; dans d'autres cas, elles sont *primitives* et les lésions du foie, quand elles existent, sont la conséquence de l'inflammation de son enveloppe.

Périhépatites sèches secondaires. — Toutes les affections du foie ne retentissent pas avec la même fréquence sur son enveloppe séreuse. Au premier rang, il faut placer les processus infectieux aigus, abcès du foie, kyste hydatique suppuré, qui donnent des périhépatites partielles, et les infections chroniques, syphilis, tuberculose, angiocholécystite chronique et cirrhose biliaire hypertrophique, où la réaction périhépatique s'étend à toute la surface du foie.

Puis, viennent les maladies dans lesquelles le système veineux sus-hépatique est intéressé, le foie cardiaque où la localisation primitive est au niveau de veines sus-hépatiques, les cirrhoses alcooliques, où, comme vous le savez, les deux systèmes veineux porte et sus-hépatique sont atteints.

Enfin, le cancer du foie, dans sa forme nodulaire, s'accompagne de périhépatite ; celle-ci est rare au contraire dans le cancer massif de Hanot et Gilbert. Elle manque complètement dans la dégénérescence graisseuse et la dégénérescence amyloïde.

Anatomie pathologique. — La périhépatite sèche consiste anatomiquement en un épaississement de la capsule d'enveloppe, qui devient opaque et blanchâtre ; cet épaississement est inégal, et la séreuse prend, comme l'a fait remarquer Hanot, un aspect « comme fenêtré de linge à pansement pour les brûlures ». Le péritoine épaissi peut être détaché facilement de la capsule d'enveloppe, surtout si on a fait séjourner quelque temps le foie dans l'eau.

Des adhérences peuvent se former avec le péritoine pariétal, limitant ainsi des loges dans lesquelles s'accumule parfois du liquide.

Au microscope, on reconnaît que cet épaisissement est dû à la prolifération du tissu conjonctif ; les deux couches, péritonéale et capsulaire propre, qui constituent l'enveloppe du foie, sont formées toutes deux de fibres conjonctives parallèles à la surface du foie et se continuant par endroits avec le tissu conjonctif intrahépatique.

Symptômes. — Les périhépatites secondaires n'ont que peu d'importance dans le tableau clinique de l'affection primitive qui les a causées. Pourtant on peut leur attribuer les poussées douloureuses constatées parfois au cours de certaines cirrhoses, et dans le cancer nodulaire du foie.

Le seul signe physique certain de la périhépatite sèche est le *frottement périhépatique*, bruit perçu par l'auscultation et comparé par Bertrand au bruit de cuir neuf de la péricardite. Il est dû aux mouvements du foie qui, sous l'influence de la respiration, monte et descend derrière la paroi abdominale, et détermine ainsi le frottement l'une contre l'autre de deux surfaces dépourvues de leur poli normal. Il a une certaine importance dans le diagnostic des abcès du foie, car il précède de plusieurs jours l'œdème pariétal et indique le siège de la collection purulente.

Périhépatite sèche primitive. — Moins fréquemment que la périhépatite secondaire, on observe la forme primitive de la périhépatite sèche. Celle-ci n'est parfois qu'une localisation sur le foie de la péritonite chronique d'emblée ; et certains auteurs ont attribué l'ascite s'observant dans ce cas à une gêne mécanique de la circulation porte par suite du développement exagéré du tissu conjonctif au niveau du hile du foie.

Beaucoup plus intéressants à étudier sont les cas où la périhépatite sèche primitive s'observe en dehors de toute péritonite généralisée. Elle peut se rencontrer alors, comme lésion isolée, mais, chose remarquable, dans les deux tiers des cas elle est associée à une lésion de la séreuse péricardique ; il y a alors symphyse du cœur et symphyse du foie par suite des adhérences contractées par les viscères, d'où le nom de *symphyse péricardo-périhépatique* que nous avons donné il y a quelques années, M. Gilbert et moi, à ce type morbide (1).

Symphyse péricardo-périhépatique. — L'association d'une symphyse cardiaque et d'une périhépatite sèche donne lieu à un aspect anatomo-clinique particulier.

Anatomie pathologique. — Le foie réuni par des adhérences au diaphragme et à la paroi est difficile à extraire de la cavité abdominale. Il est entouré d'une coque fibreuse

(1) GILBERT et GARNIER, De la symphyse péricardo-périhépatique (*Soc. de biologie*, 15 janvier 1898).

opaque, lui donnant l'aspect décrit par Curschmann sous le nom de *foie glacé* (Zuckergussleber). Sur la face supérieure de l'organe, cette coque a une épaisseur atteignant par endroits 1 centimètre et plus, tandis que sur l'inférieure elle est en général beaucoup moins développée ; souvent elle a une consistance dure, comme cartilagineuse.

Le foie lui-même a un volume variable, parfois diminué, plus souvent accru. Si on fait une coupe perpendiculaire à la surface, on reconnaît d'abord l'enveloppe capsulaire avec son aspect blanc nacré, et au-dessous le parenchyme plus ou moins congestionné et sillonné parfois par des tractus fibreux venant de la capsule. En effet, la périhépatite peut être le point de départ d'une cirrhose qui envahit progressivement l'organe de dehors en dedans, cirrhose d'origine péritonitique à direction centripète, et à laquelle nous avons donné, M. Gilbert et moi, le nom de *cirrhose périhépatogène* par analogie avec les pneumonies pleurogènes décrites par Brouardel.

Cirrhose périhépatogène. — Cette variété de cirrhose a une topographie complètement différente de celle des autres inflammations scléreuses du foie ; elle ne suit pas les vaisseaux portes et sus-hépatiques comme les cirrhoses veineuses, ni les ramifications du canal hépatique comme les cirrhoses biliaires. Elle néglige les espaces portes et les veines sus-lobulaires ou du moins ne les enveloppe pas systématiquement. Elle est constituée par des trousseaux fibreux qui partent de la capsule et s'enfoncent dans le parenchyme (fig. 44) ; ces trousseaux, très épais à leur point de départ, diminuent de volume à mesure qu'ils pénètrent en se ramifiant dans la profondeur, si bien que, sur une coupe perpendiculaire à la surface, on peut distinguer trois zones : une zone superficielle comprenant les gros trousseaux fibreux, une zone moyenne où les travées fibreuses sont moins larges, et une zone profonde enfin où on ne rencontre plus que de fines ramifications scléreuses.

La cirrhose périhépatique n'a pas toujours cet aspect achevé ; quelquefois elle n'est qu'ébauchée ; on voit alors des pointes fibreuses qui partent de la capsule, pénètrent dans le parenchyme et s'arrêtent à deux ou trois centimètres de la surface. Dans d'autres cas, la cirrhose est localisée à une partie seulement de l'organe ; il en est ainsi quand la périhépatite elle-même est localisée, comme cela se rencontre dans les cholécystites ; Pilliet en a rapporté autrefois une observation.

L'examen microscopique d'une coupe perpendiculaire à la surface montre d'abord la capsule épaissie, formée de fibres conjonctives parallèles entre elles avec quelques rares noyaux disséminés ; ceux-ci sont plus nombreux à la face profonde, au voisinage du tissu hépatique, et aussi à la face

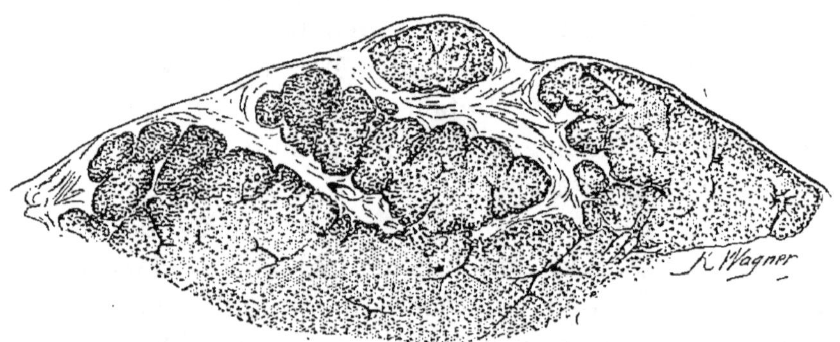

Fig. 44.— Cirrhose périhépatogène. Aspect macroscopique.

superficielle vers la couche péritonéale. A la face interne de la couche conjonctive, on trouve, comme l'ont montré MM. Carnot et Amet (1), une zone beaucoup moins large, occupée uniquement par un réseau assez dense de fibres élastiques, dirigées perpendiculairement à la surface, sans interposition de fibres conjonctives.

De la face profonde de la capsule, on voit partir des bandes fibreuses ou mieux fibro-élastiques, qui s'en détachent à angle aigu, et pénètrent dans la profondeur ; ces bandes délimitent des îlots parenchymateux plus ou moins volumineux.

Dans la zone moyenne, la sclérose est moins abondante

(1) Carnot et Amet, Sur les fibres élastiques des cirrhoses du foie (*Arch. de méd. expérim. et d'anat. pathol.*, novembre 1906).

les îlots parenchymateux sont plus étendus; néanmoins la lésion ne ressemble pas à une cirrhose peu développée; en effet, sur une même préparation on peut voir, à côté d'une étendue de tissu presque complètement sain, une grosse travée fibreuse présentant seulement quelques fines ramifications à son pourtour, donnant ainsi l'aspect d'une lésion ancienne limitée et à distribution irrégulière et inégale.

Enfin, dans la zone profonde, les grosses bandes fibreuses ont disparu; on ne rencontre plus que de petits faisceaux de fibres se terminant entre les lobules.

Dans tout leur trajet, de la périphérie au centre, les travées conjonctives enclavent les espaces portes et généralement les veines portes d'un certain calibre, et respectent au contraire le plus souvent les veines sus-lobulaires. Cette disposition n'est peut-être pas due à la rencontre fortuite des espaces portes par la poussée fibreuse capsulaire. J'ai constaté, en effet, avec M. Gilbert, qu'une irritation de nature physique ou chimique portée sur le péritoine périhépatique détermine un afflux leucocytaire au niveau des espaces portes.

Je n'insisterai pas sur les *lésions cardiaques* que l'on rencontre dans la symphyse péricardo-périhépatique; elles sont calquées pour ainsi dire sur les lésions hépatiques. Elles consistent en une péricardite sèche avec épaississement et soudure des deux feuillets de la séreuse. Cette péricardite se comporte vis-à-vis du myocarde comme la périhépatite vis-à-vis du foie; elle peut donner lieu à une sclérose cardiaque par pénétration de travées fibreuses centripètes, mais cette sclérose n'est jamais aussi prononcée que celle du foie.

Au niveau des autres viscères, on peut aussi trouver une inflammation des séreuses d'enveloppe : la capsule de la rate est épaissie, les plèvres sont réunies par quelques adhérences. Mais ces lésions sont discrètes, limitées, hors de proportion avec celles du péricarde et du péritoine périhépatique. C'est bien autour du foie et du cœur qu'est limitée la maladie. Reste à savoir la raison de cette limitation.

Pathogénie. — Quelle que soit la cause de l'inflammation, la coexistence de la péricardite et de la périhépatite
s'explique par les rapports anatomiques qui unissent les
deux séreuses. Les feuillets pariétaux du péricarde et du
péritoine sont contigus sur une assez grande étendue ; ils ne
sont séparés que par des fibres tendineuses, entre lesquelles
sont creusés des puits lymphatiques. De plus, les lymphatiques superficiels du foie communiquent largement dans
le centre phrénique avec ceux du péricarde au moyen
d'énormes capillaires sans valvules décrits par M. Lacroix ;
ils vont ensuite se jeter dans des ganglions situés au-devant
de la base du péricarde. On comprend, par suite, comment
l'inflammation de l'une des deux séreuses se communique
facilement à l'autre. D'ailleurs l'association d'une péricardite
et d'une lésion hépatique peut se rencontrer dans d'autres
cas que ceux que nous visons actuellement ; elle a été signalée dans des angiocholites, dans la pyopérihépatite, etc.

Étiologie. — La nature de cette inflammation ne peut
être affirmée avec certitude ; pourtant tout porte à croire
qu'il s'agit le plus souvent d'une forme torpide de tuberculose. Nous savons, en effet, que le bacille de Koch est
capable de donner des inflammations chroniques avec
réaction fibreuse étendue. Dans un cas de péritonite chronique avec périhépatite et cirrhose périhépatogène que
j'ai eu l'occasion d'observer, l'origine tuberculeuse de l'affection était rendue probable par l'existence de tubercules au
sommet du poumon. Mais dans l'observation de symphyse
péricardo-périhépatique avec cirrhose périhépatogène que
j'ai étudiée avec M. Gilbert, la tuberculose ne se révélait
nulle part par ses lésions ordinaires. Aussi, en l'absence
d'inoculations positives au cobaye, et de la constatation du
microbe au niveau des lésions, il est impossible de certifier
le rôle étiologique du bacille de Koch.

Symptômes. — Le début est insidieux : peu à peu apparaissent l'essoufflement, les palpitations ; puis viennent l'augmentation du volume du ventre et l'ascite.

Dans quelques cas, le début est subaigu ; il y a de la

fièvre, des nausées, des douleurs au creux épigastrique ; on constate un début de péritonite ; puis tout se calme, et peu à peu les signes habituels de l'affection apparaissent.

Les symptômes de la symphyse péricardo-périhépatique sont dus à la double localisation anatomique du processus morbide. Le plus souvent, les symptômes cardiaques sont au second plan ; parfois, par un examen attentif, on parvient à porter le diagnostic de symphyse cardiaque ; mais vous savez combien en général ce diagnostic est délicat ; souvent les signes stéthoscopiques se bornent à de la faiblesse et à un peu d'irrégularité des battements ; parfois on trouve des bruits anormaux ; dans le cas que nous avons observé, il y avait au cœur un rythme spécial, auquel nous avons donné, M. Gilbert et moi, le nom *bruit de rappel paradoxal* (1).

L'ascite est un phénomène constant ; dans beaucoup de cas elle est abondante et récidivante ; chez notre malade elle n'a jamais été assez développée pour nécessiter une ponction. Elle est due à la fois à la périhépatite et à la gêne circulatoire déterminée par la symphyse cardiaque ; dans notre cas elle n'est apparue que quand le cœur s'est laissé forcer.

Le foie est souvent augmenté de volume ; on sent son bord inférieur mousse, dépassant le rebord costal. La rate est hypertrophiée. Quelquefois il y a des épistaxis.

Les urines sont diminuées de quantité, hautes en couleur.

La *marche* est lentement progressive. Le fonctionnement du cœur devient de plus en plus mauvais et lentement l'asystolie apparaît. Celle-ci, d'abord passagère et cédant à un traitement approprié, ne tarde pas à s'installer d'une façon permanente, et le malade meurt dans la cachexie cardiaque, à moins qu'il ne soit emporté auparavant par une poussée de péritonite.

La *durée* est variable ; elle n'a été que de trois ans dans notre cas ; Rumpf a rapporté une observation où la mort n'est survenue qu'au bout de seize années.

(1) GILBERT et GARNIER. Du bruit de rappel paradoxal (*Soc. de biol.*, 15 janvier 1898).

Diagnostic. — Bien qu'assez délicat, il est possible. D'une façon générale, vous songerez au syndrome que je vous décris actuellement, toutes les fois que vous trouverez associés à des signes d'une cirrhose plus ou moins manifeste ceux d'une cardiopathie de nature indéterminée.

Souvent les symptômes cardiaques passent inaperçus ; on pense à une cirrhose alcoolique ; pourtant dans la symphyse péricardo-périhépatique, les malades n'ont pas atteint l'âge habituel de la maladie de Laennec, ils ont moins de trente ans, n'ont pas d'antécédents alcooliques, et présentent certains troubles circulatoires, tels que cyanose, refroidissement des extrémités, essoufflement, qui manquent dans la cirrhose commune et attirent l'attention sur l'état du cœur.

Si ce sont les troubles cardiaques qui frappent tout d'abord, on pourra penser au foie cardiaque vulgaire ; mais alors l'examen du cœur fait reconnaître ordinairement l'existence d'une lésion valvulaire, le foie est gros, douloureux, quelquefois pulsatile, et surtout présente des variations remarquables de volume sous l'influence de la médication. Ici, au contraire, les dimensions du foie sont invariables ; de plus, les accidents hépatiques sont contemporains des accidents cardiaques ; il n'y a pas eu de phase cardiaque précédant la phase cardio-hépatique.

Traitement. — Il est uniquement symptomatique, et consiste principalement dans le repos et le régime lacto-végétarien ; grâce à une bonne hygiène, on arrive à prolonger quelque temps la vie de ces malades.

II. — Périhépatite séreuse.

Je ne cite ici que pour mémoire la périhépatite avec exsudat séreux ; elle n'a pas encore d'histoire ; peut-être peut-on y rechercher une observation de Sergent, qui trouva, dans un cas de cirrhose avec ascite, une péritonite sus-hépatique enkystée à liquide citrin.

III. — Périhépatite hémorragique.

La périhépatite hémorragique est, elle aussi, exceptionnelle ; pourtant nous avons pu en relever trois observations indiscutables. Il s'agit alors d'une véritable *pachypérihépatite* ; le péritoine très épaissi est formé de plusieurs couches de tissu fibreux, entre lesquelles circulent de nombreux vaisseaux.

IV. — Périhépatite purulente.

L'inflammation du péritoine périhépatique peut aboutir à la formation de pus qui se collecte tantôt à la face supérieure du foie, donnant lieu à la variété la plus fréquente des abcès sous-phréniques, tantôt à la face inférieure, particulièrement entre le foie et l'estomac. Assez souvent, l'épanchement est à la fois purulent et gazeux; il n'y a plus seulement pyopérihépatite, mais pyopneumopérihépatite.

Étiologie. — Les périhépatites purulentes sont presque constamment secondaires à une affection du foie ou d'un organe voisin; on a cité des cas primitifs; l'inflammation succéderait alors à un *traumatisme* : il faut admettre que le choc a produit une fissure de la muqueuse gastrique ou duodénale, que cette fissure a été le point de départ d'une ulcération par autodigestion, et que l'infection du péritoine périhépatique a été consécutive à cette ulcération. La périhépatite est donc, encore dans ce cas, secondaire ; elle fait suite à la lésion de la muqueuse gastrique déterminée par le traumatisme. Les cas véritablement primitifs ne sont guère représentés que par les collections *d'origine tuberculeuse*, qui, comme l'a montré M. Lannelongue, peuvent être indépendantes de toute autre lésion de même nature.

Fréquemment, la cause de la périhépatite purulente siège dans le foie lui-même.

Les *abcès du foie*, quelle que soit leur origine, peuvent déterminer la suppuration du péritoine avoisinant. J'ai observé à l'hôpital Saint-Antoine avec M. Lemaire, à l'autopsie d'une femme atteinte de lithiase vésiculaire, une volumineuse collection purulente située à la face supérieure du foie, entre celle-ci et le diaphragme ; au même niveau, il y avait en plein parenchyme hépatique un abcès du volume d'une orange, ne communiquant pas avec la collection intrapéritonéale ; d'autres abcès plus petits parsemaient le parenchyme. Dans ce cas, il est probable que l'infection avait gagné le péritoine en suivant la voie lymphatique.

Les *kystes hydatiques suppurés* se comportent comme les abcès du foie ; l'inflammation se propage au péritoine, soit directement par ouverture dans une loge préformée, soit indirectement par les lymphatiques.

La *cholécystite* peut donner lieu à des périhépatites suppurées, limitées à la face inférieure du foie, ou parfois remontant à la face supérieure.

Le point de départ de l'infection peut être situé en dehors du foie et des voies biliaires ; toutes les lésions ulcéreuses de l'estomac et de l'intestin peuvent déterminer une périhépatite, soit que l'ulcération perfore la paroi et établisse une communication directe entre la cavité digestive et une poche péritonéale limitée par des adhérences, soit qu'elle serve de porte d'entrée à des germes qui gagnent le péritoine par la voie lymphatique ou atteignent le foie en suivant la veine porte, y pullulent en faisant un abcès et donnent secondairement une pyopérihépatite.

Parmi ces inflammations intestinales susceptibles de donner des péritonites localisées au voisinage du foie, il faut mettre au premier rang l'*appendicite* ; dans quelques cas, l'appendice, anormalement situé, occupe la région sous-hépatique ; s'il s'enflamme alors, et qu'un abcès se développe, celui-ci se trouvera siéger au-dessous du foie. Plus souvent l'appendice occupe sa position normale, mais détermine des foyers multiples de péritonite suppurée dont l'un intéresse le péritoine périhépatique ; ce foyer périhépatique peut être le seul ; dans ce cas, la propagation de l'inflammation s'est faite par les lymphatiques.

Enfin, dans certaines observations, la pyopérihépatite est consécutive à la propagation d'une inflammation siégeant dans la cavité thoracique, au niveau de la plèvre en particulier, ou exceptionnellement à une suppuration à point de départ éloigné ; elle est alors une localisation de l'infection purulente.

Anatomie pathologique. — Les pyopérihépatites siègent souvent à la face supérieure du foie ; la collection occupe alors l'une ou l'autre des deux loges que sépare le ligament suspenseur ; dans ces deux cas, elle est sousphrénique. Plus rarement elle est sous-hépatique ; elle est située alors soit en avant, soit en arrière du petit épiploon.

Le volume de la collection est variable ; dans certains cas, il ne dépasse guère celui d'une noix ; généralement il est beaucoup plus considérable ; l'épanchement peut occuper tout l'hypocondre droit et atteindre la dimension d'une tête d'enfant. Les abcès renfermant des gaz sont plus étendus que les autres.

Les parois de la poche sont formées par le péritoine épaissi ; celui-ci au début est tapissé par des fausses membranes molles et fibrineuses, qui subissent plus tard une organisation et deviennent fibreuses et denses. La capsule propre du foie participe peu à l'inflammation ; elle contient seulement de nombreux noyaux.

Le contenu est formé par du pus, franchement phlegmoneux dans certains cas, grumeleux dans d'autres. Sa couleur gris sale ou blanc jaunâtre devient verdâtre quand il est mélangé à une certaine quantité de bile, ou noirâtre s'il y a du sang épanché. A côté du pus, on trouve assez souvent des gaz à odeur fétide prononcée.

Du côté des organes voisins, on retrouve les lésions de la maladie causale : cholécystite, abcès du foie, lésions de l'estomac, de l'intestin, de l'appendice. Parfois on trouve dans la poche un orifice de communication avec le tube digestif, ou avec l'appareil respiratoire, exceptionnellement avec les deux.

Pathogénie. — Les microbes que l'on trouve dans les

pyopérihépatites sont variables ; dans un cas que j'ai observé avec M. Gilbert, nous avons trouvé un streptocoque associé à un paracolibacille. Dans un autre que j'ai étudié avec M. Lemaire et auquel j'ai déjà fait allusion, l'ensemencement fait après la mort nous révéla la présence d'un diplocoque qui nous parut devoir être identifié avec le pneumocoque ; mais ce microbe n'était pas seul en cause, car sur les coupes microscopiques d'un fragment de la paroi on voyait d'autres formes microbiennes, en particulier des bacilles d'aspect variable que nous n'avons pu obtenir dans nos cultures, bien qu'elles aient été faites à l'air et à l'abri de l'air. Enfin, MM. Roger et Comte ont rapporté une observation dans laquelle l'infection paraissait due à un colibacille particulièrement virulent, associé à d'autres saprogènes, notamment à un petit bacille se rapprochant du microbe du choléra des poules.

Les gaz, quand ils existent, ont souvent une origine intestinale ; il en est ainsi quand la poche communique avec le tube digestif. Mais on doit admettre qu'ils peuvent se rencontrer sans qu'il y ait rupture de l'intestin ; on sait, en effet, que le développement de beaucoup de microbes anaérobies donne lieu à la production de gaz plus ou moins fétides qui s'accumulent dans la poche suppurante.

Symptômes. — Le début des pyopérihépatites est variable ; le plus souvent, il est lent et progressif ; souvent il se trouve masqué par les symptômes de l'affection causale. Parfois, pourtant, il est brusque ; c'est que la périhépatite est due alors à une perforation du tube digestif, qui donne lieu, au moment où elle se produit, à une douleur vive, aiguë, lancinante ; plus rarement la perforation se fait insidieusement.

Le *signe fonctionnel* le plus important est la douleur. Elle siège au niveau de l'hypocondre droit, quelquefois à l'épigastre ; de là elle s'irradie vers la pointe de l'omoplate ou vers l'épaule droite ; elle est ordinairement lancinante, plus rarement sourde et continue. Elle est exagérée par la pression, qui peut réveiller aussi des points douloureux le long du nerf phrénique. Elle détermine l'attitude du malade, qui reste immobile dans son lit, couché sur le côté sain, quelquefois demi-assis, retenant sa respiration et immobilisant la paroi abdominale.

Les vomissements sont fréquents ; ils sont alimentaires, bilieux, porracés.

Quand l'abcès est sous-phrénique, la dyspnée est la règle ; les mouvements du diaphragme sont alors abolis, et la respiration est uniquement costale supérieure.

Les *signes physiques* varient suivant le siège de l'abcès. Quand il se trouve sous le diaphragme, la partie supérieure de l'abdomen est déformée ; l'hypocondre droit et l'épigastre sont soulevés par une voussure plus ou moins marquée ; les espaces intercostaux sont élargis, l'obliquité des côtes est diminuée.

Quand la collection est sous-hépatique, il n'y a pas de déformation aussi prononcée ; le ventre est ballonné ; quelquefois ce ballonnement est limité à la partie supérieure de l'abdomen ; dans d'autres cas, il y a en même temps une voussure de la partie inférieure, séparée du gonflement supérieur par un sillon passant au niveau de l'ombilic ; on a alors un aspect bilobé, très particulier, sur lequel a insisté M. Courtois-Suffit.

Les déformations sont surtout marquées quand l'épanchement contient des gaz. Dans ce cas aussi, la percussion donne au niveau de la voussure une zone sonore, tandis que toute la masse est mate quand la collection ne renferme que du pus.

La percussion est surtout importante quand l'abcès siège au-dessus du foie ; elle permet de délimiter le bord supérieur de la collection qui confine à la sonorité pulmonaire. L'abcès étant alors intrathoracique, quoique sous-diaphragmatique, emprunte à ses rapports avec le poumon des signes particuliers. C'est surtout quand l'épanchement contient des gaz qu'il peut donner le change pour une affection thoracique ; vous rencontrerez alors les signes habituels du pneumothorax, sonorité tympanique, souffle amphorique, tintement métallique, et même bruit de succussion hippocratique. Vous comprenez maintenant que Leyden ait pu désigner ces cas du nom expressif, mais inexact, de *pyopneumothorax sous-phrénique*.

Quand la pyopérihépatite est située sous le foie, la percussion fournit peu de renseignements. Il vous faudra alors recourir à la palpation. Celle-ci est parfois rendue difficile par la violence de la douleur; en procédant avec douceur, vous arriverez à sentir tantôt un gâteau inflammatoire à bords mal déterminés, situé à droite de l'ombilic, vers la région de la vésicule biliaire, tantôt une tuméfaction nettement circonscrite, dure, douloureuse, pouvant en imposer pour une tumeur de l'estomac. Le foie, qui est abaissé quand le pus s'accumule sous le diaphragme, est parfois repoussé en haut quand il est en dessous; si les gaz sont abondants, la matité hépatique peut disparaître.

A ces signes viennent se joindre des modifications de *l'état général*. La fièvre est constante, la température se maintient entre 38° et 39°; elle présente parfois de grandes oscillations, et alors la poussée fébrile s'accompagne de frissons. Le pouls est souvent petit et filiforme au début, quand la réaction péritonéale est vive; puis il s'améliore et sa rapidité est en rapport avec l'élévation thermique. Les urines sont diminuées de quantité, foncées, riches en sels.

La MARCHE de cette affection est progressive; la fièvre persiste moins élevée qu'au début, avec des oscillations irrégulières, la douleur devient sourde et continue. Si l'on n'intervient pas ou si le pus n'arrive pas à se faire jour au dehors, le malade se cachectise; les forces déclinent peu à peu; les sueurs nocturnes, la diarrhée apparaissent; l'amaigrissement se prononce, et la mort arrive dans le marasme.

Diverses éventualités peuvent se produire : si l'abcès siège sous le foie, il peut se vider dans le tube digestif, ou au contraire migrer vers la peau et s'ouvrir à l'ombilic. S'il est sous-phrénique, il évolue vers la poitrine, ulcère le diaphragme, et le pus se répand dans la plèvre et le péricarde ; plus souvent, il fait irruption dans les bronches et est expulsé par une vomique. Dans certains cas rares, l'ouverture se fait à la fois dans le poumon et dans l'intestin.

L'ouverture spontanée est ordinairement insuffisante pour assurer le drainage de l'abcès ; celui-ci se vide mal ; des microbes d'infection secondaire arrivent du dehors ou de la cavité dans laquelle il s'est vidé. Le pus lui-même infecte les trajets par lesquels il est évacué. Aussi ces modes de terminaisons ne sont guère favorables ; on cite pourtant des cas de guérison après ouverture à la peau.

Le PRONOSTIC est toujours très grave; il est presque constamment fatal si on laisse la maladie évoluer seule; il a été singulièrement amélioré grâce aux succès de l'intervention chirurgicale.

Diagnostic. — Le diagnostic des pyopérihépatites est toujours délicat. En clinique, le problème se pose tout différemment, suivant que l'abcès siège au-dessus du foie et a tendance à se porter vers le thorax, ou au contraire au-dessous et affecte des allures d'une affection abdominale.

PYOPÉRIHÉPATITE SUS-HÉPATIQUE. — Si la collection s'est développée entre le foie et le diaphragme, on pourra penser, suivant les cas, à une pleurésie purulente ou à un pyopneumothorax.

Les antécédents, l'existence antérieure d'une affection thoracique ou abdominale, orientent déjà le diagnostic. L'examen attentif des signes locaux, et, dans les cas d'épanchement non gazeux, la forme de la matité qui est convexe en haut quand l'épanchement est sous-diaphragmatique, concave en haut quand il est dans le thorax, fournissent encore des moyens d'appréciation.

L'*examen radioscopique* devra être toujours pratiqué et permettra bien souvent de poser le diagnostic. Si la collection purulente est sous-phrénique, on verra sur l'écran le dôme diaphragmatique formant une voûte convexe en haut ; si au contraire elle est intrapleurale, le diaphragme sera invisible, et la zone opaque aura une limite horizontale

ou légèrement concave en haut. Dans les cas où l'épanchement contient des gaz, le diaphragme soulevé limitera en
haut la poche claire, si celle-ci est sous-phrénique ; de plus,
le bord inférieur de l'espace clair sera constitué par une
ligne horizontale due à la présence du liquide, et non par
la convexité du foie. Dans le pneumothorax vrai, la zone
transparente occupe toute l'étendue du poumon ou est
limitée en haut par une ligne irrégulière qui n'a jamais la
forme arrondie de la voûte diaphragmatique.

Bien qu'on ait recherché attentivement tous les signes
différentiels, le diagnostic, dans certains cas, reste hésitant :
on affirme bien l'existence d'un épanchement purulent,
mais on ne peut dire avec certitude s'il est sus ou sous-
phrénique. Heureusement, dans les deux cas, l'intervention
s'impose et le diagnostic de l'endroit précis où siège le pus
peut être fait sur la table d'opération. C'est en effet seulement au moment d'opérer que la *ponction exploratrice*
doit être pratiquée ; pour être efficace, elle doit souvent
pénétrer profondément ; pour donner des renseignements
précis, il faut parfois la répéter dans plusieurs espaces
intercostaux ; elle expose à l'infection du péritoine et de la
plèvre, et, dans certains cas, à la blessure de la vésicule
biliaire et des gros vaisseaux. Vous n'y aurez donc recours
qu'en présence du chirurgien quand tout est déjà disposé
pour intervenir.

Trois signes sont fournis par la ponction.

Le *signe de Fürbringer* consiste en des mouvements
communiqués par le diaphragme à l'aiguille, quand celle-ci
a traversé le muscle ; l'aiguille suit alors les mouvements
respiratoires ; elle s'abaisse pendant l'expiration et s'élève
pendant l'inspiration. Ce signe manque quand le diaphragme
est immobilisé par suite du voisinage de l'abcès.

Si l'on fait la ponction avec un appareil muni d'un manomètre, on pourra trouver le *signe de Pfühl* : la pression
monte dans le manomètre pendant l'inspiration et baisse
pendant l'expiration, si le liquide est au-dessous du diaphragme ; s'il est au-dessus, on observe le phénomène

inverse. Sans recourir au manomètre, on peut, avec Jaffé, remarquer que l'écoulement est plus rapide pendant l'inspiration quand le pus est au-dessous du diaphragme, plus rapide au contraire pendant l'expiration quand il est au-dessus. Ce signe de Pfühl et Jaffé manque, de même que celui de Fürbringer, quand le diaphragme est paralysé.

Enfin la ponction donne parfois issue à un liquide séreux abondant, puis en enfonçant davantage le trocart, la sérosité est remplacée par du pus véritable : c'est qu'il y a deux liquides séparés par la cloison diaphragmatique, et qu'une pleurésie séreuse s'est développée par suite du voisinage de l'abcès sous-phrénique. C'est le *signe de Scheurlen.*

Quand vous aurez établi que la collection siège sous le diaphragme, vous ne pourrez pas affirmer que le pus se trouve dans le péritoine : un abcès intrahépatique, un kyste hydatique suppuré de la face supérieure du foie donnent les mêmes signes. Mais l'intervention est la même dans les deux cas, et si les anamnestiques ne vous ont pas déjà guidé dans ce diagnostic, elle seule vous indiquera le siège véritable de la suppuration.

PYOPÉRIHÉPATITE SOUS-HÉPATIQUE. — Si l'abcès siège à la face inférieure du foie, il pourra être confondu avec toutes les tuméfactions abdominales.

Quand les phénomènes infectieux sont intenses, et les douleurs vives, quand la fièvre est élevée et la marche aiguë, le diagnostic de collection purulente s'impose de lui-même ; bien souvent, il vous sera impossible d'affirmer si c'est la vésicule ou le péritoine avoisinant qui suppure ; peu importe d'ailleurs, l'intervention devra être tentée dans les deux cas, et la laparotomie viendra trancher le diagnostic.

Si au contraire le début a été lent, si la fièvre est peu élevée, si la cachexie prédomine, on pourra penser à un néoplasme intra-abdominal, en particulier à un cancer de l'estomac : l'étude attentive des symptômes fonctionnels, les caractères de la tuméfaction, les anamnestiques, permettent le plus souvent d'éviter cette confusion.

Enfin, quand vous aurez acquis la certitude de l'existence

d'une collection périhépatique, vous devrez en rechercher
la cause ; vous interrogerez non seulement le foie, mais les
viscères avoisinants ; vous songerez en particulier à
l'appendicite, et si cette affection est en cause, le chirurgien
ne devra pas se borner à ouvrir l'abcès, il devra encore enlever
l'appendice, soit pendant l'opération elle-même si l'ablation
est possible à ce moment, soit dans une nouvelle intervention s'il n'a pu aller à sa recherche la première fois.

Traitement. — Le traitement des suppurations périhépatiques est uniquement chirurgical ; du moment qu'il y a
du pus collecté, il est de toute nécessité de l'évacuer, et
cette évacuation doit être faite le plus tôt possible. Le
rôle du médecin se bornera à soutenir les forces du malade,
avant et après l'intervention, et à appliquer ensuite le
traitement de la maladie causale.

VINGT-HUITIÈME LEÇON

LES AFFECTIONS DU FOIE D'ORIGINE ARTÉRIELLE
LE FOIE DANS LES MALADIES INFECTIEUSES

Par Marcel GARNIER.

Importance de l'artère hépatique comme voie d'apport des agents pathogènes du foie.

Foie infectieux ; délimitation du sujet : les hépatites infectieuses aiguës.

Étiologie. — Causes prédisposantes. Causes déterminantes.

Anatomie pathologique. — Aspect macroscopique ; poids ; couleur ; taches blanches du foie infectieux, taches rouges ; consistance. — Caractères histologiques : infiltration leucocytaire, nodules infectieux, dégénérescence graisseuse, autres dégénérescences.

Caractères chimiques : Augmentation de l'eau, augmentation de la graisse.

Différents types anatomiques des hépatites infectieuses aiguës : Congestion active, hépatite diapédétique, hépatite graisseuse, hépatite dégénérative et nécrosique.

Description clinique. — Signes physiques : hépatomégalie. — Signes fonctionnels : urobilinurie, hypoazoturie, diminution du rapport azoturique, glycosurie alimentaire. Délire. Hémorragies.

Formes cliniques. — Forme ictérique. Forme douloureuse. Forme hypothermisante.

Évolution et pronostic : Importance de l'état antérieur de la cellule hépatique ; les infections chez les hépatiques. — Pronostic éloigné : cirrhose infectieuse.

Traitement. — Prophylactique au cours des infections : régime lacté ; utilité de s'opposer aux fermentations intestinales.

Les agents morbifiques peuvent gagner le foie en suivant différentes voies. Nous vous avons montré antérieurement comment ils pénètrent dans la glande, en passant tantôt par le cholédoque et les canaux biliaires, tantôt par la veine porte, exceptionnellement par les veines sus-hépatiques ou encore par le péritoine périhépatique. Fréquemment ils empruntent une autre voie d'accès très importante, que nous devons étudier maintenant, l'artère hépatique : par elle, en effet, le foie est en relation directe avec la circulation générale, et tous les agents pathogènes que charrie le sang arrivent par son intermédiaire au contact du tissu hépatique.

Affections du foie d'origine artérielle. — Le foie est solidaire de la circulation artérielle au même titre que les autres organes; mais tandis que dans les autres glandes, le rein par exemple, l'artère est à la fois le vaisseau nourricier et le vaisseau fonctionnel, ici au contraire les matériaux qui vont servir à l'élaboration des sécrétions glandulaires sont apportés par la veine porte, et l'artère hépatique sert uniquement à pourvoir à la nutrition du parenchyme. Aussi, son calibre est-il peu volumineux par rapport aux dimensions de la glande, et la quantité de sang qu'elle apporte au foie est restreinte.

De plus, nombre d'infections et d'intoxications pénètrent dans l'organisme par les voies stomacale et intestinale, et, par suite, abordent le foie par la veine porte ou les canaux biliaires. Seuls passent par l'artère hépatique les agents morbides qui ont envahi l'économie par une autre voie. Ainsi se trouve limité le rôle de l'artère dans la genèse des affections hépatiques, et on comprend que ce rôle soit relativement effacé.

Enfin, la distribution de l'artère, calquée sur celle de la veine porte, rend difficile l'attribution exacte des lésions à l'un ou à l'autre vaisseau; que le point de départ soit portal ou artériel, les altérations se localisent dans l'espace porte et autour de cet espace, et, d'après le seul aspect des coupes histologiques, on ne peut dire parfois quelle a été la porte d'entrée.

Aussi, tandis qu'on décrit des pyléphlébites, on ne parle pas des artérites du foie ; les lésions de l'artériosclérose sont à peu près inconnues à son niveau, et si l'on conçoit la possibilité des cirrhoses d'origine artérielle, une description complète n'en a pas encore été donnée.

Il y a pourtant un certain nombre d'altérations parenchymateuses du foie dont l'origine artérielle est certaine ; il en est ainsi en particulier de la plupart des lésions que l'on rencontre dans les maladies infectieuses, et que l'on étudie sous le nom de *foie infectieux*.

Foie infectieux. — Toutes les maladies infectieuses aiguës ou chroniques déterminent des lésions du foie. Parmi les infections chroniques, la tuberculose et la syphilis, qui se traduisent ordinairement par des lésions spécifiques, seront étudiées dans des leçons séparées ; le paludisme donne lieu fréquemment à des altérations variées ; nous aurons l'occasion d'en parler à différentes reprises ; leur étude complète ne rentre pas dans notre cadre.

Les manifestations hépatiques des infections aiguës sont multiples ; certaines, comme l'ictère, nous sont déjà connues ; d'autres, comme les suppurations, seront étudiées plus loin. Je me bornerai à décrire ici les *hépatites infectieuses aiguës*, que l'on rencontre communément au cours des pyrexies, et dont la physionomie anatomique et clinique mérite de retenir un moment l'attention.

HÉPATITES INFECTIEUSES AIGUES

Les lésions du foie déterminées par les infections aiguës sont superposables à celles des reins ; elles ont les mêmes caractères anatomiques ; elles indiquent le même processus ; elles sont de même nature. Il est donc logique de les décrire sous le nom d'*hépatites infectieuses* de même que l'on appelle celles des reins *néphrites infectieuses*.

I. — Étiologie.

Si l'on s'en rapporte aux données fournies par les autopsies, on peut dire que le foie est constamment atteint au cours des maladies infectieuses. En clinique, le plus souvent, cette atteinte du foie passe inaperçue ; c'est qu'au début la réaction hépatique consiste uniquement en une suractivité fonctionnelle, et que celle-ci n'entraîne des lésions que si l'attaque microbienne est intense ou la résistance organique prolongée. Pourtant l'analyse exacte des symptômes permet souvent de mettre en évidence le trouble du fonctionnement hépatique.

Causes prédisposantes. — Cette constance des lésions hépatiques dans les cas graves s'explique par l'importance même de la glande et par le rôle antitoxique qui lui est dévolu. Préposée normalement à l'arrêt des poisons et des microbes qui arrivent par la veine porte, elle a sans doute une action semblable sur les agents morbides venant par l'artère hépatique. Pour résister à l'infection, la glande doit fournir un travail exagéré, et ce surmenage engendre peu à peu des lésions.

A côté de cette cause prédisposante générale, il faut placer celles plus banales qui résultent d'atteintes morbides antérieures. Les habitudes alcooliques, en nécessitant une suractivité de l'organe, le rendent plus vulnérable ; peut-être aussi, la surcharge alimentaire habituelle et les troubles dyspeptiques agissent dans le même sens ; à plus forte raison, les maladies organiques du foie, et en particulier la cirrhose de Laennec. Enfin, il faut faire entrer probablement en ligne de compte, la prédisposition aux affections biliaires et hépatiques que l'on rencontre dans certaines familles et qui s'exprime le plus souvent par le syndrome de la cholémie familiale que vous connaissez bien actuellement.

Causes déterminantes. — Plusieurs facteurs interviennent pour déterminer des lésions du foie au cours des maladies infectieuses ; c'est d'abord le microbe causal de l'infection : il est charrié au foie par la circulation artérielle, se localise dans la glande et provoque, par les poisons qu'il renferme, des réactions et des altérations cellulaires. Parfois, il ne fait que traverser l'organe, et est éliminé par la bile, et on conçoit que cette élimination de corps toxiques donne lieu à des lésions.

Souvent le microbe ne pénètre pas dans la circulation,

il en est ainsi par exemple pour le bacille de la diphtérie; vous savez que ce microbe se cantonne sur la muqueuse où s'est produite la fausse membrane et n'agit à distance que par les poisons solubles qu'il sécrète. Ces poisons diffusibles lèsent le foie comme ceux qui adhèrent au microbe et aucune différence ne peut être relevée dans les lésions.

A côté du microbe et de ses toxines, il faut placer les agents d'infection secondaire, en particulier les bactéries intestinales dont la virulence s'exalte et qui tendent à envahir le foie par la voie cholédocienne, et surtout les poisons formés dans l'organisme, principalement dans le tube digestif, sous l'influence de la perturbation apportée aux diverses fonctions. Ces poisons digestifs résorbés au niveau de l'intestin pénètrent dans le foie par la veine porte. On voit ainsi qu'au cours des infections, le foie peut recevoir des agents nocifs par la voie artérielle, la voie portale et la voie biliaire; il faut y joindre aussi la voie sus-hépatique par où pénètrent parfois les microbes, quand survient l'asthénie cardiaque.

II. — Anatomie pathologique.

Caractères généraux des hépatites infectieuses aiguës. — ASPECT MACROSCOPIQUE. — A l'autopsie d'un malade mort d'une infection aiguë, le foie est presque constamment augmenté de volume; son *poids* dépasse souvent 2 000 grammes et atteint parfois 3 000 grammes. Cette augmentation de poids est due pour une grande part à la congestion de l'organe; mais, dans certains cas, la congestion manque, l'examen histologique montre des lésions étendues de dégénérescence graisseuse, et pourtant le poids augmente. Dans un cas de variole confluente que j'ai étudié avec M. le professeur Roger, l'étude chimique du tissu hépatique nous a montré que la quantité de graisse atteignait 20 p. 100, c'est-à-dire le cinquième de la masse totale; malgré le remplacement d'une telle quantité de parenchyme par un tissu d'une densité beaucoup moindre, le foie pesait 2325 grammes. L'augmentation considérable du poids, malgré la diminution de la densité, ne peut s'expliquer par le faible degré de congestion et le peu de diapédèse leucocytaire qui existaient alors. Il faut donc invoquer une autre cause, qui ne peut être, semble-t-il, que l'hypertrophie véritable du viscère, l'augmentation de la quantité du tissu hépatique ; la suractivité fonctionnelle aboutit à une prolifération anatomique.

La *couleur* est variable : si la mort est survenue rapidement, elle est en général rouge foncé, lie de vin, en rapport avec la congestion de l'organe. Si les lésions de dégénérescence prédominent, ce qui, dans certaines maladies comme la variole, se rencontre de bonne heure, l'organe présente une teinte jaune chamois plus ou moins claire.

Souvent, on trouve, tranchant sur le fond rouge de la face convexe, des *taches blanches*, décrites par Hayem en 1871 sous le nom de taches anémiques et étudiées par Hanot en 1893. Ces taches sont circulaires ou polygonales ; elles atteignent et quelquefois dépassent les dimensions d'une pièce de cinq francs ; elles sont parfois légèrement saillantes et donnent alors l'aspect du *foie granuleux infectieux*. Elles sont dues, d'après Hanot, à l'infiltration leucocytaire et aux lésions cellulaires, qui présentent à ce niveau leur maximum d'intensité. Parfois, comme j'ai pu m'en assurer avec M. Roger, on ne constate à leur niveau que la vacuité des vaisseaux.

La surface de l'organe est, dans quelques cas, parsemée de placards congestifs, ressemblant à de véritables ecchymoses sous-capsulaires ; ces *taches rouges*, qui représentent une sorte de purpura du foie, sont beaucoup plus rares que les taches blanches.

La *consistance* de l'organe est, comme la couleur, en rapport avec l'état de congestion ou de dégénérescence ; dans quelques cas, elle est molle, comme pâteuse, donnant au doigt la sensation de graisse.

CARACTÈRES HISTOLOGIQUES. — Histologiquement, les

lésions portent sur les différents éléments du foie, le tissu interstitiel et les cellules nobles.

Tissu conjonctivo-vasculaire. — Dans nombre de cas, les vaisseaux sont dilatés et remplis de globules rouges; les capillaires interlobulaires ectasiés repoussent et compriment les cellules parenchymateuses qui paraissent aplaties. Cette congestion est parfois la modification prédominante : il en est ainsi au premier septénaire de la dothiénentérie, comme l'a vu M. Siredey, et expérimentalement chez les animaux ayant succombé à la suite de l'inoculation d'un microbe virulent.

Rarement les capillaires se rompent et une hémorragie intraparenchymateuse se produit. J'ai vu cette lésion chez un enfant mort de variole congénitale; tout un département du foie était occupé par une infiltration sanguine; les travées hépatiques étaient dissociées à ce niveau, et les cellules ratatinées étaient comme noyées dans une nappe de globules rouges.

La paroi des vaisseaux est parfois altérée; les cellules endothéliales sont gonflées ou même desquamées; cette endovascularite est plus fréquente au niveau des veines et des capillaires que dans les artères.

L'infiltration leucocytaire est une lésion à peu près constante. Elle se présente sous deux formes, diffuse ou localisée, donnant lieu alors aux nodules infectieux. Diffuse, on la rencontre au niveau des espaces portes; les traînées leucocytaires se continuent parfois en dehors de ces espaces, s'avançant plus ou moins dans la fissure de Kiernan et pouvant même rejoindre des traînées semblables venues d'un espace voisin. Ces leucocytes sont le plus souvent des lymphocytes ou des mononucléaires; exceptionnellement, on rencontre des formes analogues aux plasmazellen.

Les *nodules infectieux* se localisent tantôt dans l'espace porte, tantôt en plein parenchyme, au milieu des cellules hépatiques. Tout l'espace peut être rempli de noyaux, si bien que ses différents éléments disparaissent sous l'accumulation des leucocytes et on a peine à reconnaître la veine, l'artère et le canal biliaire. Dans le lobule, les foyers cellulaires ont une forme arrondie, ovalaire ou triangulaire. MM. Roger et Weil ont montré que dans la variole ils étaient formés de lymphocytes et de mononucléaires ; d'après Pierre Girard, dans la diphtérie, les polynucléaires prédominent dans les nodules intralobulaires, tandis qu'au niveau des espaces portes, l'infiltration est surtout formée par des lymphocytes et des mononucléaires.

L'existence de ces nodules n'implique pas forcément la présence de microbes dans le tissu hépatique ; il est rare qu'on puisse colorer des formes microbiennes à leur niveau ; dans la diphtérie où, comme on le sait, le bacille reste cantonné à la surface des muqueuses, les nodules se rencontrent, et M. Roger a montré qu'ils pouvaient se voir expérimentalement à la suite de l'injection de toxines.

La capsule d'enveloppe est rarement atteinte ; pourtant nous l'avons vue parfois épaissie ; la lésion épargnait le revêtement péritonéal, et portait uniquement sur la couche fibreuse ; celle-ci était formée de nombreuses fibres parallèles, légèrement ondulées, entre lesquelles apparaissaient quelques noyaux, qui ne devenaient véritablement abondants qu'à la face profonde, contre le parenchyme.

Parenchyme. — Les lésions se concentrent ordinairement dans les lobules ; les canaux biliaires sont sains, parfois seulement entourés de leucocytes.

L'architecture générale du lobule est habituellement conservée ; parfois la travée, amincie par la dilatation des capillaires, s'allonge et devient sinueuse ; dans certains cas, les cellules ont tendance à s'enrouler sur elles-mêmes, de façon à donner des figures rappelant un peu l'évolution nodulaire que l'on rencontre dans certaines cirrhoses. Dans des cas exceptionnels, et même quand on n'a pas observé cliniquеment le syndrome de l'ictère grave, on peut rencontrer une dislocation complète de la travée ; alors les cellules hépatiques ont perdu leur ordination normale ; elles sont jetées pêle-mêle sans qu'on puisse retrouver entre elles le chemin de capillaires rayonnés ; les lobules deviennent méconnaissables.

. La cellule peut enfin être modifiée dans sa constitution même. Sa forme est souvent altérée ; de rectangulaire qu'elle est normalement, elle devient polygonale, triangulaire, ou encore irrégulièrement arrondie. Ses dimensions sont souvent diminuées, elles se réduisent au tiers ou à la moitié de ce qu'elles sont à l'état sain. Quand cette atrophie est marquée, elle s'associe habituellement à des lésions dégénératives.

Presque tous les types de dégénérescence cellulaire peuvent se rencontrer dans les hépatites infectieuses aiguës. Le plus fréquent est la *dégénérescence graisseuse* ; le protoplasma cellulaire est alors rempli de graisse, tantôt répartie sous forme de fines gouttelettes, tantôt ramassée en une grosse vésicule ; le noyau est en général conservé ; repoussé vers la périphérie, il est parfois pâle, à peine coloré, si bien qu'il est difficile de dire quand l'infiltration cesse et quand la dégénérescence commence. La graisse a en général son maximum dans les cellules qui entourent immédiatement l'espace porte ; parfois elle est uniquement limitée à ce niveau ; dans d'autres cas, elle se prolonge le long des fissures de Kiernan, formant des bandes qui entourent le lobule et rejoignent les espaces portes voisins. La disposition des lésions est alors calquée sur celle de l'artère hépatique, dont les branches, comme on le sait, enserrent le lobule ; charrié par le sang artériel, le poison microbien étend son action sur les cellules qui avoisinent l'artère, et les altérations sont d'autant plus intenses que l'irrigation est mieux assurée. D'après la distribution de la lésion, on peut distinguer des foies à *dégénérescence totale*, des foies à *dégénérescence partielle périportale*, et des foies à *dégénérescence partielle périlobulaire*. Nous avons rencontré des exemples de ces différents types dans la scarlatine.

Les autres variétés de dégénérescence sont moins souvent observées. La tuméfaction trouble, fréquente dans la diphtérie et la fièvre typhoïde, est rare dans la scarlatine, la variole, l'érysipèle.

La *tuméfaction transparente*, décrite en 1884 par Hanot

et Gilbert dans le choléra asiatique, a été retrouvée depuis par différents auteurs non seulement dans cette affection, mais aussi dans la fièvre typhoïde, l'érysipèle gangreneux, la malaria ; avec M. Roger je l'ai observée dans la variole. Elle consiste en un gonflement du protoplasma cellulaire qui prend une translucidité cristalline, alors que le noyau normal, gonflé ou divisé, se colore bien par les réactifs ; les cellules tuméfiées ont des contours nets ; elles se compriment mutuellement, oblitèrent la lumière des capillaires et perdent la disposition trabéculaire. Cette lésion doit être distinguée de la mortification cellulaire ; nous l'avons retrouvée, M. Gilbert et moi, dans l'anémie hémorragique expérimentale, et, bien qu'alors elle s'étende parfois à toute la glande, elle permet la survie des animaux.

La *dégénérescence vitreuse* se rencontre parfois dans le foie infectieux ; le protoplasma est transformé en un bloc vitreux, transparent ; le noyau, au lieu de rester intact comme dans la tuméfaction transparente, devient de plus en plus pâle, et arrive même à disparaître complètement.

Enfin, dans certains points, on voit des cellules en état de nécrose plus ou moins avancée ; il ne reste souvent que des lambeaux de protoplasma difficilement reconnaissables, et des fragments de noyaux mal colorés.

CARACTÈRES CHIMIQUES. — J'ai pensé avec M. Roger qu'il serait intéressant de compléter par l'analyse chimique les données que fournit le microscope. Il est facile de doser l'eau, la graisse, les albumines et les matières insolubles, mais c'est surtout la détermination de l'eau et des graisses qui nous a conduit à des résultats intéressants.

Ces deux éléments subissent en général des variations en sens opposé ; quand l'eau augmente, la graisse diminue et inversement ; c'est ainsi que, dans les cas exceptionnels où la graisse atteint le chiffre énorme de 20 p. 100, l'eau s'abaisse à 64 p. 100. Plus souvent la quantité d'eau est normale ou légèrement diminuée, et la quantité de graisse est notablement augmentée ; elle varie de 3 à 7 p. 100, au lieu de 2,5, chiffre normal.

Chez les animaux, morts d'infections diverses à streptocoque, pneumocoque, bacille d'Eberth, colibacille, l'eau est généralement augmentée; sa quantité passe de 72 à 77 p. 100; la graisse est diminuée et tombe de 2,2 à 1,5 p. 100.

L'augmentation de l'eau est certainement une réaction utile de l'organisme, et nous avons pu établir avec M. Roger que plus un tissu est actif, plus il contient d'eau. L'augmentation de la graisse traduit l'intensité de l'infection; on la regarde ordinairement comme l'indice d'une dégénérescence du parenchyme. Peut-être est-il plus exact d'admettre avec Carnot qu'elle est la conséquence d'une surcharge défensive. Il faut reconnaître en tout cas qu'elle n'apparaît qu'après l'accumulation de l'eau qu'elle remplace, mais avec laquelle elle peut coexister; elle jouerait ainsi le rôle d'une troupe de réserve qui n'apparaît sur le terrain du combat que quand la première ligne de défense a faibli.

Différents types anatomiques des hépatites infectieuses aiguës. — Les lésions que nous venons de décrire ne se rencontrent pas en général à l'état isolé; elles s'associent entre elles de manière à former un certain nombre de types dont on peut distinguer schématiquement quatre variétés.

Congestion active. — La congestion représente la première en date des modifications que l'infection provoque dans le foie. On la rencontre au premier septénaire de la fièvre typhoïde, et dans les infections expérimentales, quand la mort est rapide.

Le foie congestif est gros, lourd, de consistance ferme, de couleur brun violacé. L'examen histologique montre la dilatation des vaisseaux. Quand cette lésion est isolée, elle peut guérir complètement, et une fois l'infection terminée, l'organe reprendra son aspect normal. Mais, souvent, elle est associée à la diapédèse des globules blancs, et parfois, comme M. Siredey l'a vu dans la dothiénentérie, à la tuméfaction des endothéliums et à l'aspect trouble des cellules hépatiques.

Hépatite diapédétique. — Parfois, l'infiltration leucocytaire devient prédominante; les globules blancs envahissent les espaces portes, dessinent les fissures de Kiernan, s'accumulent en certains points pour former des nodules. Cette forme mérite donc le nom d'hépatite diapédétique. Elle indique, comme la congestion, un effort réactionnel de l'organisme. Elle est certainement compatible avec la vie et peut sans doute guérir sans laisser de traces. Elle cache cependant le plus souvent des altérations cellulaires; au niveau des nodules, on rencontre parfois des fragments protoplasmiques; et ces petits foyers de dégénérescence laisseront à leur suite des cicatrices fibreuses.

Hépatite graisseuse. — L'hépatite graisseuse est la forme la plus communément trouvée à l'autopsie. L'augmentation de la graisse du foie est constante dans la scarlatine, très fréquente dans la variole et l'érysipèle, habituelle dans la fièvre typhoïde au troisième septénaire. Elle manque chez les lapins tués en quarante-huit heures par une inoculation intraveineuse de streptocoque, mais elle s'observe chez ces animaux après injection de toxine diphtérique.

Elle peut être précoce; dans les cas de scarlatine que nous avons étudiés avec M. Roger, elle était surtout marquée quand la mort était survenue rapidement en cinq à six jours; elle l'était beaucoup moins quand la survie avait été plus longue.

Le plus souvent la graisse est dans les cellules à l'état de surcharge, et le noyau garde ses aptitudes colorantes. On peut donc admettre que cette transformation, quand elle n'est pas trop étendue et qu'elle est par suite compatible avec la vie, peut disparaître avec la cause qui l'a engendrée, comme disparaissent les surcharges graisseuses physiologiques de la grossesse et de la lactation. Parfois, pourtant, le noyau meurt, soit que la quantité de graisse ait dépassé le taux que la cellule peut contenir sans en souffrir, soit que les poisons microbiens l'aient frappé directement; alors la cellule est supprimée, et la lésion ainsi produite est irrémédiable.

Carnot considère dans beaucoup de cas l'accumulation de

la graisse comme une surcharge défensive; elle constitue, d'après lui, une réserve alimentaire utile aux éléments cellulaires qui luttent contre la toxi-infection, et elle a peut-être aussi un rôle direct dans la fixation des poisons. Dans cette hypothèse, l'hépatite graisseuse doit encore être rangée au nombre des manifestations réactionnelles de l'infection et mise à côté de l'hépatite congestive et de l'hépatite diapédétique; déjà pourtant l'effort demandé à l'organe est plus grand, l'adultération du tissu plus prononcée; certains éléments, incapables de soutenir leur rôle jusqu'au bout, succombent. Un degré de plus, et les cellules seront définitivement dégénérées; c'est cette mort des cellules qui caractérise la dernière forme.

Hépatite dégénérative et nécrosique. — L'atrophie cellulaire, la dégénérescence vitreuse, la nécrose de coagulation caractérisent l'hépatite dégénérative et nécrosique. Cette forme d'hépatite est la plus grave; si elle intéresse une grande étendue du foie, elle se traduit par des signes d'insuffisance hépatique avec ou sans ictère grave; si elle est limitée à quelques foyers plus ou moins volumineux, elle diminue la capacité fonctionnelle de l'organe, constitue un facteur de gravité pour l'évolution ultérieure de l'infection, et, si la survie est possible, elle laisse après elle une miopragie hépatique.

III. — Description clinique.

Le plus souvent, les symptômes hépatiques passent inaperçus au cours des maladies infectieuses; pourtant si on a soin de les rechercher méthodiquement, on arrive toujours à trouver certains signes qui mettent en évidence l'atteinte du foie.

Signes physiques. — L'examen physique permet de reconnaître que souvent le foie est augmenté de volume. Chez 30 pneumoniques examinés à ce point de vue, MM. Gilbert et Grenet ont trouvé dans 10 cas le foie plus volumineux que normalement; le bord inférieur dépassait nettement les fausses côtes, et était de plus légèrement sensible à la pression ; cette augmentation de volume n'apparaît que le troisième ou le quatrième jour de la pneumonie ; comme celle de la rate, elle n'est appréciable que chez les sujets jeunes. Elle se montre quel que soit le siège de la pneumonie ; elle est naturellement beaucoup plus prononcée quand des troubles cardiaques viennent s'ajouter à la lésion pulmonaire. Elle cesse au moment de la convalescence.

Dans l'érysipèle, elle est moins fréquente ; nous ne l'avons rencontrée, M. Roger et moi, que chez 11,8 p. 100 des malades qui ont guéri ; en analysant de plus près cette statistique, on trouve que, tandis que chez les hommes l'hypertrophie se rencontre assez souvent dans 21 p. 100 des cas, elle est beaucoup plus rare chez les femmes, où elle n'existe que chez 3 p. 100 des malades. Cette différence entre les sexes ne peut s'expliquer qu'en tenant compte des lésions antérieures ; c'est pourquoi nous pensons que dans l'érysipèle, bon nombre d'hypertrophies du foie sont sous la dépendance de l'alcoolisme et préexistent à l'infection.

Signes fonctionnels. — Parmi les différents troubles fonctionnels qu'engendrent les maladies infectieuses, certains peuvent être mis sur le compte de l'altération du foie.

Le signe le plus évident de la souffrance hépatique, l'ictère, manque le plus souvent ; pourtant si la jaunisse est rare, l'urobilinurie est fréquente ; et vous savez que ce symptôme révèle une cholémie supérieure à la normale. Dans la pneumonie, en particulier, la présence de l'urobiline dans l'urine est la règle ; elle se rencontre dans 83 p. 100 des cas, d'après les recherches de MM. Gilbert et Grenet ; on peut la constater dès le deuxième jour ; elle dure pendant toute l'évolution morbide et ne disparaît qu'après la crise ; elle semble manquer plus souvent chez l'enfant que chez l'adulte. Elle entraîne la teinte légèrement jaunâtre des téguments, souvent dite hémaphéique, si fréquente chez les pneumoniques.

Dans la fièvre typhoïde, l'urobilinurie, quoique moins

fréquente, est assez souvent notée ; d'après M. Tissier, elle est d'autant plus intense et durable que le cas est plus grave.

Les variations du taux de l'urée peuvent servir jusqu'à un certain point à apprécier l'état de la cellule hépatique. On sait en effet, depuis les travaux de Murchison et de Brouardel, que l'urée augmente quand le foie fonctionne activement, tandis que, dans l'insuffisance hépatique, l'hypoazoturie apparaît. Or, les recherches cliniques ont montré qu'au début des infections, l'excrétion de l'urée s'élève ; elle reste supérieure à la normale pendant toute l'évolution morbide si la maladie est bénigne ; elle s'abaisse quand les symptômes s'aggravent et se relève pendant la convalescence. Ces résultats, obtenus dans la fièvre typhoïde, sont d'accord avec ceux auxquels Raoul Labbé a récemment abouti dans la diphtérie chez l'enfant. Dans la scarlatine, d'après le même auteur, l'urée, abaissée au début, se relèverait plus tard ; mais Nobécourt et P. Merklen ont montré qu'il fallait tenir compte de la quantité d'albumine ingérée.

Plus intéressant à étudier est le *rapport azoturique*, c'est-à-dire le rapport entre la quantité d'azote éliminé à l'état d'urée et celle de l'azote total de l'urine. Il est bien évident que plus ce rapport est élevé, plus grande est la quantité d'albumine transformée en urée, et par suite plus le foie est actif, si on admet que l'urée est produite par le travail de la glande hépatique. Les résultats qu'a obtenus Bachmann, élève du professeur Roger, et qu'il a consignés dans sa thèse, sont conformes à ces prévisions : dans les nfections bénignes, telles que la rougeole, les oreillons, la variole légère, le rapport reste normal ; il l'est aussi dans la méningite cérébrospinale, et l'autopsie permet alors de constater l'intégrité du foie. Au contraire, dans les varioles graves, alors que le foie est profondément lésé, le rapport azoturique, qui varie de 85 à 90 chez l'homme sain, s'abaisse à 70, souvent plus bas ; il peut même descendre jusqu'à 55. On peut donc conclure que la détermination du rapport azoturique est un bon moyen pour se rendre compte de l'état fonctionnel du foie.

On pourrait aussi se servir dans le même but de l'épreuve de la *glycosurie alimentaire* ; mais celle-ci est difficile à faire accepter par les fébricitants ; de plus, elle dépend de trop de circonstances pour avoir ici une valeur réelle. MM. Guillain et Girard, qui l'ont recherchée dans des cas de diphtérie hypertoxique, ne l'ont jamais trouvée positive.

Les lésions du foie peuvent encore retentir sur certains symptômes qui ne sont pas en relation directe avec cette glande : ainsi, dans l'érysipèle, nous avons vu, M. Roger et moi, que le délire était plus fréquent chez les malades ayant un gros foie que chez les autres, et plus fréquent encore si, en même temps que l'hypertrophie hépatique, existait de l'albuminurie ; il semble qu'au cours des infections les délires intenses et en particulier le *delirium tremens* sont souvent préparés par une lésion du foie.

Enfin, sans vouloir rapporter à des altérations du foie la forme hémorragique des infections, on est en droit de leur attribuer certaines tendances hémorragiques apparaissant secondairement : ainsi dans un cas de variole cohérente, où l'examen histologique du foie nous montra une véritable dislocation de la travée, il y avait eu pendant la vie non des signes d'ictère grave, mais du purpura, des épistaxis et une ecchymose sous-conjonctivale.

IV. — Formes cliniques.

Comme je viens de vous le montrer, les hépatites infectieuses aiguës sont latentes dans leur forme commune. Dans quelques cas, elles ont une symptomatologie plus nette, et, suivant la prédominance de tel ou tel symptôme, on peut leur décrire un certain nombre de formes cliniques.

Forme ictérique. — Je ne reviendrai pas sur cette forme. Je vous ai décrit précédemment les ictères aigus qui surviennent parfois au cours d'une maladie infectieuse. Si beaucoup de ces ictères relèvent d'une lésion des voies biliaires, certains d'entre eux doivent être sans doute attribués à l'atteinte du foie.

Forme douloureuse. — Dans la forme commune de l'hépatite infectieuse aiguë, le foie présente parfois un peu de sensibilité à la pression. Dans quelques cas, la douleur apparaît spontanément, et devient telle qu'on pense à un abcès du foie. Ce diagnostic paraissait d'autant plus vraisemblable dans les cas signalés par M. Remlinger, qu'il s'agissait de malades atteints de dysenterie ; mais la guérison est rapide et survient sans que la suppuration se soit montrée.

La douleur affecte alors la forme d'un point de côté, siégeant dans l'hypocondre droit, et donnant des irradiations vers l'épaule. A l'examen, le foie paraît volumineux, douloureux à la pression. Il y a de la diarrhée, des vomissements, une légère teinte subictérique des téguments. Bientôt les accidents régressent, la fièvre s'abaisse, le foie diminue de volume et la guérison survient.

Cette forme a été signalée par Bozzolo dans la fièvre typhoïde et dans un cas d'infection à tétragène. Dans la dysenterie, elle peut se montrer alors que la maladie est terminée et que le malade est en convalescence, comme la néphrite se montre souvent dans la scarlatine, plusieurs jours après la chute de la fièvre.

Dans un cas où la mort survint, on trouva, outre les lésions de la fièvre typhoïde causale, le foie volumineux, parsemé de taches blanches, et l'examen histologique montra de l'infiltration leucocytaire, de la tuméfaction trouble et de la dégénérescence graisseuse.

Forme hypothermisante. — Parfois, le principal signe qui traduit cliniquement l'atteinte du foie au cours d'une maladie infectieuse est l'abaissement de la courbe thermique. Il en était ainsi dans les cas de fièvre typhoïde à forme hépatique, décrits par le professeur Roger. Au début, la lésion hépatique se révèle par la coloration spéciale des selles qui devient verte au lieu de rester jaune ocre, comme cela est la règle dans la dothiénentérie. Puis apparaissent du hoquet et des vomissements bilieux ; bientôt la température se met à descendre ; elle s'abaisse rapidement à 38°, 37°, parfois même à 36°. Cette chute soudaine de la fièvre, alors que les phénomènes généraux gardent leur gravité, fait penser à une hémorragie ou à une perforation intestinales. Pourtant l'examen du malade ne permet de reconnaître aucun des signes de ces complications ; le ventre reste souple, le pouls plein ne s'accélère pas, le fonctionnement du cœur est bon. Les signes généraux s'aggravent de plus en plus : il y a de la dyspnée, du délire, souvent apparaissent des érythèmes variés ; le malade tombe dans un état demi-comateux et ne tarde pas à succomber. L'autopsie montre le foie complètement dégénéré, et, comme l'ont montré les recherches de M. Roger, c'est bien à cette suppression fonctionnelle du foie que doivent être attribués les accidents observés et en particulier l'hypothermie.

V. — Évolution et pronostic.

En dehors des cas rares où elle revêt la forme dégénérative, l'hépatite infectieuse guérit le plus souvent ; la mort, quand elle arrive, est le fait de l'infection causale et s'explique souvent par l'atteinte des autres organes.

La gravité de l'hépatite infectieuse est beaucoup plus grande quand elle apparaît chez un sujet dont le foie était antérieurement lésé. Les affections hépatiques ont en effet une double influence : elles prédisposent l'organisme à contracter une maladie infectieuse, et quand l'infection est réalisée, elles tendent à localiser ses effets sur l'organe déjà atteint. L'érysipèle, en particulier, est fréquent chez les hépatiques, et M. Gilbert a montré que cette fréquence tient aux épistaxis qui s'observent si souvent chez ces malades, la plaie de l'hémorragie nasale servant de porte d'entrée au microbe. Quant à l'évolution de l'hépatite et au pronostic de la maladie, ils sont liés à l'état antérieur de la cellule hépatique : dans la cirrhose hypertrophique biliaire, les infections intercurrentes guérissent en général facilement, comme l'a montré Lereboullet dans sa thèse ; la cellule est en effet ordinairement suffisante, parfois même elle est en état d'hyperhépatie; l'élimination urinaire de la bilirubine peut disparaître, comme l'a observé M. Roger; elle reprend alors dès qu'une amélioration se produit.

Dans la cirrhose alcoolique à forme hypertrophique, la guérison aussi est fréquente. Mais, dans la maladie de Laennec, la gravité des infections intercurrentes est très grande; l'érysipèle en particulier se termine le plus souvent par la mort; les dix malades, dont Bridiers de Villemor a réuni les observations dans sa thèse, ont tous succombé. De même aussi chez les alcooliques ayant un gros foie, et que l'on peut soupçonner d'être atteints de la *stéatose latente* mise en évidence par les recherches de MM. Gilbert et Lereboullet, l'érysipèle revêt une gravité particulière; la mort est la règle, et les lésions du foie trouvées à l'autopsie semblent relever plutôt de l'alcoolisme que de la streptococcie.

PRONOSTIC ÉLOIGNÉ. — Quand la maladie infectieuse est guérie, que deviendra le foie qui aura été touché par l'hépatite? Le plus souvent, l'inflammation disparaît sans laisser de traces. Mais il semble que, dans certains cas, l'hépatite continue à évoluer après la guérison de la maladie infectieuse, et passe à l'état subaigu ou chronique. Claude a vu expérimentalement que l'injection de toxines microbiennes peu actives ou de cultures atténuées peut déterminer dans le foie des lésions qui ont tendance à évoluer vers la sclérose. Chez l'homme, on a cité des cas de cirrhose consécutive au choléra ou à la fièvre typhoïde, et Laure et Honorat admettent l'influence des maladies infectieuses sur la production de la cirrhose chez les enfants. Alors, l'évolution de l'hépatite scléreuse est relativement rapide; l'ascite est rare, le foie est gros; les signes d'insuffisance hépatique, hémorragies, diminution des urines, troubles nerveux, sont précoces, et la mort arrive bientôt dans le coma.

A tout prendre, cette évolution est exceptionnelle; l'hépatite ne s'observe pas aussi souvent que la néphrite qui survient dans les mêmes conditions.

VI. — Traitement.

La fréquence de l'atteinte du foie dans les maladies infectieuses comporte quelques indications thérapeutiques. Il est de toute nécessité de demander à la cellule hépatique troublée dans son fonctionnement, le moins de travail possible, et cela seul serait une raison suffisante, s'il n'y en avait d'autres, de surveiller de près le régime alimentaire des malades en puissance d'infection. La pratique du régime lacté est donc excellente à ce point de vue comme à d'autres. Si le lait n'est pas absorbé en quantité suffisante, s'il y a intérêt, comme dans la variole, à donner une alimentation plus substantielle, on aura recours aux farines et aux pâtes ; on évitera les aliments d'origine animale et tout ce qui peut accroître les fermentations intestinales. Enfin l'alcool, si son emploi était indiqué par ailleurs, ne sera donné qu'à dose modérée.

Si l'apparition de l'urobiline dans l'urine, l'augmentation du volume du foie viennent démontrer l'atteinte de l'organe, les aliments et les médicaments seront surveillés de plus près encore. Parfois, les désinfectants intestinaux trouveront leurs indications.

Enfin, dans le cas d'insuffisance hépatique avérée, on sera autorisé à recourir à l'opothérapie hépatique, qui constitue la seule médication logique et souvent efficace de cet état.

VINGT-NEUVIÈME LEÇON

TUBERCULOSE DU FOIE

Par Maurice CHIRAY.

ÉTIOLOGIE. — Elle est toujours secondaire et s'observe en particulier chez les phtisiques et les granuliques. — Rôle accessoire de l'alcoolisme, des lésions intestinales.

FORMES CLINIQUES ET ANATOMIQUES. — Très nombreuses.

1º *Tuberculose hépatique sans aucun symptôme clinique.* — Cette forme correspond aux tubercules hépatiques, aux cavernes biliaires.

2º *Tuberculose hépatique avec symptômes légers.* — Elle correspond à la stéatose tuberculeuse, à la dégénérescence amyloïde tuberculeuse et aussi à la cirrhose corticale du foie.

3º *Tuberculose hépatique avec symptômes hépatiques prédominants.* — Elle correspond à la cirrhose graisseuse, aux cirrhoses atrophiques tuberculeuses, à la forme spéciale de l'enfant (cirrhose cardio-tuberculeuse). Peut-être y a-t-il lieu de faire rentrer dans ce groupe la cirrhose hypertrophique alcoolique (recherches de Triboulet et de Jousset).

DIAGNOSTIC dans les trois cas.

TRAITEMENT. — Il consiste surtout à ne pas aggraver l'état du foie par la thérapeutique instituée contre la tuberculose pulmonaire concomitante.

PHYSIOLOGIE PATHOLOGIQUE. — Classification des divers types lésionnels de tuberculose hépatique. — Étude des voies d'accès des bacilles au foie. — Hypothèse sur les causes qui président au développement des divers types pathologiques.

La tuberculose du foie est une lésion que vous rencontrerez très souvent au cours des autopsies de phtisiques, si vous savez la reconnaître. Elle a pourtant été considérée comme fort rare jusqu'à une époque relativement peu éloignée, et ceci tient à deux causes : d'une part à la petitesse et à la transparence des granulations tuberculeuses du parenchyme hépatique, d'autre part au fait que fort longtemps on a ignoré la multiplicité des processus pathologiques dépendants du bacille de Koch. C'était l'époque où l'on ne reconnaissait ce bacille que dans une lésion anatomique, le tubercule. Maintenant on sait que, comme la plupart des autres microbes et des poisons, il peut déterminer dans les divers parenchymes, soit de la dégénérescence des cellules (inflammation parenchymateuse), soit de la cirrhose (inflammation interstitielle). Vous comprenez déjà quelle extension a prise le champ de la tuberculose hépatique à la faveur de ces notions nouvelles, puisqu'à côté des lésions tuberculeuses proprement dites, on a dû placer l'étude des dégénérations cellulaires et des scléroses que peut produire le bacille de Koch.

I. — Étiologie.

La tuberculose hépatique ne s'observe jamais à l'état de manifestation tuberculeuse primitive, et c'est là un fait assez spécial à la pathologie hépatique et encore inexpliqué. Vous rencontrerez donc toujours cette affection chez des tuberculeux avérés, tantôt tuberculeux pulmonaires, tantôt tuberculeux articulaires ou osseux, tantôt sujets atteints de granulie. Chez les phtisiques, en particulier, la tuberculose hépatique est chose banale et vous en aurez une idée quand je vous aurai dit que, dans une statistique due à Mouisset et Bonamour, on trouve que 89 sur 100 phtisiques ont des lésions hépatiques, quand, d'autre part, je vous aurai rappelé que, d'après Brissaud et Toupet, on trouve toujours des granulations tuberculeuses dans le foie de tels malades.

Toutes les tuberculoses viscérales et en particulier la tuberculose pulmonaire sont donc susceptibles de provoquer des complications hépatiques. Cependant il ne faut pas oublier que bien des causes accessoires prédisposent à ces complications chez les tuberculeux. C'est ainsi par exemple que l'association de l'alcoolisme à la tuberculose, association très fréquemment observée, prédispose spécialement à l'atteinte du foie par le bacille de Koch. En effet, vous savez de quelle nocivité est l'alcool pour la glande hépatique. D'autre part, vous n'ignorez pas avec quelle fréquence les tuberculeux présentent des lésions du tube digestif, en particulier des ulcérations intestinales, et vous comprenez que ces ulcérations peuvent être la porte de pénétration des microbes vers le foie, puisque la veine porte réunit ce viscère à l'intestin. Si le bacille tuberculeux lui-même ne passe pas, on peut admettre aisément que puissent pénétrer par cette surface ulcérée, soit des germes dus à l'infection surajoutée, soit des poisons résultant de fermentations intestinales anormales.

J'en ai dit assez pour vous expliquer pourquoi le foie est si souvent lésé chez les tuberculeux et je dois néanmoins ajouter qu'il n'est pas seulement susceptible d'être atteint par la veine porte, mais qu'il peut encore recevoir l'infection par la circulation artérielle, par l'artère hépatique, au cours des états de septicémie tuberculeuse, états si fréquemment observés en de tels cas. Le foie peut même être envahi par la corticalité, comme il arrive au cours de la péritonite tuberculeuse, ou encore il peut être lésé par voie lymphatique, consécutivement à des lésions pleurales tuberculeuses de voisinage.

II. — Formes cliniques et anatomiques.

Les formes cliniques et anatomiques de la tuberculose hépatique sont extrêmement nombreuses et n'ont entre elles que des rapports assez éloignés. Je les étudierai devant vous dans une série de tableaux qui vous permettront de saisir et l'aspect symptomatique et le substratum anatomique de ces différents types.

1° *Forme latente*. — Dans un grand nombre de cas, la tuberculose hépatique n'est révélée par aucun symptôme.

a) DANS LA GRANULIE. — Chez la plupart des sujets atteints de granulie généralisée, à l'autopsie vous trouverez dans le foie, comme dans tous les viscères, une multitude de granulations tuberculeuses. Parfois, l'éruption granulique du foie aurait pu être soupçonnée pendant la vie, du fait de l'existence d'un léger degré de subictère et d'hypertrophie hépatique.

b) Dans la phtisie chronique. — Le plus souvent les lésions tuberculeuses latentes s'observent chez des phtisiques chroniques plus ou moins avancés. Ces malades n'ont présenté aucun symptôme hépatique pendant la vie. Tout au plus aurait-on pu s'étonner de leur asthénie physique et psychique, plus intense que ne l'aurait comporté l'état de leurs poumons. A l'autopsie, on trouve dans le foie des *petits tubercules* ou de la *dégénérescence graisseuse*, beaucoup plus rarement *des gros tubercules* ou *des cavernes*. *Les petits tubercules* sont souvent difficiles à voir et ceci explique qu'ils aient si longtemps passé inaperçus. Cependant, après un séjour de vingt-quatre ou quarante-huit heures dans les liquides fixateurs, par exemple l'alcool, ils s'opacifient et deviennent de la plus grande netteté. Leur étude histologique montre qu'ils sont constitués comme des follicules tuberculeux typiques avec une cellule géante au centre, des cellules épithélioïdes à la périphérie. Certains très jeunes et mal formés, d'autres plus vieux et déjà caséifiés au centre n'ont pas cette structure caractéristique. L'étude histologique montre en outre presque toujours que ces tubercules prédominent à la périphérie des lobules et autour des espaces portes, et ceci indique que les bacilles ont envahi le foie par cette voie. Souvent, autour des tubercules, le foie présente une zone de dégénérescence graisseuse produite, sans doute, par les poisons diffusibles que sécrètent les bacilles de Koch enfermés dans ledit tubercule.

Dans certains cas où les germes sont plus virulents, les tubercules deviennent plus rares, la dégénérescence graisseuse plus marquée. Elle n'est d'ailleurs jamais totale dans les formes latentes, car la suppression complète du foie ne saurait exister sans certains symptômes cliniques.

Quelquefois enfin, au lieu de petits tubercules miliaires, le foie présente sur section *plusieurs gros tubercules* d'un volume variant entre un pois et une orange, de forme arrondie ou irrégulière et présentant un contenu nettement caséeux, parfois déja ramolli ou calcifié.

L'existence de ces tubercules permet de comprendre que, dans des cas absolument exceptionnels, on ait trouvé dans le foie des *abcès froids*. Ces abcès restent cliniquement latents tant qu'ils sont cachés dans le parenchyme, et ont au contraire une symptomatologie très marquée dès l'instant où d'*intrahépatiques* ils deviennent *périhépatiques*.

Mais ce qu'expliquent surtout les gros tubercules du foie, c'est le mécanisme pathogénique des *cavernes biliaires*, sur lesquelles Sergent a le premier attiré l'attention. Il s'agit de petites excavations arrondies contenant une bile louche avec des débris caséeux et communiquant par un ou plusieurs orifices avec des canaux biliaires. Ceux-ci présentent entre la caverne et le hile du foie des lésions inflammatoires graves, parfois des tubercules sur leur paroi, parfois même des excavations spélonculaires. Dans ce cas l'on a pu parler d'une tuberculose systématisée des voies biliaires, mais en réalité il s'agit là d'infections secondaires; la caverne biliaire est seulement due à ce qu'un gros tubercule ramolli s'est ouvert et évacué par un canal biliaire, de même que les tubercules caséeux pulmonaires s'ouvrent et s'évacuent par les bronches, non sans toutefois les léser.

2° *Forme atténuée.* — Dans des cas moins fréquents, la tuberculose hépatique n'est plus absolument latente, mais elle présente quelques symptômes pouvant attirer l'attention sur le foie.

a) DÉGÉNÉRESCENCE AMYLOIDE. — Certains tuberculeux qui ont une caverne pulmonaire ou des abcès froids d'origine osseuse, en un mot une lésion suppurante chronique, offrent parfois un ensemble symptomatique assez spécial. Ils ont une diarrhée persistante, une anorexie absolue, des urines pâles, abondantes et fortement albumineuses. Leur foie, sans être ni dur, ni douloureux, paraît notablement augmenté de volume et leur rate hypertrophiée. Il s'agit là de *dégénérescence amyloïde* du foie, provoquée par la suppuration tuberculeuse et, si l'on fait l'autopsie de tels sujets, la glande, volumineuse, décolorée, d'aspect cireux et exsangue sur les surfaces de section, présente nettement les réactions caractéristiques de l'amylose. Après badigeonnage à l'eau iodo-iodurée, les parties malades se colorent en brun acajou pour passer au bleu et au violet rougeâtre, si l'on fait agir l'acide sulfurique. A l'examen histologique, les coupes colorées par le violet de Paris montrent en violet les tissus normaux, en rouge les zones malades (surtout les vaisseaux et leur pourtour).

b) Dégénérescence graisseuse. — Chez un grand nombre de tuberculeux ayant un teint pâle, des lésions pulmonaires de moyenne intensité et un état général grave avec asthénie et cachexie extrêmement marquées, vous trouverez aussi un gros foie mou. Cette mollesse spéciale de l'organe rend d'ailleurs l'examen plus délicat, mais avec un peu d'attention et en employant la méthode de palper si sensible qu'a décrite le professeur Gilbert, vous arrivez à délimiter le bord inférieur. A la différence des cas précédents, vous n'observerez ici ni splénomégalie, ni albuminurie, ni diarrhée. Les selles sont à peu près normales, mais extrêmement décolorées. L'hypertrophie molle du foie, la profonde atteinte de l'état général sans autres symptômes viscéraux vous permettront de poser alors le diagnostic de *dégénérescence graisseuse du foie*. Ces états sont toujours graves et habituellement les malades meurent au bout de quelques mois, après avoir présenté du délire, du subictère, un état typhoïde, en un mot tous les signes de l'insuffisance hépatique aiguë, de l'ictère grave.

A l'autopsie de tels sujets vous trouverez un foie volumineux à bords et à angles émoussés, d'un jaune extrêmement pâle, d'odeur aromatique assez spéciale, de consistance molle, de densité diminuée, puisque celle-ci, comme l'ont montré MM. Gilbert et Garnier, peut s'abaisser de 1060, chiffre normal, à 1008. Sur section se remarquent les mêmes caractères ; en outre, la tranche du foie est exsangue. Quelquefois cependant, dans les cas où la dégénérescence est moins avancée, la surface de coupe peut rappeler grossièrement le foie muscade ; c'est que la dégénérescence est surtout accentuée à la périphérie du lobule et que le centre reste congestionné par suite de l'asthénie cardiaque prolongée qui précède la mort chez de tels sujets. Il en ré-

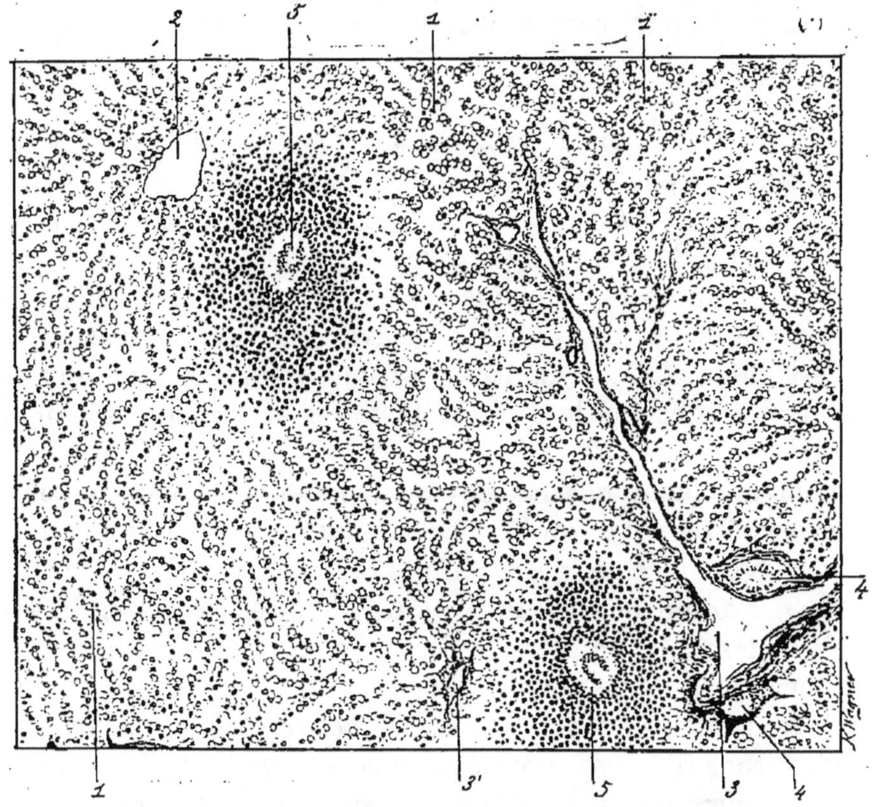

Fig. 45. — Coupe histologique d'un foie gras tuberculeux.

1. Cellules hépatiques en dégénérescence graisseuse. — 2. Veine sus-hépatique. — 3. Veine porte. — 4. Canalicule biliaire. — 5. Tubercule avec une cellule géante entourée d'une zone de cellules lymphoïdes.

sulte que la surface du foie offre un enchevêtrement de très petites zones pâles et colorées, d'où l'aspect muscade.

Quand la dégénérescence est totale, l'examen chimique montre que la proportion de matières grasses est passée de 2 à 3 p. 100, chiffre normal, à 20, 30 et même 75 p. 100 dans le parenchyme hépatique.

Par l'examen histologique après imprégnation osmique,

on voit les cellules profondément infiltrées de graisse, mais, comme l'a fait observer Castaigne, les noyaux peuvent encore être bien colorés, ce qui montre que la cellule n'est pas détruite et qu'il s'agit souvent plus d'*infiltration* que de *dégénérescence graisseuse.*

c) Cirrhose périhépatogène. — Parmi les formes de tuberculose viscérale avec légers symptômes hépatiques, il faut encore citer les faits de péritonite tubercu-.euse qui se compliquent, à un moment de leur évolution, de douleur dans la région du foie, de subictère et au cours desquelles l'ascite se renouvelle avec une rapidité extrême. Il s'agit alors de cirrhose hépatique d'origine corticale, de cirrhose périhépatogène. En effet, le foie paraît, à l'autopsie, profondément caché par de fausses membranes et par des adhérences avec les viscères voisins. Il est entouré d'une épaisse capsule fibreuse opaque lui formant une coque de 3 à 4 millimètres et expliquant le nom de *foie glacé* que Curschmann a le premier employé. Histologiquement le parenchyme hépatique se montre sain, excepté dans les zones corticales envahies par la sclérose partie de la coque périphérique.

3° **Forme complète.** — Dans d'autres cas enfin, la tuberculose hépatique se traduit surtout par des symptômes hépatiques et très peu par des signes de tuberculose. Les malades sont des *hépatiques*, et non des *tuberculeux.* Nous en décrirons trois types principaux correspondant à l'évolution d'une cirrhose grave, d'une cirrhose banale, et enfin d'une forme spéciale à l'enfant, la cirrhose cardio-tuberculeuse.

a) Tuberculose hépatique évoluant comme une cirrhose grave. — Un certain nombre de malades porteurs de très légères lésions tuberculeuses des poumons ou des plèvres, le plus souvent anciens alcooliques, présentent, après une phase de malaises vagues plus ou moins nettement caractérisés, une aggravation assez brusque de leur état. Ces sujets maigrissent, perdent leurs forces et tombent dans un état de prostration extrême. Ils ont constamment de la fièvre entre 38° et 39° et constamment aussi du subictère.

Leur aspect donne une impression toujours mauvaise. Ils ont le visage amaigri, couperosé et un peu jaune, la langue rouge et sèche avec des fuliginosités labiales, souvent de l'œdème des membres inférieurs.

A l'examen, le ventre se montre météorisé. Il offre un léger degré de circulation veineuse collatérale et une ascite de moyenne intensité. Le foie est gros, lisse, ferme et toujours douloureux, au point que les sujets supportent parfois difficilement le poids des couvertures. La rate semble volumineuse. Enfin les urines, rares, toujours au-dessous du litre dans les vingt-quatre heures, contiennent des pigments biliaires, de l'urobiline, de l'indican et une très faible quantité d'urée. C'est un signe d'insuffisance hépatique que confirment par ailleurs les autres épreuves, comme celles de la glycosurie alimentaire et que corrobore aussi l'insuffisance de sécrétion biliaire manifestée par la décoloration des matières.

Cet état toujours grave ne se prolonge pas longtemps. Au bout de cinq à six semaines, deux à trois mois au maximum, les malades succombent après avoir présenté un état typhoïde plus ou moins accentué, très souvent aussi des hémorragies profuses, du purpura, du délire. Ici, comme dans la dégénérescence graisseuse simple, ils meurent en état d'insuffisance hépatique; mais l'évolution est beaucoup plus rapide et, de plus, il y a quelques signes d'hypertension portale.

A l'autopsie, on trouve soit *une cirrhose graisseuse*, soit *une cirrhose diffuse*, soit *une hépatite nodulaire.*

1° La *cirrhose graisseuse* a été décrite chez les tuberculeux par Hanot et notre maître, le professeur Gilbert, sous le nom d'*hépatite tuberculeuse hypertrophique.* Dans ces cas, le foie a l'aspect, la coloration qu'il présente dans la dégénérescence graisseuse, mais de plus il est plus lourd et plus ferme; son poids spécifique est plus élevé et atteint 1040 et 1045 (Gilbert et Garnier). De tels foies pèsent de 2 à 3 kilogrammes.

A l'examen histologique, on constate l'existence d'une cirrhose insulaire porto-biliaire, c'est-à-dire que le tissu

scléreux forme des îlots irréguliers autour des espaces porto-
biliaires, îlots faits de tissu jeune encore, infiltré d'une
grande quantité de lymphocytes. De ces îlots irradient plus
ou moins loin des prolongements qui dissocient les cellules

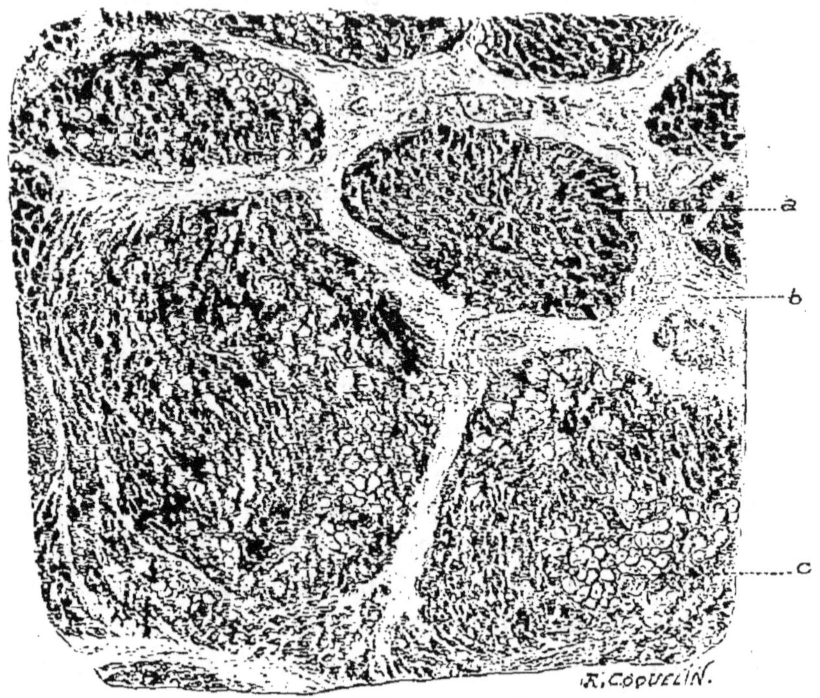

Fig. 46. — Cirrhose graisseuse chez un tuberculeux.

a, Ilot hépatique; b, Tissu fibreux; c, Cellules chargées de graisse
(Achard et Lœper).

voisines, et celles-ci sont en pleine dégénérescence
graisseuse.

Tel est l'aspect habituel de la cirrhose graisseuse. Il vous
faut savoir que cette affection, quoique fréquente chez les
tuberculeux, ne leur est pas spéciale. Elle peut se rencontrer à la suite d'autres infections et surtout d'autres intoxications telles que l'intoxication alcoolique isolée. On ne pourrait donc incriminer ici la tuberculose si l'on ne constatait,
principalement dans le tissu scléreux et accessoirement dans
les zones cellulaires, la présence de tubercules tantôt
typiques, tantôt atypiques.

Dans certains cas, les professeurs Gilbert et Surmont ont observé les précédentes lésions à leur stade préparatoire, pour ainsi dire, et les ont décrites sous le nom d'*hépatite tuberculeuse diffuse*. On constate alors que les cellules sont pour la plupart en état de dégénérescence graisseuse et que quelques-unes marquent une tendance à l'évolution nodulaire. Les espaces portes présentent une infiltration abondante de globules blancs, et par ailleurs existent des traces d'inflammation même autour des cellules. On peut facilement imaginer leur évolution : si de telles lésions avaient continué, l'inflammation du tissu périportal aurait abouti à la formation d'îlots scléreux et la cirrhose graisseuse aurait été constituée.

En opposition avec ces formes qui marquent le stade initial, on a observé, dans les cas qui se prolongent un peu plus longtemps, des cirrhoses graisseuses atrophiques ou tout au moins sans hypertrophie. C'est toujours le même processus, mais, seulement, à un âge un peu plus avancé.

2° A l'autopsie de sujets morts de cirrhose tuberculeuse grave, on observe parfois une *cirrhose hypertrophique diffuse* qu'a décrite le professeur Gilbert avec Garnier, puis avec Castaigne. Dans ces cas, rapportés par ces auteurs à l'action mixte de l'alcool et de la tuberculose, on observe un foie gros, pâle, non granuleux et moins nettement graisseux que dans le cas précédent. Mais, c'est surtout l'examen histologique qui donne des renseignements intéressants. Il montre, d'une part, l'existence d'une cirrhose ayant tendance à prendre la forme annulaire, d'autre part, et ceci est caractéristique, le développement d'un fin réseau fibreux parti de ces îlots et qui forme un chevelu très ténu dissociant une à une les cellules hépatiques.

3° Dans certains cas, enfin, l'évolution de ces cirrhoses graves cache le développement d'*une hépatite nodulaire*. Vous trouverez alors un foie augmenté de volume, présentant superficiellement et dans la profondeur de petites granulations jaunes qui varient d'un grain de mil à un pois et plus, et tranchent par leur coloration sur le parenchyme voisin. L'étude histologique de ces granulations vous montrera que les cellules y affectent une ordination toute spéciale. Elles sont rangées concentriquement autour d'un espace porte et tassées les unes contre les autres, la disposition trabéculaire ayant complètement disparu. L'hépatite nodulaire comme la cirrhose graisseuse n'est pas spéciale à la tuberculose. Elle fut d'abord décrite par Kelsch et Kiener dans le foie des paludéens, et ensuite signalée par Sabourin, par Hanot et le professeur Gilbert dans les foies tuberculeux. Comme la cirrhose graisseuse, l'hépatite nodulaire est donc un mode de réaction banal adopté par le foie contre les infections. Ce qui permet dans certains cas de fixer la nature tuberculeuse, c'est la présence de tubercules histologiquement décelables soit dans le parenchyme sain, soit au niveau des granulations.

b) Tuberculose hépatique évoluant comme une cirrhose banale. — Dans certains cas, la tuberculose hépatique revêt le masque d'une cirrhose banale. Il s'agit de sujets porteurs d'une lésion tuberculeuse pulmonaire et chez lesquels on constate de l'ascite, de la circulation veineuse collatérale de l'abdomen, une grosse rate, tous les signes de l'hypertension portale, un foie petit, dur et rétracté. On ne peut alors suspecter la tuberculose que sur l'existence d'une fièvre discontinue, de douleurs hépatiques et sur la reproduction rapide de l'ascite. Il est même probable que certains cas décrits autrefois sous le nom de cirrhoses aiguës n'étaient que des cirrhoses tuberculeuses. Ces cirrhoses tuberculeuses peuvent survenir d'emblée chez un tuberculeux ou secondairement au cours de l'évolution d'une cirrhose alcoolique. On sait d'ailleurs depuis longtemps que les cirrhoses alcooliques peuvent se compliquer de diverses manifestations tuberculeuses, par exemple sur le poumon ou le péritoine.

Les cirrhoses tuberculeuses atrophiques passent souvent inaperçues et ce n'est qu'à l'autopsie qu'elles peuvent être reconnues. Encore faut-il savoir que l'aspect macroscopique est le plus souvent celui de la cirrhose de Laennec. Le foie est, comme dans cette maladie, dur et rétracté, mais l'atrophie est moins considérable dans la tuberculose que dans l'alcoolisme. La surface est jaune, plus ou moins foncée avec par places des nodules blanchâtres. Elle est souvent granuleuse; aussi Hanot et le professeur Gilbert les ont-ils qualifiés du nom de *foie granuleux tuberculeux*, ou, lorsque les granulations sont plus grosses et les tractus fibreux plus nettement enfoncés dans la glande, de *foie ficelé tuberculeux* (par analogie avec le foie ficelé syphilitique). Quand on sectionne de tels foies, on aperçoit souvent dans la profondeur un encerclage des zones hépatiques saines par des bandes fibreuses très marquées. C'est là ce que Hanot a nommé *le foie capitonné*. L'examen histologique montre habituellement qu'il s'agit d'une cirrhose biveineuse avec nombreux néocanalicules biliaires dans le tissu fibreux, que les cellules hépatiques sont tantôt saines, tantôt dégénérées, et qu'enfin il existe soit au milieu des cellules, soit dans les bandes scléreuses, des tubercules plus ou moins nets et d'ailleurs toujours peu abondants.

Rappelez-vous, enfin, que toujours ou presque toujours, dans ces cas de cirrhoses tuberculeuses du foie, l'intestin présente des ulcérations. La plupart des auteurs ont attaché une grande importance à ce fait qui expliquerait pour eux l'origine des lésions hépatiques.

Jusqu'à ces dernières années l'étude des cirrhoses tuberculeuses à aspect banal était limitée aux formes atrophiques. Claude a le premier attiré l'attention sur le rôle possible de la tuberculose dans les formes de cirrhose qui débutent par de l'hypertrophie hépatique, avant d'évoluer vers l'atrophie. A sa suite, quelques auteurs ont tenté de montrer que la *cirrhose hypertrophique alcoolique*, décrite autrefois par Hanot et le professeur Gilbert, pourrait dans un certain nombre de cas dériver de la tuberculose. Les arguments à l'appui de cette thèse sont de deux ordres, cliniques et bactériologiques. Les arguments cliniques ont été fournis par Triboulet. Cet auteur a montré que, dans l'histoire de ces cirrhoses, on rencontre très souvent des antécédents tuberculeux; que, parallèlement à elles, se développent d'autres lésions de même nature, adénopathie trachéo-bronchique, symphyse péricardiaque, et qu'enfin leur terminaison se fait souvent encore par des accidents tuberculeux, pleurésie ou péritonite. Jousset, d'autre part, par la méthode de l'inoscopie, a pu constamment isoler des bacilles de Koch dans le liquide d'ascite fourni par ces malades et a, par ce moyen, confirmé l'opinion de Triboulet, qui, à la suite d'injections expérimentales aux cobayes, avait aussi affirmé l'infection constante de ce liquide. Jousset a de plus démontré l'existence constante des bacilles. Ils y sont très rares, ne forment jamais de tubercules et ne peuvent pas être décelés par l'examen histologique. Pour les mettre en évidence, il faut broyer 4 à 5 grammes de la glande et les injecter au cobaye, après les avoir mis en suspension dans du sérum physiologique.

Faut-il conclure de ces faits que la cirrhose hypertrophique alcoolique de Hanot et Gilbert doit rentrer maintenant dans le groupe des tuberculoses hépatiques ? Ce serait peut-être aller trop loin. Vous avez remarqué d'ailleurs que si de tels foies contiennent des bacilles, ils en renferment très peu et que jamais ceux-ci n'édifient de tubercules. Ils semblent donc ne jouer qu'un rôle secondaire. Aussi peut-on penser que ces très intéressantes recherches n'entament en rien la conception primitive de Hanot et Gilbert. Elles ont mis en lumière un fait capital, l'existence constante d'infections secondaires tuberculeuses en de tels cas, et cela permet de comprendre la terminaison fréquente de cette maladie par des accidents tuberculeux.

c) CIRRHOSE CARDIO-TUBERCULEUSE. — La cirrhose cardio-tuberculeuse a été décrite pour la première fois par Hutinel et Sabourin. C'est une forme spéciale à l'enfance et à l'adolescence et que vous reconnaîtrez facilement dans un grand nombre de cas.

Il s'agit en général d'enfants chétifs, malingres, mal venus, avec un thorax atrophié, des membres grêles, des doigts en baguette de tambour, un ventre énorme. Dès que vous les verrez, vous serez frappés de leur état cyanotique, surtout marqué aux lèvres et aux oreilles. Quand vous les examinerez, vous constaterez que leur ventre est sillonné d'une abondante circulation veineuse collatérale, qu'il est distendu par l'ascite, que le foie est énorme, bosselé et très dur, que la rate a pris des proportions considérables. En auscultant leurs poumons, vous trouverez soit des signes de tuberculose, soit de l'adénopathie trachéo-bronchique. Enfin l'examen du cœur vous indiquera qu'il n'existe habituellement pas de lésions orificielles, mais que la pointe est fixe, immobile, et que la matité cardiaque est élargie. C'est là le point important du diagnostic. Ces signes vous montrent l'existence d'une péricardite. Il y a péricardite et péricardite tuberculeuse; cependant, d'après d'Espine et son élève Constantinoff, il pourrait quelquefois n'exister qu'une péricardite rhumatismale. C'est en tout cas cette symphyse tuberculeuse ou rhumatismale qui produit la congestion et la cirrhose du foie, auxquelles se surajoute l'infection tuberculeuse secondaire.

De tels sujets meurent en général de bonne heure soit par asphyxie, soit par asystolie, soit par généralisation tuberculeuse. Leur autopsie révèle l'existence d'un foie gros, dur, offrant l'aspect muscade. A l'œil nu, on aperçoit quelquefois déjà des tubercules dans les travées fibreuses. Mais c'est surtout l'examen histologique qui est utile pour l'étude de ces cas. On constate l'existence d'îlots de sclérose autour des veines sus-hépatiques et aussi autour des espaces portes. C'est le type d'une cirrhose cardiaque. En outre, existent par places des follicules tuberculeux, et de plus les cellules hépatiques présentent à un degré variable de la dégénérescence graisseuse ou pigmentaire.

III. — Diagnostic.

Étant donnée la multiplicité des types anatomo-cliniques qu'affecte la tuberculose hépatique, vous comprenez sans peine qu'elle peut soulever des multitudes de discussions de diagnostic dans le détail desquelles nous ne saurions entrer. Je vous rappellerai cependant la nécessité de rechercher les lésions hépatiques chez beaucoup de tuberculeux à cause de leur latence fréquente. Vous vous souviendrez qu'*au cours de la phtisie, l'asthénie physique et psychique* n'est pas toujours liée à la lésion des capsules surrénales, à la maladie d'Addison, mais qu'elle peut dépendre de la stéatose hépatique. Vous saurez enfin rechercher chez les tuberculeux suppurants les signes de la maladie amyloïde.

Le diagnostic est surtout délicat au cours de ces tuberculoses hépatiques qui simulent *une cirrhose à évolution grave*. Dans ces cas qui répondent principalement à la cirrhose graisseuse, l'évolution est tellement rapide que vous pourrez suspecter l'existence d'un ictère infectieux grave ou d'un cancer nodulaire du foie. D'autres fois, au contraire, c'est plutôt l'idée d'un cancer massif qui vous viendra à l'esprit.

Dans les formes qui affectent le *type d'une cirrhose banale atrophique ou hypertrophique*, vous n'aurez guère de signes qui vous permettent d'affirmer la tuberculose. Tout au plus pourrez-vous la suspecter, quand vous observerez un état fébrile constant, la reproduction très rapide de l'ascite et enfin la présence du bacille du Koch dans l'épanchement abdominal. Mais je tiens à vous répéter ici que de cette constatation découle une présomption et rien de plus. Vous ne savez pas si le bacille est la cause primordiale du mal ou seulement un agent infectieux secondaire.

Vous aurez enfin à faire le diagnostic des *cirrhoses cardio-tuberculeuses* chez les enfants et il faudra vous garder de tomber dans l'erreur fréquente qui consiste à prendre cette affection pour de la péritonite tuberculeuse ou pour une asystolie simple.

IV. — Physiologie pathologique.

Au terme de cette étude, permettez-moi de vous résumer les aspects anatomiques du foie tuberculeux et de vous dire en deux mots comment ils prennent naissance.

Vous avez vu, chemin faisant, que le foie des tuberculeux peut présenter deux ordres de lésions. Ce peuvent être des lésions spécifiquement tuberculeuses : tubercules petits ou gros et cavernes. Je les appelle *spécifiquement tuberculeuses*, parce qu'elles constituent le mode de réaction habituel du bacille tuberculeux dans tous les parenchymes et que leur seule constatation permet d'affirmer sa présence. A côté de celle-ci nous avons souvent rencontré *des lésions banales dégénératives*, telles que stéatose hépatique et amyloïde, ou *des lésions sclérosantes*, comme les diverses variétés de cirrhoses. Dans certains cas enfin, nous avons vu *un mélange de ces deux processus* comme dans les cirrhoses graisseuses. Ces formes anatomiques sont banales; elles se rencontrent dans beaucoup d'autres infections ou intoxications, en particulier dans l'alcoolisme, et *elles ne prennent leur signification que par l'adjonction des lésions spécifiques, les tubercules.*

Faut-il conclure de tout cela, comme on le faisait autrefois, que les unes sont dues à l'action du bacille même, les autres à ses toxines. Ce ne serait pas exact. Tout au plus, peut-on dire que le bacille tuberculeux sécrète deux sortes de poisons, les uns qui restent adhérents à son corps, les autres qui diffusent dans les tissus voisins. Les premiers paraissent produire plutôt les lésions dites spécifiques, les seconds les lésions banales. D'ailleurs dans beaucoup de ces cas, il faut bien savoir que l'action du bacille n'est pas isolée et qu'il s'y surajoute celle de l'alcool, celle des infections et intoxications intestinales banales.

Il me resterait à discuter devant vous deux questions du plus haut intérêt. Par où le bacille arrive-t-il au foie? Pourquoi produit-il telle ou telle variété de lésions? Je ne ferai que les effleurer, car cela nous entraînerait un peu loin.

L'étude des voies d'accès du bacille au foie a été faite dans d'innombrables expériences par notre maître, le professeur Gilbert avec plusieurs de ses élèves, Lion, Claude, Dominici. De leurs recherches il résulte qu'on peut rendre un foie tuberculeux en injectant des produits ou des cultures soit par la veine porte, soit par l'artère hépatique, soit par le cholédoque. Chauffard et Castaigne ont montré en outre que la même infection peut être réalisée par voie splénique. Ces expériences reproduisent en somme les faits de la clinique humaine. Dans l'immense majorité des cas, le foie est lésé par la voie porte, et c'est pourquoi sans doute les lésions ulcéreuses de l'intestin coïncident si souvent avec la tuberculose hépatique. Mais vous savez que la muqueuse intestinale, même non ulcérée, peut être traversée par le bacille de Koch. Les recherches anciennes de Cornil et Dobroklonski, celles plus récentes de Calmette l'ont abondamment prouvé. D'autre part, au cours de la granulie, le foie humain est certainement envahi par voie artérielle ou par voie splénique, car dans ces cas de septicémie bacillaire, la rate arrête et fixe un grand nombre de bacilles. Seule l'infection par voie biliaire n'est pas démontrée en clinique humaine.

L'étude des lésions produites par ces injections expérimentales est des plus instructives. Elle a été faite dans de très nombreuses recherches entreprises par MM. Gilbert, Roger et Cadiot, recherches dont nous pouvons dégager quelques faits principaux. Tout d'abord celui-ci : autant il est facile de produire des tubercules dans le foie des animaux, autant il est difficile de faire de la stéatose ou de la cirrhose. On y est cependant quelquefois parvenu, et, en étudiant ces expériences heureuses, on arrive à cette conclusion que les stéatoses ne sont produites que par des produits extrêmement virulents, les cirrhoses au contraire par des produits très atténués.

Si vous appliquez ces données à la pathologie humaine, vous serez amené à conclure que sans doute les lésions spécifiques du foie tiennent surtout à l'invasion successive de l'organe par de grandes quantités de bacilles, que les lésions banales, au contraire, répondent aux invasions lentes et longtemps répétées. Celles-ci peuvent produire de la stéatose, si les produits sont très virulents ou si l'organe est antérieurement lésé, et c'est la raison pour laquelle cet état est si fréquent chez les tuberculeux alcooliques. Elles feront plutôt de la cirrhose si les produits sont peu actifs et le foie encore résistant, d'où l'existence constante de la cirrhose cardio-tuberculeuse sans stéatose chez les enfants.

La réaction du foie dépend principalement, en somme, des qualités biologiques du microbe, et l'on pourrait admettre avec Arloing qu'il existe des races différentes et douées de qualités spéciales. Dans ces dernières années, Courcoux et Ribadeau-Dumas, en utilisant la méthode d'Auclair, ont démontré d'ailleurs l'existence de deux poisons tuberculeux différents, l'un stéatosant et l'autre sclérosant pour le foie. La donnée des races spéciales n'est donc pas purement hypothétique. Cependant il faut tenir compte aussi du terrain où le germe est ensemencé : un même bacille sera ou peu ou très virulent, suivant qu'on le mettra en présence d'un foie sain ou d'un foie malade. Et puis il ne faut pas oublier le rôle certain, quoique inexpliqué, de la constitution, car il est bien certain que, devant une infection similaire, les arthritiques feront plutôt de la sclérose, et les lymphatiques de la dégénérescence cellulaire.

V. — Traitement.

Je ne m'attarderai pas à vous parler de la thérapeutique en pareille matière. Vous devinez aisément combien elle peut être illusoire. Toutefois vous devez savoir que si vous ne pouvez faire du bien, vous pouvez causer beaucoup de mal, et, en vous souvenant des diverses lésions du foie tuberculeux, vous éviterez l'abus des toniques alcooliques au cours de la phtisie, car l'alcool seconde l'action du bacille tuberculeux ; vous éviterez l'excès des substances grasses dans la suralimentation, car elles pourraient augmenter l'infiltration graisseuse pathologique. Vous vous modérerez même dans toutes vos tentatives d'alimentation, en vous souvenant qu'il ne faut pas imposer un trop gros travail à un foie malade et que le foie des tuberculeux est à peu près toujours malade.

TRENTIÈME LEÇON

SYPHILIS HÉPATIQUE

Par Maurice VILLARET.

I. Définition. — Division.
II. Syphilis hépatique du fœtus et du nouveau-né. A. *Étiologie.* —B. *Symptômes.* Syphilis du fœtus, du nouveau-né. — C. *Pathogénie.* — D. *Anatomie pathologique.* Macroscopique. Microscopique. Bactériologique.
III. Syphilis hépatique de l'adulte. A. *Étiologie.* — B. *Symptômes. Forme aiguë.* Ictère simple précoce. Ictère grave. Hépatite syphilitique avec ictère chronique. — *Forme chronique tertiaire.* Variétés gommeuse et scléro-gommeuse. — C. *Anatomie pathologique.* Macroscopique. Microscopique. Bactériologique.
IV. Syphilis hépatique héréditaire tardive.
V. Diagnostic. — Chez l'enfant. — Chez l'adulte.
VI. Pronostic.
VII. Traitement.

I. — Définition. — Division.

Il n'est peut-être pas d'affection dont l'histoire clinique et anatomo-pathologique soit plus obscure parfois que la syphilis hépatique. Voici, par exemple, un fœtus mort-né dont l'autopsie révèle au premier coup d'œil l'existence, entre autres lésions, d'un foie énorme, de consistance élastique, de couleur brun pâle. Voici, d'autre part, un nourrisson dont la mort rapide, au milieu du cortège plus ou moins caractéristique de l'ictère grave, paraît inexpliquée tout d'abord. Voici un adulte qui présente sans cause apparente le tableau classique de la jaunisse émotive. Voici enfin un sujet soigné depuis longtemps déjà pour les symptômes bien connus de la cirrhose de Laennec. Ces types cliniques, que vous pourrez observer soit dans les maternités, soit dans les hôpitaux d'enfants, soit dans les salles d'adultes, semblent

Mal. du foie.   35

tellement différents qu'il paraît difficile au premier abord de les grouper dans le même cadre. Et cependant examinons-les plus en détail. Le foie du fœtus est un foie silex ; le microscope y révèle l'existence du tréponème spécifique. L'enfant nouveau-né présente des tares concomitantes d'hérédo-syphilis. Sur l'ictère spontané vous pouvez voir apparaître une roséole typique. La cirrhose, soumise au traitement mercuriel, rétrocède parfois d'une façon surprenante. La syphilis est la cause unique de ces manifestations cliniques si diverses, que l'examen anatomo-pathologique lui-même n'est pas toujours capable d'identifier. Je tenais, dès l'abord, à vous évoquer ces quelques exemples pour vous montrer combien la description de cette affection est rendue difficile du fait, non seulement de la variété de ses symptômes, mais encore du manque fréquent de spécificité de ses lésions.

Il est classique de diviser l'étude de la syphilis hépatique en deux chapitres bien distincts, celui de la SYPHILIS HÉRÉDITAIRE, celui de la SYPHILIS ACQUISE. En réalité ni la clinique, ni l'anatomie pathologique ne justifient une démarcation aussi tranchée. Chacune de ces deux formes n'est souvent diagnostiquée que sur la table d'autopsie, et seule la gravité plus grande de l'affection chez le fœtus et le nouveau-né paraît la différencier cliniquement. L'anatomie pathologique ne semble pas, non plus, pouvoir légitimer absolument cette distinction, car s'il existe une opposition macroscopique entre le foie silex et le foie ficelé, le microscope n'en révèle pas moins tous les intermédiaires entre ces deux types, suivant l'intensité du processus et la résistance du sujet ; s'il est vrai, d'autre part, qu'on n'ait retrouvé le tréponème spécifique que dans les foies de syphilis héréditaire, rien ne nous prouve que celui-ci n'existe pas à un certain moment ou sous une certaine forme dans le parenchyme hépatique adulte, et qu'il ne s'agisse là, en définitive, que de la même infection atténuée. Malgré ces restrictions, il nous a semblé préférable de conserver la division classique qui a l'avantage de simplifier l'exposition, peu claire déjà, de cet ensemble pathologique si complexe.

Je passerai donc successivement en revue l'histoire anatomo-clinique de la *syphilis hépatique du fœtus et du nouveau-né*, puis de la *syphilis hépatique de l'adulte*. Je vous montrerai ensuite les liens qui réunissent ces deux aspects d'une même infection, liens que met en valeur l'existence d'un type intermédiaire : la *syphilis hépatique héréditaire tardive*. Nous étudierons enfin le diagnostic, le pronostic et le traitement de cette maladie.

II. — Syphilis hépatique du fœtus et du nouveau-né.

Historique. — Depuis les travaux primordiaux de Gübler qui décrivit les deux altérations principales de l'hépatite hérédo-syphilitique, le foie silex et le foie semoule, nombreuses ont été les discussions et les descriptions émises à son sujet. Mais jusqu'à ces derniers temps, la pathogénie de ces lésions était restée imparfaitement élucidée, leur signature spécifique demeurait parfois vague, lorsque deux savants allemands, Schaudinn et Hoffmann, vinrent, en 1905, solutionner de nombreux problèmes par la découverte du tréponème pâle. En employant des techniques perfectionnées, plusieurs auteurs ont pu déceler l'agent infectieux dans le foie des spécifiques héréditaires ; les travaux de M. Fouquet (1) en particulier, auxquels j'aurai l'occasion de me rapporter plus d'une fois au cours de cette leçon, ont montré que, chez le nouveau-né syphilitique, le parenchyme hépatique était l'organe le plus envahi par le spirochète. Grâce à ces notions nouvelles, on peut considérer maintenant l'hépatite hérédo-syphilitique comme la principale manifestation d'une maladie infectieuse aiguë et le plus souvent mortelle.

Étiologie. — La syphilis hépatique héréditaire peut reconnaître parfois une origine paternelle, mais c'est le plus souvent à l'infection maternelle ou conjugale qu'on doit l'attribuer. La proportion des enfants atteints de cette affection est énorme, et l'on peut dire qu'il n'est presque pas de syphilis du fœtus sans lésions hépatiques, celles-ci se trouvant.

(1) Ch. Fouquet, *Annales des maladies vénériennes*, juillet 1907.

en général, associées à d'autres altérations de l'hérédo-spé-
cifité. Comme dans toute syphilis héréditaire, l'alcoolisme,
la tuberculose ou le saturnisme des ascendants jouent un
grand rôle dans l'apparition des accidents.

Symptômes. — La syphilis hépatique héréditaire peut
s'observer chez le fœtus et chez le nouveau-né.

1° **Chez le fœtus.** — Si la syphilis hépatique du fœtus
est très fréquente, sa sémiologie n'existe pas à proprement
parler. Néanmoins on peut soupçonner cette affection lorsqu'on voit apparaître chez la mère des signes d'*hydramnios*
ou ascite extra-fœtale : ce sont le volume énorme du ventre,
la dyspnée, la cyanose, les vomissements et parfois des
symptômes de compression des organes abdominaux, en
particulier des uretères ; en même temps les bruits fœtaux
sont difficilement perçus. La syphilis est une des principales
causes de mort de l'être intra-utérin vers le huitième ou
neuvième mois ; elle aboutit dans 25 p. 100 des cas à l'expulsion d'un cadavre macéré, de couleur feuille morte.

2° **Chez le nouveau-né.** — La syphilis hépatique présente
plus d'intérêt. Elle peut affecter deux types principaux.

a. Type précoce. — Quelquefois, dès la naissance, l'enfant
est chétif, vieillot ; sans présenter d'éruption, il est pâle,
somnolent, et meurt en vingt-quatre ou quarante-huit heures.
Plus souvent il est porteur de bulles de pemphigus palmaire
ou plantaire dans lesquelles on décèle d'abondants spirochètes, de plaques muqueuses commissurales saignant facilement, de coryza à tendance hémorragique ; quelquefois
on remarque chez lui un léger ictère. La mort survient en
quelques jours et l'autopsie révèle des altérations hépatiques
déjà avancées et farcies de tréponèmes.

b. Type ordinaire. — En général, la syphilis hépatique
héréditaire est une révélation plus tardive, survenant surtout
vers la fin du troisième mois. L'enfant naît à terme, sain en
apparence et se nourrissant bien. Puis brusquement il maigrit, s'alimente mal. Si le traitement spécifique est institué
à ce moment, tout peut encore rentrer dans l'ordre. Sinon
surviennent les accidents suivants qui revêtent les allures

d'une infection aiguë. L'*ictère* franc, par rétention, est très rare : il est dû soit à l'obstruction congénitale des voies biliaires, soit à leur envahissement par le tréponème, comme l'ont montré Schlimpert et Fouquet; d'ordinaire le teint est simplement bistré, terreux, les selles colorées, les urines sans pigments biliaires. L'*ascite* est exceptionnelle et peu accusée; le ventre, par contre, assez souvent volumineux et ballonné. Les *troubles digestifs* sont constants; les vomissements, la diarrhée, l'inappétence coïncident avec *une baisse régulière de la courbe du poids* qu'aucun régime alimentaire n'arrive à modifier, avec aussi un air de souffrance, un aspect ridé et flasque de la peau bien particuliers. Mais ce qui attire surtout l'attention c'est l'*énorme hypertrophie du foie et de la rate* qui donne lieu parfois, par son intensité, à une *variété spléno-hépatique* sur laquelle a insisté M. Chauffard; ces organes sont lisses, durs comme le bois, douloureux, non déformés. La fréquence des *hémorragies prémonitoires*, nasales, ombilicales, cutanées ou intestinales, la coexistence d'autres manifestations de syphilis héréditaire contribueront à étayer un diagnostic que rendent difficile les cas fréquents où les symptômes sont peu accusés.

Si le traitement mercuriel n'est pas institué, l'affection va s'aggraver rapidement pour aboutir *à la mort*, au milieu d'un cortège de troubles cachectiques, de vomissements incessants et de diarrhée verte; l'issue fatale peut être hâtée par l'apparition de *complications*, parmi lesquelles je vous citerai la péritonite, la broncho-pneumonie, mais surtout l'ictère grave, dû le plus souvent à une infection surajoutée d'origine intestinale, ombilicale ou pulmonaire.

On a décrit à ce schéma clinique diverses *formes* : hépato-intestinale, ictérique, hémorragique, anémique; cette dernière comprendrait même plusieurs variétés suivant qu'il s'agit d'anémie simple, de chloro-anémie, d'anémie pseudo-pernicieuse ou pseudo-leucémique. Un caractère commun réunit ces multiples manifestations : l'action parfois extraordinaire exercée sur elles par le traitement mercuriel.

Pathogénie. — Comment se fait la contamination du

fœtus dans la syphilis héréditaire? S'il est transmis par la mère, le tréponème semble envahir directement l'ovule, dans lequel il se multiplie, et le placenta, dont la riche vascularisation favorise son apport. S'il provient du père, la contamination semble se faire par le sperme dont les agents virulents infecteraient l'ovule; on sait, en effet, que Neisser a pu pratiquer chez le singe des inoculations positives avec le suc testiculaire d'animaux syphilisés.

La présence de grandes quantités de tréponèmes chez les syphilitiques héréditaires, contrastant avec son absence ou tout au moins sa rareté chez les adultes, nous explique la gravité des accidents hépatiques du nouveau-né. Chez le fœtus, l'infection se faisant d'une façon massive et uniforme par la veine ombilicale, le premier organe rencontré est le foie ; les processus y sont violents, déterminés qu'ils sont par un germe très virulent sur un organe en pleine activité (Hutinel et Hudelo). Chez l'adulte, au contraire, le virus, beaucoup moins actif, n'atteint le foie que secondairement et par l'artère hépatique; la défense a le temps de s'y organiser, sous forme d'une réaction hyperplasique et régénérative.

Anatomie pathologique. — C'est le plus souvent sur la table d'autopsie que la syphilis hépatique héréditaire se trouve décelée. Vous voyez donc l'importance qu'il faut attribuer à l'étude anatomo-pathologique de l'affection ; celle-ci comprend l'examen macroscopique, microscopique et bactériologique des tissus atteints.

1° **Examen macroscopique.** — Lorsqu'on fait l'autopsie d'un *fœtus* syphilitique, on trouve un foie macéré, gorgé de sang ou couleur feuille morte, mais dans lequel l'étude des lésions de détail est impossible. — Par contre, chez l'enfant *nouveau-né* les altérations sont beaucoup plus nettes et peuvent affecter les divers aspects suivants.

Tantôt il s'agit du foie silex. L'organe est considérablement hypertrophié, peut atteindre le douzième du poids du corps, au lieu du vingt-cinquième comme à l'état normal. Il est fortement congestionné, quelquefois verdâtre, mais le plus souvent brun pâle comme une pierre à fusil,

d'où la dénomination de foie silex que lui a donnée Gübler ;
sa couleur rappelle celle du cuir de bottes neuf, suivant la
comparaison de Trousseau. Ses bords sont mousses, sa
surface lisse. Le parenchyme en est dur, d'une élasticité toute
particulière qui fait qu'un morceau de tissu hépatique
s'échappe des doigts à la manière d'un noyau de cerise. La
capsule de Glisson peut être épaissie lorsqu'il y a des
gommes concomitantes, mais le plus souvent on n'y trouve
que des arborisations vasculaires pouvant aboutir à l'hémorragie sous-capsulaire, ou, plus rarement, des productions
verruqueuses disparaissant par grattage. — *A la coupe*
l'organe répand peu de sang, mais une sérosité albumineuse
contenant de nombreux tréponèmes ; il crie sous le scalpel
comme de l'encéphaloïde cru, suivant l'expression de Gübler.

Plus souvent, cette forme anatomique n'atteint l'organe
que partiellement. Le parenchyme hépatique présente des
ilots de foie silex, principalement au niveau du ligament
suspenseur et du lobe de Spiegel. C'est le *foie bigarré*.

D'autres fois, on est en présence d'une seconde variété,
l'HÉPATITE NODULAIRE GOMMEUSE, qui peut exister à l'état
pur ou compliquer la forme précédente. Tantôt, chez
l'enfant nouveau-né en particulier, les gommes, très petites,
affectent l'aspect de *grains de semoule* (Gübler), de *grains
miliaires* (Virchow) : c'est l'*hépatite gommeuse miliaire*.
Tantôt, surtout chez le nourrisson de quelques mois, les
néoformations, plus volumineuses, difficiles parfois à différencier des taches graisseuses du foie des nouveau-nés,
donnent lieu à l'*hépatite gommeuse nodulaire*. Enfin, dans
les formes tardives où la virulence du germe commence à
s'atténuer, les gommes sont très apparentes, à centre
caséeux : c'est l'*hépatite avec tumeurs gommeuses*.

Beaucoup plus rare est une troisième variété anatomique,
la *cirrhose commune* : je vous la signale simplement, car
nous aurons l'occasion de la retrouver chez l'adulte.

Ces altérations hépatiques ne vont pas sans s'accompagner
de *lésions organiques diverses*. La *rate* est congestionnée,
peut présenter de la cirrhose et des gommes. Les ganglions

prévertébraux sont hypertrophiés. Les canaux biliaires

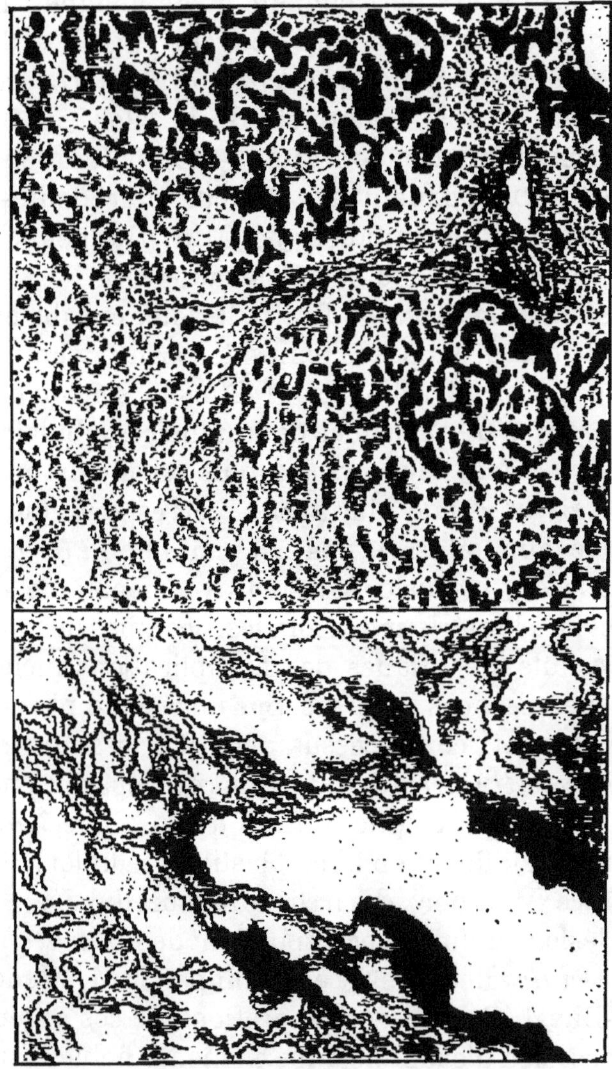

Fig. 47. — Hépatite hérédo-syphilitique. Foie silex (d'après deux préparations dues à l'obligeance de M. Ch. Fouquet).

1º **En haut.** — Dans le *coin supérieur droit*, espace porte un peu sclérosé et notablement infiltré. — Dans le *coin inférieur gauche*, veine sus-hépatique légèrement infiltrée. — Cirrhose pauci-cellulaire de médiocre intensité.

2º **En bas.** — Imprégnation à l'argent suivant la *méthode de Levaditi* (même foie vu à un très fort grossissement). — Extrémité d'un espace porte feutrée de *tréponèmes* : ceux-ci apparaissent en noir franc sur le fond non coloré et simplement teinté par l'argent. (Gery, dél.)

extra-hépatiques peuvent être congénitalement obstrués, comme dans les cas de Neumann et de Fouquet. Les vaisseaux du hile hépatique sont souvent englobés dans une gangue scléreuse. Enfin la *pyléphlébite* est très fréquente, comme l'ont montré Schüppel, Beck, Klebs et Barth.

2° **Examen microscopique**. — Les altérations microscopiques correspondant aux lésions précédentes ont été particulièrement bien étudiées par MM. Hutinel et Hudelo ; on peut les diviser de la façon suivante :

a. Lésions diffuses. — Tantôt le foie, envahi en masse par le tréponème, n'a pas le temps de localiser son processus réactionnel. Les altérations sont diffuses, soit qu'on trouve de la *congestion* très marquée des capillaires lobulaires aboutissant à une stase leucocytaire plus ou moins apparente, soit que, en un stade plus avancé correspondant à la lutte plus active d'un fœtus plus âgé, il y ait une *infiltration embryonnaire diffuse* disloquant la travée hépatique, déterminant çà et là, à l'intérieur des lobules, des amas néoformés, et, dans les cellules hépatiques, des multiplications nucléaires ou des dégénérescences diverses. Sur un organe plus résistant ou moins atteint, ce processus aboutit à la *sclérose interstitielle monocellulaire*, dont le point de départ a pour siège l'espace porte : c'est cette variété qu'on a décrite sous les titres divers d'infiltration fibro-plastique (Gübler), de syphilome infiltré (Wagner), de cirrhose monocellulaire (Charcot).

A ces lésions diffuses correspondent des *altérations cellulaires spéciales* décrites récemment par MM. Menetrier et Rubens-Duval (1) : sur les préparations de ces auteurs, que j'ai eu l'occasion d'examiner, les éléments nobles atteignent jusqu'à 10 fois leurs dimensions normales ; leurs noyaux sont multiples, quelquefois en pycnose, assez souvent disposés en couronne ; ils sont pour la plupart surchargés de glycogène. MM. Menetrier et Rubens-Duval les considèrent comme des plasmodes non encore différenciés, le foie ayant conservé son état embryonnaire ; il ne s'agirait d'ailleurs pas là d'une altération absolument spécifique.

(1) Menetrier et Rubens-Duval, *Arch. de méd. exp.*, n° 1, 1907, p. 108.

b. Lésions gommeuses. — Qu'elles aient pour origine les cellules hépatiques en multiplication ou les leucocytes extravasés, les gommes miliaires naissent, suivant Bosc, dans la zone moyenne du lobule, aux dépens d'une néoformation conjonctivo-vasculaire à marche excentrique qui détruit à mesure les cellules hépatiques. Elles se réunissent parfois sous forme de nodules irréguliers, de volume variable, situés dans le lobule ou les espaces portes, épargnant les veines sus-hépatiques, et dont le centre dégénéré peut contenir des cellules géantes et simuler le follicule tuberculeux. Plus tard, elles s'enkysteront d'une membrane, entourée ou non d'une zone d'hépatite interstitielle.

3° **Examen bactériologique.** — Le plus souvent, ces lésions diverses fourmillent de spirochètes, comme le montrent les préparations que M. Fouquet a mises aimablement à ma disposition, et dont voici une reproduction (fig. 48). Éléments spiralés, hélicoïdaux, de 7 µ à 14 µ de longueur, avec une dizaine de tours de spire très serrés et un ou deux flagelles à leurs extrémités, les tréponèmes sont d'autant plus nombreux que les lésions histologiques du foie sont plus marquées. On les trouve surtout dans les parois vasculaires et les tissus avoisinants, qui réagissent secondairement, principalement au niveau des veines portes; de là, ils gagnent les cellules hépatiques qu'ils pénètrent souvent, « à la manière d'anaérobies » (J. M'Intosh). Dans les cas graves, ils forment au niveau de certaines travées des amas ressemblant à des paquets de charpie, centrés souvent par un petit vaisseau. MM. Gastou et Girauld en ont constaté un grand nombre dans les gommes et les lésions scléreuses du nouveau-né. Enfin on les a vus envahir les voies biliaires. Ils peuvent être associés à des microbes d'infection secondaire, dont le rôle n'est pas nettement établi.

Comme les tréponèmes sont très difficiles à voir, on a été amené à trouver certaines colorations qui les mettent nettement en évidence. Je ne puis insister sur ces techniques qui appartiennent plutôt à l'étude de la syphilis en général; je me contenterai de vous dire que les foies de suspects pourront être étudiés, à ce point de vue, soit sous forme de frottis avec le procédé de Giemsa, soit, s'il s'agit de coupes, avec la méthode de Levaditi, c'est-à-dire en employant l'imprégnation par le nitrate d'argent. Enfin l'ultra-microscope semble pouvoir rendre certains services pour la recherche rapide de l'agent spécifique, comme l'a montré M. Milian.

Les tréponèmes envahissent l'organisme, et en particulier le foie par la veine ombilicale. Il est curieux cependant de constater combien rare est leur présence au niveau du placenta. En revanche, nous avons vu combien ils sont nombreux dans le parenchyme hépatique des nouveau-nés. C'est même cette propriété qui a fait adopter le triturat de foie hérédo-syphilitique, en l'absence actuelle de culture pure de spirochètes, comme antigène dans une variante de la réaction de Bordet-Gengou dite de fixation du complément, variante qui, appliquée à la syphilis, a été appelée *réaction de Wassermann*. Je ne puis insister ici sur le principe ni même sur la technique assez compliquée de cette méthode. Bien que certains auteurs aient pu diagnostiquer, grâce à elle, la nature syphilitique de certaines cirrhoses, en faisant la recherche comparée des anticorps dans le sérum et l'ascite, il semble qu'on doive attendre encore, au point de vue qui nous occupe, des études plus définitives pour être tout à fait fixé sur sa valeur absolue.

III. — Syphilis hépatique de l'adulte.

Plus importante est la syphilis hépatique acquise. Soupçonnée par Portal, elle a été étudiée surtout par Dittrich, Ricord, Virchow, Lancereaux, Fournier et Hanot.

Étiologie. — Elle survient chez l'adulte, entre trente et cinquante ans, dix à vingt ans en moyenne après le chancre; il peut exister cependant un ictère précoce de la période secondaire. C'est une manifestation assez rare du tertiarisme, frappant l'homme de préférence parce qu'il est plus prédisposé aux lésions hépatiques du fait d'infections et d'intoxications telles que l'alcoolisme et l'impaludisme.

Symptômes. — L'affection peut affecter une allure aiguë, surtout à la période secondaire, ou une marche chronique, principalement dans la syphilis tertiaire.

A. Forme aiguë. — Cette forme comprend elle-même trois variétés : l'ictère simple syphilitique, l'ictère grave, l'hépatite syphilitique avec ictère chronique.

1. L'ICTÈRE SIMPLE SYPHILITIQUE est rare. Il survient d'une façon *précoce*, deux ou trois mois, en général, après le chancre, en pleins accidents secondaires. Plus fréquent chez la femme, il est d'habitude très accusé, affectant parfois les allures de l'ictère catarrhal, précédé plus souvent de céphalée, de splénomégalie, d'albuminurie et d'endolorissement du foie. Son diagnostic repose sur la coexistence d'autres accidents spécifiques.qu'il peut d'ailleurs masquer, sur l'efficacité du traitement mixte et sur l'absence des causes habituelles de l'ictère. Sa durée est de trois semaines à trois mois, ses récidives fréquentes, son pronostic immédiat bénin, mais réservé quant à l'avenir. — Est-ce là la manifestation d'une infection associée, comme le pensait Cornil, ou bien un accident véritablement syphilitique ? S'agit-il, dans ce cas, d'une roséole du cholédoque (Gübler), d'une compression par une adénopathie (Lancereaux)? Il semble établi, à l'heure actuelle, que l'action du tréponème sur un organe prédisposé doit être placée à la tête de ces troubles précoces.

2. L'ICTÈRE GRAVE SYPHILITIQUE, à part peut-être quelques observations (Leber, Gübler, Talamon, etc.), n'est pas un accident spécifique, mais une complication banale greffée sur un organisme affaibli. Survenant à toutes les périodes, parfois très tôt, il s'observe surtout chez la femme. Il débute brusquement, quelquefois après un ictère à caractère bénin, et tue rapidement, souvent d'une façon foudroyante.

3. Quant à l'HÉPATITE SYPHILITIQUE AVEC ICTÈRE CHRONIQUE, elle ne se différencie de la cirrhose biliaire de Hanot que par sa marche plus rapide et l'influence parfois heureuse du traitement spécifique.

B. Forme chronique. — Cette forme, contemporaine de

la PÉRIODE TERTIAIRE, peut affecter deux aspects principaux, suivant que les gommes sont associées ou non à la sclérose.

1. LA VARIÉTÉ GOMMEUSE pure n'est, le plus souvent, qu'une trouvaille d'autopsie, le foie supportant merveilleusement la présence des corps étrangers.

2. LA VARIÉTÉ CIRRHOTIQUE OU SCLÉRO-GOMMEUSE, plus fréquente et d'une sémiologie plus intéressante, survient surtout chez l'homme, trois ou quatre ans en moyenne après le chancre. Elle comprend deux périodes cliniques.

Dans la PÉRIODE DE DÉBUT, des troubles gastro-intestinaux, *pseudo-dyspeptiques*, ouvrent la scène. Des *douleurs hépatiques*, remarquables par leur absence d'irradiation scapulaire, tantôt continues, tantôt intermittentes, attirent l'attention vers le foie, qu'on trouve sensible et légèrement *hypertrophié*. Des signes de *précirrhose*, parfois une poussée de subictère, une grande *dépression nerveuse* à maximum nocturne (Boix) complètent ce tableau clinique, qui peut persister plusieurs mois sans qu'on pense à la syphilis.

La PÉRIODE D'ÉTAT est caractérisée surtout par *une énorme hypertrophie du foie* : l'organe peut atteindre l'ombilic, la crête iliaque ; il est *dur, bosselé*, creusé de *sillons profonds*. — Les manifestations diverses du *syndrome d'hypertension portale* accompagnent cette cirrhose ; pour leur description détaillée, je vous renvoie aux leçons déjà consacrées à ce sujet. La *rate* est grosse. L'*ascite* est fréquente, constante même à la période terminale ; elle s'accompagnerait plus souvent qu'ailleurs de *réactions péritonéales* et d'adhérences qui entraînent, entre autres signes, l'immobilisation du foie ; elle est *rebelle aux ponctions* et se reproduit rapidement ; son apparition tardive et son évolution subaiguë, par poussées irrégulières, la différencieraient, pour Caire, des épanchements non syphilitiques. Les *circulations collatérales* superficielles seraient, en général, peu prononcées. De la diarrhée, des hémorragies gastro-intestinales peuvent se produire. — L'*ictère* est rare ; quand il survient, il est peu accusé, acholurique, urobilinurique. — Les *troubles uri-*

naires du syndrome d'hypertension portale sont, en général, associés à ceux de l'insuffisance hépatique et à une albuminurie fréquente. — Je vous signale enfin, comme symptômes accessoires, l'éosinophilie sanguine, les poussées de fièvre, dues le plus souvent à une infection secondaire, l'asthénie ; ce sont là des manifestations communes à toute syphilis viscérale.

D'une DURÉE assez longue, avec des *variations* fréquentes dans l'état général et l'*hépato-splénomégalie*, cette forme aboutit d'ordinaire à *la mort*. Celle-ci peut être hâtée par un accident syphilitique intercurrent, la tuberculose pulmonaire ou la dégénérescence amyloïde ; le plus souvent elle est due à la cachexie progressive, l'insuffisance hépatique ou l'ictère grave.

On a décrit à la syphilis scléro-gommeuse des FORMES CLINIQUES très nombreuses, qu'on peut résumer de la façon suivante : — La *forme fruste* ou congestive est caractérisée par une hépatomégalie légère, des troubles gastro-intestinaux persistants, un teint légèrement jaunet, accidents divers qu'améliore le traitement spécifique ; peut-être faut-il en rapprocher certains ictères hémolytiques sur la nature syphilitique desquels a dernièrement insisté M. Hayem. — Le *foie ficelé* est très gros, dur, marronné ; son bord antéro-inférieur est inégal, plein d'encoches. L'hypertrophie porte surtout sur son lobe droit et s'accompagne souvent de l'atrophie d'autres parties de l'organe ; cette disposition *atropho-hypertrophique* peut faire prendre la syphilis hépatique pour un cancer nodulaire ou pour une grosse rate ; l'erreur est encore plus facile lorsqu'il s'agit de certains *foies lobes* et durs. — La *forme hépato-splénomégalique* est un syndrome, avec ou sans ictère, qui affecte les allures de la maladie de Banti. La rate hypertrophiée descend parfois jusqu'à la crête iliaque, tandis que les autres symptômes classiques de l'affection restent au second plan. Cette variété se retrouve dans la syphilis héréditaire ; elle constitue donc une forme de transition. — D'autres fois, l'affection simule la *cirrhose de Laennec ou la dégénérescence amyloïde* d'une façon si parfaite que, bien souvent, l'autopsie seule parvient à révéler la nature véritable des lésions.

Anatomie pathologique. — Étudions les altérations qui correspondent à ces aspects cliniques si multiples

1° Aucune autopsie d'ICTÈRE SIMPLE SYPHILITIQUE n'ayant encore été pratiquée, les hypothèses que je vous signalais sur son mécanisme, n'ont jamais pu être vérifiées.

2° De l'ICTÈRE GRAVE je ne vous dirai que peu de choses : ses altérations sont celles, bien connues, de l'atrophie jaune aiguë du foie; consécutives le plus souvent à une hépatite diffuse interstitielle, elles n'ont rien de spécifique, et M. Sesary, dans un cas récent, n'y a pas trouvé de tréponèmes.

3° Le FOIE SCLÉRO-GOMMEUX retiendra seul, en définitive, notre attention ; je vous en exposerai successivement les aspects macroscopiques et microscopiques.

a. *Examen macroscopique*. — Il arrive parfois qu'on peut constater à l'état pur l'hépatite diffuse, la sclérose, les gommes ou bien, complication fréquente, la dégénérescence amyloïde. Mais, dans la grande majorité des cas, ces lésions ont évolué, se sont associées, de sorte que, sur la table d'autopsie, c'est au *foie ficelé ou capitonné* que vous aurez affaire. On trouve alors un organe inégalement hypertrophié : de larges bandes de sclérose le pénètrent profondément et lui donnent parfois l'aspect d'un paquet d'anses intestinales (Lancereaux); très atrophié par endroits, il montre en d'autres des zones fort apparentes *d'hypertrophie compensatrice*. D'une fermeté très accusée, il crie sous le scalpel. A la coupe, on constate qu'il est plus ou moins farci de gommes, dont le volume varie du grain de mil à la grosse noix ; situées le plus souvent dans les bandes cicatricielles, elles sont très dures, d'un blanc jaunâtre, semblables à un marron d'Inde; elles tendent à s'enkyster. La capsule de Glisson est, en général, très épaissie, ainsi que les ligaments du foie.

b. *Examen microscopique*. — Faisons des préparations histologiques de ces différentes lésions. Nous allons trouver associées des altérations diverses.

Une *sclérose* très riche en éléments fusiformes et en cellules migratrices frappe tout d'abord l'observateur ; fibrillaire et monocellulaire d'ordinaire, elle peut affecter parfois la

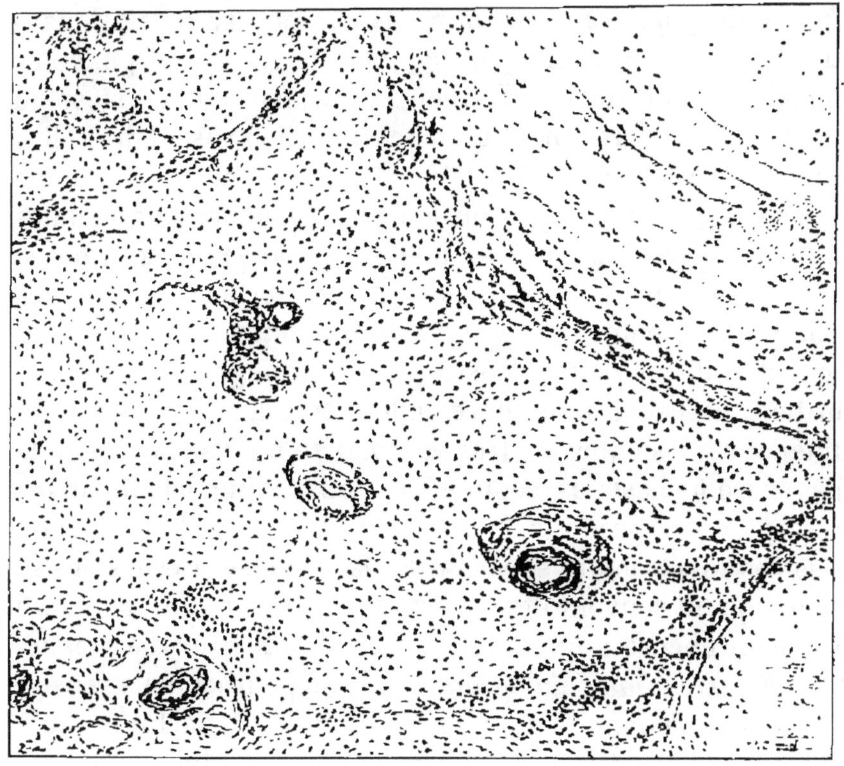

Fig. 18. — Hépatite scléro-gommeuse de l'adulte
(d'après une préparation de M. Ch. Fouquet).

A droite, en haut et en bas, fragment de deux gommes confluentes, très anciennes, ayant abouti au stade de sclérose complète ne présentant plus de noyaux qu'à la périphérie.

Les espaces portes sont très épaissis ; endo-périartérite.

Bandes irrégulières de tissu fibreux, avec zones d'infiltration (en bas et à droite).

Sclérose diffuse très marquée, presque monocellulaire. (Gery. del.)

disposition annulaire ou porto-biliaire ; la systématisation en est des plus irrégulière. — Des *lésions cellulaires* l'accompagnent à une période avancée : les cellules hépatiques sont atrophiées, granuleuses, dégénérées, mais rarement détruites. — Les *vaisseaux* sont très souvent touchés, qu'il s'agisse de pyléphlébite ou surtout de cette *artérite* qu'on trouve, en général, à la base des processus syphilitiques.

Poussons plus loin nos recherches ; il nous sera possible parfois de déceler la signature histologique de l'affection sous forme de *gommes* plus ou moins caractéristiques. Constituées, pour Wagner, par la coalescence de syphilomes miliaires, pour Marfan, Toupet, Darier, par la nécrobiose du tissu fibreux consécutive à une oblitération vasculaire, elles sont situées autour de l'espace porte. On leur distingue une *zone centrale caséeuse*, formée principalement de cellules embryonnaires nécrosées, une *zone moyenne*, composée d'une couronne de cellules géantes bordées de cellules migratrices, enfin une *gangue périphérique* de tissu conjonctif embryonnaire, poussant des prolongements dans la matière caséeuse et entourée elle-même de sclérose interstitielle ; ce tissu fibreux, très vascularisé tandis que le nodule dégénéré ne l'est pas, semble jouer un rôle important dans la résorption des produits de caséification ; il contribue à la guérison en se rétractant sur la masse lardacée. — Ces lésions se compliquent souvent de *processus infectieux surajoutés* qui viennent encore augmenter la difficulté de leur diagnostic.

c. *Examen bactériologique.* — Il ne peut ici nous renseigner, comme dans la syphilis héréditaire. A part une seule observation positive, celle de Schaudinn, aucun examen de pièce anatomo-pathologique ou expérimentale n'a pu révéler, dans un foie d'adulte, l'existence du tréponème spécifique.

Vous voyez combien souvent hésitant est ce diagnostic anatomique qu'heureusement viendra confirmer parfois la coexistence d'altérations syphilitiques au niveau des reins, du système artériel et surtout de *la rate.*

IV. — Syphilis hépatique héréditaire tardive.

Si vous voulez bien vous rappeler ce que je vous disais des altérations hépatiques du nouveau-né, vous comprendrez qu'en somme la distinction n'est pas si tranchée entre les deux grandes formes héréditaire et acquise de l'affection.

Leurs lésions se caractérisent surtout par une tendance toute spéciale à la sclérose jeune et à la propension excentrique : c'est ainsi qu'un amas microscopique devient peu à peu syphilome miliaire puis, par coalescence, nodule gommeux et gomme massive. Il n'y a entre les deux grandes divisions classiques qu'une différence de degré dans la marche des altérations. Comme l'ont montré Hanot et Boix, tandis que chez le nouveau-né l'invasion tréponémique, brutale et massive, détruit le parenchyme, soit sans réactions pour produire l'ictère grave, soit avec des réactions minimes pour aboutir à l'hépatite diffuse embryonnaire, l'infection moins chaude de l'enfant entraîne une néoformation conjonctive légère d'aspect nodulaire ; plus lente encore et indirecte chez l'adulte, elle permet l'évolution scléreuse, l'hypertrophie compensatrice et les régénérescences cellulaires. Dans le premier cas, la présence du tréponème, dans le second cas, la cirrhose gommeuse et l'artérite spécifique donnent à ces processus réactionnels leur signature spécifique.

Les recherches expérimentales de M. Milhit sur les chimpanzés sont venues récemment appuyer cette manière de voir, dont le bien-fondé repose encore sur l'existence, en clinique humaine, d'une forme intermédiaire, LA SYPHILIS HÉPATIQUE HÉRÉDITAIRE TARDIVE, qui a été surtout étudiée par MM. Fournier, Barthélemy et Hudelo. *Son anatomie pathologique* est celle de la syphilis hépatique diffuse, tandis que sa *symptomatologie* est pour ainsi dire calquée sur celle de la forme acquise. Survenant entre dix et vingt ans, mais quelquefois beaucoup plus tard, elle débute insidieusement par des troubles digestifs vagues et des douleurs dans l'hypocondre droit ; puis l'hypertrophie du foie se constitue, lisse, régulière et dure, s'accompagnant du syndrome d'hypertension portale et, très rarement, d'ictère. Favorablement influencée parfois par le traitement spécifique, elle entraîne le plus souvent des complications mortelles. On lui a décrit trois *formes* : pseudo-cancéreuse, anémique, hépato-splénomégalique. En somme, aspect clinique sans caractères particuliers et que pourra seule éclairer la recherche des antécédents spécifiques et surtout des stigmates hérédo-syphilitiques.

V. — Diagnostic.

J'aborde maintenant la partie la plus délicate de l'étude de cette affection, son diagnostic, et j'insiste tout de suite sur sa difficulté. Non seulement, en effet, la cause exacte de la syphilis hépatique reste souvent méconnue, mais il peut arriver que, se basant sur la coexistence d'accidents spécifiques indéniables, le clinicien vienne à soigner par le mercure une lésion du foie justiciable d'un tout autre traitement.

Devant un **enfant** atteint de troubles de nature douteuse, une première question se pose : Existe-t-il une affection hépatique? La constatation d'un syndrome hépato-splénique physique et surtout fonctionnel vous fournira assez souvent la réponse affirmative.

Un deuxième problème est plus difficile à résoudre. S'agit-il d'hérédo-syphilis du foie? L'examen de l'enfant, en vous montrant les stigmates classiques, éveillera vos soupçons, que corroborera la notion d'antécédents spécifiques chez un des parents, ou de fausses couches répétées chez la mère. — Mais assez souvent cette double recherche demeure négative : c'est dans ces cas que la *splénomégalie* a pu être confondue avec celle du rachitisme ou de la tuberculose, que cependant fera soupçonner la coexistence d'une micro-polyadénopathie généralisée ; de même il peut se faire qu'on attribue *le syndrome hépato-splénique* à la cirrhose tuberculeuse de Hutinel, et *la diarrhée* à une entérite infantile banale. C'est seulement par élimination et en se basant sur la fréquence des hémorragies répétées dans l'hérédo-syphilis du foie, qu'on pourra parfois établir le véritable diagnostic.

Chez *l'adulte*, l'affection est encore plus souvent méconnue à cause du peu de spécificité de ses symptômes et de la fréquence des syphilis ignorées. — On dépistera *la forme héréditaire tardive* en tenant compte des considérations que nous venons d'énumérer ; on se rappelera cependant que les stigmates habituels sont rares dans cette variété.

Mais le diagnostic le plus important de beaucoup est celui des différentes manifestations de *la syphilis hépatique acquise*.

L'ICTÈRE SIMPLE, L'ICTÈRE GRAVE se différencieront des autres jaunisses par la coexistence habituelle d'accidents spécifiques divers. — LES DOULEURS de l'hypocondre droit ont été confondues parfois avec une *colique hépatique*, mais irradient rarement vers l'épaule. — LE SYNDROME HÉPATO-SPLÉNIQUE peut s'accompagner d'un ictère précoce et persistant; dans ce cas, il a pu être attribué à la *maladie de Hanot*, dont le diagnostic ne se basera guère que sur les poussées polycholiques fréquentes qui l'accompagnent. Seule parfois l'anatomie pathologique est capable de lever les doutes entre la syphilis et la *cirrhose biliaire hypersplénomégalique de Gilbert et Fournier*; il en est de même dans certains faits de *cirrhose alcoolique hypertrophique*. Presque impossible est l'attribution étiologique d'un gros foie lisse et dur chez un individu présentant à la fois des accidents spécifiques et *paludéens*. Plus facile, par contre, sera le diagnostic avec une *leucémie*, un *cancer hépatique massif* ou un *foie cardiaque*. Enfin, lorsque la splénomégalie prend le pas sur l'hypertrophie hépatique, l'erreur pourrait être commise avec la *tuberculose de la rate* ou la *maladie de Gaucher*. — UNE GOMME RAMOLLIE a été prise parfois pour un *abcès du foie*, une *péritonite tuberculeuse* enkystée et surtout un *kyste hydatique*; d'un volume plus exagéré, elle peut faire penser à une *vésicule biliaire distendue ou cancéreuse*; des explorations et un interrogatoire soigneux éviteront beaucoup de ces confusions. — Mais le diagnostic le plus important est celui de la FORME SCLÉRO-GOMMEUSE. *Le cancer nodulaire du foie* s'en différenciera, dans les cas types, par la fréquence de l'atrophie splénique et de l'ascite hémorragique, par ses modifications sanguines, son ictère, sa cachexie précoce. *Le foie tuberculeux ficelé de Hanot* se reconnaîtra parfois à sa marche plus rapide, la fièvre et les accidents pulmonaires qui l'accompagnent habituellement. J'ai gardé pour la fin la *cirrhose de Laennec*, dont le diagnostic est souvent impossible avec le foie ficelé ; seules l'absence d'antécédents alcooliques, l'existence d'adhérences péritonéales et d'hypertrophies partielles du foie, pourront faire soupçonner la spécificité.

Mais le meilleur moyen de déceler la nature de l'affection est encore la constatation d'une syphilis en évolution ou de ses reliquats, et surtout de l'action bienfaisante obtenue par un traitement mixte bien dirigé.

VI. — Pronostic.

Vous parlerai-je du pronostic de la syphilis du foie ? Vous avez pu le soupçonner au cours de cette leçon. Vous le baserez, en principe, sur la recherche des signes d'insuffisance hépatique ou rénale et sur la constatation de localisations spécifiques au niveau d'autres organes. — *Chez l'enfant*, la gravité du processus est d'autant plus grande qu'il est plus précoce ; souvenez-vous cependant qu'on a vu l'institution rapide du traitement mercuriel opérer de véritables résurrections (Hochsinger, Chauffard). — *Chez l'adulte*, le grand élément de gravité tient surtout à l'absence fréquente de diagnostic. La guérison peut cependant se produire en dehors de toute thérapeutique spécifique, grâce à la mise en jeu des hypertrophies compensatrices que je vous ai signalées. Mais même alors, la résistance amoindrie du foie l'expose à de nouvelles localisations.

VII. — Traitement.

Quant au traitement, il peut se résumer en quelques mots. — *Une thérapeutique hépatique* s'adressera aux symptômes précédents : je vous signale, en particulier, l'influence favorable du régime lacté. — *La thérapeutique antisyphilitique* est beaucoup plus importante. ELLE

RÉSIDE DANS LE TRAITEMENT MIXTE A HAUTES DOSES. On l'ordonnera, *à titre préventif*, aux parents, surtout à la mère. *Chez l'enfant*, il consistera en frictions quotidiennes avec 1 à 2 grammes d'onguent napolitain, en l'absorption de 10 gouttes de lactate mercurique, en solution au millième, dans un peu de lait, trois fois par jour (Gaucher), ou en injections intramusculaires de biiodure de mercure en dilution aqueuse, à la dose de 5 milligrammes par centimètre cube (Levy-Bing) (1). *Chez l'adulte*, il sera particulièrement énergique : les injections de sels mercuriels, combinées à l'ingestion de 6 à 10 grammes d'iodure de potassium par jour, seront *continuées très longtemps*. Elles amèneront bien souvent des rétrocessions surprenantes; mais, même dans les cas rebelles, il ne faudra pas abandonner malgré tout un diagnostic étiologique qui peut rester justifié, car il existe des formes de syphilis hépatique tertiaire réfractaires à tout traitement spécifique.

(1) Pour tout ce qui concerne le traitement antisyphilitique du nouveau-né et du nourrisson, on consultera avec beaucoup de fruit le remarquable rapport de M. E. Lesné dans le *Bulletin de la Société de pédiatrie* de novembre 1908 (n° 8).

TRENTE ET UNIÈME LEÇON

ICTÈRE GRAVE

Par Julien JOMIER.

DÉFINITION. ÉTIOLOGIE. — Ictère grave primitif. Ictère grave secondaire. Ictères aggravés.

SYMPTÔMES. — *Triade symptomatique :* ictère, troubles nerveux graves, hémorragies. Atrophie du foie, splénomégalie ; dépression circulatoire, éruptions cutanées ; hyperthermie ou hypothermie ; urines rares, riches en matières extractives, hypoazoturie, albuminurie.

TERMINAISONS. — Mort fréquente ; guérison possible.

FORMES SYMPTOMATIQUES, ÉVOLUTIVES, ÉTIOLOGIQUES : phosphorisme aigu ; fièvre jaune ; fièvre bilieuse hématurique ; ictère grave de la femme enceinte ; ictère grave secondaire aux maladies du foie.

DIAGNOSTIC. — Positif ; différentiel avec l'ictère infectieux bénin, la pyémie, les formes bilieuses des infections, certaines angiocholites suppurées, la fièvre ictérohématurique ; étiologique.

PRONOSTIC.

ANATOMIE PATHOLOGIQUE. — Macroscopique : atrophie jaune aiguë. Microscopique : nécrose de la cellule hépatique. Altérations chimiques. Lésions hépatiques au cas de maladie du foie antérieure. — Lésions des reins, de la rate, du pancréas.

BACTÉRIOLOGIE. — Streptocoque, staphylocoque blanc, colibacille, bacille de Koch.

PATHOGÉNIE. — L'ictère grave est dû à la déchéance profonde de la cellule hépatique. Rôle de l'insuffisance rénale secondaire.

TRAITEMENT prophylactique chez les hépatiques. Traitement de la maladie réalisée : lutter contre l'intoxication résultant de la déchéance fonctionnelle du foie.

L'ictère grave est une maladie qui se traduit par trois ordres principaux de symptômes, troubles nerveux graves, ictère, hémorragies diverses, et que l'on considère aujourd'hui comme étant l'expression de la déchéance profonde de la cellule hépatique.

Isolé pour la première fois par Rokitansky en 1843, il a

été l'objet, depuis lors, de nombreux travaux que nous aurons à rappeler aux chapitres successifs de notre étude.

I. — Étiologie.

L'ictère grave frappe surtout les adultes, entre vingt et trente ans, et les *femmes* de préférence.

On le retrouve parfois chez les divers membres d'une même famille, ce qui a permis de décrire l'ictère grave familial. Cette coïncidence s'explique par la *prédisposition héréditaire*.

L'ictère grave revêt, en certains cas, la forme *épidémique*.

Il est plus fréquent dans les climats chauds.

Tantôt il éclate en pleine santé, indépendamment de toute affection ; il est dit alors *primitif* ; tantôt, au contraire, et très fréquemment, on peut le rattacher à tel ou tel état pathologique antérieur. Il vient ainsi compliquer soit une *infection*, et notamment la fièvre typhoïde (Sabourin, Siredey), l'appendicite (Menetrier et Aubertin), la syphilis secondaire, la tuberculose, le paludisme, l'infection puerpérale, les septicémies, soit une *intoxication* telle que l'alcoolisme, parfois, le phosphorisme aigu, constamment, la chloroformisation chez certains opérés. De ces derniers cas doivent être rapprochés ceux où il éclate au cours de la *grossesse*, entre le quatrième et le huitième mois de celle-ci, de préférence (Miclescu), ou à l'occasion d'un surmenage physique, d'émotions ou de chagrins.

Il complique très fréquemment les *maladies du foie*, aussi bien celles qui comportent l'ictère parmi leurs symptômes habituels, cirrhose hypertrophique biliaire, angiocholite, ictère catarrhal, ictère infectieux bénin, que celles moins nécessairement ictériques, syphilis, cancer, tuberculose hépatiques, cirrhoses veineuses, cirrhose hypertrophique graisseuse, foie cardiaque. Lorsqu'il marque la fin de l'évolution d'un ictère infectieux bénin, il prend le nom *d'ictère aggravé*. L'ictère grave complique plus rarement les obstructions chroniques des voies biliaires,

l'obstruction lithiasique en particulier. En somme, il peut
être l'aboutissant de toutes les maladies hépatiques ;
aussi l'a-t-on considéré comme étant à celles-ci ce qu'est
l'asystolie aux maladies du cœur (Rendu).

II. — Symptômes.

Signes du début. — Le début de l'ictère grave peut être
brusque ; subitement le malade est pris de frissons suivis ou
non de fièvre, de vomissements, de céphalalgie intense, de
rachialgie, de douleurs musculaires et articulaires, et, tout
aussitôt, l'ictère apparaît.

Ou bien l'affection s'annonce par des phénomènes prémonitoires analogues, sinon aussi intenses ; mais l'ictère ne se
manifeste pas d'emblée : de deux à huit jours s'écoulent avant
l'apparition de celui-ci, pendant lesquels le malade présente des signes d'embarras gastrique avec épistaxis,
mollesse du pouls et asthénie accusée, parfois avec sensation
douloureuse de tension dans la région hépatique ; on dit
alors le début *rapide* ou *progressif*, suivant la durée plus
ou moins grande de la phase préictérique.

Tantôt enfin, deux ou trois semaines durant, l'ictère
grave évolue sans se démasquer, soit qu'il garde l'apparence d'un ictère catarrhal ou d'un ictère infectieux bénin,
accompagné toutefois d'une dépression nerveuse et d'une
mollesse circulatoire relativement marquées, soit que se
prolonge cet état gastrique sans ictère dont nous venons de
parler à l'instant. C'est là le début *insidieux* de l'ictère
grave.

Ces divers modes de début, brusque, rapide ou progressif,
insidieux, se rapportent surtout à l'ictère grave primitif. Au
cas en effet où l'affection vient compliquer un état pathologique antérieur, les symptômes de la maladie causale
peuvent en modifier le début de façon variable.

Signes de la maladie constituée. — L'ictère grave se
traduit essentiellement par trois éléments symptomatiques :
l'ictère, les phénomènes nerveux graves, les hémorragies.

ICTÈRE. — L'ictère se manifeste ici, comme toujours, par la teinte jaune des téguments et par des modifications dans la coloration des urines, des fèces et du sérum sanguin.

La teinte jaune de la peau et des muqueuses est d'intensité variable ; tantôt marquée, tantôt, et plus souvent, discrète, elle passe parfois complètement inaperçue. Il n'existe d'ailleurs aucune corrélation entre le degré de la jaunisse et la gravité de l'affection.

Les urines ont une coloration foncée ; elles renferment tantôt des pigments biliaires non réduits (l'ictère est alors *cholurique*), tantôt de l'urobiline (l'ictère est *acholurique*).

Les fèces, d'abord normalement colorées, parfois même hypercholiques, peuvent se décolorer ensuite complètement. Lorsque cette décoloration coïncide avec une décoloration parallèle des téguments et des muqueuses, c'est l'indice que la cellule hépatique ne sécrète plus de bile, que *l'acholie sécrétoire* (Jaccoud) est réalisée, et ce symptôme est des plus graves.

Le sérum sanguin, dans deux faits d'ictère grave, a été étudié par MM. Gilbert et Herscher qui l'ont trouvé beaucoup plus teinté que normalement, et contenant une proportion de bilirubine de 1 gramme pour 900 grammes de sérum (1/900) et de 1 gramme pour 1 330 grammes de sérum (1/1 330), de beaucoup supérieure à la proportion normale (1/36 500) et comparable à celle qu'on constate dans les ictères par obstruction des voies biliaires. Il y avait, dans ces deux cas, hypercholie des matières fécales et vomissements bilieux, tous phénomènes cadrant avec la richesse du sérum en pigments biliaires, et qui peuvent s'expliquer par une suractivité fonctionnelle de la cellule hépatique précédant sa déchéance définitive.

TROUBLES NERVEUX GRAVES. — Les troubles nerveux graves constituent le deuxième élément symptomatique essentiel de l'ictère grave.

La céphalée du début de la maladie se maintient, continuelle et aussi intense. Elle s'accompagne d'une sensation d'anéantissement profond, de prostration extrême. Le malade, *comme un typhique*, reste affalé sur son lit, plongé dans la stupeur; son visage, fatigué, est sans expression; ses yeux sont immobiles, son regard vague. Lui adresse-t-on quelques questions, celles-ci restent souvent sans réponse. Il cherche continuellement à ramener ses couvertures sous son menton, ou bien à saisir au-devant de lui des objets imaginaires. Il a des soubresauts de tendons. Du typhique il présente aussi la langue rôtie et tremblante, les dents, les narines fuligineuses et souillées de sang coagulé.

Il peut être agité de convulsions généralisées ou partielles, plus ou moins intenses et répétées: Il peut avoir un hoquet tenace jusqu'à la mort.

Son délire, surtout nocturne, est ordinairement tranquille et peut ne consister qu'en un marmottement de paroles incohérentes.

Dans certaines variétés d'ictère grave, on a décrit des troubles variés de la sensibilité objective, des plaques d'anesthésie ou d'hyperesthésie. On a signalé l'amblyopie, la photophobie, la conjonctivite. La pupille est immobile (Ozanam), puis se dilate progressivement jusqu'à la mydriase.

Tout ce complexus nerveux aboutit au coma, qui parfois aussi s'installe d'emblée.

Hémorragies. — Les hémorragies sont constantes : épistaxis, hémorragies gastro-intestinales, les plus fréquentes, suffusions sanguines purpuriques de la peau ou des muqueuses, hémorragies de toutes autres localisations, ménorragies ou métrorragies en particulier. Chez la femme enceinte, l'hémorragie utérine entraîne l'expulsion du produit de la conception; chez la femme en couches, elle peut constituer, par son abondance, un danger immédiat.

Symptômes divers. — Tous les appareils participent au tableau morbide.

Le *foie* peut être le siège d'une douleur spontanée ou seulement provoquée par la palpation et qui se manifeste même chez les malades les plus adynamiques.

A l'examen physique, il apparaît souvent comme très

diminué de volume, en particulier dans les cas d'ictère grave primitif; il ne peut être perçu à l'hypocondre, même dans les inspirations profondes et, sa matité thoracique se restreint jusqu'à ne mesurer parfois que trois centimètres de hauteur sur la ligne mamelonnaire.

La *rate* est toujours augmentée de volume et douloureuse à la palpation.

Les *fonctions digestives* sont très atteintes. L'anorexie est absolue ; les nausées et les vomissements du début persistent; la constipation est fréquente. La langue, d'abord épaisse et saburrale, se sèche et se fendille ensuite, comme nous l'avons vu plus haut.

Le *pouls* est ordinairement arythmique et accéléré, toujours hypotendu. Les bruits du *cœur* sont sourds et mous. Un certain degré de cyanose du visage et des extrémités, conséquence de ce mauvais état de la circulation, se mélange parfois à la teinte jaune de l'ictère. Des endocardites, des péricardites ont été signalées.

La *respiration* est rapide, haletante, suspirieuse, irrégulière, comme dans les dyspnées toxiques. Les bases pulmonaires sont parfois congestionnées.

La *peau* peut être le siège d'érythèmes de tous ordres, roséoliques, ortiés, scarlatiniformes, polymorphes, qui se surajoutent à l'éruption purpurique que nous connaissons déjà.

La *température* est très variable; elle s'élève ordinairement dans les premiers jours à 39° ou 40°, puis s'abaisse dès qu'apparaissent les symptômes graves. D'autres fois, l'hypothermie se manifeste dès le début, mais peut faire place, avant la mort, à une hyperthermie plus ou moins marquée. La comparaison de la courbe thermique et de la courbe de la fréquence du pouls donne parfois des renseignements utiles; lorsque, par exemple, la température s'abaisse et que le pouls augmente de fréquence, lorsque, par contre, la température s'élève rapidement sans que le pouls devienne plus rapide, l'issue fatale est à redouter à brève échéance.

Les *urines* sont peu abondantes, n'atteignant parfois qu'un volume de 200 centimètres cubes, et sont plus denses que normalement. Elles laissent souvent déposer un sédiment brunâtre, dans lequel on reconnaît la présence de cristaux d'urates, de phosphates, de leucine, de tyrosine, et des cylindres rénaux.

L'urée des vingt-quatre heures est très sensiblement diminuée, du moins dès que la maladie est constituée ; son taux peut s'abaisser même au-dessous de 1 gramme (Bouchard). Les chlorures, les sulfates, les phosphates sont diminués de même. Par contre, les matières extractives, et notamment la leucine, la tyrosine, la xanthine, l'hypoxanthine, la créatine sont abondantes.

L'albuminurie est constante et marquée (2 à 3 grammes par jour). Nous avons plus haut parlé des pigments urinaires dérivés de la bile.

La toxicité urinaire est diminuée (Surmont).

Le *sang* se coagule mal ; son sérum reste laqué. Il contient très peu d'urée et une proportion excessive de matières extractives telles que la leucine et la tyrosine. Son hémoglobine fixe l'oxygène moins que normalement.

Évolution. — L'évolution de l'ictère grave est plus ou moins rapide ; mais, une fois constituée, la maladie ne se prolonge jamais plus d'une ou de deux semaines en l'état ; elle tue parfois en vingt-quatre heures.

La *mort*, dans le coma, en est la terminaison presque fatale ; elle peut être hâtée par la survenance de phénomènes urémiques ou d'autres complications telles que l'endopéricardite, ou par l'intensité des hémorragies.

La *guérison*, néanmoins, est possible ; une diarrhée subite, des sueurs profuses, une crise polyurique avec azoturie atteignant 40 ou 50 grammes, avec hypertoxicité urinaire et disparition des matières extractives annoncent le début de la convalescence. Celle-ci est toujours lente et pénible ; progressivement, tout rentre dans l'ordre ; la matité hépatique, en particulier, reprend ses limites habituelles. On a noté parfois que l'amélioration des symptômes coïncide avec la survenance d'un érysipèle, d'une parotidite, d'une otite ; s'agit-il là de phénomènes critiques, ou, bien plutôt, ne sont-ce que des infections secondaires tardives ?

III. — Formes.

Formes symptomatiques. — Les divers symptômes de l'ictère grave peuvent, par leur agencément varié, donner à la maladie des aspects divers que l'on considère comme autant de formes. Ce sont la forme typhoïde, la forme délirante, la forme ataxo-adynamique, la forme toxique qui rappelle l'empoisonnement par le phosphore, la forme hypothermique, la forme hyperthermique.

On décrit aussi une forme rénale qui, d'emblée ou seulement aux approches de la terminaison fatale, évoque l'idée de néphrite aiguë ou d'urémie, dans laquelle, notamment, la respiration prend le type de Cheyne-Stokes et le myosis remplace la mydriase (Richardière, Ardin-Delteil, Douste, Blazy).

Formes évolutives. — Suivant la durée de la maladie, on distingue une forme suraiguë, à début brutal, et qui aboutit en vingt-quatre heures à la mort, une forme aiguë ou moyenne, une forme lente.

Formes étiologiques. — Certaines variétés étiologiques d'ictère grave offrent des particularités cliniques intéressantes à signaler.

L'ictère grave du phosphorisme aigu évolue en deux phases. Ce ne sont, tout d'abord, que des accidents d'empoisonnement, consistant surtout en des symptômes gastro-intestinaux, pharyngite très intense notamment, douleurs gastriques, vomissements et selles diarrhéiques d'odeur alliacée parfois et contenant du phosphore. Puis, après une accalmie de quelques jours, inconstante d'ailleurs, débute la seconde phase de l'affection, marquée par tous les signes d'un ictère grave hypothermique avec foie tuméfié, dans la règle.

La fièvre jaune où l'on rencontre l'ictère, les phénomènes

hémorragiques, l'état typhoïde, n'est, à vrai dire, qu'une variété étiologique d'ictère grave. Elle se distingue surtout par son caractère de maladie épidémique extrêmement diffusible. Son début, très violent, s'accompagne d'une rachialgie comparable à celle du début de la variole ; les hémorragies gastriques (*vomito negro*) sont particulièrement importantes ici ; l'hyperthermie est constante.

La fièvre bilieuse hématurique ou fièvre jaune palustre, variété de paludisme pernicieux, peut être considérée aussi comme une variété étiologique de l'ictère grave, en raison de l'ictère qui débute dès les prodromes de l'accès et fonce de plus en plus au cours de l'évolution morbide, en raison de la constance de l'hématurie, très marquée, en raison enfin de la gravité des phénomènes nerveux typhoïdes qui aboutissent le plus souvent au coma terminal. La fièvre, vive, affecte le type intermittent ou continu rémittent. Lorsque les malades guérissent, leur convalescence est rapide.

L'ictère grave de la femme enceinte a une évolution suraiguë ou aiguë rapide. L'enfant succombe fatalement, tantôt par suite de la toxémie maternelle, tantôt par suite d'un infarctus ou d'un décollement prématuré du placenta.

L'ictère grave secondaire aux maladies du foie débute insidieusement, reste hypothermique, s'accompagne d'un ictère peu intense. Le foie et la rate gardent ordinairement leur volume et leur consistance antérieurs.

IV. — Diagnostic.

Le diagnostic de l'ictère grave s'appuiera principalement sur l'existence de la triade symptomatique plus haut décrite : ictère, phénomènes nerveux graves, hémorragies. Il sera corroboré par l'existence d'une hypoazoturie marquée et la présence de matières extractives abondantes dans les urines. C'est dire qu'au début de son évolution l'ictère grave ne pourra qu'être soupçonné.

Diagnostic différentiel. — *L'ictère infectieux bénin,*

quand il s'accompagne de troubles nerveux adynamiques ou d'hémorragies, peut faire penser à l'ictère grave ; mais ces symptômes, ici, n'atteignent jamais pareille intensité, et l'analyse des urines ne révèle aucune des modifications dont nous avons parlé plus haut. Toutefois nous savons que l'ictère grave peut débuter insidieusement, comme un ictère bénin ; le diagnostic devra donc souvent être réservé, notamment au cas d'atteinte hépatique antérieure, et d'autant plus que les limites de l'ictère infectieux bénin ne sont pas absolument tranchées et que l'on sait des cas de transition qui le relient à l'ictère grave.

La *pyémie*, par la teinte subictérique qu'elle communique aux téguments, par sa fièvre, par ses hémorragies possibles et ses symptômes d'ordre nerveux peut en imposer pour un ictère grave. L'erreur sera évitée si l'on prend garde aux frissons répétés, aux grandes oscillations de la courbe thermique, aux sueurs, à la pâleur très marquée de la peau et des muqueuses, à la rareté des hémorragies. La pyémie, toutefois, peut déterminer l'ictère grave au même titre que les autres infections.

Les *formes bilieuses* des *infections* générales ou locales, fièvre typhoïde, endocardite infectante notamment, qui peuvent s'accompagner de troubles nerveux marqués et de phénomènes hémorragiques, se distingueront de l'ictère grave par la fugacité de leur jaunisse, par la moindre intensité des symptômes communs, et aussi par les signes qui leur appartiennent en propre.

Certaines *angiocholites suppurées* avec hypothermie, état nerveux grave, hémorragies, peuvent faire songer à l'ictère grave, d'autant plus qu'elles apparaissent parfois à des occasions identiques, fièvre typhoïde, typhus, fièvre palustre, fièvre jaune, intoxication phosphorée ; mais ces angiocholites n'offrent pas pareille intensité des hémorragies ni des phénomènes nerveux ; la cholécystite qui les accompagne souvent se marque par une douleur de localisation spéciale ; leur évolution est ordinairement plus lente, bien qu'on ait signalé des cas à terminaison fatale rapide.

Quelques formes particulières d'ictère grave donnent lieu à des difficultés spéciales de diagnostic.

La fièvre bilieuse hématurique pourrait être confondue avec la *fièvre ictéro-hématurique* de Tomaselli, qui éclate parfois chez les paludéens invétérés à l'occasion de l'absorption de quinine et qui s'accompagne d'un état dépressif marqué ; mais les accidents ici sont très passagers puisque, dès que la fièvre a disparu, douze ou vingt-quatre heures après le début, tous les symptômes s'amendent rapidement.

Diagnostic étiologique. — Le diagnostic étiologique, fondé sur l'interrogatoire du malade et de son entourage, et parfois, en l'absence d'anamnestiques, sur l'évolution particulière des phénomènes cliniques, ne donne pas lieu à des difficultés spéciales. Toutefois, dans les pays à fièvre jaune, on ne réussira pas toujours à distinguer de celle-ci les autres variétés étiologiques d'ictère grave.

V. — Pronostic.

Ce que nous savons de l'évolution habituelle de l'ictère grave ne laisse guère espoir de guérison, particulièrement dans les cas secondaires à une affection hépatique. Toutefois, si les symptômes ne présentent pas une intensité trop marquée, si la composition des urines ne s'écarte pas par trop de la normale, si, du moins dans les cas indépendants d'une maladie hépatique antérieure, le foie ne se montre que peu ou pas atrophié, on pourra envisager la possibilité de la guérison.

VI. — Anatomie pathologique.

Les lésions propres de l'ictère grave apparaissent dégagées de tout élément étranger dans les cas où la maladie a frappé un individu indemne de toute lésion hépatique antérieure. Étudions tout d'abord ces cas.

Lésions du foie. — *Examen à l'œil nu.* — Lorsque la mort s'est produite à dix ou quinze jours du début de la maladie, le foie, très diminué de volume, ne remplit plus la capsule de Glisson qui prend un aspect ridé ; il s'affaisse sur la table d'autopsie, en raison de sa mollesse. Il est d'une couleur jaune safran ou ocre plus ou moins foncé, d'où le nom d'*atrophie jaune aiguë* donné à la lésion (Frerichs). Parfois se détachent, sur ce fond jaune, des marbrures de coloration brune ou rouge (*atrophie rouge*). La surface de coupe, de couleur identique à celle de la surface extérieure de l'organe, ne laisse sourdre ni sang ni bile, mais donne, au raclage, des gouttelettes huileuses. Parfois le parenchyme est transformé en une pulpe boueuse et semi-diffluente. On a signalé, en certains cas, dans les veines du foie, des cristaux de leucine et de tyrosine visibles à l'œil nu.

Dans les cas hâtivement mortels, le foie peut n'avoir subi que des modifications fort peu accentuées. Le parenchyme glandulaire est légèrement friable, d'une teinte biliaire peu accusée, d'aspect quelque peu exsangue. Parfois même il paraît, à l'œil nu du moins, de tous points normal.

On a signalé des cas où le foie était hypertrophié plus ou moins notablement.

La vésicule biliaire est vide ou contient un liquide muqueux incolore. Dans d'autres cas, elle est remplie, par contre, d'une bile épaisse et très colorée, qu'on retrouve dans les voies biliaires intrahépatiques.

Examen microscopique. — Dans les cas les plus avancés, les dissociations de la pulpe hépatique montrent des éléments cellulaires nécrosés, atrophiés, sans noyau, bourrés de granulations pigmentaires, n'évoquant plus l'idée de cellule hépatique. Les coupes, fort difficiles à réussir en raison de la friabilité des morceaux, ne présentent plus l'ordination trabéculaire normale ; l'aspect des cellules apparaît le même que dans les dissociations. On note parfois des amas de cellules rondes à noyau fortement coloré, nodules infectieux dans lesquels on peut trouver des microorganismes.

Les zones d'atrophie rouge, au niveau desquelles les lésions cellulaires sont peut-être plus marquées, doivent, d'après Zenker, leur coloration spéciale à leur richesse en hématoïdine.

Quant aux éléments des espaces portes, ils peuvent présenter certaines modifications de structure, prolifération plus ou moins marquée du tissu conjonctif avec infiltration leucocytaire, léger degré d'artérite, de phlébite, prolifération et desquamation épithéliales du conduit biliaire. Ces lésions, en tout cas, sont de degré beaucoup moins marqué que les lésions nécrotiques de la cellule glandulaire.

On a signalé la présence d'adénomes isolés ou confluents, de pseudo-canalicules biliaires qui marqueraient un effort de régénération hépatique.

Des cristaux de leucine et de tyrosine infiltrent fréquemment lobules et espaces portes.

Dans des cas moins avancés, à lésions macroscopiques légères ou nulles, la nécrose cellulaire peut être localisée à la partie centrale du lobule ou être totalement absente.

Les *altérations chimiques* du foie sont, par contre, constantes et se retrouvent même dans les cas où les lésions anatomiques sont à peine marquées (Quinquaud); elles consistent principalement en une augmentation, du simple au double presque, de la proportion des matières extractives et surtout de la leucine et de la tyrosine. Ces mêmes substances extractives se retrouvent dans la bile.

Lésions des autres organes. — Les lésions des organes autres que le foie sont constantes.

Les *reins* sont volumineux et mous, leur substance médullaire rouge sombre. Les tubuli ont leur épithélium en état de tuméfaction trouble ou de dégénérescence granulo-graisseuse, leur lumière obstruée souvent par des cylindres fibrineux ou granulo-graisseux ; des pigments biliaires, des cristaux de leucine et de tyrosine se projettent en tous points sur les coupes. On note parfois des lésions de glomérulite, fréquemment des hémorragies interstitielles.

La *rate* est tuméfiée, ramollie, comme dans les splénomégalies infectieuses.

Le *pancréas* est volumineux et mou ; les cellules pancréatiques sont en état de dégénérescence granulo-graisseuse.

Les *muscles* en général et le muscle cardiaque en parti-culier offrent souvent des lésions dégénératives de même nature.

La plupart des organes présentent des extravasations sanguines sous forme d'ecchymoses plus ou moins diffuses.

Dans les cas d'*ictère grave secondaire à une affection hépatique* antérieure, on retrouve, à l'examen microsco-pique du foie, les mêmes lésions de nécrose cellulaire qui s'ajoutent à la lésion primitive ; les cellules nécrosées sont ordinairement granulo-graisseuses. Les lésions des autres organes sont moins nettes alors.

VII. — Bactériologie.

A l'autopsie de sujets morts d'ictère grave ou bien au cours même de la maladie, on a pu établir, dans l'organisme atteint, l'existence de microbes variés, streptocoques, staphylocoques blancs, colibacilles, bacilles de Koch (Gou-gerot). MM. Boinet et Boy-Tessier avaient décrit, en 1886, un diplococcus qu'ils estimaient être spécifique.

Hanot a opposé à l'ictère grave colibacillaire, de forme constamment hypothermique, suivant lui, l'ictère dû à l'in-fection par le streptocoque ou le staphylocoque, toujours hyperthermique. Son opinion, aujourd'hui, n'est plus accep-tée par tous les auteurs ; M. Roger, notamment, estime que l'hypothermie dépend non pas de l'agent microbien en cause, mais de la profonde atteinte de la cellule hépatique.

VIII. — Pathogénie.

L'ictère grave est dû à la déchéance profonde de la cellule hépatique. — Contrairement à la théorie de Mon-neret, Genouville, Ozanam, Trousseau qui considéraient l'ictère grave comme une maladie générale ne frappant pas nécessairement le foie, on est actuellement d'accord pour voir dans la déchéance profonde de la cellule hépatique l'élément pathogénique primordial de l'affection. Cette opinion remonte, d'ailleurs aux premières années de l'histoire de l'ictère grave, puisqu'elle était partagée déjà par Lebert (1854), Bamberger (1855), Ch. Robin (1857), Frerichs (1858).

Elle répond à l'allure clinique spéciale de la maladie dont les divers symptômes, et notamment la sensibilité et l'atrophie hépatiques, l'ictère, l'hypoazoturie extrême, les hémorragies, manifestent l'atteinte du foie et la perturbation de ses fonctions normales, fonctions biliaire, uréogénique, coagulante, notamment.

Elle tient compte de la fréquence relative très grande des lésions, si marquées, de l'atrophie aiguë dans les cas où ne préexistait pas de lésion hépatique (177 fois sur 184, d'après Frerichs), ainsi que des lésions nécrotiques de la cellule hépatique révélées, dans la règle, par l'étude microscopique des cas d'ictère grave secondaire à une maladie du foie.

Elle tient compte enfin des résultats de l'analyse chimique qui indique, nous l'avons vu, une modification profonde de la composition du tissu de la glande, dans les cas mêmes où n'existaient que peu ou pas de modifications structurales de la cellule.

Cette déchéance profonde de la cellule glandulaire du foie n'implique pas que d'autres organes ne puissent intervenir, eux aussi. Bright faisait de l'ictère grave une fièvre frappant le foie et les reins. M. Bouchard incrimine l'*insuffisance secondaire du rein* dans la genèse des accidents graves. D'après ce dernier auteur, tant que le rein fonctionne, les poisons organiques que le foie ne neutralise plus, les substances toxiques qui résultent de l'élaboration défectueuse par le foie de la matière azotée sont éliminés de l'organisme et les accidents sont conjurés; mais le rein ne peut s'accommoder longtemps au passage de corps qu'il n'a pas normalement à éliminer; il s'altère à son tour, et de l'insuffisance rénale jointe à l'insuffisance de la cellule hépatique résulte la gravité de l'évolution morbide. En fait.

l'examen nécropsique révèle fréquemment des lésions rénales relativement très marquées ; d'autre part, certains symptômes présentés par le malade, notamment le myosis qui peut succéder à la mydriase, la dyspnée à forme de Cheyne-Stokes, les symptômes nerveux, l'albuminurie et la cylindrurie évoquent l'idée d'insuffisance rénale concomitante, d'hépatonéphrite aiguë (Richardière).

Sans donc aller jusqu'à assimiler, comme le faisaient Whistla et Decaudin, l'ictère grave à l'urémie, on peut très légitimement faire jouer, dans la genèse de la maladie, un rôle important au rein.

La déchéance profonde de la cellule hépatique n'en reste pas moins, pour les raisons que nous avons précédemment développées, l'élément pathogénique primordial.

PROCESSUS DE LA DÉCHÉANCE DE LA CELLULE HÉPATIQUE. — Il nous reste à expliquer cette déchéance de la cellule hépatique, cause essentielle de l'ictère grave.

Certains auteurs (Hérard, Blachez) considéraient l'ictère grave comme une maladie générale frappant le foie, comme une *fièvre hépatique*, suivant l'expression de M. Lancereaux. Cette explication, assez imprécise, ne peut valoir pour tous les cas.

On a voulu faire de l'ictère grave une maladie microbienne spécifique (Boinet et Boy-Tessier, Ranglaret et Maheu) ; nous avons vu que les recherches bactériologiques n'ont pas confirmé cette idée. On a parlé d'un empoisonnement par une toxine spécifique que sécréteraient indifféremment les divers microbes trouvés en ces cas ; ce n'est là, jusqu'à nouvel ordre, qu'une pure hypothèse.

A la vérité, il ne semble pas que l'atteinte hépatique soit produite par une cause spécifique, mais il convient de distinguer entre divers cas.

Premier cas. — Lorsque l'ictère grave est consécutif à une infection ou une intoxication qui frappe toujours profondément la cellule hépatique, tel l'empoisonnement aigu par le phosphore ou la fièvre jaune, la filiation des accidents apparaît on ne peut plus claire. Quel qu'eût été l'état antérieur de la cellule hépatique, l'ictère grave devait se produire. De ces cas doivent être rapprochés les empoisonnements expérimentaux par la toluylendiamine ou par un sérum hépatotoxique (Delezenne).

Deuxième cas. — Lorsque l'ictère grave survient au cours d'une maladie de foie, on s'explique que la cellule hépatique, déjà amoindrie dans sa résistance, puisse succomber soit à la cause même qui a produit l'affection hépatique primitive, soit à l'une des infections ou intoxications que nous avons plus haut étudiées aux chapitres de l'étiologie et de la bactériologie, et qu'on conçoit suffisamment puissantes, sinon pour abattre une cellule hépatique saine, du moins pour achever une cellule hépatique malade.

Troisième cas. — Lorsque l'ictère grave éclate indépendamment de toute affection hépatique, rien ne permet d'affirmer que la cellule n'ait pas déjà été amoindrie dans sa résistance. On conçoit au contraire que nombre d'infections ou intoxications aient pu l'attaquer à bas bruit sans produire une maladie du foie. Les causes prédisposantes de l'ictère grave, notamment l'alcoolisme, les grossesses répétées, le climat chaud n'agiraient pas autrement. L'hérédité pourrait expliquer de même la déchéance relative de la cellule. Dès lors l'analogie paraît grande avec les cas d'ictère grave consécutifs à une maladie du foie.

Les accidents peuvent avoir été déterminés par une infection ou une intoxication que l'enquête étiologique ou l'examen clinique permet d'établir : il s'agit ici encore d'un ictère grave secondaire. Ou bien l'interrogatoire, pas plus que l'examen clinique du malade ne peuvent mettre en évidence aucune cause déterminante : il s'agit alors d'un ictère grave primitif. L'étude bactériologique du malade peut déterminer, en ce dernier cas, l'infection qui a achevé la cellule.

En résumé, l'ictère grave doit être considéré comme l'expression de la déchéance profonde de la cellule hépatique, que cette déchéance ait été produite d'emblée par une infection ou une intoxication puissante qui s'attaque au foie de façon élective ou qu'elle ait été amenée par une infection ou une intoxication moins nocive, mais agissant sur un foie préparé par des atteintes antérieures cliniquement appréciées ou non.

IX. — Traitement.

TRAITEMENT PROPHYLACTIQUE. — C'est en s'efforçant de sauvegarder la cellule hépatique, dont la moindre résistance paraît jouer un rôle si important dans la pathogénie de l'ictère grave, que l'on pourra espérer prévenir la maladie. Dans ce but, on préconisera un régime composé d'aliments facilement digestibles et qui diminue au maximum l'apport des toxines au foie : suivant les cas, ce sera le régime lacté absolu, régime du lait complet ou du lait écrémé, ou bien le régime lacto-farineux, ou le régime lacto-végétarien ; la viande, blanche de préférence, les poissons maigres, les œufs, les graisses facilement digestibles pourront parfois être permis à dose modérée. Les épices, les condiments forts, les acides, les sauces grasses, les crudités en excès, les boissons alcooliques fortes, les viandes noires ou de conserve, les aliments non habituellement digérés par le malade seront, en tout cas, défendus. Les repas devront être pris lentement et les aliments mastiqués attentivement.

Ces précautions hygiéniques seront indiquées chez tous les hépatiques, et particulièrement chez ceux qui présenteront le syndrome urinaire d'hypofonctionnement, hypoazoturie, glycosurie alimentaire ou provoquée, etc.

TRAITEMENT DE L'ICTÈRE GRAVE RÉALISÉ. — Quand l'ictère grave est réalisé, la principale indication est de lutter contre l'intoxication qui résulte de la déchéance fonctionnelle du foie. On s'y emploiera en restreignant au minimum l'apport à l'organisme de substances toxiques ou toxigènes et en favorisant l'émonction.

Le seul aliment à permettre est le lait. Les boissons abondantes, les lavages intestinaux seront recommandés. On entretiendra les premières voies digestives dans le plus grand état de propreté possible. Dans les formes hyper-thermiques on emploiera les grands bains, diurétiques et toninerveux, dont on réglera la température sur les réactions du malade.

Dans les formes hypothermiques, on fera usage de boissons chaudes, de frictions sèches ou aromatiques, de lotions chaudes pour favoriser l'émonction cutanée, et d'injections hypodermiques de sérum artificiel.

On s'efforcera d'atteindre, dans la mesure du possible, la cause même qui a déterminé l'ictère grave ; mais, le plus souvent, sauf peut-être en cas de syphilis, celle-ci reste au-dessus du pouvoir du thérapeute.

Lorsqu'il sera indiqué de lutter contre tel ou tel symptôme, on ne fera qu'un usage très réservé des médicaments à l'intérieur et on donnera, en tout cas, la préférence aux moins toxiques.

TRENTE-DEUXIÈME LEÇON

LÉSIONS DÉGÉNÉRATIVES DE LA CELLULE HÉPATIQUE

Par Julien JOMIER.

Notions préliminaires sur la cellule hépatique à l'état normal.
Dégénérescences diverses de la cellule hépatique : atrophie simple,
tuméfaction trouble, tuméfaction transparente, dégénérescence hyaline, dégénérescence vitreuse, dégénérescence graisseuse, dégénérescence amyloïde, dégénérescence pigmentaire.

DÉGÉNÉRESCENCE AMYLOÏDE. — *Anatomie pathologique* : lésions macroscopiques, microscopiques du foie. Lésions des autres organes. Nature chimique de la substance amyloïde.

Étiologie. — Pathogénie.

Symptômes. — Foie gros, ferme. Rate grosse. Urines abondantes, très
albumineuses. Diarrhée. Cachexie.

Pronostic.

Diagnostic. — Gros foies dans les maladies susceptibles de se compliquer d'amylose : tuberculose, syphilis, cancer, leucémie.

Traitement.

DÉGÉNÉRESCENCE PIGMENTAIRE. — Pigmentation *biliaire.* — Pigmentation
mélanique.

Pigmentation ferrique.

Anatomie pathologique. — Fer hépatique normal, dissimulé. Pigment
ocre. Réactions colorantes du pigment ocre. Cirrhoses pigmentaires,
alcooliques, paludéennes, du diabète bronzé.

Étiologie. — Épanchements sanguins ; maladies du sang ; intoxications ;
infection.

Pathogénie. — Hématolyse ou fragilité sanguine spéciale ; aptitude des
cellules à fixer l'hémoglobine.

Symptômes de la cirrhose pigmentaire paludéenne, du diabète bronzé.

Diagnostic. — Maladies cachectisantes avec mélanodermies.

Traitement.

I. — NOTIONS PRÉLIMINAIRES SUR LA CELLULE HÉPATIQUE
A L'ÉTAT NORMAL.

Avant d'étudier les diverses lésions dégénératives de la

cellule hépatique, il convient d'en exposer sommairement la structure normale.

Fixée aussitôt après la mort, elle se présente sous la forme d'un élément polyédrique à contours plus ou moins anguleux, marqués par une lame fine de condensation protoplasmique.

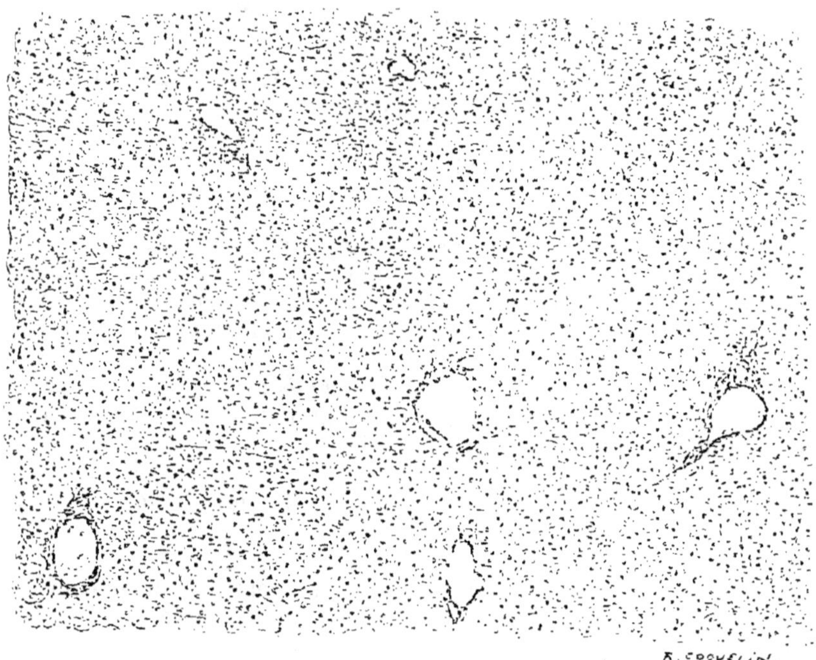

Fig. 49. — Coupe d'un foie de chien normal, montrant en particulier l'état clair des cellules hépatiques et l'épaisseur des travées qui arrivent au contact les unes des autres, au point de ne pouvoir se distinguer. Grossissement : 73 diamètres. Fixation au mélange fort de Flemming (Gilbert et Jomier).

Les dimensions du plus grand diamètre de sa coupe optique oscillent autour de 30 à 33 µ. Son noyau est situé en son centre, ou déjeté du côté du capillaire sanguin intertrabéculaire. Il est simple ou double, vésiculeux, arrondi ou vaguement réniforme, limité par une membrane d'enveloppe et montre, à un fort grossissement, un réseau avec granulations et un ou plusieurs nucléoles en position centrale ou accolés à la membrane d'enveloppe. Ces divers éléments du noyau se colorent, d'une façon générale, par l'hématéine ou les colorants basiques d'aniline ; les nucléoles, toutefois, ont une affinité toute particulière pour la safranine. A l'état normal, le noyau peut être en état de division directe, amitosique, mais jamais il n'offre de figure de karyokinèse.

L'aire protoplasmique de la cellule hépatique est remplie tout entière par un fin réseau à mailles régulières, bien étalées, et présentant en ses points nodaux des granulations plus ou moins grosses, de même réaction colorante, acidophiles. Les mailles du réseau comprennent des espaces incolores qui donnent à la cellule un aspect clair. Celles-ci sont, le plus souvent, remplies de glycogène, colorable en brun sombre par l'iode et fixé par l'alcool en grains polyédriques. Le glycogène peut faire défaut à leur intérieur ; force est alors d'y admettre la présence d'une matière anhiste, de nature chimique indéterminée, albuminoïde peut-être. Des granulations graisseuses existent également dans le protoplasma de la cellule hépatique, décelables par l'acide osmique qui les colore en brun ou noir ; lorsqu'elles sont peu abondantes, on les voit rangées suivant le trajet des capillicules biliaires qui cheminent dans l'épaisseur des travées hépatiques (Carnot et Deflandre, Gilbert et Jomier). Elles sont parfois composées de graisse labile, soluble très rapidement dans le xylol (L. Bernard), même après fixation par l'acide osmique.

Les cellules hépatiques claires que nous venons de décrire constituent, pour la plus grande part, le parenchyme glandulaire. Toutefois on peut rencontrer sur les coupes, groupées ou plus souvent disséminées à l'état isolé, des cellules plus petites, d'aspect plus sombre, dont l'aire protoplasmique, non réticulée, est colorée en teinte plate ou présente à peine quelques points incolores, dont le noyau est ordinairement flétri et coloré diffusément lui aussi : ce sont les cellules hépatiques sombres.

Sur les foies prélevés et fixés dans les délais d'autopsie, toutes les cellules hépatiques indistinctement ont un aspect sombre ; leur protoplasma, non réticulé, est coloré diffusé-

ment ; leurs dimensions sont moindres que dans les conditions vues plus haut et les travées qu'elles forment, plus
étroites, laissent entre elles des espaces intertrabéculaires
évidents qui donnent aux coupes du foie l'aspect grillagé
classique. Cet aspect s'oppose à celui du foie fixé aussitôt
après la mort, dans lequel les travées ne sont séparées que

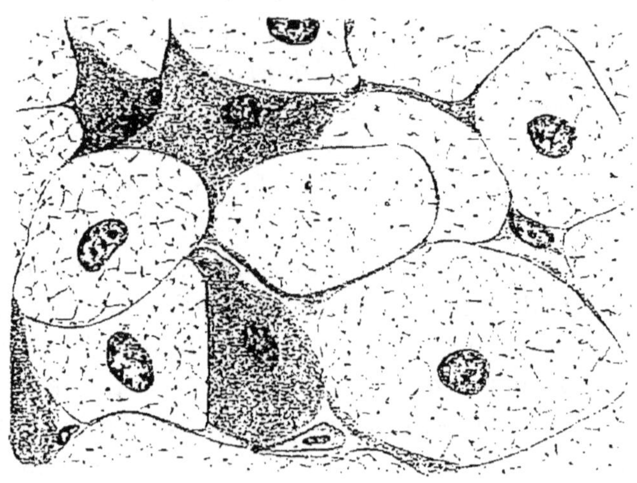

Fig. 50. — Groupe de cellules hépatiques claires et sombres appartenant à un lapin normal. Le réseau protoplasmique des cellules claires
représenté sur la figure résulte de la superposition des images
perçues lorsqu'on fait varier légèrement le point, à l'aide de la vis
micrométrique. Les capillaires sanguins sont très étroits ; quelques
noyaux de cellules étoilées les bordent (Grossissement de 760 diamètres, obj. immersion huile 1/12, oculaire 1, Leitz, Dessiné à la
chambre claire) (Gilbert et Jomier).

par de très étroites fentes, imperceptibles aux faibles gros-
sissements.

La structure que nous venons de décrire à la cellule hépatique, enclaves graisseuses et glycogéniques mises à part,
est la même dans les diverses conditions de l'état normal
et, notamment, quelle que soit l'alimentation. La structure du
réseau protoplasmique et du noyau de la cellule hépatique
claire ne semble pas varier aux diverses heures de la
digestion et dans les divers régimes alimentaires (Gilbert et
Jomier), contrairement à ce que pensent beaucoup d'auteurs ;

elle résiste de même le plus souvent à l'inanition (1) (Gilbert et Jomier).

Il en va tout autrement des enclaves de glycogène et de graisse. Celles-ci témoignent, en effet, du pouvoir que possède le foie de fixer les substances graisseuses ou hydro-carbonées absorbées au niveau de l'intestin, pouvoir que MM. Gilbert et Carnot ont désigné, pour les graisses, sous le nom d'adipopexie hépatique. On comprend donc que, suivant les modalités de l'alimentation, elles puissent varier.

Le régime du lait, du beurre ou de la crème entraîne la surcharge graisseuse la plus marquée de la cellule hépatique ; mais cette surcharge n'est pas fatale. Le régime des légumes avec ou sans sucre produit du glycogène hépatique au maximum. La graisse apparaît dans la cellule hépatique de la cinquième à la neuvième heure après l'ingestion, le glycogène entre la première et la deuxième heure qui suivent l'absorption par la bouche de sirop de sucre (Gilbert et Jomier).

II. — DÉGÉNÉRESCENCES DIVERSES DE LA CELLULE HÉPATIQUE.

Les diverses infections ou intoxications qui attaquent la cellule hépatique peuvent entraîner dans celle-ci des lésions variées de dégénérescence.

C'est tantôt l'*atrophie simple*, dans laquelle les éléments s'aplatissent en fuseaux dont le centre est occupé par le noyau, tantôt la *tuméfaction trouble* (Virchow), caractérisée par l'augmentation de volume de la cellule, par la présence, dans le protoplasma, d'un grand nombre de granulations albuminoïdes, plus grosses et plus irrégulières que les granulations normales et l'altération du noyau, secondaire en général, tantôt la *tuméfaction transparente*, décrite par Hanot et Gilbert dans le choléra, dans laquelle les cellules

---

(1) Dans nos expériences, l'inanition put être prolongée jusqu'à dix jours, sans qu'il fût noté aucune modification structurale du réseau protoplasmique ou du noyau.

augmentées de volume, à noyau simple ou double bien colorable, ont une aire protoplasmique complètement anhiste, non colorable, présentant des contours très nets. Ce peut être la *dégénérescence hyaline* (von Recklinghausen), que caractérise l'apparition, dans la cellule, de blocs se colorant de façon diffuse et plus intense que normalement par les colorants protoplasmiques habituels, notamment l'éosine et la fuchsine, avec disparition du noyau primitive ou non. Ce peut être la *dégénérescence vitreuse*, dans laquelle protoplasma et noyau des cellules, tuméfiées d'autre part, deviennent de plus en plus difficilement colorables.

Ces diverses dégénérescences restent habituellement localisées à tel ou tel département hépatique et, de ce fait, ne se traduisent guère cliniquement.

Au contraire, les dégénérescences dont il nous reste à parler, dégénérescence *graisseuse*, dégénérescence *amyloïde*, dégénérescence *pigmentaire* se généralisent volontiers à tout le foie et peuvent imprimer aux symptômes une évolution spéciale.

Nous ne reviendrons pas ici sur la dégénérescence graisseuse qui a fait l'objet de développements suffisants dans de précédentes leçons ; nous étudierons, par contre, avec quelque détail, les autres variétés de dégénérescence.

I. — Dégénérescence amyloïde.

Désignée par Rokitansky, qui l'avait découverte, sous le nom de dégénérescence *lardacée*, puis par Christensen sous le nom de dégénérescence *cireuse*, elle reçut de Virchow l'appellation de dégénérescence amyloïde, en raison de sa réaction brune à l'iode, qui, pour cet auteur, la rapprochait de l'amidon. On reconnut plus tard sa vraie nature albuminoïde, ainsi que nous l'exposerons tout à l'heure ; mais le nom de dégénérescence amyloïde n'en resta pas moins, et fut consacré par l'usage. Le terme de *leucomatose*, proposé par M. Lancereaux, eût été mieux.

Nous aurons l'occasion, au cours de cet article, de citer les divers auteurs qui s'occupèrent de son étude.

Anatomie pathologique. — Le foie atteint d'amylose généralisée est augmenté de volume; il pèse 2 kilogrammes en moyenne, beaucoup plus parfois. Sa forme générale n'est pas modifiée ; mais son bord antéro-inférieur peut être légèrement émoussé ; sa surface n'offre aucune trace de périhépatite ; sa couleur est pâle, plus ou moins cireuse ; sa consistance est ferme, mais la pression soutenue du doigt laisse une empreinte comme en une couenne de lard.

La surface de coupe est exsangue, grisâtre, luisante par places et laissant voir, par éclairage latéral, une substance translucide qu'on a comparée au sagou cuit, répartie plus ou moins diffusément. Fait-on agir sur la coupe une solution iodée, à 1 / 2 ou 1 p. 100, cette substance se colore en brun acajou et, sous l'influence de l'acide sulfurique étendu (solution aqueuse à 1 pour 15), vire au bleu verdâtre, puis au violet bleuâtre (Meckel).

On a cité des faits exceptionnels d'amylose limitée à une partie du territoire hépatique et formant un nodule parfois pédiculé. Quand l'amylose complique une cirrhose atrophique, le foie n'est pas augmenté de volume.

Dans bien des cas, la dégénérescence amyloïde, encore très discrète ou masquée par d'autres lésions, ne se marque à l'œil nu par aucun caractère spécial, et ne peut être dépistée que par l'examen histologique.

Examen microscopique du foie. — A l'examen microscopique, la substance amyloïde peut être mise en évidence par diverses colorations spécifiques : elle est colorée en jaune orange par la safranine, en rouge rubis par les violets d'aniline (Cornil), en bleu par le vert de méthyle et le vert d'iode. Sans coloration préalable, son aspect est vitreux, homogène, lorsque les coupes ont été montées dans l'eau.

Elle apparaît d'abord sous forme d'îlots disséminés dans la paroi des capillaires sanguins de la partie moyenne du lobule hépatique ; plus tard, elle s'étend aux artérioles de l'espace porte dont elle infiltre la tunique musculaire (Litten), ainsi qu'à la veine centrolobulaire et aux autres vaisseaux de l'espace porte. Elle atteindrait les cellules hépatiques, pour certains auteurs ; pour d'autres, par contre (Birch-Hirschfeld, Wichmann, P.-H. Papillon), elle s'infiltrerait seulement dans l'intervalle de celles-ci et ne les pénétrerait jamais. Ce serait là précisément la raison de l'intégrité des fonctions du foie chez le malade.

En dehors des blocs amyloïdes, on note des cellules hépatiques en état de dégénérescence granulo-graisseuse et d'autres simplement atrophiées par compression.

EXAMEN DES AUTRES ORGANES. — Les organes autres que le foie et notamment la rate, le rein, l'intestin, les ganglions lymphatiques, le cœur sont atteints des mêmes lésions à des degrés divers. Ainsi la dégénérescence amyloïde n'apparaît pas comme une affection propre du foie, mais comme une maladie à lésions généralisées qu'on désigne sous le nom de maladie amyloïde.

NATURE CHIMIQUE DE LA SUBSTANCE AMYLOIDE. — La substance amyloïde, que Meckel avait cru être de la cholestérine et Virchow, avons-nous vu, une matière hydrocarbonée, est, en réalité, une substance quaternaire (Schmidt, Kékulé) contenant du soufre, par suite un albuminoïde. Comme le cartilage, elle contient de l'acide chondroïtine-sulfurique qui, pour la former, s'est combiné à une nucléine (Oddi, Krawkow, Monéry). La substance amyloïde, par ses caractères physiques et chimiques, se rapproche extrêmement de la substance qui caractérise la dégénérescence hyaline ; elle s'en distingue seulement par les réactions colorantes que nous avons étudiées plus haut. Dans certaines conditions, d'ailleurs, celles-ci peuvent disparaître, sous l'influence de liquides fixateurs, alcool, liqueur de Müller, par exemple, longtemps prolongée, ou d'une solution alcaline même faible, ou bien à la suite de l'introduction dans un péritoine d'animal d'un petit cube d'organe amyloïde.

Étiologie. — La dégénérescence amyloïde du foie frappe surtout les adultes de vingt à trente ans, mais peut être observée à tous les âges. Elle est toujours secondaire, à de très rares exceptions près. Elle complique surtout les suppurations chroniques, et, notamment, celles dont le foyer communique avec l'air extérieur (Bartels); les ostéites de diverses natures, tuberculeuse, syphilitique en particulier, les cavernes tuberculeuses pulmonaires, les suppurations chroniques des plèvres, des bronches et des poumons, les ulcères cutanés suppurants, les fistules à l'anus avec clapiers purulents, le lupus. Elle a été signalée aussi dans diverses maladies infectieuses ou non, ne s'accompagnant pas de suppurations, mais à tendance cachectisante : syphilis, lèpre, paludisme, où elle est exceptionnelle, cancer, leucémie, rachitisme, ostéomalacie, rhumatisme chronique, goutte (Ebstein), néphrite chronique.

MM. Cadiot, Gilbert et Roger l'ont mise en évidence dans les tubercules hépatiques du faisan.

Pathogénie. — La dégénérescence amyloïde a pu être reproduite au moyen d'abcès provoqués par la térébenthine ou par injection à l'animal du pus provenant d'un cas d'amylose (Birch-Hirschfeld). On a pu la réaliser par diverses infections expérimentales (Claude), notamment par le staphylocoque pyogène (Krawkow), le bacille pyocyanique, le bacille tuberculeux (Bouchard et Charrin), le proteus vulgaris (Maximoff), ou par l'injection de toxines microbiennes (Charrin, Claude), toxines du pyocyanique, du bacterium termo, etc., et même de ferment lab et de pancréatine (Lübarsch, Schepilewsky).

Quant au mécanisme suivant lequel se produit l'amylose, il reste encore entouré d'obscurités. L'analogie des conditions qui dominent la pathogénie de la dégénérescence hyaline et de l'amyloïde autorise à supposer que, dans un premier temps, se réalisent des dégénérescences hyalines sur lesquelles vient se fixer ensuite l'acide chondroïtine-sulfurique. Cet acide se formerait au niveau des abcès, se répandrait d'abord sur les confins de ceux-ci, ainsi que l'atteste l'apparition de la réaction amyloïde en premier lieu dans des leucocytes de cette zone, puis pénétrerait dans la circulation et serait charrié ainsi jusqu'aux territoires déjà atteints de dégénérescence hyaline.

La substance amyloïde ne préexiste jamais, formée de toutes pièces, dans la circulation.

Symptômes. — Le foie amyloïde déborde notablement le rebord costal, sa hauteur, sur la ligne mamelonnaire, pouvant atteindre 20 centimètres. Sa consistance est ferme et élastique, sa surface lisse, son bord inférieur en général mousse; la forme de l'organe n'est pas modifiée. On ne note, d'autre part, ni douleur hépatique, ni ictère, ni ascite, ni circulation abdominale complémentaire. Dans un cas étudié par M. Chauffard, la glycosurie alimentaire n'existait pas : le taux de l'urée oscillait entre 15 et 17 grammes.

Les symptômes sont rarement localisés au foie ; mais cliniquement, comme anatomiquement, la maladie se montre généralisée. La rate est notablement hypertrophiée; il existe de la diarrhée, abondante, séreuse, sans douleur; il existe des vomissements. Les urines sont pâles, abondantes, contenant une quantité considérable d'albumine, pouvant atteindre jusqu'à 20 et 30 grammes. Cette albumine paraît être de composition habituelle, le rapport sérine-globuline n'étant pas modifié (Meillère et Lœper). Le facies du malade est tout particulièrement blême. Progressivement s'installe, avec son cortège habituel de symptômes, la cachexie qui aboutit à la mort en un délai variant de quelques mois à un ou deux ans. On a cité des cas exceptionnels où la maladie n'avait duré que deux mois. Parfois elle peut subir un arrêt sous l'influence du traitement ; mais elle reprend ensuite immanquablement son évolution fatale.

Pronostic. — La survenance des symptômes de la dégénérescence amyloïde au cours d'une des maladies susceptibles de la provoquer aggrave singulièrement le pronostic de celle-ci. Ce que nous savons de sa terminaison nous dispense d'insister plus longtemps sur ce point.

Diagnostic. — La dégénérescence amyloïde du foie étant presque toujours secondaire et ses symptômes pouvant être masqués par ceux de la maladie causale, il sera nécessaire de la rechercher systématiquement pour la dépister. Si donc, pendant l'évolution d'une des affections dont nous avons parlé au chapitre de l'étiologie, le foie devient gros et ferme, en même temps que se produisent de la diarrhée, de la polyurie avec albuminurie abondante, et que la cachexie s'installe, on devra songer à l'amylose du foie.

Mais encore faut-il ne pas confondre le gros foie amyloïde avec les gros foies directement imputables à quelques-unes des maladies susceptibles de se compliquer d'amylose.

Le gros foie tuberculeux peut être cirrhotique ; il s'agit alors, le plus ordinairement, de cirrhose hypertrophique graisseuse, avec foie moyennement induré, avec fièvre, ictère presque constant, phénomènes d'insuffisance hépatique rapidement mortels. Ou bien le gros foie tuberculeux est en état de dégénérescence graisseuse pure ; il est alors lisse et indolent comme le foie amyloïde ; mais sa consistance est beaucoup plus molle et son mauvais fonctionnement peut être mis en évidence par le syndrome urologique spécial. Dans les deux cas, il n'existe pas d'albuminurie, et ordinairement pas de diarrhée.

Le gros foie syphilitique de l'adulte est cirrhotique, d'une consistance marquée; par conséquent, il est en outre très irrégulier dans sa forme, avec les saillies partielles et les dépressions qui caractérisent le foie ficelé.

Le gros foie cancéreux peut être lisse, comme le foie amyloïde ; mais sa consistance est ligneuse et son accroissement se produit rapidement.

Le gros foie de la leucémie s'accompagne, dans la variété amylogène, du moins, d'une rate énorme ; les autres signes de la maladie, et, notamment, sa formule sanguine, permettront le diagnostic.

Le gros foie brightique, le gros foie goutteux n'ont pas la fermeté spéciale du foie amyloïde.

Le foie paludéen s'accompagne d'un teint terreux spécial et souvent de signes cirrhotiques; l'amylose, d'ailleurs, est une complication exceptionnelle du paludisme (Kelsch et Kiener).

Deux autres variétés de gros foie, enfin, n'appartenant pas à des maladies susceptibles de se compliquer d'amylose, seront rarement à différencier du foie amyloïde : ce sont le foie cardiaque et le kyste hydatique. Le foie cardiaque, en raison de ses battements, de son caractère douloureux, de ses alternatives de gonflement et de rétrécissement, et des signes cardiaques concomitants, sera facilement distingué.

Il en sera de même souvent pour le kyste hydatique du foie, dans lequel l'hypertrophie de l'organe offre fréquemment une consistance normale, dans lequel peuvent exister des signes spéciaux : tumeur régulièrement arrondie, frémissement hydatique, éosinophilie sanguine, absence de splénomégalie.

Traitement. — Le traitement est surtout prophylactique. On devra s'efforcer de tarir les suppurations chroniques ; on devra appliquer aux affections susceptibles de se compliquer d'amylose un traitement approprié rigoureux.

Lorsque la maladie est réalisée, on ne peut avoir, semble-t-il, une prise quelconque sur la fatalité de son évolution. Néanmoins, on mettra en œuvre le traitement étiologique, notamment le traitement spécifique en cas de syphilis, et on s'efforcera de remonter l'état général par une médication tonique.

II. — Dégénérescence pigmentaire.

La cellule hépatique, en de multiples circonstances, apparaît bourrée plus ou moins richement de granulations de couleurs et de réactions microchimiques variées. Simultanément peuvent exister des lésions de dégénérescence du protoplasma et du noyau ; mais, dans des cas extrêmement nombreux, les éléments constituants de la cellule restent intacts ; aussi le terme d'infiltration pigmentaire serait-il préférable à celui de dégénérescence.

Tantôt les granulations qui infiltrent la cellule offrent les réactions des *pigments biliaires* et se colorent notamment en vert sous l'influence de l'acide nitrique nitreux. Le cas est fréquent surtout dans la rétention biliaire. Il ne s'agit là, d'ailleurs, que de l'exagération d'un phénomène physiologique, les granulations de pigment biliaire pouvant exister dans la cellule hépatique normale.

Tantôt ce sont des pigments anormaux qui infiltrent la cellule hépatique. Les plus connus de ceux-ci sont le pigment mélanique ou mélanine et le pigment ferrique. Les granulations des cellules du foie cardiaque (Parmentier) ont une composition mal élucidée qui se rapproche, en tout cas, de celle des pigments précédents.

I. **Pigmentation mélanique.** — La pigmentation mélanique se caractérise par la présence, dans les cellules, de granulations de couleur noire qui n'offrent, d'autre part, ni les réactions microchimiques des pigments biliaires, ni celles des pigments ferriques. Elle se rencontre dans le mélanome simple du foie, secondaire à une tumeur mélanique oculaire ou cutanée, dans lequel les cellules hépatiques infiltrées sont normales d'autre part, et dans le mélanoépithéliome ou le mélanosarcome hépatiques survenant dans les mêmes conditions.

Dans le foie paludéen, la mélanine se rencontre également, mais jamais à l'intérieur des cellules hépatiques, comme nous aurons occasion de le montrer.

La pigmentation mélanique du foie ne se traduit souvent par aucun symptôme particulier; toutefois on pourra la soupçonner en cas de tumeur hépatique secondaire à une tumeur mélanique de l'œil ou de la peau, accompagnée de mélanurie; ce dernier symptôme ne se révèle que sous l'influence de l'exposition à l'air ou d'un réactif tel que l'acide nitrique ou l'acide chromique.

II. **Pigmentation ferrique.** — *Anatomie pathologique.* — La pigmentation de la cellule hépatique par les granulations de nature ferrique fut découverte par Quincke, puis étudiée en Allemagne par Neumann, Zalesky, notamment. En France, les recherches de Hanot et Chauffard, qui isolèrent le type anatomo-clinique dia-

bête bronzé, les travaux de Gilbert, Brault et Galliard,
Kiener, Letulle, Auscher et Lapicque élucidèrent bien
des points de la question laissés obscurs par les travaux
allemands.

Le fer du foie normal étant tout entier à l'état de combinaison organique (ferrine de Dastre et Floresco, ferratine
de Marfori et Schmiedeberg), ne peut être décelé par les
réactions colorantes ordinaires du fer en combinaison miné-
rale. M. Castaigne le faisait remarquer dans un récent
article et nous-même avons pu le vérifier sur un certain
nombre d'animaux. Le fer du foie normal est, suivant
l'expression consacrée, un fer dissimulé. Le fait donc de
trouver dans les cellules hépatiques des granulations qui
présentent les réactions colorantes du fer non dissimulé est
par lui-même anormal; c'est de ces granulations ferriques
seules qu'il sera question ici.

L'infiltration du foie par les granulations de pigment
ferrique se révèle, quand elle est suffisamment marquée,
dès l'examen à l'œil nu, par une couleur spéciale jaune
sombre, chamois, s'étendant uniformément à tout le parenchyme ou constituant des marbrures plus foncées se
détachant sur fond jaune; les noms de *pigment ocre*
(Kelsch et Kiener), de *rubigine* (Auscher et Lapicque)
donnés au pigment ferrique du foie correspondent exactement à cet aspect.

L'examen des coupes montre, dans tous les cas, les
cellules, en plus ou moins grand nombre, infiltrées de
granulations d'un jaune plus ou moins foncé, de dimensions
variables, de contours irréguliers, formant souvent des
amas mûriformes. Ces granulations sont souvent plus
abondantes dans la zone centrolobulaire et souvent aussi
massées en même temps dans les zones centrale et margi-
nale du lobule. Le pigment apparaît d'abord sous la forme
d'une très fine poussière dont les grains s'agglomèrent de
plus en plus. Sa quantité est variable d'une cellule à l'autre
et, globalement, très variable suivant les cas.

Les granulations infiltrent non seulement la cellule hépatique, mais encore les cellules de Küppfer. Elles forment, à ce niveau, des groupes allongés, plus ou moins étoilés, moins compacts que ceux des cellules glandulaires.

Si l'on soumet les coupes quelques minutes à une solution très étendue de sulfhydrate d'ammoniaque fraîchement préparé (de X à XX gouttes, par exemple, dans 50 centimètres cubes d'eau distillée), les granulations pigmentaires se colorent en noir vert très foncé (Quincke). Si, d'autre part, on les traite de cinq à dix minutes par une solution aqueuse de ferrocyanure de potassium, à 1 ou 2 p. 100 par exemple, puis, de trois à cinq minutes, par une solution d'acide chlorhydrique, à 1 p. 100, les granulations virent rapidement au bleu, par formation de bleu de Prusse. L'emploi d'une solution d'hématoxyline pure à 5 p. 100 dans de l'eau rigoureusement distillée colore les granulations ferriques en bleu noir, le reste de la coupe étant coloré en jaune brun clair.

Le pigment ocre a été isolé par MM. Auscher et Lapicque qui ont pu ainsi étudier ses propriétés chimiques et l'identifier à un hydrate ferrique. Il se distingue des hydrates ferriques ordinaires par son insolubilité dans les acides froids, par sa résistance générale aux réactifs, et parce qu'il est susceptible de donner des solutions colloïdales.

Le protoplasma et le noyau de la cellule pigmentée sont dans un état variable. Très fréquemment ils sont normaux ; leur étude après dissolution préalable du pigment permet d'en juger exactement (Castaigne). Tantôt, par contre, le noyau refoulé à la périphérie de la cellule par les masses pigmentaires s'aplatit, puis disparaît ; le protoplasma disparaît lui aussi, libérant l'amas pigmentaire. Celui-ci peut se fusionner aux amas provenant des cellules contiguës ou bien, restant isolé, garder sa forme polygonale et figurer, avec les amas voisins, un semblant de trabécule hépatique.

Le pigment ocre n'est presque jamais localisé au foie ; mais il infiltre également les organes les plus variés, ce qui justifie l'expression de *cachexie pigmentaire* appliquée parfois à la maladie. On le rencontre dans les parenchymes glandulaires, le pancréas, les glandes salivaires, les glandes sudoripares, le rein qui prend un aspect piqueté ou pierre à fusil et dans lequel les granulations sont limitées à l'épithélium des tubuli contorti et des branches ascendantes de l'anse de Henle, les capsules surrénales, la rate, la moelle osseuse, les ganglions lymphatiques, le poumon, dans les capillaires duquel on peut noter des embolies pigmentaires (Letulle, Rabé). Par contre le sang, la vessie, la prostate, les centres nerveux n'en contiendraient qu'exceptionnellement et dans de très faibles proportions. D'autre part l'estomac, le duodénum, l'intestin grêle présentent souvent des taches noirâtres plus ou moins étendues ; mais celles-ci ne donnent pas les réactions ferriques et sont cantonnées à la portion sous-séreuse de la paroi.

Lésions surajoutées. — L'infiltration pigmentaire que nous venons d'étudier représente, dans quelques cas, la seule lésion révélée par l'autopsie ; ce sont ces cas que M. Chauffard désigne sous le nom d'infiltration pigmentaire simple, et M. Castaigne sous le nom de sidérose pigmentaire. Fréquemment, par contre, elle se complique d'autres lésions.

Dans le foie notamment elle peut amener, comme nous l'avons vu, la nécrobiose cellulaire. Elle coïncide souvent aussi avec des lésions cirrhotiques et constitue de la sorte les *cirrhoses pigmentaires*. Toutes les variétés de cirrhoses hépatiques peuvent se compliquer d'infiltration ferrique et fournir ainsi des cas de cirrhose pigmentaire, notamment la cirrhose hypertrophique alcoolique (Gilbert et Grenet, Letulle). Nous n'avons pas à étudier ici toutes les lésions cirrhotiques déjà décrites; mais, du moins, devons-nous nous occuper des deux cirrhoses pigmentaires les plus typiques : la cirrhose pigmentaire paludéenne et la cirrhose hypertrophique pigmentaire du diabète bronzé.

Cirrhose pigmentaire paludéenne. — Le foie de la cirrhose pigmentaire paludéenne est hypertrophié, présente une surface lisse ou légèrement mamelonnée, avec épaississement de la capsule. Sa consistance est ferme, sa couleur jaune chamois déjà connue. Au microscope, la sclérose présente une répartition irrégulière, tantôt intralobulaire, tantôt interlobulaire, tantôt biveineuse ; elle est ordinairement de structure jeune. L'infiltration pigmentaire est souvent généralisée et accompagnée de lésions cellulaires. Il existe souvent de la stase biliaire.

Ces lésions, décrites par Kelsch et Kiener dans le paludisme chronique, ne constituent d'ailleurs pas les seules qu'on y puisse rencontrer. Les mêmes auteurs ont décrit également dans cette maladie l'*hyperémie phlegmasique*, l'*atrophie ischémique*, l'*hépatite parenchymateuse*.

L'hyperémie phlegmasique est caractérisée principalement par l'hypertrophie congestive du foie, par une légère infiltration leucocytaire du tissu conjonctif des espaces portes, par la tuméfaction trouble des cellules. Celles-ci sont légèrement infiltrées de pigment ocre aux confins du lobule ; de grosses cellules infiltrées de pigment ferrique se remarquent aussi à l'intérieur des capillaires.

Dans l'atrophie ischémique, le foie est petit, exsangue, un peu ferme ; il montre, au microscope, avec une très légère cirrhose, des cellules, surchargées de pigment, dont le protoplasma est atrophié et dont le noyau se colore mal.

L'hépatite parenchymateuse, caractérisée par l'hypertrophie des travées hépatiques de tout le parenchyme, dans sa forme diffuse, ou seulement au niveau de petites zones arrondies, dans sa forme nodulaire, peut exister dans les différentes variétés des lésions paludéennes chroniques. M. Gilbert a remarqué, dans un cas d'hépatite nodulaire, que le pigment ferrique qui infiltrait les parties saines du parenchyme respectait les cellules du nodule.

Au cas de paludisme aigu, le pigment ocre peut se rencontrer dans les cellules hépatiques, mais, d'autre part, des granulations de mélanine, contenues dans de nombreux leucocytes, injectent les veines portes et les capillaires radiés ; elles épargnent les cellules parenchymateuses.

Cirrhose pigmentaire du diabète bronzé. — Le diabète

bronzé, syndrome anatomo-clinique vaguement pressenti déjà par Trousseau, Troisier, Beyer, mais isolé vraiment par Hanot et M. Chauffard, est caractérisé anatomiquement par une cirrhose hypertrophique pigmentaire.

Le foie est gros, du poids moyen de 2 kilogrammes ou 2 kilogrammes et demi, de consistance ferme, de la couleur jaune roux déjà décrite plus haut. Il est, à la coupe, finement granuleux ou presque lisse.

Les cellules pigmentées du foie ont un noyau difficilement colorable et sont parfois complètement nécrosées. La cirrhose est biveineuse, annulaire, à fines granulations en général; souvent le tissu conjonctif domine autour de la veine sushépatique. Les îlots de sclérose sont infiltrés de masses pigmentaires. Il existe des pseudo-canalicules biliaires, des lésions de phlébite et d'artérite.

La surcharge pigmentaire du foie est très accentuée, relativement à celle des autres organes. MM. Brault et Galliard, M. Castaigne ont noté que le rein peut ne pas présenter de pigment. Le pancréas est augmenté de volume et sclérosé. La rate peut être molle ou indurée.

Étiologie. — L'infiltration pigmentaire du foie est beaucoup plus fréquente qu'on ne se doutait tout d'abord. M. Castaigne l'a notée 31 fois sur 300 autopsies.

On la rencontre dans les affections s'accompagnant d'*épanchements sanguins*, intraséreux ou non, et notamment dans les hématomes, dans la pleurésie hémorragique, dans la péritonite hémorragique liée à un cancer de la séreuse ou à un kyste ovarique proliférant, beaucoup moins fréquemment dans les épanchements péritonéaux consécutifs à une plaie perforante.

On la rencontre aussi dans les *maladies du sang*, notamment dans l'anémie pernicieuse (Quincke, Hunter, Jeanselme et Papillon, Gilbert et Garnier, Chauffard), de forme orthoplastique en particulier (Castaigne), dans certaines anémies graves (Jeanselme), dans l'hémoglobinurie paroxystique, dans le purpura (Gilbert et Grenet, Apert, Castaigne), dans la leucémie, dans les *intoxications* produisant des lésions graves du sang, empoisonnement par l'acide pyrogallique (Dalché), empoisonnement aigu par l'absinthe (Pauly), empoisonnement par une substance méthémoglobinisante de nature inconnue (Hayem et Ghika), dans les *infections* produisant des lésions sanguines intenses, telles que le paludisme, dont nous savons déjà toute l'importance étiologique, telles que les infections hémorragipares diverses.

L'infiltration pigmentaire se rencontre également dans d'autres infections : tuberculose (Brault), fièvre typhoïde, pneumonie, dans l'alcoolisme [cirrhose hypertrophique pigmentaire (Letulle, Gilbert et Grenet], dans le diabète, ainsi que nous l'avons vu plus haut.

Pathogénie. — Le pigment ocre dérive de l'hémoglobine, élément ferrugineux du sang, ainsi que l'ont prouvé les expériences de Quincke, d'Auscher et Lapicque, dans lesquelles ces auteurs, après injection intra péritonéale d'une certaine quantité de sang, ont constaté la présence de granulations ferriques au niveau des cellules étoilées du foie.

Dans ces conditions, on conçoit que l'infiltration pigmentaire puisse résulter d'une hématolyse abondante, ou d'une fragilité sanguine spéciale expliquant la libération facile de l'hémoglobine, d'autant plus que la maladie est constatée précisément dans les affections sanguines et qu'elle peut être reproduite expérimentalement au moyen de poisons à action avérée sur le sang, toluylendiamine, sulfure de carbone.

Mais un autre élément pathogénique, l'activité spéciale des cellules, paraît intervenir; ce sont en effet les cellules les plus actives de l'économie, cellules glandulaires, cellules myocardiques qui s'infiltrent de pigment; et elles s'en infiltrent de façon variable d'une cellule à l'autre, ce qui contredit l'hypothèse d'une imprégnation passive. L'hyperactivité des cellules hépatiques a d'ailleurs été notée par MM. Gilbert et Garnier dans l'anémie pernicieuse qui s'accompagne d'infiltration pigmentaire; et dans la cirrhose hypertrophique pigmentaire du diabète sucré, nous verrons que MM. Gilbert, Castaigne et Lereboullet ont prouvé l'hyperhépatie. Les cellules malades, d'autre part, ne s'infiltrent pas de pigment, ainsi qu'il a été noté par M. Gilbert dans les nodules d'hépatite parenchymateuse et par M. Letulle dans les noyaux cancéreux de foies pigmentés par ailleurs.

Deux éléments semblent donc jouer un rôle dans la pathogénie de l'infiltration pigmentaire : d'une part une lésion ou une fragilité particulière du sang, d'autre part une aptitude spéciale des cellules à fixer et à élaborer l'hémoglobine. Si ces deux éléments paraissent intervenir l'un et l'autre dans tous les cas, l'importance de leur rôle respectif n'en semble pas moins très différente suivant les conditions étiologiques.

C'est ainsi qu'en cas d'épanchements sanguins, de maladie hémorragipare, d'intoxication par les poisons du sang, de maladies du sang, en cas de paludisme, dont l'agent pathogène a une action si profonde sur les hématies, le premier des deux éléments paraît dominer la pathogénie.

Dans ces circonstances, le pigment se formerait-il directement dans le sang, pour être transporté par les leucocytes jusqu'au niveau des parenchymes ? C'est là l'opinion de Quincke, soutenue récemment par MM. Jeanselme et Papillon. Ou bien l'hémoglobine, dissoute au préalable dans le plasma, s'offrirait-elle, déjà libérée, aux cellules qui doivent la fixer sous forme de pigment ? Cette dernière hypothèse semble peu admissible, car on n'a jamais constaté directement cette dissolution de l'hémoglobine dans le sérum. Une grande obscurité règne encore sur le processus intime des phénomènes.

On comprend, d'un autre côté, que dans les maladies dont l'action sur le sang est peu marquée, le rôle des cellules prenne une importance relative plus grande. Dans la cirrhose hypertrophique pigmentaire du diabète bronzé, notamment, l'activité de la cellule hépatique semble intervenir de façon primordiale. Comme le pensent MM. Gilbert,

Castaigne et Lereboullet, l'infiltration hépatique tiendrait ici, non pas à une lésion ou à une fragilité sanguine spéciale, mais à une sorte d'appétit exagéré des cellules hépatiques pour le fer : sauf aux dernières phases de l'affection, en effet, existent des symptômes nets d'hyperhépatie, foie hypertrophié, excrétion exagérée de l'urée, hyperbiligénie parfois, glycosurie évoluant parallèlement à l'azoturie et par suite d'origine hyperhépatique. L'hyperactivité de la cellule hépatique produirait ici, en même temps que le diabète, l'imprégnation pigmentaire du foie. Cette théorie s'accorde, par certains points, avec les théories antérieures de l'hypergenèse pigmentaire hépatique (Hanot et Chauffard, 1882) et de la dysgenèse pigmentaire hépatique (Chauffard, 1893) (1).

On comprend dès lors (Castaigne) que le pigment, prenant naissance dans le foie, n'infiltre que rarement le rein en cas de diabète bronzé, contrairement aux cas où le sang, spécialement fragile, offre une proie facile à tous les organes indistinctement. Lorsqu'il est devenu trop abondant au niveau du foie, il parviendrait aux autres organes non pas par les vaisseaux sanguins, où l'on ne trouve le pigment ocre qu'exceptionnellement, mais par le système lymphatique, dont les ganglions se montrent, en revanche, extrêmement riches en pigment ferrique (Castaigne).

La pathogénie que nous venons d'esquisser s'applique indifféremment aux cas d'infiltration sanguine simple, où la pigmentation est la seule lésion en cause, et à ceux où d'autres lésions coexistent, notamment aux cirrhoses pigmentaires. Les rapports de la cirrhose et de l'infiltration pigmentaire sont rien moins qu'élucidés ; et si certains auteurs accordent un pouvoir sclérogène à l'infiltration pigmentaire, d'autres considèrent la cirrhose et l'infiltra-

---

(1) Nous citons ici, pour mémoire, la théorie de M. P. Marie, pour qui le diabète bronzé serait un diabète spécial, comparable au diabète pancréatique, et la théorie d'Opie d'après laquelle le diabète est subordonné à la lésion scléro-pigmentaire du pancréas.

tion pigmentaire comme deux éléments indépendants l'un de l'autre (Castaigne).

Symptômes. — L'infiltration du foie par le pigment ferrique peut ne se révéler par aucun symptôme spécial et ne modifier en rien l'allure des maladies qu'elle complique. Dans certains cas, par contre, elle se traduit cliniquement.

C'est ainsi que deux de ses variétés étiologiques répondent à des tableaux cliniques particuliers, la cirrhose pigmentaire paludéenne d'une part, la cirrhose hypertrophique pigmentaire avec diabète d'autre part, dont nous allons donner un tableau rapide.

La *cirrhose pigmentaire paludéenne* apparaît chez de vieux paludéens, déjà cachectiques parfois ; elle peut s'annoncer par des symptômes dyspeptiques, comme la cirrhose alcoolique, mais avec douleurs marquées de l'hypocondre et, quelquefois, poussées congestives hépatiques. Les signes habituels de la cirrhose alcoolique hypertrophique s'installent ensuite ; mais ici le foie est toujours douloureux, la rate est très volumineuse, dure et douloureuse ; l'ascite est inconstante ou susceptible de rétrocéder. Les œdèmes sont multiples et se compliquent ou non d'anasarque. Le teint des téguments est celui des vieux paludéens, terreux, plombé ou bronzé. L'évolution est plus rapide que dans la cirrhose hypertrophique alcoolique, et le malade succombe dans un état subcomateux ou comateux, avec hémorragies plus ou moins marquées.

La *cirrhose hypertrophique pigmentaire avec diabète*, ou *diabète bronzé*, s'installe insidieusement chez un homme d'âge mûr, en parfait état de santé antérieur ou déjà atteint d'un diabète vulgaire, parfois à l'occasion d'un traumatisme du foie ou d'une intoxication grave. Peu à peu s'établissent les signes de la maladie : diabète d'intensité moyenne, mélanodermie, cirrhose hypertrophique.

Le diabète se marque par une polyurie de trois à quatre litres environ, par l'azoturie, par une glycosurie de 150 à 200 grammes en vingt-quatre heures, qui disparaît ordinairement dans les dernières semaines de la maladie ; la polydipsie et la polyphagie évoluent parallèlement à la polyurie. Rapidement se développent des troubles gastro-intestinaux qui se manifestent surtout par une anorexie absolue et de la diarrhée. D'autres symptômes variés du diabète, tels que l'insomnie, l'anaphrodisie, l'amblyopie peuvent s'observer.

La mélanodermie est caractérisée par une teinte grisâtre, parfois brune, avec reflets métalliques, s'étendant à toute la surface de la peau, mais plus marquée au niveau des parties découvertes, ainsi qu'aux pieds, à la verge, au scrotum. La muqueuse buccale est normale. Parfois la mélanodermie est très légère ; dans un cas, on l'a vue disparaître.

Le foie est gros ordinairement, quelquefois un peu douloureux ; l'ascite est inconstante ; la circulation collatérale est peu marquée. La rate est augmentée de volume.

Le signe dominant est la cachexie avec œdèmes, qui s'installe très rapidement, et que favorisent l'anorexie et la diarrhée ; elle confine vite le malade au lit, et le plonge dans un état d'adynamie profonde.

La mort survient fatalement, après 6 ou 9 mois en moyenne, ou un peu plus tard, chez les malades atteints antérieurement de diabète vulgaire. Elle est amenée par la cachexie, ou le coma, ou parfois une complication ultime, péritonite, granulie, pneumonie.

Diagnostic. — Le diagnostic de la cirrhose pigmentaire paludéenne repose sur la survenance d'accidents cirrhotiques au cours du paludisme chronique.

Le diagnostic de la cirrhose hypertrophique pigmentaire du diabète bronzé se fonde sur l'existence de la triade symptomatique : diabète, symptômes de cirrhose hypertrophique, mélanodermie.

Les erreurs de diagnostic semblent difficiles.

Les maladies à gros foie sans mélanodermie ne peuvent faire songer à une cirrhose pigmentaire.

L'ictère très foncé, dit ictère noir, qui fait partie des symptômes du cancer de la tête du pancréas, s'accompagne d'ictère des conjonctives et n'a pas la même teinte que la mélanodermie.

Les maladies cachectisantes accompagnées de mélanodermie pourraient peut-être plus induire en erreur.

La phtiriase produit, en certains cas, une extrême émaciation avec adynamie et cachexie ; mais la mélanodermie qu'elle comporte n'est pas généralisée à tous les téguments ; elle est plus marquée au thorax, particulièrement en arrière, et s'allie à des lésions de grattage.

La tuberculose, à sa période cachectique, peut se compliquer de pigmentation cutanée, mais celle-ci est beaucoup moins accentuée que celle du diabète bronzé.

La maladie d'Addison évoquerait plus facilement l'idée de diabète bronzé, en raison de sa mélanodermie généralisée et ordinairement intense, de ses troubles gastro-intestinaux, de son adynamie profonde ; mais la teinte pigmentaire n'est pas uniforme, et se révèle, à un examen plus ou moins attentif, d'un aspect pointillé spécial ; le foie n'est pas gros ; la marche de l'affection est ordinairement moins rapide, il n'existe pas de signes de diabète.

Citons, pour mémoire, en terminant, la mélanodermie de l'arsenicisme chronique, la mélanodermie consécutive à l'ingestion prolongée de sels d'argent, qui ne sont pas généralisées et apparaissent dans des circonstances bien spéciales.

Traitement. — Il n'existe pas, à proprement parler, de traitement de l'infiltration pigmentaire du foie. Sa prophylaxie se confond avec le traitement des maladies qui peuvent la causer. Le traitement de la cirrhose pigmentaire paludéenne se confond avec celui du paludisme chronique et de la cirrhose.

Le traitement de la cirrhose pigmentaire du diabète bronzé se confond avec celui du diabète et de la cirrhose.

TRENTE-TROISIÈME LEÇON

LES SUPPURATIONS INTRAHÉPATIQUES

Par A. LIPPMANN.

PATHOGÉNIE, ÉTIOLOGIE. — 1º Les voies d'apport : inoculation directe ;
voie lymphatique ; voie artérielle ; veine sus-hépatique ; veine porte :
voies biliaires.

2º Causes secondes occasionnelles. Étiologie : fièvre typhoïde, grippe,
appendicite, dysenterie.

3º Agents pathogènes. Bactériologie : microbes spécifiques et non spécifiques ; importance des anaérobies ; amibes. .

ANATOMIE PATHOLOGIQUE. — 1º Hépatite suppurée : le pus ; la paroi
lésions de voisinage. — 2º Abcès aréolaires. — 3º Petits abcès :
abcès métastatiques veineux ; abcès biliaires angiocholitiques ; abcès
tuberculeux.

SYMPTOMES. — 1º Hépatite suppurée : phase présuppurative ; phase
suppurative. Évolution : cas aigus, subaigus, chroniques. — 2º Abcès
métastatiques ; foie pyohémique. — 3º Abcès biliaires,

DIAGNOSTIC. PRONOSTIC. TRAITEMENT. — Traitement médical, traitement
chirurgical.

Dans la leçon consacrée à l'étiologie générale des affections hépatiques et biliaires, nous avons pu voir combien
nombreuses étaient les voies conduisant au foie, faisant de la
glande hépatique un véritable carrefour organique ; nous
savons d'autre part quel rôle important d'arrêt ou de fixation
est dévolu à la cellule hépatique vis-à-vis des germes et des
toxines, aussi les conditions dans lesquelles s'observent les
suppurations intrahépatiques sont-elles éminemment variables et disparates. Il ne saurait entrer dans le cadre de cette
leçon de faire une étude complète et détaillée de ces divers
processus dans toutes leurs modalités cliniques et étiologiques. Mais il est certains points de la question, plus particulièrement à l'ordre du jour dans ces dernières années, que

nous exposerons plus en détail, notamment en ce qui concerne la pathogénie, la bactériologie et le diagnostic de quelques-unes de ces suppurations, pour glisser plus rapidement sur les notions, classiques aujourd'hui, d'anatomie pathologique et de symptomatologie.

I. — Pathogénie. — Étiologie.

1° *Les voies d'apport.* — Six voies d'accès et de pénétration s'offrent aux nombreux germes pathogènes susceptibles de créer l'abcès du foie, chacune imprimant à l'affection une allure clinique spéciale, toutes n'étant d'ailleurs point empruntées avec la même fréquence : l'inoculation directe, la circulation lymphatique, l'artère hépatique, la veine sus-hépatique, la veine porte, les canaux biliaires.

a) *L'inoculation directe* peut parfois s'observer à l'origine de certaines suppurations hépatiques, encore qu'elle se montre plutôt rarement. Les plaies de l'hypocondre et du foie par instruments piquants, tranchants ; les blessures par armes à feu, avec pénétration de débris divers dans le parenchyme, sont, on le conçoit aisément, autant de portes d'entrée à la pyogenèse. Mais à côté de ces faits dont le mécanisme est facile à saisir, il nous faut mentionner les cas absolument authentiques où le traumatisme simple, sans plaie extérieure, amène une suppuration hépatique ; les abcès du foie par contusion ont été signalés récemment. M. Oddo rapporte un fait semblable observé chez un enfant, à la suite d'un traumatisme abdominal ; fait d'autant plus intéressant, que l'on sait l'extrême rareté de l'abcès du foie chez l'enfant. Enfin, dans le même ordre d'idées, un abcès de voisinage, une suppuration de la vésicule biliaire, de l'estomac, de l'intestin, un cancer de voisinage viennent quelquefois directement infecter le parenchyme hépatique. Signalons encore les cas bien connus de kystes hydatiques secondairement suppurés, mais qui ne constituent point à proprement parler une suppuration intrahépatique.

b) *La voie lymphatique* ne peut servir qu'à la propagation des inflammations de voisinage, particulièrement de la périhépatite, nous n'y insisterons pas.

c) *La voie artérielle*, par contre, est celle des grandes infections généralisées, des septico-pyohémies médicales et chirurgicales, des abcès métastatiques. Endocardites infectieuses et aortites, affections pulmonaires septiques et gangreneuses, fièvres éruptives, dothiénentérie, foyers suppurés quelconques enfin situés sur le réseau veineux de la grande circulation, fractures compliquées, plaies, telles sont les différentes et principales affections essaimant à l'ordinaire le foie par l'intermédiaire de l'artère hépatique. Toutes les septicémies d'ailleurs ne sont pas nécessairement tributaires de la voie artérielle, et il y a déjà quelques années que M. Widal a montré l'origine sus-hépatique des abcès hépatiques au cours de l'infection puerpérale.

d) *La veine sus-hépatique* peut donc servir de porte d'entrée aux germes, surtout, on le conçoit, lorsqu'un cœur affaibli et malade favorise la stagnation du sang et, secondairement, l'infection en retour du parenchyme hépatique. Tout dernièrement MM. Ribadeau-Dumas et Halbron ont montré que, dans la pneumonie, le foie pouvait, grâce à l'asthénie cardiaque concomitante, présenter des lésions suppurées avec hépatite diffuse, d'origine indiscutablement sus-hépatique. De tels exemples, il faut d'ailleurs l'avouer, sont encore relativement rares, eu égard surtout aux méfaits si fréquents et si variés de la voie portale.

e) *La veine porte* reste, en effet, la grande voie d'envahissement septique de la glande hépatique, soit que le tronc veineux lui-même, par une pyléphlébite suppurative, devienne l'origine d'une suppuration hépatique, soit que ses multiples racines aillent puiser le germe originel des accidents septiques dans les divers organes tributaires : rate, estomac, veine ombilicale, petit bassin, enfin et surtout intestin grêle et gros. Si l'on se remémore les inflammations si fréquentes du tube gastro-intestinal, si l'on se représente toutes les variétés d'ulcérations, tant médicales que chirurgicales, relevées au niveau de l'intestin au cours de tant d'états pathologiques divers : entéro-colite, fièvre typhoïde, appendicite, rectite, hémorroïdes, enfin et surtout dysenterie, il n'y a pas lieu de s'étonner, dès lors, de l'importance capitale accordée depuis si longtemps à la voie veineuse portale dans la pathologie hépatique.

f) *La voie biliaire*, qu'il nous reste enfin à envisager, joue également un rôle des plus considérables dans les suppurations du foie ; c'est en effet dans le canalicule biliaire que prend naissance toute une catégorie de collections purulentes intrahépatiques, un peu particulières d'ailleurs : l'angiocholite suppurée, l'abcès biliaire en d'autres termes, si fréquemment observé en clinique. Ce rôle fut établi et démontré par les travaux du Professeur Gilbert avec Girode et Dominici sur les infections biliaires ; nos recherches personnelles toutes récentes en collaboration avec M. Gilbert sur le microbisme biliaire normal et pathologique viennent d'en étendre singulièrement encore l'importance. Actuellement, étant donnée l'existence nettement prouvée par nous d'un microbisme normal latent anaérobie de l'arbre biliaire, depuis ses racines intestinales jusqu'à l'origine de ses ramifications intrahépatiques, la suppuration biliaire peut se concevoir et s'établit en fait grâce à un triple mécanisme : infection ascendante d'origine intestinale, première notion devenue classique aujourd'hui ; transformation sur place d'un microbisme cavitaire et physiologique en microbisme pariétal et pathologique sans intervention d'aucun germe étranger ; enfin infection descendante des canalicules à la suite de septicémie, les agents pathogènes s'éliminant par la bile (Lemierre et Abrami). Bien entendu, il faut, pour qu'éclatent les accidents purulents, l'occurrence secondaire, mais indispensable, d'une cause occasionnelle ralentissant ou empêchant le cours de la circulation biliaire, soit une lithiase avec calcul d'observation courante, soit un corps étranger, lombric, ascaride, soit une tumeur intrinsèque ou extrinsèque, soit un épaississement particulier de la bile, soit enfin l'existence ou d'une septicémie accusée, ou d'un état infectieux intestinal.

2° Les causes secondes occasionnelles. — *Étiologie.*
— Quelle que soit l'origine première de la suppuration hépatique, l'influence des causes secondes est indiscutable ; il suffit de parcourir l'exposé ci-dessus des voies d'apport, pour en voir signalées les principales et en apprécier toute la valeur.

L'abcès du foie, autrefois décrit comme idiopathique ou spontané, n'existe plus, il est actuellement rayé du cadre nosologique, le perfectionnement des procédés d'investigation ayant toujours démontré par la suite l'existence d'un processus occasionnel quelconque passant autrefois inaperçu.

Nous ne saurions énumérer successivement toutes les affections susceptibles de produire la suppuration intrahépatique dans ses nombreuses modalités anatomo-cliniques. Toutes d'ailleurs peuvent se ramener à trois grandes variétés : les infections sanguines, les infections intestinales, la lithiase biliaire.

Il en est cependant quelques-unes qui, par leur importance étiologique, méritent de retenir un peu notre attention : *la fièvre typhoïde*, par sa double action septicémique et intestinale, par ses localisations éberthiennes extra-intestinales si fréquentes ; *la grippe*, qui en dehors de toute autre affection suffirait à produire de grands abcès du foie, ce dont Tedenat d'une part, Berger de l'autre, rapportèrent au Congrès de Chirurgie de 1902 quatre exemples, en attribuant la formation du pus à des lésions intestinales ; *l'appendicite*, amenant soit directement, soit indirectement, la suppuration intrahépatique, les premiers cas en furent rapportés par le Professeur Dieulafoy, ils ne se comptent plus à l'heure actuelle ; enfin et surtout la *dysenterie*. Aucun facteur étiologique n'atteint la valeur de la dysenterie ; de cette seule affection relèvent plus de 75 p. 100 des cas d'abcès tropical du foie (Kelsch et Kiener), si bien que l'on peut dire que dysenterie et hépatite suppurée marchent de pair. Identité de nature, processus anatomo-pathologique semblable, causes adjuvantes semblables tenant au climat, à l'endémicité et à l'épidémicité, à la race, rien ne manque au faisceau de preuves rassemblées depuis de longues années par les divers observateurs. Les anciens abcès du foie d'origine paludéenne dépendaient bien probablement d'une même étiologie, et M. Laveran nie actuellement tout rapport entre la malaria et la suppuration hépatique.

Qu'il s'agisse de la variété amibienne, ou de la variété bacillaire épidémique, l'une et l'autre sont susceptibles d'amener l'abcès hépatique, et si les premières constatations concernaient surtout la dysenterie amibienne, toute une série d'observations récentes de Widal et Martin, Chantemesse, Bertrand affirment la réalité de l'hépatite suppurée dans la dysenterie bacillaire.

3° *Les agents pathogènes. — Bactériologie.* — La multiplicité des portes d'entrée et des affections causales a comme conséquence une variabilité et une richesse extrême dans la flore microbienne des suppurations hépatiques, et l'on peut, suivant les cas, rencontrer les variétés suivantes :

a) *Germes pyogènes :* streptocoque, staphylocoque, germes des petits abcès métastatiques, des grandes infections médico-chirurgicales, germes de l'hépatite suppurée ;

b) *Germes intestinaux :* colibacille, entérocoque, associés le plus généralement aux précédents dans les angiocholites suppurées.

c) *Germes spécifiques :* bacille d'Eberth, pneumocoque, pneumobacille, bacille pyocyanique, bacille fin de Babès et Zigura, bacille dysentérique, bacille de Pfeiffer, bacille de Koch, enfin, créant l'abcès tuberculeux sur lequel Lannelongue, le premier, attira l'attention.

d) *Germes anaérobies :* Funduliformis, streptococcus anaerobius, perfringens, radiiformis, que nous avons retrouvés toujours avec une constance remarquable et en grande abondance dans tous les cas de suppuration intrahépatique étudiés par nous, qu'il s'agit d'angiocholites suppurées, de petits ou de grands abcès, de kystes hydatique suppurés.

e) *Amibes* de variétés et de races diverses, surtout décrites dans l'hépatite suppurée des pays chauds.

f) Enfin dans de nombreux cas concernant soit les abcès grippaux, soit principalement les grands abcès tropicaux, le pus fut trouvé et déclaré *stérile.*

Cette stérilité est rapportée par divers auteurs, tantôt à l'action de la bile, action qui reste toute à démontrer, tantôt à l'âge de la suppuration et à la mort des bacilles, tantôt à l'origine toxinique des accidents. Pour nous, cette stérilité n'est qu'apparente et résulte de l'insuffisance des techniques mises en œuvre. Nous n'avons eu personnellement que deux cas d'abcès tropicaux à étudier, et dans ces deux cas, les cultures en milieux spéciaux nous décelèrent la présence de plusieurs variétés anaérobies, associées au streptocoque dans le premier cas, et seules existantes dans le second. Il est donc légitime de penser qu'avec le perfectionnement des procédés bactériologiques, le nombre de ces cas de pus « amicrobiens » ira en diminuant de plus en plus.

II. — Anatomie pathologique.

Nous diviserons au point de vue anatomique les suppurations intrahépatiques en trois grands groupes : l'hépatite suppurée, les abcès aréolaires, les petits abcès.

I. *Hépatite suppurée* (abcès dysentérique, tropical, grand abcès).

1º L'ABCÈS. — Suivant le moment de leur évolution, suivant également leur nature on peut, avec Kelsch et Kiener, distinguer deux catégories de faits :

a) *L'abcès phlegmoneux,* ou grand abcès, présente ce caractère pathognomonique d'être le plus souvent solitaire. Il naît dans la profondeur du foie, occupant de préférence le lobe droit, atteint suivant les cas un volume parfois très considérable, certains arrivant à occuper toute l'étendue du lobe hépatique, et réduisant le parenchyme à une coque insignifiante.

Le pus, en quantité éminemment variable (de quelques grammes à trois litres), est tantôt blanchâtre, onctueux, bien lié, tantôt séreux, grumeleux, verdâtre, coloré par la bile, tantôt noirâtre et gangreneux; parfois il prend un aspect de bouillie chocolat très caractéristique. L'odeur diffère suivant les cas, bien souvent elle est trouvée fétide, de cette fétidité bien spéciale aux collections avoisinant le tube digestif. Le microscope révèle dans ce pus la présence constante de leucocytes et de cellules hépatiques en nécrobiose, de gouttelettes de graisse, parfois de tablettes de cholestérine et de cristaux incolores et quadrangulaires.

La paroi offre une structure différente selon l'allure plus ou moins vive de l'affection et l'ancienneté de la lésion. Molle, anfractueuse, parsemée de villosités friables dans l'abcès à marche rapide, elle s'organise dans les cas plus lents et se trouve alors constituée par un tissu embryonnaire que double intérieurement une membrane pyogénique. L'épaississement de ce tissu embryonnaire avec le temps donne lieu à ces coques fibreuses et lardacées que l'on trouve dans les cas anciens.

b) *L'abcès fibreux* (Kelsch et Kiener) est au contraire petit et multiple. Du volume d'un œuf de pigeon, leur nombre varie de 3 à 12 et au delà.

Le pus est sirupeux, grumeleux à demi concret.

Leur paroi diffère essentiellement de celui des abcès phlegmoneux. Véritables petits nodules de consistance ferme, ces abcès sont entourés d'un tissu fibreux dur, stratifié, où se retrouvent des débris de travées dégénérées. Ils sont tapissés dans leur intérieur d'une couche de tissu embryonnaire, parfois d'une membrane pyogénique.

2° LE VOISINAGE. — Les travées avoisinant la poche purulente présentent constamment et à des degrés divers des lésions de congestion, d'hyperhémie et d'œdème. La périhépatite soit adhésive, soit suppurée, est pour ainsi dire de règle.

Enfin il n'est pas rare de constater la présence concomitante de pleurésie, de péricardite; l'ascite a même été signalée. Quant au parenchyme hépatique plus éloigné, il peut rester absolument indemne, ou bien renfermer d'autres lésions suppuratives, ou encore offrir des points plus ou moins étendus de dégénérescence graisseuse ou amyloïde.

3° ÉVOLUTION. — Ainsi constitué, l'abcès peut rester simple, augmentant par usure excentrique des parois. L'intervention de germes étrangers peut aussi compliquer la situation et l'on a décrit des abcès gangreneux, putrides, stercoraux. Des corps étrangers, d'autres fois, sont retrouvés à l'intérieur de la poche, tels que calculs et cristaux. Enfin l'ouverture de canaux biliaires, de vaisseaux sanguins, la perforation d'organes adjacents par le pus de l'abcès et son issue à l'extérieur, suivant des parcours plus ou moins directs, sont les diverses éventualités qu'il nous suffira de signaler.

II. *Abcès aréolaires.* — Les abcès aréolaires constituent une variété toute spéciale de suppurations hépatiques, due à un type anatomo-pathologique particulier sur lequel, le premier, M. Chauffard attira l'attention. Le foyer purulent naît en plein foie, à la partie moyenne d'un de ses lobes, puis il évolue vers la surface de la glande, en affectant la forme bien connue des infarctus. Il se trouve donc constitué par une série de petites logettes ou d'aréoles inégales, isolées ou communiquant entré elles, établissant ainsi une sorte de système caverneux, de forme conique, à base périphérique et sommet central. Le pus n'offre aucun caractère spécial. Considérés tout d'abord par Chauffard, Widal et Griffon comme des suppurations angiocholitiques, ces abcès aréolaires ont été depuis reconnus comme relevant fréquemment d'une origine sus-hépatique (Claisse, Achalme) ou pyléphlébitique (Achard, OEttinger). Ce qui cause la morphologie particulière de cette variété, c'est non pas son étiologie et sa pathogénie qui, nous venons de le voir, peuvent être fort diverses, mais bien son développement caractérisé autour d'un des systèmes canaliculaires du foie.

III. *Petits abcès.* — On en distingue plusieurs variétés.

1° ABCÈS MÉTASTATIQUE VEINEUX PYLÉPHLÉBITIQUE OU SUS-HÉPATIQUE. — *Macroscopiquement*, un foie mou, volumineux, hyperémié s'étalant sur la table, sur la surface brunâtre duquel se détachent en légères saillies de petits nodules miliaires, pouvant, par leur confluence, former des noyaux plus volumineux ; un parenchyme offrant à la coupe toute une série de formations purulentes, allant de la simple tache claire à l'abcès vrai à pus crémeux blanchâtre, transformant parfois la glande en une véritable éponge purulente, tels sont les détails que l'on peut recueillir à la simple inspection.

Microscopiquement on peut sur un même foie saisir les diverses étapes du processus suivant : dilatation initiale du capillaire sanguin avec amas microbiens et leucocytaires, puis diapédèse, enfin dégénérescence granulo-graisseuse des cellules hépatiques avoisinantes. L'abcès miliaire est formé.

2° Abcès biliaire angiocholitique. — Nous serons bref en ce qui concerne les abcès biliaires, dont l'étude, d'ailleurs, a déjà été faite à propos des *Angiocholites*. Rappelons seulement que, macroscopiquement, ici encore l'on peut observer tous les intermédiaires depuis l'abcès miliaire jusqu'à la collection vraie. Ces abcès sont généralement multiples et le pus en est verdâtre, teinté qu'il est par la bile ; enfin, concurremment existent toujours des lésions accusées des grosses voies biliaires.

Microscopiquement l'abcès peut être ou bien péribiliaire, simple suppuration péri-angiocholitique, sans autre membrane limitante que la membrane pyogénique ordinaire, ou intrabiliaire, affectant une forme ampullaire avec une membrane limitante à épithélium cylindrique, formée par conséquent par la paroi même du conduit biliaire. Dans ce cas l'on ne trouve plus dans le pus de cellules hépatiques dégénérées, ainsi que précédemment ; l'on constate, par contre, la présence de nombreuses cellules cylindriques biliaires.

3° Abcès tuberculeux. — Mentionnons enfin l'abcès intrahépatique tuberculeux, surtout observé dans l'enfance, véritable ulcération caverneuse creusée dans le parenchyme du foie, et tendant à gagner au cours de son évolution la périphérie de l'organe où il provoque la formation d'une péritonite adhésive au sein de laquelle les fongosités s'étalent bientôt en membrane pyogénique.

III. — Symptômes.

La diversité des différents processus de suppuration intra-hépatique imprime forcément à chaque variété une allure clinique particulière. Nous décrirons donc successivement l'abcès tropical, l'abcès métastatique et le foie pyohémique qui en est la conséquence, l'abcès biliaire enfin, en insistant surtout sur l'hépatite suppurée, sinon la plus fréquente, du moins la plus caractérisée des suppurations hépatiques, la seule possédant une physionomie clinique qui lui soit propre :

1° *Hépatite suppurée*. — L'abcès tropical du foie peut, dans certains cas, rester latent, et ignoré jusqu'à l'autopsie ou jusqu'à la pénétration du pus dans une cavité voisine. Parfois l'on voit une hépatite, qui sommeillait depuis de longues années, se réveiller brusquement sous l'influence d'une maladie intercurrente.

Dans d'autres cas, le tableau clinique s'affirme plus nettement. De toutes façons, l'hépatite dysentérique passe par deux phases : une *phase de congestion hépatique*, *phase présuppurative*, reproduisant tous les symptômes habituels à la congestion hépatique, avec sensibilité locale profonde, tuméfaction du foie, subictère, troubles digestifs, mouvement fébrile léger, le tout affectant une marche inégale et paroxystique, entrecoupée de périodes de rémission ; puis les symptômes s'exagèrent et la *seconde phase, phase suppurative*, s'établit peu à peu. Certains symptômes acquièrent de ce fait une importance toute spéciale :

La *douleur* fixe, pongitive, exquise, véritable point de côté hépatique, irradiée à l'épaule droite parfois, souvent réveillée à la pression digitale pratiquée le long des espaces intercostaux depuis le rebord cartilagineux du thorax jusqu'à l'épigastre (Loison), symptôme pathognomonique qui malheureusement manque dans les abcès centraux et dans les abcès de la face inférieure.

La dyspnée secondaire à la douleur immobilisant le malade dans le décubitus dorsal, les muscles abdominaux relâchés.

La tuméfaction du foie avec hypertrophie lisse et progressive de l'organe dans son entier ou dans un de ses lobes, donnant à la palpation profonde et bimanuelle une sensation de ballottement, de dureté élastique, sensation comparable à celle que donnerait un ballon de caoutchouc fortement distendu. Bientôt se forme une voussure avec distension des espaces intercostaux, des frottements périhépatiques apparaissent (bruit de cuir neuf, crépitation). l'œdème sous-cutané, la dilatation veineuse s'observent plus tardivement; parfois même la fluctuation devient perceptible.

L'ictère est de peu d'importance, il y a plutôt pâleur ictérique qu'ictère vrai. L'urologie dans ces cas est d'ailleurs encore très mal connue.

Les troubles digestifs sont très variables, enduit saburral et jaunâtre de la langue, inappétence absolue, diarrhée, vomissements, ils n'ont, on le voit, rien de bien caractéristique.

La fièvre, par contre, est autrement significative, encore qu'elle affecte trop souvent une marche trompeuse. Tantôt elle est continue, tantôt franchement intermittente; tantôt elle s'exagère quand apparaît la suppuration, tantôt au contraire elle subit une rémission qui pourrait en imposer pour une défervescence de bon aloi; elle ne peut donc en aucune façon être considérée comme un symptôme pathognomonique.

De fait, il n'existe qu'un véritable signe de certitude, c'est la *ponction exploratrice*, quand elle peut être pratiquée avec succès.

L'hyperleucocytose à polynucléaires dont certains auteurs font grand cas (Maurel, Boinet) est considérée par d'autres (Loison, Mossé) comme absolument insuffisante à affirmer l'existence d'une suppuration hépatique ayant été rencontrée à des taux parfois supérieurs dans d'autres affections hépatiques.

Suivant la marche et l'évolution des accidents, on peut distinguer trois cas : 1° *des cas aigus* où le pus s'établit en quinze jours avec syndrome ataxo-adynamique marqué ; 2° *des cas subaigus* durant de huit à dix semaines, avec amaigrissement croissant, sueurs profuses, marasme consomptif ; 3° *des cas chroniques* enfin dans lesquels se marquent au plus haut degré tous les symptômes de la cachexie hépatique, de ce que l'on a pu appeler la *phtisie hépatique.*

Trois éventualités peuvent survenir au cours d'une hépatite dysentérique abandonnée à elle-même, *la mort* soit dans le marasme et la cachexie, soit dans l'ataxo-adynamie typhoïde ; *l'enkystement* de l'abcès avec résorption ultérieure du contenu, terminaison de toutes la plus favorable mais véritablement exceptionnelle ; enfin, dans l'immense majorité des faits, *l'ouverture de l'abcès* et l'élimination du pus. Cette ouverture peut se faire à l'extérieur, surtout pour les collections évoluant à la face antérieure du foie ; elle peut se faire dans les bronches, donnant lieu à une vomique de pus brun chocolat caractéristique, dans la plèvre, le péricarde, le médiastin, le péritoine, l'intestin et l'estomac ; nous n'insistons pas davantage sur ces complications, non plus que sur les dangers ou les avantages qu'elles comportent respectivement.

2° **Abcès métastatique, foie pyohémique**. — L'histoire clinique des abcès métastatiques est le plus souvent masquée par la symptomatologie bruyante de l'affection initiale : appendicite, pyohémie, angiocholécystite, etc. C'est donc au cours d'un tableau symptomatique déjà fort chargé que l'on voit apparaître les signes d'une localisation hépatique ; un état général rapidement grave en quatre ou cinq semaines avec teint terreux, amaigrissement rapide, sueurs profuses, un mouvement fébrile généralement du type intermittent, une douleur profonde, parfois de l'ictère, des troubles digestifs constants, enfin et surtout une tuméfaction vite appréciable de la rate et du foie avec empâtement de toute la région, tels sont, rapidement résumés, les divers phénomènes constatés dans ce cas.

3° *Abcès biliaires.* — Très fréquemment l'angiocholite purulente passe inaperçue au milieu des troubles provoqués par la maladie originelle; en dehors de ces cas, l'infection biliaire se révèle nettement par un certain nombre de signes dont le principal est *la fièvre*. On sait que le mouvement fébrile revêt plusieurs formes dans l'angiocholite suppurée: la *forme hépatalgique* de Charcot, la forme *intermittente* (Monneret-Charcot) appelée bilio-septique par Chauffard, et la forme *rémittente*, toutes trois dues à l'irruption dans le torrent circulatoire des microbes ou de leurs toxines.

L'*ictère*, de règle lors de l'obstruction des canalicules, manque souvent quand l'angiocholite est suppurée.

Les troubles digestifs accompagnent ces symptômes, mais ils se montrent extrêmement variables. Quant aux symptômes physiques recueillis par la palpation abdominale, en dehors des cas où la vésicule est atteinte elle aussi, ils sont de très mince valeur et ne donnent que bien peu de renseignements, le foie et la rate peuvent être un peu volumineux et douloureux.

IV. — Diagnostic. — Pronostic. — Traitement.

Rien n'est plus malaisé et délicat que de poser le diagnostic de suppuration intrahépatique; et certes au premier rang de tous ces signes de probabilité, nous devons placer la notion étiologique d'accidents septico-pyohémiques généralisés ou localisés et surtout de dysenterie dont nous avons montré l'étroite connexion avec l'hépatite suppurée. Ceci fait, trois ordres de symptômes viennent plaider en faveur de la suppuration hépatique, tirés du mauvais état général et de la fièvre, de la douleur et de la tuméfaction, enfin de l'état du sang. Aucun d'eux, nous l'avons vu, n'est pathognomonique, seule la ponction exploratrice permet d'affirmer un diagnostic que l'on ne pouvait encore que soupçonner, et si l'on songe à quel point il est utile d'intervenir rapidement, et dans combien de cas la ponction est impossible ou négative, l'on se rend bien compte qu'il n'est aucun indice à négliger et que seul un faisceau de preuves cliniques bien assemblées peut conduire à la découverte de la vérité.

Des diverses affections du foie avec lesquelles on peut confondre les suppurations telles que hypertrophie, congestion, tumeurs, nous ne dirons rien, non plus que des nombreuses infections générales pouvant simuler l'abcès hépatique. La suppuration, soupçonnée, puis diagnostiquée, là ne s'arrête point la tâche du médecin, il lui reste encore à faire le diagnostic du siège, notion indispensable pour l'intervention. Ici surgit un point très délicat tenant à l'extrême difficulté que l'on éprouve toujours à localiser au poumon ou bien au foie une collection purulente ; la tâche est plus ardue encore en cas d'abcès aréolaires dont on sait la prédilection pour la face supérieure de l'organe. La radioscopie peut rendre de réels services dans ces cas.

Peut-on, une fois l'abcès reconnu, en déterminer la variété ? En se basant sur le volume et le nombre des collections, l'on peut dans une certaine mesure résoudre la question. Or l'on sait à quel point le pronostic dépend d'un diagnostic précis ; en sorte que d'une façon idéale, pourrait-on dire, il faudrait que le clinicien soit fixé par avance et sur la nature de l'agent pathogène et sur le mode de réaction locale, avant de poser les bases du traitement.

Ce dernier doit essentiellement différer selon les phases de l'affection. A la période présuppurative, il faut traiter par le repos, le régime, les antiseptiques intestinaux et la révulsion, tenter de combattre la congestion et d'enrayer si possible le processus ; mais dès que se montrent les premiers symptômes de la suppuration, il n'y a aucune hésitation à avoir, il faut intervenir et ce traitement opératoire, pour être efficace, doit être précoce, décisif et large, enfin strictement antiseptique.

TRENTE-QUATRIÈME LEÇON

CANCER DU FOIE

Par Marcel GARNIER

Définition. — Historique.

Anatomie pathologique. — *Étude macroscopique.* — Trois variétés : cancer massif; cancer nodulaire; adéno-cancer avec cirrhose.

Étude microscopique — 1° *Cancer primitif :* épithéliome alvéolaire à cellules cylindriques, polyédriques, gigantesques ou polymorphes ; épithéliome trabéculaire; épithéliome radié. Cytologie. Histogenèse. Adéno-cancer avec cirrhose : c'est un cancer primitif, répondant au type de l'épithéliome trabéculaire.

2° *Cancer secondaire :* il reproduit le type de la néoplasie primitive dont il est issu ; il est intra-capillaire, tandis que le primitif est extra-capillaire.

Étiologie. — Fréquence. Causes prédisposantes.

Symptômes. — Trois formes :

1° *Cancer massif.* — Signes fonctionnels : troubles digestifs, signes d'insuffisance hépatique. Signes physiques : augmentation considérable du foie qui est lisse. Signes généraux : cachexie rapide. Durée. Terminaison.

2° *Cancer nodulaire.* — Signes fonctionnels : ictère, ascite, douleurs. Signes physiques : foie gros et marronné. Signes généraux : cachexie. Formes cliniques.

3° *Adéno-cancer avec cirrhose.* — Signes d'une cirrhose avec ascite et ictère; foie noueux. Cachexie.

Diagnostic. — Cancer massif, avec la cirrhose hypertrophique graisseuse et les autres néoplasmes du foie. Cancer nodulaire : syphilis hépatique, foie cardiaque, kyste hydatique du foie, tumeur d'un organe voisin. Adéno-cancer avec cirrhose : cirrhose à marche rapide.

Traitement.

La plus fréquente des néoplasies malignes du foie est l'épithéliome ; c'est à ce type histologique que correspondent le plus souvent les faits désignés en clinique sous le nom de cancer du foie ; le sarcome, le mélanome sont exceptionnels. Aussi je n'envisagerai dans cette leçon que les néoplasmes épithéliaux malins ; je signalerai seulement au diagnostic les autres variétés.

I. — Historique.

C'est à Bayle et Cayol que revient le mérite d'avoir nettement séparé, en 1812, le cancer hépatique des tubercules, des gommes, des abcès avec lesquels il était confondu avant eux.

Monneret, en 1851, s'efforça de distinguer les formes primitive et consécutive de ce cancer. Mais cette distinction resta lettre morte pour la plupart des auteurs ; le cancer primitif continuait à être nié ; c'est seulement en 1886 qu'il fut nettement individualisé par le professeur Gilbert dans sa thèse de doctorat: pour la première fois, le cancer massif était décrit complètement avec sa physionomie clinique si spéciale et son aspect histologique particulier. Deux ans plus tard, les études de Hanot et Gilbert fixaient d'une façon précise l'histologie et l'histogenèse des néoplasmes du foie ; en même temps le prétendu adénome était définitivement rattaché au cancer.

II. — Anatomie pathologique.

Étude macroscopique. — Le cancer du foie peut se présenter macroscopiquement sous trois formes : cancer massif, cancer nodulaire, adéno-cancer avec cirrhose.

Cancer massif. — Sous le nom de *cancer massif*, le professeur Gilbert a décrit un type anatomo-clinique particulier du cancer primitif du foie. L'organe, dans ces cas, est considérablement hypertrophié ; son poids atteint parfois les chiffres de 5 et même 8 et 9 kilogrammes. L'hypertrophie est uniforme, pourtant elle est en général plus marquée dans un lobe, le droit de préférence. La surface est lisse, et ne présente ni irrégularités, ni bosselures ; il n'y a pas non plus de périhépatite.

A la coupe, le parenchyme hépatique apparaît transformé

en une masse blanchâtre, de consistance molle ou lardacée, d'où s'échappe par raclage une quantité plus ou moins abondante de liquide, le *suc cancéreux*. Sur tout son pourtour, la masse néoplasique a des limites nettes ; elle peut affleurer la capsule ; souvent elle en est séparée par une mince bande de tissu sain qui lui forme une enveloppe et comme une écorce ; c'est le *cancer en amande* de Hanot et Gilbert. La bile vésiculaire est souvent incolore par suite de l'arrêt de la sécrétion cellulaire.

Les gros canaux extrahépatiques sont ordinairement respectés par la tumeur, aussi bien les vaisseaux sanguins que les biliaires. Pourtant, dans un cas observé par MM. Gilbert et Claude, un volumineux bourgeon cancéreux partant de la tumeur avait pénétré par une véritable *effraction* dans les canaux hépatiques et descendait dans le cholédoque en suivant son trajet jusque près de son abouchement dans le duodénum. Cette végétation cancéreuse oblitérait complètement le cholédoque ; et cette obstruction biliaire avait entraîné comme conséquence le développement dans le foie d'une cirrhose secondaire ; aussi les symptômes cliniques avaient revêtu une forme tout à fait anormale, et l'affection avait évolué sous l'aspect d'une cirrhose biliaire.

Le cancer massif, comme tous les néoplasmes malins, donne lieu à l'envahissement des ganglions correspondants : ceux du hile sont hypertrophiés et atteints de dégénérescence cancéreuse. Mais les noyaux secondaires sont peu fréquents ; quand ils existent, ils se développent dans la vésicule biliaire, le rein, le péritoine, le poumon. La rate est ordinairement hypertrophiée, mais libre de nodosités néoplasiques.

Le cancer massif est toujours un cancer primitif ; exceptionnellement pourtant, on peut voir un cancer de la vésicule biliaire envahir le foie de proche en proche et déterminer dans l'organe la formation d'une tumeur massive. Le point de départ du néoplasme est alors facilement reconnu.

2° CANCER NODULAIRE. — C'est la forme la plus fréquente du cancer du foie ; elle correspond en effet à tous les cas de cancer secondaire et de plus à quelques faits de cancer primitif.

L'augmentation du volume de l'organe est considérable ; son poids peut atteindre 3 ou 4 kilogrammes ; mais on ne rencontre pas ici les chiffres énormes signalés parfois dans la forme massive.

La surface de l'organe est inégale, mamelonnée, parsemée de nodosités de dimensions variables. A la coupe, tout le foie paraît infiltré des mêmes noyaux. Ceux-ci ont tantôt le volume d'une tête d'épingle, tantôt celui d'une mandarine ou d'une orange ; souvent ils sont ombiliqués ; leur couleur est blanchâtre ou jaunâtre avec parfois un petit piqueté hémorragique central ; leur consistance est assez molle surtout au centre. Le tissu hépatique intermédiaire aux nodules est plus ou moins altéré ; s'il est congestionné, il prend une couleur brun violacé ; s'il est imprégné de bile, il devient vert-olive ; parfois il est infiltré de graisse et présente alors une teinte jaune pâle.

Le péritoine périhépatique est le plus souvent enflammé, et la périhépatite est fréquente. Les ganglions du hile sont envahis par le cancer. La rate est ordinairement hypertrophiée. Des noyaux secondaires peuvent exister dans différents viscères ; cette généralisation est plus fréquente que dans la forme massive.

Le cancer nodulaire est rarement primitif. Habituellement il est secondaire à un cancer d'un autre organe, en particulier du tube digestif. Parfois son grand développement contraste avec les faibles dimensions de la tumeur dont il est issu. Le plus souvent, rien dans l'aspect macroscopique des noyaux hépatiques ne permet de préjuger le siège du néoplasme originel ; pourtant certains cancers du foie, secondaires à des tumeurs du pancréas, revêtent un aspect particulier ; tel est le cancer en *taches de bougie* de Bard et Pic, dans lequel les nodules hépatiques, petits et nombreux, ont une couleur d'un blanc mat qui tranche sur le fond vert foncé du parenchyme ; tel est encore le cancer en *noix de coco* de Hanot et Gilbert, dont les noyaux sont formés d'une coque blanche et dure renfermant un contenu liquide.

Cet aspect si spécial indique que la tumeur a subi une série d'altérations régressives ; d'autres modifications de même ordre peuvent aussi se rencontrer. Quand elles sont peu marquées, elles donnent lieu seulement au ramollissement des parties centrales ; parfois elles déterminent un aspect gélatiniforme ; dans d'autres cas, elles aboutissent à l'enkystement ou à la production de foyers hémorragiques.

3° Adéno-cancer avec cirrhose. — L'adéno-cancer avec cirrhose est une variété de néoplasme hépatique caractérisée par l'adjonction à une cirrhose annulaire de lésions épithéliales d'un type particulier ; longtemps considérées comme de l'adénome, ces lésions sont de nature cancéreuse, comme l'ont démontré Hanot et Gilbert ; il ne s'agit donc pas là, comme on pourrait le croire, de la juxtaposition accidentelle d'un cancer et d'une cirrhose, mais bien d'une forme spéciale d'épithéliome hépatique.

L'organe, dans ce cas, est ordinairement hypertrophié, plus rarement atrophié ; son poids, augmenté le plus souvent, atteint 2 ou 3 kilogrammes. Son aspect est celui du foie clouté ; les grains sont de volume inégal, quelques-uns forment de véritables tumeurs, d'autres gardent des dimensions restreintes. Ils sont tantôt discrets, tantôt et plus souvent nombreux, occupant la profondeur du foie et sa surface, où ils sont dépourvus de dépression cupuliforme. Leur couleur, blanchâtre au début, devient plus tard d'un jaune franc ; leur consistance, d'abord assez ferme, diminue par la suite, et ils finissent par se transformer en une bouillie jaune d'or.

En général, l'adéno-cancer n'envahit pas les lymphatiques ; par contre, il atteint rapidement les veines, même les grosses branches veineuses et les obture de bouchons néoplasiques. Cette tendance précoce à l'envahissement des veines montre bien le haut degré d'infectiosité de cette forme, et, comme le font remarquer Hanot et Gilbert, justifie pleinement la place qu'ils lui ont assignée parmi les cancers du foie. D'ailleurs des noyaux secondaires ne tardent pas à apparaître dans le poumon où les cellules néoplasiques emportées par le courant veineux vont essaimer.

La périhépatite est fréquente. La rate est tantôt hypertrophiée, tantôt normale, tantôt petite et sclérosée.

Étude microscopique. — L'aspect histologique du cancer du foie diffère totalement, selon que le néoplasme est primitif ou secondaire. Dans le premier cas, en effet, les cellules cancéreuses dérivent des cellules hépatiques, dans l'autre elles proviennent des éléments du tissu qui est le siège de la tumeur originelle.

Cancer primitif. — Le cancer primitif du foie est histologiquement un épithéliome, qui peut, suivant les cas, être alvéolaire, trabéculaire ou trabéculo-alvéolaire. L'épithéliome alvéolaire se rencontre aussi bien dans la forme massive que dans la forme nodulaire; l'épithéliome trabéculaire appartient presque exclusivement à l'adéno-cancer.

ÉPITHÉLIOME ALVÉOLAIRE. — Il est formé d'un stroma conjonctif qui emprisonne les cellules et limite des cavités ou alvéoles rondes ou elliptiques ; celles-ci sont remplies de cellules polymorphes, triangulaires, irrégulières ou en raquette (*épithéliome alvéolaire à cellules polymorphes*), tantôt petites et polyédriques (*épithéliome à cellules polyédriques*), tantôt très grandes et cylindriques (*épithéliome alvéolaire à cellules gigantesques ou à cellules cylindriques*). Ainsi l'aspect des cellules commande trois variétés d'épithéliome alvéolaire.

ÉPITHÉLIOME TRABÉCULAIRE. — Dans cette forme, les éléments néoplasiques affectent un groupement qui rappelle l'agencement normal des cellules hépatiques (fig. 51). Le stroma, très mince, est constitué par la paroi des capillaires sclérosés, et dessine des cordons remplis de cellules. Celles-ci sont de formes et de dimensions variables; le plus souvent, elles sont polyédriques, et plus petites que les cellules normales du foie. En certains points, les cordons cellulaires éclatent, donnant naissance à un véritable *épithéliome diffus*; ou bien ils se segmentent, engendrant un type mixte *trabéculo-alvéolaire*. Enfin, dans quelques cas, les trabécules néoplasiques se substituent *in situ* aux travées normales, si bien que le néoplasme est divisé en lobules, comme le parenchyme sain ; c'est l'*épithéliome radié*.

CYTOLOGIE. — Comme je viens de vous le montrer, la

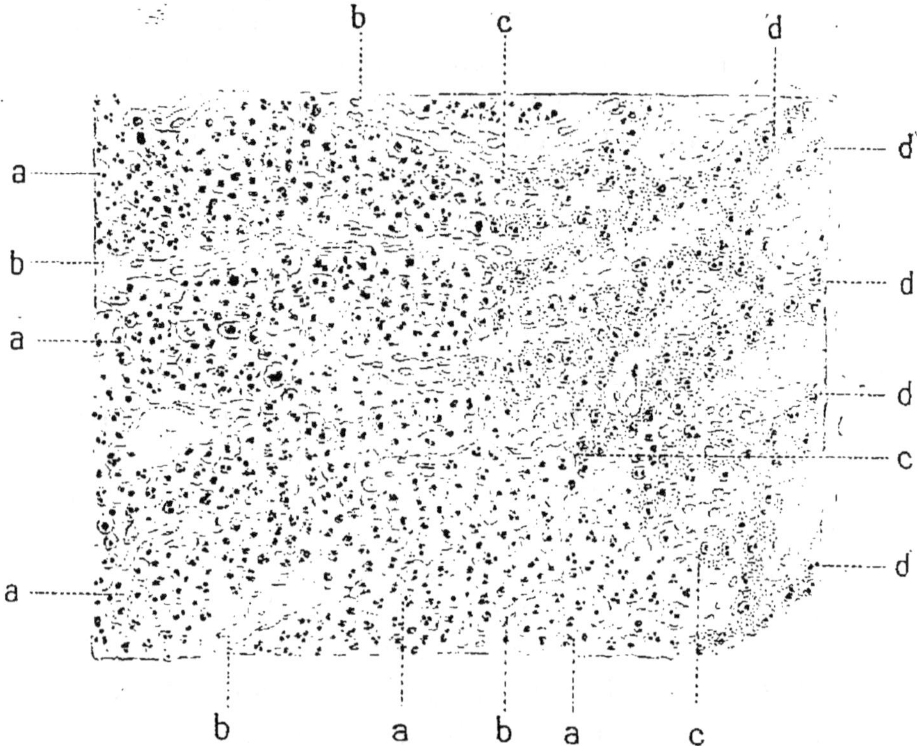

Fig. 51. — Épithéliome trabéculaire, d'après Hanot et Gilbert. Coupe pratiquée à la bordure de la néoplasie (Gr. 300).

a, a, a, a, travées néoplasiques pleines ; elles sont formées de petits éléments polyédriques dont le protoplasma peu abondant se colore faiblement par les réactifs, et dont le noyau possède un ou plusieurs nucléoles ; b, b, b, b, stroma de la néoplasie ; c, c, c, c, divers points où s'opère brusquement la transformation de travées hépatiques en travées néoplasiques ; d, d, d, d, travées hépatiques.

cellule cancéreuse diffère de la cellule normale par sa forme et ses dimensions ; souvent elle s'en rapproche par l'aspect de son protoplasma et de son noyau, et aussi par ses réactions histo-chimiques. Parfois, et en particulier dans les cancers trabéculaires, l'existence de petits blocs biliaires entre les cellules épithéliomateuses laisse supposer que celles-ci ont

conservé, en partie tout au moins, les propriétés physiologiques des cellules hépatiques normales (Hanot et Gilbert).

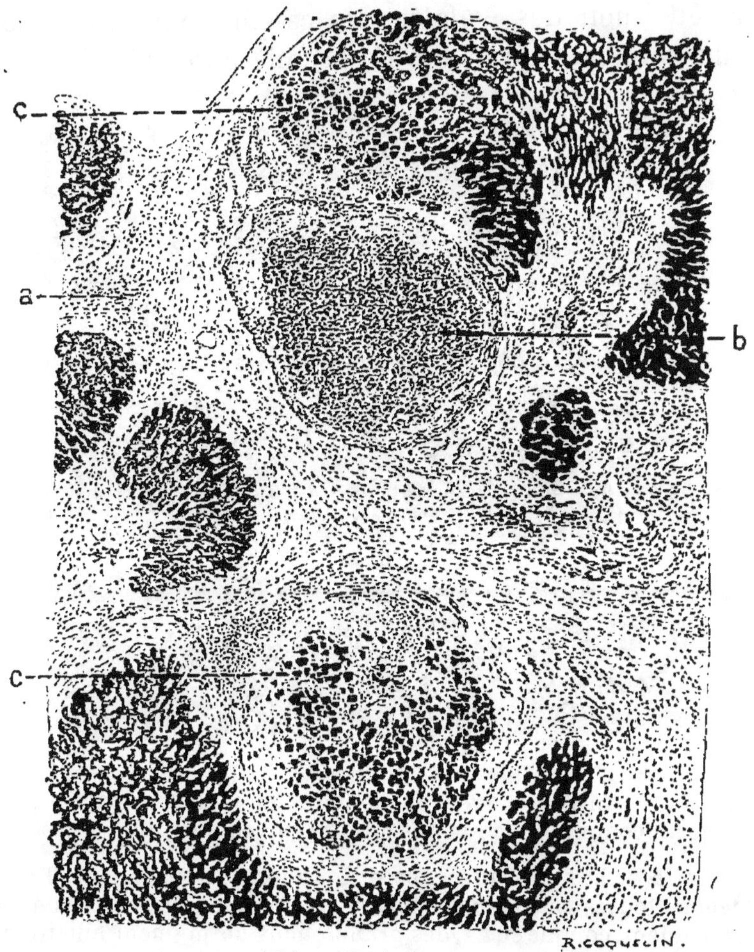

Fig. 52. — Cirrhose avec adénome et épithéliome (communiquée
par le professeur Gilbert) (25 diamètres).

Coupe d'un foie cirrhotique où l'on voit, dans un même champ microscopique en *b*, une nodosité d'épithéliome trabéculaire ou d'adénome enkysté; en *c, c*, deux nodosités naissantes d'épithéliome alvéolaire à cellules polymorphes; *a*, tissu scléreux.

Mais les éléments cancéreux ne tardent pas à subir des
dégénérescences variées, parmi lesquelles il faut citer la
dégénérescence vitreuse, qui donne aux lésions une grande
ressemblance avec de vieilles gommes (Hanot et Gilbert).

Histogenèse. — L'histogenèse du cancer primitif du foie
a été définitivement fixée par les travaux du Prof Gilbert.
Comme il l'a établi, ce cancer a une origine épithéliale et il
procède non des cellules des canaux biliaires, mais des
cellules mêmes du foie. « La première modification que su-

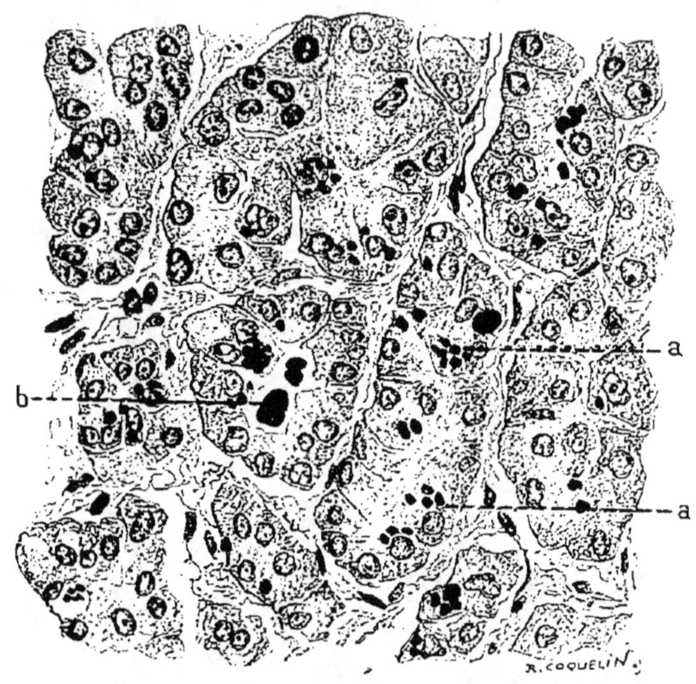

Fig. 53. — Cirrhose avec adénome et épithéliome, partie adénomateuse (communiquée par le professeur Gilbert) (535 diamètres).

Point *b* de la figure précédente, à un fort grossissement. Trabécules
adénomateuses ou adéno-cancéreuses dont les éléments constituants
contiennent, comme en *aa*, des granulations de pigment biliaire et dont
la lumière renferme, comme en *b*, des blocs du même pigment.

bissent les cellules hépatiques qui sont devenues des cellules
épithéliomateuses consiste en leur division et leur multiplication ou bien en l'hypertrophie, la segmentation et la coloration anormalement vive de leurs noyaux. Elles deviennent
gigantesques, se résolvent en une infinité d'éléments de petite
taille ou subissent à la fois les effets de l'hypergenèse et de
l'hypertrophie. Elles adoptent un type uniforme, polyédrique ou cylindrique, ou bien prennent les configurations les

plus variées. Elles perdent ou conservent plus ou moins complètement leurs caractères microchimiques et les propriétés biologiques de leur protoplasma et de leurs noyaux. Elles demeurent groupées en cordons trabéculaires ou prennent une disposition alvéolaire. Enfin, dans certains cas, à la pullulation épithéliale s'associe une cirrhose particulière qui occupe la glande hépatique entière » (Gilbert).

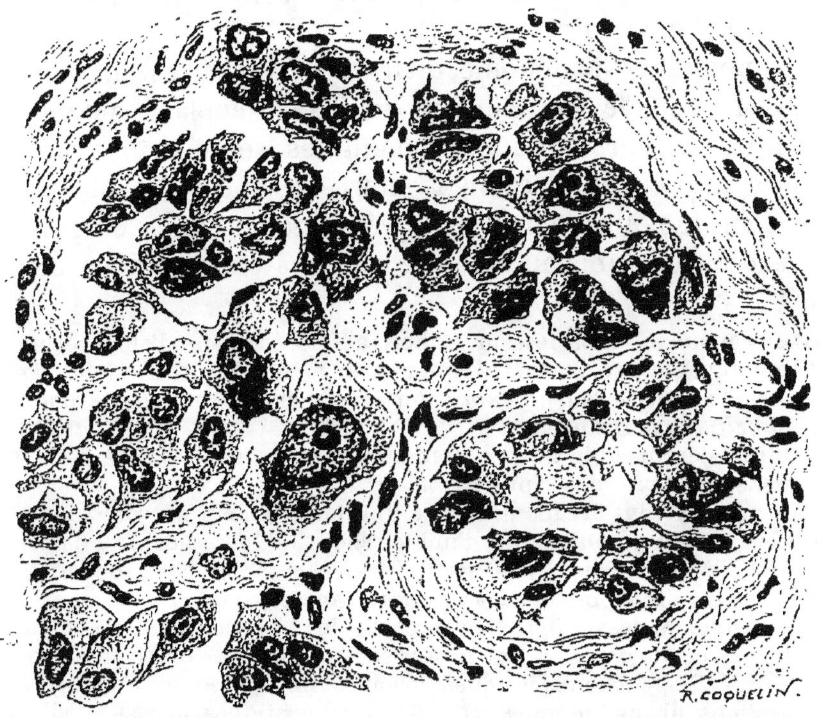

Fig. 54. — Cirrhose avec adénome et épithéliome, partie épithéliomateuse (communiquée par le professeur Gilbert) (535 diamètres).

L'un des points *c* de la figure 52 à un fort grossissement. Épithéliome alvéolaire à cellules polymorphes.

ADÉNO-CANCER AVEC CIRRHOSE. — La place que doit occuper cette affection en nosologie a été diversement appréciée jusqu'aux travaux de Hanot et Gilbert. M. Lancereaux, tout en rejetant l'appellation de cancer avec cirrhose, la rangeait parmi les cancers. M. Sabourin, Cornil et Ranvier considéraient ces cas comme appartenant à la cirrhose hépatique vulgaire, la production adénomateuse étant simplement un élément surajouté. Pour Kelsch et Kiener, cirrhose et adénome se développent simultanément sous l'action d'une même cause irritante agissant à la fois sur l'élément conjonctif et sur l'élément épithélial.

Hanot et Gilbert ont montré que l'adéno-cancer doit être rangé dans le cadre du cancer primitif du foie, c'est communément un épithéliome trabéculaire, tandis que les cancers massifs et nodulaires primitifs sont communément des épithéliomas alvéolaires (1).

«L'appellation d'adénome, dit le Prof^r Gilbert, est inacceptable au point de vue clinique pour une néoplasie qui, à la façon des tumeurs épithéliales malignes, se développe dans un âge avancé et entraîne la mort en quelques mois et même en quelques semaines (cinq semaines dans un cas); elle est inacceptable au point de vue anatomique pour une

(1) Récemment le professeur Gilbert a eu l'occasion d'observer un fait remarquable par l'association dans un même foie cirrhotique des lésions de l'*épithéliome trabéculaire* (*adénome*) et de l'*épithéliome alvéolaire à cellules polymorphes*.

Les trois dessins qu'il nous a communiqués « sont — écrit-il — plus expressifs que toute description.

« Le premier (fig. 52) montre dans un même champ microscopique, outre les anneaux conjonctifs d'une cirrhose (*a*), une nodosité d'adénome ou d'épithéliome trabéculaire enkystée (*b*) et deux nodosités naissantes d'épithéliome alvéolaire ou de cancer (*c,c*).

« Le deuxième dessin (fig. 53) représente les trabécules de l'adénome ou adéno-cancer vues à un fort grossissement; ici, pas de stroma conjonctif, les éléments néoplasiques groupés en travées ont conservé les réactions histo-chimiques des cellules hépatiques normales, elles en ont également gardé les fonctions, du moins la fonction biliaire, comme en témoignent les grains pigmentaires que renferme leur protoplasma (*a*) ainsi que les blocs biliaires que contiennent quelques-unes des lumières de leurs trabécules canaliculées (*b*).

« Le troisième dessin (fig. 54) représente les alvéoles cancéreux vus également à un fort grossissement : les éléments néoplasiques s'y montrent dissociés, inégaux de taille, polymorphes, pourvus par places de noyaux et de nucléoles monstrueux; leurs réactions histo-chimiques ne rappellent plus celles des cellules hépatiques normales, et nulle part, ni dans leur protoplasma, ni dans leurs interstices, elles ne montrent de pigment biliaire.

« Ce fait plaide hautement en faveur de la parenté étroite de l'adénome et du cancer, soit qu'avec M. Menetrier l'on admette la transformation de la première de ces tumeurs dans la seconde, soit qu'avec nous-même l'on incline vers un développement parallèle » (Gilbert).

néoplasie qui pullule indéfiniment jusqu'à la nécrobiose des éléments néoformés, envahit les veines et engendre des nodosités à distance.

« Le cas de l'adéno-cancer prouve une fois de plus, si c'était nécessaire, que la bénignité ou la malignité d'une tumeur ne peut se mesurer à la typie ou à la métatypie des éléments constituants, à la conservation ou à la suppression des propriétés physiologiques de ceux-ci ; ce qui est vrai pour le foie est vrai pour les autres organes, et ce qui est vrai pour l'épithéliome est vrai pour le sarcome ; n'existe-t-il pas des ostéosarcomes et des chondrosarcomes dont les éléments cellulaires transportent avec eux la faculté de fabriquer de l'os ou du cartilage, comme sans doute ceux de l'adéno-cancer transportent la fonction biligénique et les autres fonctions du foie.

« Quant à l'intégrité des voies lymphatiques, elle est compensée pour l'adéno-cancer par l'envahissement veineux : le sarcome est-il plus bénin que l'épithéliome parce qu'il envahit les veines, alors que celui-ci envahit les lymphatiques ? La différence dans la voie suivie par l'infection, suivant que l'épithéliome est alvéolaire ou trabéculaire, n'établit pas autre chose qu'une différence dans les connexions vasculaires des néoplasies. »

Cancer secondaire. — Le cancer secondaire est loin de présenter l'intérêt qui s'attache à l'étude du cancer primitif du foie. Microscopiquement il reproduit le type histologique de la néoplasie dont il procède : épithéliome cylindrique, alvéolaire ou tubulé, suivant les cas, si la tumeur primitive siège sur le tractus digestif ; épithéliome glandulaire si elle vient des glandes ; très rarement épithéliome pavimenteux. L'examen histologique des nodosités du foie permet souvent de discerner leur origine ; mais ce diagnostic microscopique n'est pas toujours possible, en raison des modifications métatypiques que subissent les cellules cancéreuses.

Dans certains cas exceptionnels, c'est par contiguïté que le cancer d'un organe voisin se propage au foie ; ainsi procède ordinairement le cancer de la vésicule biliaire. Mais le

plus souvent les cellules cancéreuses arrivent au foie en
suivant la voie vasculaire. En vertu de son pouvoir *cytopexique*, le foie les arrête ; mais, comme le fait remarquer
M. Gilbert, dépourvu de pouvoir *cytocide*, il les laisse se

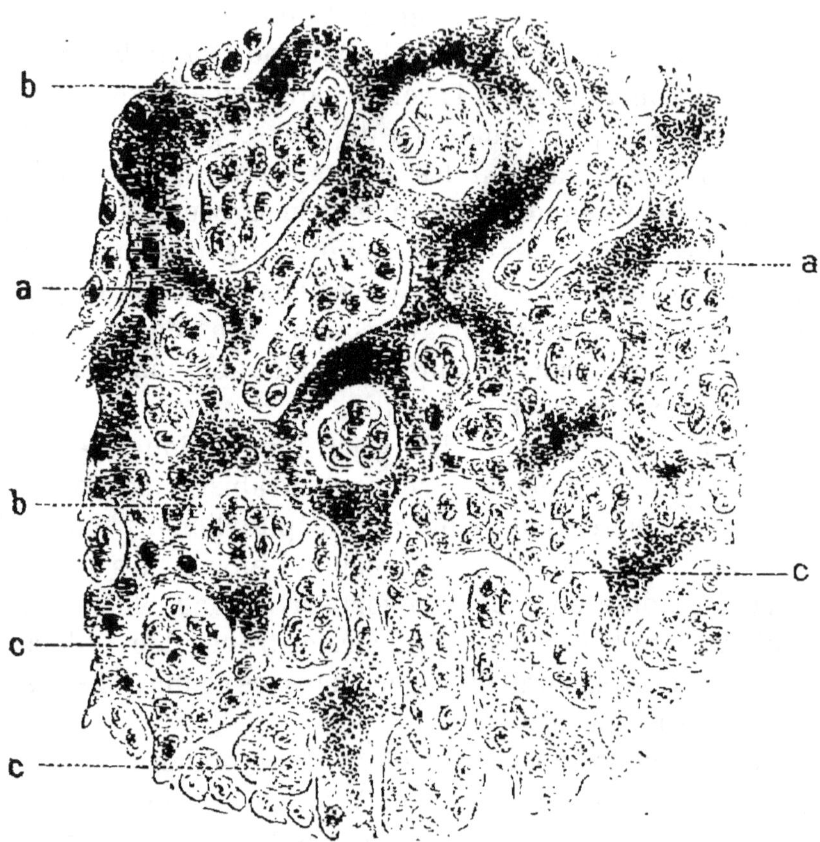

Fig. 55. — Histogenèse du cancer secondaire (d'après Hanot et Gilbert)
(Gr. 350).

a, a, travées hépatiques dont les éléments constituants sont remplis
de pigments biliaires ; *b, b,* paroi des capillaires intertrabéculaires ;
c, c, c, embolie carcinomateuse intracapillaire.

multiplier et donner naissance à des nodosités. Celles-ci se
développent dans l'interstice des travées hépatiques ; leur
situation est primitivement intravasculaire ; sur des coupes
heureuses on peut voir au microscope, aux confins de nodosités petites et de formation récente, les éléments néopla-

siques s'arrêter dans l'interstice des travées hépatiques et se
continuer avec la lumière du capillaire radié (fig. 55). Ainsi
la situation intracapillaire des éléments néoplasiques est
indubitable (Gilbert). Les travées hépatiques voisines com-
primées par la croissance de la nodosité s'atrophient et se
réduisent à quelques granulations pigmentaires. Au contraire, dans le cancer primitif trabéculaire, la néoplasie,
prenant naissance aux dépens des travées normales du foie,
repousse la paroi des capillaires dont la lumière s'efface.

D'autres lésions peuvent exister dans le foie, à côté des
nodosités cancéreuses, lésions qui, elles aussi, sont consécutives à l'affection primitive, mais relèvent d'un mécanisme
différent. Ainsi, on constate souvent une cirrhose porto-
biliaire, qui peut être la conséquence d'une obstruction
du cholédoque par un cancer du pancréas par exemple,
ou dépendre d'infections microbiennes parties d'un cancer
ulcéré de l'estomac et ayant gagné le foie par la voie
portale.

III. — Étiologie.

Le *cancer primitif* du foie est rare ; d'après Hanot et
Gilbert, on n'en rencontre guère qu'une observation contre
huit de cancer secondaire. Il apparaît surtout après quarante ans, et est plus fréquent chez l'homme que chez la
femme ; l'adéno-cancer avec cirrhose en particulier frappe
presque exclusivement le sexe masculin.

Parmi les causes prédisposantes, il faut ranger l'hérédité
cancéreuse d'une part, et d'autre part toutes les conditions qui
troublent le fonctionnement de la cellule hépatique, telles
que la lithiase biliaire, l'alcoolisme, le paludisme. La cholémie
familiale paraît constituer un terrain d'élection pour le
développement du cancer du foie (Gilbert et Lereboullet).

Le *cancer secondaire* est très fréquent ; et si on réunit en
un seul bloc tous les cas de cancers du foie, primitif et secondaire, on reconnaît que ce cancer est l'un des plus souvent
observés parmi les néoplasies malignes des différents

organes ; il est devancé seulement par ceux de l'utérus et de l'estomac et, pour quelques auteurs, par celui de la mamelle. Cette fréquence du cancer hépatique secondaire s'explique facilement quand on considère combien sont nombreuses les voies d'apport des éléments néoplasiques du foie ; non seulement, en effet, ils peuvent l'aborder par la voie artérielle et la voie lymphatique comme aussi tous les organes, mais ils l'atteignent souvent par la voie portale ; la grande fréquence des cancers du tube digestif, la facilité avec laquelle les éléments qui pullulent dans les tuniques gastriques ou intestinales peuvent gagner le foie, rendent compte aisément de la participation habituelle de cet organe au processus cancéreux.

IV. — Symptômes.

Le cancer du foie peut se présenter en clinique sous trois formes : deux principales, le cancer massif et le cancer nodulaire, une plus rare, l'adéno-cancer avec cirrhose. Nous les décrirons successivement. Mais, quelle que soit la forme qu'il affecte, le cancer du foie présente un certain nombre de caractères communs, tels que l'importance et la précocité des troubles digestifs, la rapidité de la cachexie, enfin les signes d'insuffisance hépatique liés à la destruction de l'organe.

1° *Cancer massif.* — La physionomie clinique du cancer massif est aussi spéciale que l'est son aspect anatomique.

Le *début* a lieu ordinairement par des troubles digestifs. L'appétit diminue, puis disparaît ; la viande surtout inspire un sentiment de dégoût. La digestion se fait mal ; le ventre est ballonné ; il y a des pesanteurs d'estomac. Les douleurs sont rares. Très rapidement, l'état général est atteint ; les forces déclinent, l'amaigrissement apparaît et les téguments se décolorent.

A la période d'*état*, tous les phénomènes s'aggravent ; le teint est pâle, véritablement anémique, et ne prend pas la coloration jaune paille, habituelle aux cancéreux. L'appétit est nul ; la constipation opiniâtre. Les matières sont décolorées, fétides. Parfois la fièvre s'allume et la température s'élève à 38°, 39° et même 39°,5 ; cette fièvre peut être attribuée soit au développement même de la tumeur et aux produits toxiques qui s'élaborent dans son tissu, soit à des infections biliaires ascendantes.

Les urines sont diminuées de quantité : le taux de l'urée est abaissé, et, comme j'ai pu m'en assurer avec M. Gilbert, l'épreuve de la glycosurie alimentaire est positive. La toxicité urinaire est augmentée (Surmont). Tous ces signes révèlent l'insuffisance hépatique.

L'*examen physique* permet de se rendre compte des profondes modifications qu'a subies le foie. Celui-ci est, en effet, considérablement augmenté de volume et son hypertrophie fait des progrès si rapides qu'on peut les apprécier facilement à quelques jours d'intervalle.

A l'inspection, on reconnaît que l'abdomen est fortement augmenté de volume dans sa partie sus-ombilicale ; le thorax est évasé à sa base, principalement du côté droit ; les dernières côtes droites sont déjetées en dehors ; et cette saillie de la partie supérieure du ventre contraste avec l'aspect de la partie inférieure qui est resté normale ; il n'y a pas en effet d'ascite. Dans certains cas, comme cela résulte des observations de MM. Gilbert et Villaret, on peut voir une circulation veineuse collatérale à type particulier. Nous y reviendrons plus loin.

La palpation révèle l'augmentation énorme du volume de l'organe. C'est dans ce cas qu'il faut être méthodique, et, comme je vous le disais dans la première de ces leçons, enfoncer les mains d'abord à la partie inférieure du ventre près de l'arcade de Fallope ; souvent le foie descend très bas et si on allait le chercher à sa place habituelle, on serait arrêté par un plan résistant, dont la signification pourrait échapper. En procédant de la façon que je vous ai indiquée, on détermine facilement la situation du bord inférieur, puis on apprécie la consistance de l'organe, et l'aspect de sa surface, qui est remarquablement lisse. Si on a soin de noter exactement la position de la partie la plus déclive de l'organe, on pourra reconnaître quelques jours plus tard si l'hypertrophie a fait des progrès.

Malgré les profondes modifications dont il est le siège, le foie n'est nullement douloureux ni spontanément, ni à la pression. L'absence constatée de certains symptômes, comme l'ictère et l'ascite, a une grande importance diagnostique. Les matières fécales sont peu teintées, et même dans les derniers temps, par suite de la destruction totale du parenchyme hépatique, presque complètement décolorées.

La durée de la maladie est d'ordinaire fort courte et varie entre trois et cinq mois ; rarement elle atteint sept mois ; quelquefois la terminaison est encore plus rapide et se produit après deux et même un mois.

La mort survient par les progrès de la cachexie, hâtée par l'abolition du fonctionnement hépatique.

2° *Cancer nodulaire.* — Tandis que le cancer massif est toujours primitif, le cancer nodulaire est le plus souvent secondaire. Mais, comme le néoplasme qui lui a donné naissance peut être latent, il se montre souvent en clinique comme la seule manifestation morbide.

Sa symptomatologie n'a pas la même netteté que celle du cancer massif, et la variabilité des phénomènes auxquels il donne lieu a permis de lui décrire plusieurs formes cliniques. Nous aurons en vue d'abord la forme commune moyenne.

Le début est marqué par des troubles digestifs et en particulier par une anorexie extrême portant surtout sur la viande et quelquefois le pain. En même temps apparaissent des douleurs dans l'hypocondre droit et l'état général s'altère. Puis surviennent souvent l'ictère et l'ascite, qui vont imprimer à cette forme une physionomie toute différente de celle du cancer massif.

L'ictère existe dans les deux tiers des cas ; il est en général assez intense ; il diminue dans les derniers temps de la vie, quand le foie est en grande partie détruit par la tumeur. Il est accompagné d'une décoloration incomplète des matières fécales, qui deviennent complètement blanches dans les derniers temps de la vie, par suite de l'acholie terminale.

L'ascite se rencontre trois fois sur cinq ; elle n'est jamais très considérable ; elle s'accompagne parfois de circulation collatérale et de splénomégalie, indices de l'augmentation de la pression dans la veine porte. Mais elle peut apparaître aussi sans hypertension portale et être due à la périhépatite, ou à la propagation du cancer au péritoine. Elle est formée de liquide séreux ou sérofibrineux, quelquefois sanguinolent.

Une circulation collatérale peut apparaître dans le cancer du foie sans qu'il y ait ascite, comme l'a montré le professeur Gilbert avec Villaret. La circulation supplémentaire présente alors trois particularités qui sont l'*intensité*, la *limitation* et la *localisation* des ectasies ; c'est ainsi que dans un cas rapporté dans le mémoire de MM. Gilbert et Villaret (1), elle était limitée à la veine médiane xiphoïdienne (Voy. fig. 18, p. 189), dans un autre à la thoracique longue, dans un troisième à la sous-cutanée abdominale interne, et enfin dans une quatrième observation elle occupait à la fois le trajet de la sous-cutanée abdominale interne et celui de la médiane xiphoïdienne. Dans les trois premiers cas, il s'agissait de cancers nodulaires secondaires à un néoplasme gastrique ; dans le dernier, d'un cancer primitif à type massif. La connaissance de ces faits est importante en clinique ; en effet, cette circulation collatérale a un aspect caractéristique, elle diffère nettement de celle que l'on rencontre dans les cirrhoses ; si bien que sa constatation peut contribuer utilement au diagnostic d'un cancer latent.

La douleur enfin est un des symptômes les plus constants de la maladie ; elle peut affecter deux formes : parfois elle est sourde, continue, limitée à la région hépatique ; dans

(1) Gilbert et Villaret, Les circulations veineuses supplémentaires de la paroi thoraco-abdominale antérieure, en particulier au cours des affections hépatiques (*Revue de médecine*, 10 avril 1907).

d'autres cas, elle est paroxystique, s'irradie dans le cou et les membres supérieurs, s'accompagne de dyspnée et parfois de hoquet (Gilbert et Surmont). Elle est liée à la périhépatite et à la névralgie phrénique qu'engendre souvent l'inflammation des enveloppes du foie.

Les *signes physiques* sont importants à noter et imposent souvent le diagnostic. Le foie augmenté de volume rejette les fausses côtes en dehors, d'où une déformation particulière du ventre déjà sensible à l'inspection. La palpation permet de reconnaître que le bord inférieur du foie dépasse largement le rebord costal; l'ascite en général n'est pas assez abondante pour gêner l'exploration : dans quelques cas pourtant, il est nécessaire de l'évacuer avant de procéder à l'examen méthodique de l'organe. Le foie est dur; son bord inférieur est mousse et inégal; sa surface est bosselée, parsemée de marrons plus ou moins volumineux; parfois on ne sent qu'une seule tumeur mamelonnée, qui peut en imposer pour un kyste hydatique. L'augmentation de volume du foie est progressive; on s'en rend compte facilement en répétant l'examen à quelques jours d'intervalle. La rate est souvent hypertrophiée.

L'*état général* s'altère rapidement; l'amaigrissement résulte à la fois de la cachexie et de la perte de l'appétit, qui est totale ; rarement pourtant, comme l'a vu Hanot, l'appétit est conservé, exceptionnellement même la boulimie a été signalée. Les urines présentent les mêmes modifications que nous avons étudiées à propos du cancer massif; souvent, de plus, elles renferment de la bile. La fièvre enfin existe dans quelques cas.

La durée de l'affection est courte; elle ne se prolonge guère au delà de quelque mois, trois à six en général.

Formes cliniques. — Hanot et Gilbert ont montré que, suivant la prédominance de tel ou tel symptôme, on pouvait isoler cinq formes cliniques, qu'ils désignent sous le nom de forme fébrile, marastique, douloureuse, dyspeptique, ictérique. L'énumération de ces formes permet d'imaginer combien les problèmes que soulève le diagnostic du cancer nodulaire sont variés.

3° *Adéno-cancer avec cirrhose.* — Cette variété, presque spéciale au sexe masculin, débute par des troubles digestifs et du dégoût pour les aliments. Puis l'on voit se développer les signes d'une cirrhose avec ascite auxquels se joint ordinairement l'ictère.

L'ascite est en général assez abondante ; les veines sous-cutanées sont développées, la rate est grosse ; ces signes révèlent l'hypertension portale en rapport avec la cirrhose. Si après la paracentèse on explore l'abdomen, on trouve le foie tantôt atrophié comme dans la cirrhose de Laennec, tantôt hypertrophié et débordant les fausses côtes ; c'est que tantôt les lésions cirrhotiques prédominent, tantôt au contraire la végétation néoplasique l'emporte. La surface, quand elle est accessible, apparaît semée de bosselures et comme noueuse ; la consistance de l'organe est accrue.

L'ictère se montre de bonne heure dans la règle.

Les forces déclinent bientôt ; l'amaigrissement s'accentue ; il y a des alternatives de diarrhée et de constipation, parfois des hématémèses et du melæna ; et la mort arrive dans le marasme après deux à quatre mois de maladie.

V. — Diagnostic.

Les problèmes que soulève le diagnostic différentiel du cancer du foie varient suivant les formes de l'affection.

La symptomatologie bien tranchée du *cancer massif* permet en général de le reconnaître facilement. On ne le confondra pas avec les autres variétés d'hypertrophie du foie ; deux surtout peuvent prêter à confusion, c'est la cirrhose hypertrophique graisseuse et le kyste hydatique à siège central. Encore dans ce dernier cas, malgré l'augmentation de volume de l'organe, l'erreur ne sera pas commise si l'on tient compte de la conservation de l'état général, de l'absence d'amaigrissement notable, de la lenteur plus grande de l'évolution ; enfin l'examen du sang et la constatation de l'éosinophilie, contribueront à faire porter le diagnostic de kyste hydatique (1).

La cirrhose hypertrophique graisseuse est souvent fort difficile à différencier du cancer. Il faudra tenir compte alors des notions étiologiques ; l'alcoolisme et la tuberculose se retrouvent toujours chez les malades atteints de cirrhose graisseuse. Il faudra analyser avec soin les signes physiques ; dans la cirrhose, le foie est moins dur que dans le cancer et surtout il n'est pas comme fixé dans sa position. Il faudra étudier les symptômes fonctionnels : le subictère, la douleur appartiennent au tableau clinique de la cirrhose.

Le diagnostic du cancer massif avec les autres tumeurs malignes, le sarcome et le mélanome, ne présente qu'un intérêt théorique. Le sarcome primitif est exceptionnel ; on y pensera quand on verra se développer chez un sujet jeune les symptômes d'une tumeur massive du foie ; l'évolution est fatalement progressive dans ce cas comme dans celui de l'épithéliome. Le mélanome du foie est toujours consécutif à une tumeur semblable développée au niveau de l'œil ou de la peau, comme l'ont montré Hanot et Gilbert ; une seule observation, celle de M. Belin, peut être invoquée en faveur de l'existence possible de mélanomes primitifs du foie ; dans ce cas, la mélanurie permettrait de conclure à la nature de la tumeur.

Le cancer de la vésicule biliaire, quand il se propage au parenchyme et affecte la forme hépatique, peut être impossible à différencier du cancer massif ; et c'est seulement à l'autopsie qu'on reconnaîtra le point de départ de la tumeur.

Le *cancer nodulaire* peut, suivant la forme qu'il affecte, être confondu avec bien des affections différentes ; si la fièvre est élevée, on pensera à une pyrexie, variole ou fièvre typhoïde, si la douleur est vive, à une névralgie diaphragmatique, dans la forme dyspeptique à une lésion de l'estomac, dans la forme ictérique à un ictère simple ou lithia-

(1) La recherche de la déviation du complément suivant la technique proposée récemment par Laubry et Parvu pourra être utilisée dans les cas douteux.

sique. Dans tous les cas, on tiendra grand compte des caractères de l'hypertrophie hépatique, et de l'apparition rapide de la cachexie.

L'aspect inégal du foie ficelé syphilitique pourrait en imposer pour un cancer ; mais les antécédents du malade, la longue durée de l'affection, l'absence de cachexie, l'existence d'autres symptômes de syphilis fixeront en général le diagnostic.

La congestion du foie liée aux maladies du cœur sera reconnue grâce à la constatation d'une affection cardiaque, à l'existence d'attaques antérieures d'asystolie.

Le kyste hydatique du foie a une évolution plus lente, et ne détermine pas d'amaigrissement ni de cachexie.

Le cancer de la vésicule biliaire donne lieu à une tumeur dure, parfois bosselée, immobile, occupant la partie moyenne du rebord costal droit; dans le cancer nodulaire, les bosselures sont multiples et réparties sur une grande étendue.

Une tumeur d'un organe voisin, intestin, rein, péritoine et surtout estomac, pourra parfois en imposer pour un cancer nodulaire du foie ; l'analyse exacte des symptômes, l'exploration méthodique du foie permettront le plus souvent de faire le diagnostic. Toutefois il convient de se rappeler que fréquemment ces néoplasmes s'accompagnent de nodosités secondaires dans le foie.

Quand on aura fait le diagnostic de cancer nodulaire du foie, on devra rechercher avec soin l'existence d'une autre manifestation cancéreuse dans les différents viscères. Si l'exploration minutieuse des organes reste négative, on sera en droit de penser au cancer nodulaire primitif. Encore jusqu'à l'autopsie le diagnostic ne pourra être affirmé, car assez souvent la tumeur primitive, petite et profondément située, reste latente. Et même les constatations nécropsiques ont besoin d'être vérifiées par l'examen histologique ; dans un cas de Hanot et Gilbert, l'autopsie montra un cancer du foie et un cancer du rectum, que le microscope révéla indépendants l'un de l'autre; le rectum était le siège d'un épithéliome cylindrique, le foie d'un cancer trabéculaire ; les deux affections s'étaient développées simultanément.

Inversement, en présence d'un cancer du tube digestif, en particulier de l'estomac, on doit se demander si le foie est le siège de noyaux secondaires ; en effet, si le foie est indemne, on peut tenter l'ablation chirurgicale du néoplasme ; dans le cas contraire, l'intervention est inutile. On cherchera alors à dépister un cancer latent du foie par l'exploration attentive de l'organe ; si son volume n'est pas augmenté, si la portion accessible au palper n'est modifiée ni dans son aspect ni dans sa consistance, si le fonctionnement est normal, on sera en droit de conclure qu'aucun noyau ne s'y est greffé.

Quant au diagnostic de l'*adéno-cancer avec cirrhose*, il reste souvent hésitant. Si le foie est petit, on pensera à une cirrhose à marche rapide ; s'il est hypertrophié et inégal, à un cancer primitif ou secondaire. Mais la cachexie, l'ictère éloignent l'idée de cirrhose ; le grand développement de l'ascite doit éveiller l'attention et indique que le cancer n'est pas seul en cause. « Toutes les fois, dit M. Gilbert, que ces deux symptômes (l'ictère et l'ascite) se montrent associés chez un malade du sexe masculin ayant atteint la fin de l'âge adulte ou le commencement de la vieillesse, il faudra penser à l'adéno-cancer avec cirrhose. » En ayant toujours cette règle présente à l'esprit, on évitera bien des erreurs de diagnostic et des surprises d'autopsie.

VI. — Traitement.

Le traitement du cancer du foie est uniquement symptomatique ; on tâchera d'alimenter le malade le mieux possible au moyen de lait, de potages, de purée de légumes, d'œufs, de fruits cuits. On calmera la douleur par des préparations appropriées, on ponctionnera l'ascite si elle est trop abondante. Dans tous les cas, on s'efforcera de cacher au malade sa triste situation et on soutiendra son courage jusqu'à la fin.

TRENTE-CINQUIÈME LEÇON

CANCER DES VOIES BILIAIRES

par Pierre LEREBOULLET

DIVISION. — Cancer de la vésicule. Cancer des voies biliaires juxta-duodénales. Cancer des voies biliaires juxta-hépatiques.

ÉTIOLOGIE. — Fréquence. Influence du sexe et de la lithiase biliaire sur le développement du cancer de la vésicule.

ANATOMIE PATHOLOGIQUE. — 1° *Cancer de la vésicule.* Cancer vésiculaire pur. Cancer massif juxta-hépatique. Lésions secondaires. — 2° *Cancer des voies biliaires juxta-duodénales.* Aspects divers du cancer du cholédoque. Dilatation vésiculaire secondaire. — 3° *Cancer des voies biliaires juxta-hépatiques.* Siège. Conséquences sur le foie et sur la vésicule. — 4° *Aspect histologique.*

SYMPTÔMES. — I. *Cancer de la vésicule.* Début. Période d'état : 1° Forme hépatique ; 2° Forme vésiculaire. Caractères de l'ictère. Évolution. — II. *Cancer du cholédoque et de l'ampoule de Vater.* Début. Période d'état : ictère et troubles intestinaux. Dilatation de la vésicule. Évolution. — III. *Cancer des canaux hépatiques.* Ictère. Hypertrophie du foie. Absence de dilatation vésiculaire.

DIAGNOSTIC. — Éléments du diagnostic avec la cirrhose biliaire, l'obstruction calculeuse, le cancer du pancréas. Diagnostic des diverses formes.

TRAITEMENT. — 1° *Traitement médical.*

2° *Traitement chirurgical.* Opérations palliatives et curatives dans le cancer de la vésicule et dans le cancer des voies biliaires. Leurs résultats.

L'étude du cancer du foie, faite précédemment, vous a montré ses divers aspects cliniques et les nombreux problèmes de diagnostic qu'il soulève. Les voies biliaires peuvent, elles aussi, être le siège de néoplasmes qui, s'ils sont plus rares, n'en ont pas moins une grosse importance clinique. Les symptômes qui les traduisent varient avec leur siège et je puis, sans schématiser par trop ces faits, vous en décrire trois formes distinctes.

Le *cancer de la vésicule* est le plus fréquent; dans d'autres cas, il y a *cancer des voies biliaires juxta-duodénales* (extrémité inférieure du cholédoque, ampoule de Vater); il peut enfin y avoir *cancer des voies biliaires juxta-hépatiques* (canal hépatique et ses branches).

Je passe sous silence le cancer des voies biliaires intra-hépatiques; quelques discussions qu'il ait soulevées, c'est en réalité un cancer du foie et l'histoire du cancer du foie vous a déjà été exposée.

I. — Étiologie.

Le cancer des voies biliaires peut être *secondaire* à un cancer du voisinage, mais le plus souvent il s'agit de cancer primitif. Vous le rencontrerez chez des gens déjà âgés ou tout au moins ayant atteint l'âge adulte : si les conditions étiologiques générales ne diffèrent pas de celles de la plupart des autres cancers, deux points doivent toutefois être retenus par vous en ce qui concerne du moins le cancer de la vésicule : la fréquence de ces néoplasmes chez la femme, leur coexistence avec la lithiase.

Les *cancers de la vésicule biliaire* paraissent en effet, d'après les statistiques publiées, *beaucoup plus fréquents chez la femme* que chez l'homme, et cette constatation ne doit pas étonner, rapprochée de celle qui a établi la grande fréquence de la lithiase biliaire chez la femme.

Ces cancers de la vésicule *coïncident presque constamment avec la lithiase biliaire*. Je ne vous rappellerai pas les longues discussions que cette coïncidence a soulevées. Certains auteurs admettent la préexistence de la lithiase; c'est l'irritation produite par les calculs qui amènerait la localisation néoplasique sur la vésicule (von Schüppel, Rendu, Chauffard, etc.); vous savez combien, en matière d'étiologie cancéreuse, on attache d'importance à l'inflammation antérieure, qu'il s'agisse de cancer du sein, de l'estomac, de l'utérus, etc. La lithiase, fonction de l'inflammation vésiculaire, serait à ce titre une condition prédisposant au cancer. D'autres observateurs ont soutenu au contraire (Deville, Durand-Fardel, Barth et Besnier, etc.) que la lithiase est secondaire au cancer qui réalise les conditions propres à son développement en créant l'obstruction biliaire ascendante ; il est indiscutablement des cas où la lithiase a dû apparaître ainsi secondairement. Avec Gilbert et Fournier, il faut reconnaître que les deux théories ont leur exactitude : sans doute la préexistence de la lithiase peut et doit favoriser l'apparition du cancer de la vésicule biliaire, mais celui-ci, dans d'autres cas, provoque certainement la formation de concrétions lithiasiques.

Comme l'ont fait remarquer Devic et Gallavardin dans un important travail (1), le *cancer des canaux biliaires* n'obéit pas tout à fait aux mêmes lois. D'une part la lithiase lui est moins communément associée, d'autre part il semble au moins aussi fréquent chez l'homme que chez la femme (30 hommes et 16 femmes dans leur statistique) ; on conçoit d'ailleurs que les conditions étiologiques que je viens de rappeler, et notamment la lithiase, exercent surtout leur influence nocive au niveau de la vésicule.

II. — Anatomie pathologique.

Pour bien comprendre les symptômes des cancers des voies biliaires, vous devez avoir présentes à l'esprit les lésions qui les caractérisent et qui varient avec chacune des trois formes que je vous ai énumérées.

Le *cancer de la vésicule* présente un aspect macroscopique variable : tantôt c'est une tumeur fongueuse remplissant plus ou moins la vésicule et s'implantant sur sa paroi par une base large ou pédiculée, tantôt c'est une infiltration totale ou partielle des parois vésiculaires par un tissu squirrheux ou colloïde. La cavité de la vésicule, le plus souvent accrue, renferme un liquide louche ou une bile épaisse, au sein desquels se retrouvent le plus souvent des

____

(1) DEVIC et GALLAVARDIN, Cancer primitif des canaux biliaires (*Revue de médecine*, 1901).

calculs. La surface du néoplasme apparaît à l'intérieur de la vésicule formée d'excroissances allongées et arborescentes, villeuses, cet aspect villeux en chou-fleur étant extrêmement fréquent; on note en outre des ulcérations plus ou moins profondes, aboutissant parfois à la perforation vésiculaire. Le néoplasme, souvent assez limité, peut se prolonger jusque dans le canal cystique et le cholédoque, les obstruant plus ou moins complètement.

Il se propage ordinairement aux ganglions lymphatiques de la région. Il peut atteindre le foie secondairement et constituer, par le développement considérable de la masse hépatique secondaire, un véritable *cancer massif secondaire*, comme l'ont montré jadis Hanot et Gilbert. Dans d'autres cas, côlon, duodénum, pancréas, estomac peuvent être pris secondairement, l'ascite cancéreuse peut s'observer; il y a même quelquefois des métastases lointaines (poumons et cœur), mais ce que vous devez retenir surtout, c'est d'une part l'existence d'un *cancer vésiculaire* pur, sans propagation, d'autre part celle d'un *cancer massif juxta-hépatique.*

Ce sont, en effet, ces deux formes anatomiques qui répondent aux deux formes le plus souvent observées en clinique.

Le cancer de la vésicule, le plus souvent primitif, est parfois secondaire, l'envahissement se faisant alors par métastase et amenant l'obstruction de la vésicule par des fongosités ulcérées.

Dans les deux cas, que le cancer soit primitif ou secondaire, il facilite, par l'obstruction qu'il détermine, l'infection des voies biliaires; des lésions de cholécystite et d'angiocholite s'associent souvent alors aux lésions néoplasiques. Il en est de même d'ailleurs dans les autres formes.

Le *cancer des voies biliaires* proprement dites siège soit au niveau de l'extrémité inférieure du cholédoque (cancer des voies biliaires juxta-duodénales), soit au niveau du confluent cholédoco-hépatico-cystique et surtout plus haut (cancer des voies biliaires juxta-hépatiques).

Le *cancer des voies biliaires juxta-duodénales* siège ordinairement sur la partie terminale du cholédoque, affectant diverses formes : virole néoplasique, tumeur limitée faisant saillie dans l'intérieur du canal, cancer villeux, cancer en tube épais et rigide à parois indurées et mamelonnées, tumeur à prolongement dans les voies biliaires (Devic et Gallavardin). Dans tous les cas, l'oblitération complète ou incomplète des voies biliaires est réalisée. Une dilatation marquée de ces voies en résulte en amont et elle peut s'étendre jusqu'aux canalicules intra-hépatiques d'une part, à la vésicule de l'autre; que le néoplasme siège sur le cholédoque à sa partie terminale ou à l'embouchure du cystique, la dilatation vésiculaire en est la conséquence.

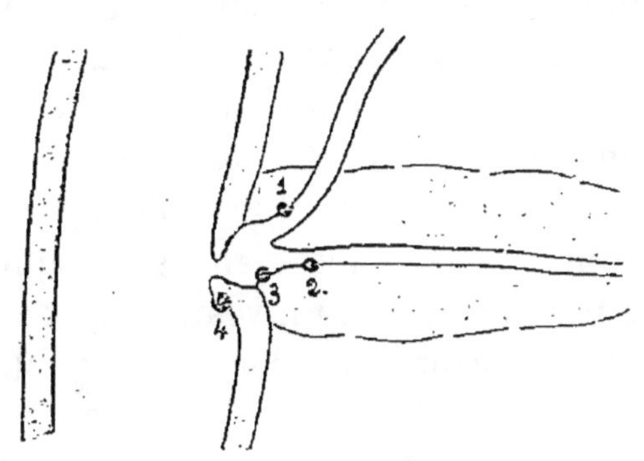

Fig. 56. — Cancer de l'ampoule de Vater. Schéma des différents lieux d'origine (d'après Mayo Robson).

1, cancer cholédocien; 2, cancer wirsungien; 3, cancer ampullaire; 4, cancer intestinal.

Parfois le cancer se limite à la portion toute terminale du canal cholédoque, au niveau de l'ampoule de Vater, dont la cancérisation n'est d'ailleurs pas toujours, il s'en faut, d'origine biliaire (fig. 49).

Qu'il siège en un point ou un autre, ce cancer est le plus souvent peu volumineux, agissant surtout par sa localisation en sténosant les voies biliaires. Il semble peu susceptible de généralisation ; toutefois quelques cas ont été observés où il y avait eu généralisation au foie sous forme de noyaux rares et peu nombreux ou plus gros et plus abondants; les ganglions peuvent dans ces cas être envahis.

Un point un peu particulier doit être signalé : anatomiquement l'obstruction apparaît souvent incomplète alors que cliniquement l'oblitération des voies biliaires avait paru complète. Mais ce n'est pas là un fait qui soit spécial à ce cancer biliaire et vous connaissez bien l'importance du spasme dans le cancer d'autres conduits, et notamment le cancer de l'œsophage. On a invoqué ici également le spasme pour expliquer de tels faits.

Ce que je viens de vous dire me permet d'être bref sur le *cancer des voies biliaires juxta-hépatiques.*

Il siège sur les voies biliaires, soit au niveau du point de réunion des deux branches du canal hépatique, soit un peu au-dessous, mais toujours au-dessus de l'embouchure du cystique et de la naissance du cholédoque. S'il a les mêmes caractères anatomiques que la seconde forme que je viens de vous décrire, si, comme elle, il entraîne la rétro-dilatation des voies biliaires intrahépatiques, en revanche il ne peut amener (c'est là un point intéressant sur lequel Claisse a insisté) aucune modification au niveau de la vésicule qui reste de volume normal. La loi sur laquelle Claisse a attiré l'attention est vraie dans la majorité des cas. Il en est toutefois quelques-uns, Devic et Gallavardin l'ont bien montré, dans lesquels la vésicule se dilate; cela est surtout exact si l'on groupe avec ces auteurs dans les cancers des voies juxta-hépatiques ceux développés au niveau du confluent cystico-hépatique.

J'en aurai fini avec cette étude d'anatomie macroscopique quand je vous aurai dit que fréquemment le *foie est hypertrophié,* que souvent il présente les lésions objectives de la cirrhose biliaire, que la rate est dans bien des cas, elle aussi, augmentée de volume; l'ascite reste minime; il peut enfin exister des lésions liées à l'infection biliaire secondaire soit au niveau du foie, soit à distance, et l'on en a signalé sur l'endocarde et le péricarde.

L'*examen histologique* montre ordinairement, lors de cancer primitif de la vésicule, un *épithélioma cylindrique* à cellules tantôt hautes et claires, tantôt petites et colorées, comme dans les adénomes, présentant une disposition tubulée avec cavité centrale, ou formant des tubes pleins, et tendant à l'évolution atypique (Menetrier); souvent de

petits cancers de la vésicule se prêtent particulièrement à
l'étude histologique, comme celui étudié par Menetrier

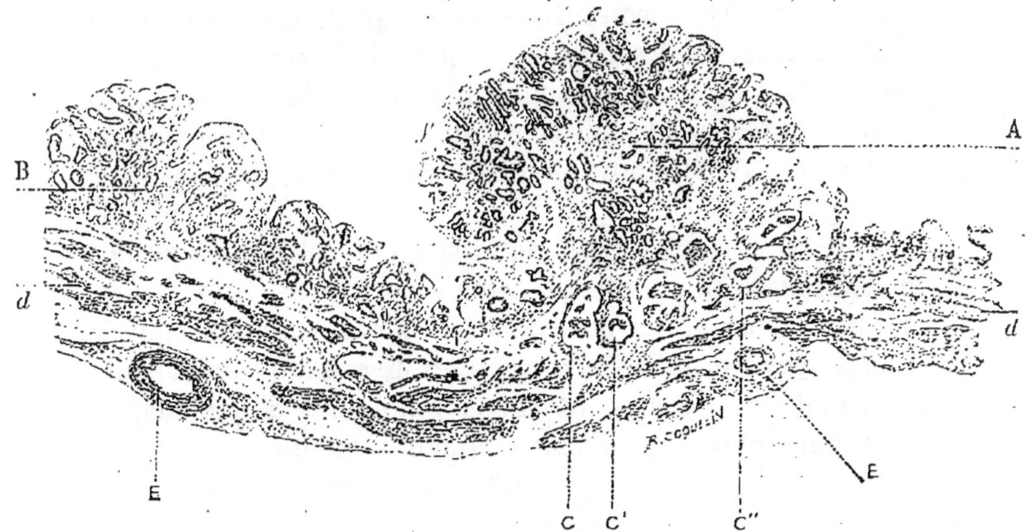

Fig. 57. — Petit cancer au début de la vésicule biliaire (cancer d'origine
adénomateuse) (Menetrier).

Rencontré chez une femme de soixante-seize ans, morte de bronchite
capillaire avec endocardite végétante. La vésicule biliaire, distendue
par une masse considérable de calculs de tout volume, présentait à sa
face interne un groupe de petites végétations, dont la plus volumineuse est ici représentée en coupe. — A, végétation polypeuse formée
d'un épaississement de la muqueuse vésiculaire dont les glandes ont
végété sous forme adénomateuse, formant des cavités tubuleuses irrégulièrement sectionnées et tapissée d'un revêtement continu de cellules cylindriques. Par places, et surtout dans la profondeur, des tubes
solides pleins, où les cellules sont tassées, ont perdu l'apparence glandulaire; B, épaississement de la muqueuse, formé de glandes en hyperplasie adénomateuse simple, avec stroma épaissi; C, C', C", cavités
vasculaires lymphatiques situées dans la couche musculaire de la
vésicule et renfermant des cellules épithéliales en migration cancéreuse; D, D', couche musculaire de la vésicule; E, E', vaisseaux sanguins (Gr. = 24^n).

(fig. 57). Le cancer secondaire offre naturellement les
mêmes caractères que la néoplasie d'origine ; le plus souvent il s'agit d'épithélioma ou de carcinome, plus rarement
de sarcome.

Quant au cancer des voies biliaires, il ne diffère pas dans ses traits essentiels du cancer vésiculaire ; comme lui, il présente un épithélium souvent très peu différent de l'épithélium biliaire normal. Lorsque le cancer siège au niveau de l'ampoule, c'est son aspect histologique seul qui permet de différencier le cancer cholédocien (le plus fréquent) du cancer qui a pris naissance au niveau de l'ampoule de Vater, du duodénum ou du canal pancréatique ; aussi parfois le diagnostic reste-t-il en suspens, mais je ne puis insister ici sur cette question si souvent débattue à propos du cancer de l'ampoule de Vater.

Elle n'a pas au surplus un gros intérêt pratique : que le cancer vatérien ait son origine au niveau du cholédoque, du canal de Wirsung ou de la muqueuse duodénale, sa symptomatologie reste sensiblement la même.

III. — Symptômes.

I. Cancer de la vésicule. — Je viens de vous montrer qu'au point de vue anatomique, le cancer de la vésicule, presque toujours épithélial, revêt deux aspects, suivant qu'il envahit secondairement le foie en masse, ou qu'au contraire il frappe surtout la vésicule biliaire.

Dans les deux cas, toutefois, le *mode de début* reste assez vague : troubles dyspeptiques plus ou moins intenses, crises douloureuses rappelant des crises de coliques hépatiques frustes ou marquées, parfois vomissements sanglants, parfois ictère. Ce n'est pas à cette période de début que le diagnostic peut être fait.

A la *période d'état*, vous pourrez observer deux aspects cliniques différents, selon que le malade se présente surtout comme un hépatique (forme hépatique), ou que l'ictère est chez lui le symptôme le plus apparent (forme biliaire).

Dans la *forme hépatique*, le tableau que vous observerez vous rappellera celui qui vous a été décrit à propos du cancer primitif du foie. Aux symptômes fonctionnels et généraux traduisant la cachexie néoplasique s'ajoutent des

signes physiques : le foie gros et dur offre parfois une
induration ligneuse plus marquée au niveau de la vésicule,
il y a souvent une douleur assez vive dans l'hypocondre
droit, mais elle n'est pas exactement localisée à la vésicule.
On n'observe ni ascite, ni circulation supplémentaire, ni
ictère ; toutefois l'ictère peut apparaître secondairement, en
même temps que l'hypertrophie du foie augmente, que les
douleurs hépatiques deviennent plus vives. La fièvre vient
souvent ajouter une note infectieuse à l'évolution clinique et
la mort survient en général assez rapidement, du fait de
la cachexie progressive et parfois avec des signes d'insuffisance hépatique terminale, ou encore, dans quelques cas, à
la suite d'une péritonite suppurée ultime.

Lorsqu'on a affaire à la *forme biliaire*, ce sont les signes
d'un ictère par rétention qui dominent la scène clinique.
Après des troubles digestifs souvent intenses, parfois après
des crises de colique hépatique, survient un *ictère* ordinairement très intense avec urines fortement choluriques et
décoloration des matières. L'exploration de l'abdomen montre
l'existence d'une *tumeur* au niveau du bord inférieur du
foie dans la région de la vésicule ; tantôt globuleuse, d'un
volume variant de celui d'un œuf de poule à celui du poing,
tantôt impossible à circonscrire, elle présente le plus souvent une consistance ferme et dure, exceptionnellement elle
donne une fausse sensation de fluctuation ; d'autres fois on
perçoit seulement une sensation d'empâtement. La palpation est au surplus rendue fréquemment difficile par la
douleur, souvent vive. L'ascite fait ordinairement défaut.
Il est des cas où une adénomégalie à distance, au cou, dans
la région sus-claviculaire, aux aines, met sur la voie du
diagnostic et permet de penser au néoplasme.

L'ictère persiste et tend à augmenter progressivement ;
les douleurs se répètent mais sans affecter ordinairement
l'allure de crises de coliques hépatiques nettes. La fièvre
ici également peut apparaître, soit sous la forme d'accès de
fièvre intermittente, soit sous celle de fièvre rémittente et
est révélatrice de l'infection biliaire. L'amaigrissement est

rapidement très marqué. La mort survient le plus souvent avant un an du fait de la cachexie cancéreuse, d'accidents d'insuffisance hépatique, de complications diverses (troubles urinaires, péritonite suppurée), enfin de généralisation. Toutefois il est certains cas à marche lente, et l'on a vu des formes squirrheuses durer quatre à cinq ans. Ces faits justifient les tentatives chirurgicales qui ont été faites dans quelques cas.

II. **Cancer du cholédoque et de l'ampoule de Vater.** — Le cancer siège parfois au niveau de l'extrémité duodénale du cholédoque et revêt la même allure clinique que les cancers histologiquement différents qui prennent naissance au niveau de l'extrémité duodénale du canal pancréatique, du duodénum, de la paroi même de l'ampoule. Comme je vous l'ai dit, le cancer de l'ampoule de Vater, s'il a au point de vue histologique des origines multiples, est un au point de vue clinique.

L'*ictère* en est le premier symptôme. Cet ictère intense avec cholurie et décoloration des matières, est tantôt progressif, tantôt stationnaire, tantôt enfin et surtout sujet à d'assez grandes variations sur lesquelles Hanot et Rendu ont insisté; j'en ai, il y a quelques années, suivi un cas, dans lequel les variations étaient remarquables. L'ictère peut s'accompagner de mélanodermies surajoutées, et Frérichs a signalé les plaques bronzées des téguments qu'on peut observer; elles sont superposables aux mélanodermies biliaires dont je vous ai entretenus.

Parfois existent des troubles digestifs associés et notamment une *diarrhée* assez intense et rebelle.

L'examen objectif montre fréquemment une *hypertrophie notable du foie* (71 p. 100 des cas, d'après Devic et Gallavardin) qui pourtant, à elle seule, n'aurait pas grande valeur s'il ne s'y joignait un autre symptôme, la *dilatation de la vésicule*, signe capital sur lequel Hanot a insisté, qui permet d'éviter la confusion avec la lithiase biliaire, dans laquelle il y a atrophie vésiculaire selon la loi de Courvoisier et Terrier. Parfois pourtant vous ne trouverez pas ce signe, la lithiase biliaire coexistante ayant entraîné la transformation scléro-atrophique de la vésicule (fig. 58). Elle fait défaut également lorsque le néoplasme siège au niveau du confluent du cholédoque et du cystique. L'exploration est le plus souvent moins douloureuse que lors de cancer de la vésicule, et la douleur locale peut même faire défaut.

La durée du cancer du cholédoque ou de l'ampoule est

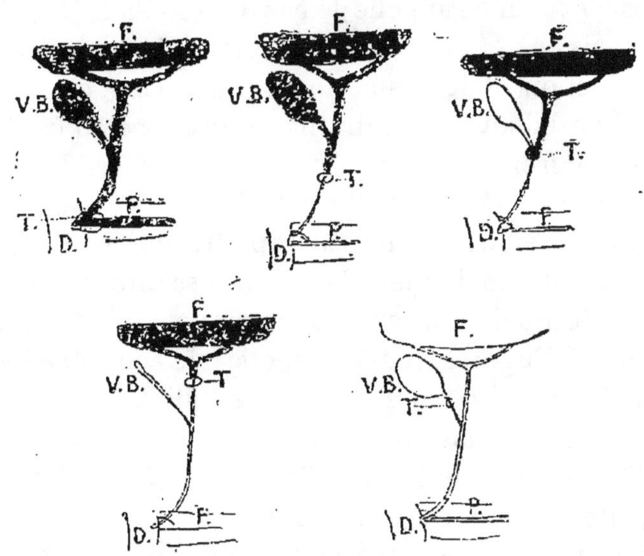

Fig. 58. — Schéma des différents types d'ictère néoplasique
(P. Carnot).

1° *Cancer de la tête pancréatique ou de l'ampoule :* Rétention biliaire totale, avec grosse vésicule et gros foie ; rétention pancréatique.

2° *Cancer du cholédoque :* Rétention biliaire totale, avec grosse vésicule et gros foie ; pas de rétention pancréatique.

3° *Cancer du confluent :* Rétention biliaire partielle au niveau du foie, mais non au niveau de la vésicule séquestrée.

4° *Cancer de l'hépatique :* Rétention biliaire partielle au niveau du foie ; vésicule biliaire non séquestrée, drainée naturellement et vide.

5° *Cancer du cystique :* Pas de rétention biliaire ; séquestration de la vésicule ; cholécyste à liquide clair.

T, tumeur ; D, duodénum ; P, pancréas ; VB, vésicule biliaire ; F, foie.

variable. Elle peut être abrégée par diverses complications : l'angiocholite suppurée secondaire, la péritonite peuvent hâter la fin ; d'autres fois ce sont des hémorragies gastriques et intestinales qui précipitent l'évolution de la maladie.

Toutefois le cancer reste le plus souvent petit et limité, n'ayant pas de tendances à la généralisation ; il n'est pas par lui-même cachectisant, il agit par l'obstruction biliaire qu'il provoque et c'est souvent celle-ci seule qui commande le pronostic ; l'affection peut alors durer plusieurs années, et dépasser la limite de deux ans attribuée ordinairement à ce cancer ; je me rappelle le cas d'un malade dont l'affection dura trois ans et chez lequel d'ailleurs la nature cancéreuse de l'affection était restée méconnue. Ce n'est souvent pas l'infection biliaire qui entraîne la terminaison fatale ; celle-ci est ordinairement le fait d'accidents d'insuffisance hépatique prenant parfois l'allure de l'ictère grave.

III. **Cancer des canaux hépatiques.** — Dans quelques cas qui ont été l'objet d'une intéressante étude de Claisse, et sur lesquels l'attention a depuis été souvent attirée (Lecène et Pagniez, Ingelrans, etc.), le cancer se localise à la partie juxta-hépatique des voies biliaires. Dans ces cas, vous le concevez aisément, la circulation de la bile vésiculaire n'est nullement entravée (fig. 58, 4°). Dès lors si l'ictère présente les mêmes caractères que dans la forme précédente, il ne s'accompagne pas de distension vésiculaire. Privé de ce signe, le clinicien est souvent embarrassé pour porter un diagnostic, et parfois le diagnostic n'est porté qu'après opération. Sans doute l'absence de dilatation vésiculaire n'est pas constante, mais suffisamment fréquente pour que vous vous rappeliez l'existence de cette forme opposée à la forme commune à grosse vésicule.

IV. — Diagnostic.

La plupart des maladies qui simulent les cancers biliaires, vous ont déjà été décrites.

Le cancer de la vésicule se reconnaît à l'association aux signes généraux de cancer d'une tumeur vésiculaire dure et inégale, augmentant rapidement. Mais dans sa forme hépatique il peut simuler certains cancers massifs du foie ; dans sa forme biliaire il peut en imposer pour une tumeur pylorique ; enfin, dans quelques cas, on méconnaît l'existence même du cancer ; les crises de colique hépatique, les signes liés à l'infection secondaire font croire que la lithiase biliaire est seule responsable des symptômes, cela d'autant plus facilement que la vésicule calculeuse a souvent des caractères objectifs semblables à ceux de la vésicule cancéreuse.

Plus difficile encore est le diagnostic du cancer des voies biliaires et du cancer de l'ampoule. Ce n'est jamais qu'un diagnostic de probabilité, l'ictère, les coliques hépatiques antérieures, l'état général ne peuvent conduire seuls à ce diagnostic. Il est quelques cas à évolution lente, à ictère marqué, avec hypertrophie hépato-splénique, qui en ont imposé pour une *cirrhose biliaire*, telle une observation déjà ancienne de Bezançon ; l'erreur toutefois n'est souvent que temporaire et le diagnostic d'obstruction biliaire est porté. Mais cette obstruction peut alors être considérée comme d'origine *calculeuse*. Rappelez-vous que, ainsi qu'on vous l'a déjà dit, l'existence d'une vésicule distendue, à part de très rares exceptions, doit vous faire affirmer l'existence d'un néoplasme ; la vésicule ne se dilate qu'exceptionnellement lors de lithiase, en dehors des cas de lithiase vésiculaire avec obstruction du cystique. Ce signe a donc une grosse valeur, mais il ne peut toujours guider, puisqu'il est des faits de cancers des canaux hépatiques qui ne s'accompagnent nullement de distension vésiculaire.

Lors même que le diagnostic d'obstruction biliaire d'origine cancéreuse est porté, il faut préciser la cause de cette obstruction et le diagnostic entre le cancer biliaire, le cancer de l'ampoule, le cancer de la tête du pancréas est souvent délicat. On peut faire toutefois celui de cancer biliaire quand l'évolution est relativement lente ; l'atteinte du pancréas entraîne d'ailleurs certains signes spéciaux qui, si peu précisés qu'ils soient actuellement, aident parfois au diagnostic de localisation.

Enfin si, malgré l'absence de dilatation vésiculaire, le diagnostic de cancer a pu être porté, et si le foie est hypertrophié, l'hypothèse de cancer biliaire juxta-hépatique peut être considérée comme vraisemblable.

V. — Traitement.

Ce qui fait l'intérêt du diagnostic, c'est que, si le traitement chirurgical est indiqué souvent lors d'obstruction lithiasique, il ne l'est qu'exceptionnellement lors de cancer et le diagnostic d'obstruction cancéreuse commande le plus souvent l'abstention opératoire.

Toutefois l'insuffisance du traitement médical, purement palliatif, justifie parfois, si le diagnostic est hésitant, une intervention chirurgicale. On peut même se demander avec Hanot, étant donné le caractère souvent limité du cancer biliaire, si certaines interventions radicales ne seraient pas susceptibles d'amener une survie appréciable. Cependant l'analyse des cas opérés faite par Terrier et Auvray n'est pas encourageante. La cholécystectomie pour cancer de la vésicule n'a qu'une gravité opératoire relative (11 p. 100 de mortalité), mais la récidive est toujours rapide; les opérations palliatives et notamment le cholécystostomie, ont donné des résultats franchement mauvais. Quant aux cancers des voies biliaires proprement dites, ils ne sont qu'exceptionnellement accessibles à l'intervention radicale (cancer limité siégeant sur la partie moyenne du cholédoque) ; les opérations palliatives ne donnent ici encore que de très médiocres résultats. Néanmoins il semble bien que la chirurgie biliaire n'a pas, à cet égard, dit son dernier mot, et peut-être dans l'avenir pourra-t-on agir contre certaines tumeurs limitées.

Le traitement médical doit se borner à lutter contre les conséquences de la cholémie par les moyens ailleurs indiqués à propos du traitement de l'ictère et à essayer d'enrayer la cachexie ; le plus souvent malheureusement il reste complètement inefficace.

TRENTE-SIXIÈME LEÇON

CONNEXIONS PATHOLOGIQUES DU FOIE ET DE LA RATE

Par **P.-Emile WEIL**

CONNEXIONS NORMALES DU FOIE ET DE LA RATE. — Connexions anatomiques, embryologiques, physiologiques.

CONNEXIONS PATHOLOGIQUES DU FOIE ET DE LA RATE. — 1° *Exposé des faits prouvant ces connexions pathologiques :* a. Symptômes spléniques au cours des maladies du foie; b. Symptômes hépatiques au cours des maladies de la rate.

2° *Exposé des théories pathogéniques :* Splénomégalie des cirrhoses et des ictères; théorie de l'hypertension portale; théorie de l'intoxication biliaire. — Symptômes hépatiques au cours des splénomégalies : théorie hémolytique de l'ictère; origine splénique de certaines cirrhoses.

Vous savez, pour l'avoir vu souvent en clinique, que d'une part la rate se tuméfie souvent dans les affections du foie, et que, d'autre part, chez des individus, atteints de splénomégalie d'apparence primitive, peuvent apparaître des symptômes, attribuables à un fonctionnement hépatique anormal.

Les deux viscères, rate et foie, semblent donc liés dans leurs souffrances ; les altérations de l'un entraînent des modifications fonctionnelles ou organiques de l'autre. Ce sont là des faits, démontrés par l'observation clinique et actuellement bien connus. Par contre, le mécanisme de leur production est beaucoup moins évident, et de nombreuses discussions se sont élevées à son endroit, sans que des conclusions définitives aient encore pu en être tirées, malgré les beaux travaux de l'école française en général, et de MM. Gilbert et Lereboullet en particulier.

I. — CONNEXIONS NORMALES DU FOIE
ET DE LA RATE.

Les connexions pathologiques, qui unissent les deux viscères, foie et rate, étaient à prévoir, étant donnée l'intimité de leurs rapports anatomiques et physiologiques normaux. Elles apparaissent comme une application particulière d'une loi de pathologie générale : des organes, en état de dépendance anatomique ou physiologique, participent conjointement aux mêmes processus pathologiques, et leurs réactions morbides retentissent de l'un à l'autre. Comme exemple de semblables enchaînements, nous pouvons rappeler les connexions, à l'état de maladie, du poumon et du cœur, du cœur et du foie, du foie et des reins, etc. Aussi, pour élucider cette étude nosographique, croyons-nous devoir la commencer, par l'exposé des rapports normaux de la rate et du foie.

I. — Connexions anatomiques.

Les deux glandes, situées dans la région supérieure de l'abdomen, occupent l'une la partie droite, l'autre la partie gauche de la portion sous-diaphragmatique de la cage thoracique. L'extrémité du lobe gauche du foie, qui, chez l'adulte, arrive au contact de la face interne ou de l'extrémité supérieure de la rate, recouvre son pôle diaphragmatique chez l'enfant et le fœtus.

Les deux organes sont recouverts par le même feuillet viscéral du péritoine.

Ce sont les branches de divisions de la même artère, le tronc cœliaque, qui leur apportent le sang, à l'un, par l'artère hépatique, à l'autre, par l'artère splénique.

Mais des rapports anatomiques lient plus étroitement encore les deux viscères, et les mettent en dépendance directe ; le sang, qui sort de la rate, passe par le foie, pour gagner le cœur droit : la veine splénique, une des trois branches d'origine de la veine porte, amène au foie les produits du fonctionnement de la rate.

Nous comprenons, dès maintenant, que des processus pathologiques puissent prendre simultanément les deux viscères, en choisissant de multiples voies d'arrivée, soit la voie péritonéale (péritonites chroniques), soit la voie veineuse (pyléphlébites et splénophlébites), soit la voie artérielle (grosses et microscopiques embolies). Mais si, parfois, une même cause morbide entraîne le foie et la rate dans une commune altération, plus fréquemment on verra la souffrance de l'une des deux glandes retentir sur l'autre par l'intermédiaire de la veine : une infection, une lésion hépatique agira par elle sur la rate, une infection, une altération splénique gagnera par elle le foie. La veine splénique mérite de partager la mauvaise réputation de la veine porte, qu'elle contribue à former : on connaît l'adage ancien : « *vena porta, porta malorum* ».

Mais l'anatomie permet en outre de prévoir que le foie retentira plus souvent sur la rate que la rate sur le foie.

En effet, tandis que la rate ne possède, comme glande close, qu'une veine et une artère, le foie est doté, outre son artère et sa veine excrétrice, la veine cave inférieure, d'un second réseau circulatoire, la veine porte, qui lui amène le sang de la rate, du pancréas et de l'intestin. Bien plus, le foie, glande biliaire, est relié par ses canaux excréteurs à l'intestin grêle. Ces dispositions anatomiques constituent autant de voies d'arrivée nouvelles pour des agents pathogènes et expliquent la plus grande fréquence des altérations hépatiques : les lésions de l'intestin sont une des grandes causes des maladies du foie, qu'elles atteignent par l'intermédiaire des veines mésentériques ; d'autre part, le foie, organe normalement aseptique, comme la rate, est bien autrement guetté et bien plus facilement atteint qu'elle par l'infection, ses canaux biliaires le reliant à l'intestin et renfermant une riche flore aérobie et surtout anaérobie, que nous connaissons pleinement aujourd'hui, après les travaux de MM. Gilbert et Girode, de MM. Gilbert et Lippmann,

II. — Connexions embryologiques.

Le foie naît du futur intestin, pendant la vie embryonnaire, par un bourgeon endodermique, qui se différencie en foie et pancréas. La rate, dont l'origine est moins bien connue, proviendrait, soit du mésoderme cœlomique, soit, comme le foie, de l'endoderme intestinal.

Quoi qu'il en soit, chez certains animaux, la rate est fusionnée avec le pancréas, et il n'est pas rare de trouver chez l'homme, dans cet organe, des rates accessoires.

III. — Connexions physiologiques.

Vous vous rappelez les fonctions si multiples, du foie et de la rate. Le foie possède une sécrétion externe, la bile, dont on connaît les propriétés si importantes dans la digestion et l'assimilation des graisses, et une fonction de glande à sécrétion interne, qui règle la fixation et l'utilisation des amylacées, le métabolisme des albuminoïdes, la production de l'urée ; en outre, le foie exerce un rôle d'arrêt vis-à-vis des poisons, des microbes, et modifie la crase sanguine.

La rate est une glande hématopoiétique, qui détruit les globules rouges, et fabrique les leucocytes de la série lymphatique. Par ce double fonctionnement, la rate est en antagonisme avec la moelle osseuse, dont cependant, en cas de besoin, elle peut exercer la vicariance. Sa production cellulaire explique son importance dans la rénovation du sang, la lutte contre les infections, les intoxications, son rôle enfin dans la production de l'immunité organique, soit spontanée, soit acquise.

Quelle influence peut-on accorder à l'un des deux viscères sur le fonctionnement normal de l'autre ? Celle du foie ne semble pas grande sur celui de la rate. On peut cependant dire que, normalement, le territoire splénique constitue une chambre de sûreté pour le foie. Quand, au cours de la digestion, le sang arrive au foie, en trop grande abondance, l'excès de la veine fluide reflue vers la rate et s'y emmagasine. C'est à cette congestion, qu'est due la tuméfaction digestive de la rate, pour les auteurs classiques. Mais les faits sont plus complexes, qu'il ne semble en apparence ; la digestion s'accompagne en effet d'une leucocytose sanguine, dont la rate est en grande partie responsable. Ciaccio et Pizzini ont constaté chez le chien, avec la congestion digestive, une prolifération cellulaire de la rate. Cependant, la leucocytose ne relève pas que d'elle seule, puisque Nicolas et Cot ont noté son existence chez des chiens splénectomisés.

L'influence de la rate sur la physiologie hépatique semble plus grande au premier abord. C'est non seulement grâce au sang venu de l'intestin et du pancréas, mais à celui de la rate, que le foie peut remplir son double rôle glycogénique et biligénique. Or le sang splénique semble de nature toute spéciale, c'est une sorte d'hémolymphe, qui charrie avec des leucocytes jeunes surabondants des débris de l'hémolyse. Si l'on réfléchit à la parenté de l'hémoglobine et des pigments biliaires, on arrive à penser que la rate doit avoir un rôle important dans la biligénie. L'expérimentation a tenté de mettre le fait hors de doute. Charrin et Moussu, en enlevant la rate à des chiens, chez qui ils avaient quelque temps auparavant pratiqué une fistule biliaire, ont vu la bile subir des modifications, devenir plus aqueuse et perdre de sa richesse en pigments biliaires. Gauckler remarque que, chez le lapin, la sécrétion biliaire diminue notablement dans les mêmes conditions expérimentales, et constate l'absence de la polycholie habituelle, quand il provoque une hémolyse toxique chez un lapin à fistule biliaire et splénectomisé. Par contre, Paulesco n'a point obtenu les mêmes résultats : pour cet auteur, la splénectomie ne modifie point la sécrétion biliaire de façon appréciable.

La rate ne semble pas posséder d'action sur la sécrétion interne du foie ; nous ne connaissons d'ailleurs pas de travaux expérimentaux sur cette question.

II. — CONNEXIONS PATHOLOGIQUES DU FOIE ET DE LA RATE.

Si les connexions physiologiques normales de la rate et du foie ne sont pas très apparentes, il n'en est plus de même de leurs rapports pathologiques, dont la clinique permet d'affirmer la réalité.

Mais les faits sont complexes et d'interprétation difficile.

I. — Les faits.

Voyons comment ils se présentent. On peut les grouper en deux classes. On voit sous l'influence d'une maladie du foie se tuméfier la rate, ou bien au cours d'une splénomégalie primitive surgir des signes de souffrance hépatique.

1° *Symptômes spléniques au cours des maladies du foie.* — Un grand nombre d'altérations hépatiques s'accompagnent de tuméfaction de la rate. Au premier rang, il convient de citer les *cirrhoses biliaires*. La splénomégalie est un symptôme classique de la *maladie de Hanot*. Ordinairement le foie et la rate y subissent une hypertrophie à peu près équivalente. Plus rarement, l'hypertrophie de la rate est minime, c'est la forme asplénomégalique de Gilbert et Castaigne. Enfin, surtout chez l'enfant, mais aussi chez l'adulte, on peut voir un type de cirrhose biliaire hypersplénomégalique (Gilbert et Fournier), où la tuméfaction de la rate prédomine de beaucoup sur celle du foie. D'autre part, suivant la date d'apparition de l'hépatomégalie, M. Chauffard a décrit des types présplénomégaliques et métasplénomégaliques.

La splénomégalie est moins constante et d'ordinaire moins volumineuse dans les *cirrhoses biliaires d'origine lithiasique*.

Toutes les *cirrhoses veineuses*, quelles que soient leurs formes anatomiques, qu'elles s'accompagnent d'atrophie ou d'hypertrophie du foie, quelle que soit leur étiologie, mécanique, toxique, infectieuse, suscitent habituellement l'hypertrophie de la rate. Cette hypertrophie est d'ailleurs le plus souvent moindre, au cours des *cirrhoses cardiaque, alcoolique, tuberculeuse, syphilitique*, qu'au cours des cirrhoses ordinaires.

Non seulement les scléroses du foie, mais les simples ictères s'accompagnent de splénomégalie. La tuméfaction de la rate est peu intense dans les *ictères aigus*, d'origine toxique ou infectieuse. Par contre, certains *ictères chroniques* déterminent une hypertrophie splénique considérable. Nous voulons parler des *ictères chroniques* simples, décrits par MM. Gilbert et Lereboullet et dont l'histoire a déjà été retracée. A côté de l'ictère chronique splénomégalique de Hayem, se placent différents types, qui constituent des faits de transition entre la cholémie simple et les cirrhoses biliaires. L'ictère ou le subictère, intermittent ou chronique, tantôt ne suscite pas de modifications notables du foie et de la rate (forme pure), tantôt s'accompagne d'hypertrophie splénique (forme splénomégalique), tantôt de tuméfaction isolée du foie (forme hépato-mégalique), tantôt d'augmentation de volume des deux viscères (forme hépato-splénomégalique).

La *tuberculose*, la *syphilis* déterminent des augmentations de volume du foie, sans susciter parallèlement celle de la rate, sauf lorsque ces infections provoquent une cirrhose hépatique.

Enfin la splénomégalie manque d'ordinaire, au cours de l'*échinococcose et du cancer du foie*.

2° Symptômes hépatiques au cours des maladies de la rate. — La plupart des processus morbides qui lèsent la rate en déterminent l'hypertrophie. La splénomégalie, généralement secondaire, peut être aussi primitive, tout au moins en apparence. Elle s'accompagne d'ordinaire de peu de symptômes. Certains d'entre eux surviennent cependant, qu'on pourrait attribuer à une altération de l'organe hépatique : ce sont d'une part, des hémorragies, d'autre part, des symptômes d'ictère, enfin des phénomènes de cirrhose.

a. Hémorragies. — Les hémorragies ne sont pas exceptionnelles, au cours des splénomégalies chroniques. Galien avait déjà décrit les épistaxis de la narine gauche. Fedeli a consacré un mémoire à l'étude des hémorragies du tube digestif (hématémèses et melæna).

b. Ictère. — Les malades atteints de splénomégalie chronique ont un teint mat, d'une pâleur jaunâtre, semblable à celui des cholémiques familiaux. D'autres présentent véritablement du subictère chronique, sans qu'on constate de pigments vrais dans les urines ni de décoloration des fèces. Il s'agit d'un ictère acholurique avec urobilinurie d'évolution chronique, avec ou sans poussée subaiguë. L'examen du foie ne montre ni induration, ni augmentation de la glande hépatique.

Enfin l'ictère peut n'être que passager et paraître un simple incident pathologique, qui précède la splénomégalie (splénomégalies méta-ictériques de Gilbert et Lereboullet), ou survient pendant son évolution (splénomégalies anté-ictériques). Ces faits rentrent pour une part dans le groupe des ictères chroniques simples.

c. Cirrhose hépatique. — Certaines splénomégalies chroniques s'accompagnent ou se compliquent, à un moment donné de leur évolution, de symptômes démontrant la participation morbide évidente du foie.

Nous voulons parler des faits décrits par M. Banti, et auxquels on a donné, en Italie et en Allemagne, le nom de cet auteur. Les malades se présentent cliniquement sous l'aspect suivant : pendant une longue période de temps, la maladie se résume en une hypertrophie splénique, puis apparaissent des symptômes d'anémie et de perte de forces, suivis de troubles gastro-intestinaux, d'inappétence, de vomissements, de constipation ou diarrhée, parfois d'hémorragies digestives; enfin les urines diminuent et deviennent urobiliniques. On voit alors survenir une cirrhose atrophique du foie, qui s'accompagne d'ascite et de circulation collatérale. La mort survient environ deux mois après l'apparition de ces symptômes, mais elle pourrait être évitée, si, pendant la longue période qui précède la complication ascitique, on pratiquait la splénectomie.

II. — Les interprétations.

Telle est la double série de faits, qui démontre les connexions morbides des deux viscères. Jusqu'ici l'accord est unanime, les difficultés ne commençant que dans l'interprétation des phénomènes et l'explication de leur mécanisme physio-pathologique.

1° *Symptômes spléniques des affections hépatiques.* — Ces symptômes se résument en une splénomégalie, constante dans certains types morbides, fréquente seulement dans d'autres.

a. Splénomégalie des cirrhoses. — Le mécanisme, qui réalise la tuméfaction de la rate, est certainement complexe, et les auteurs, qui se sont efforcés de la préciser, ont invoqué divers facteurs, auxquels ils ont donné plus ou moins d'importance respective.

MM. Gilbert et Lereboullet ont attiré l'attention sur l'action prépondérante de l'hypertension portale et comparé le mécanisme physiopathologique, qui réalise la *rate hépatique* avec celui qui produit le foie cardiaque.

C'est la sclérose primitive du foie et l'hypertension portale secondaire, qui provoquent la stase dans la veine splénique.

Cette augmentation de pression veineuse détermine avec la tuméfaction de la rate des processus toxiques et consécutivement la cirrhose de l'organe. Mais si l'hypertension splénique leur semble le facteur capital de la splénomégalie, ils incriminent également, dans sa production, l'infection subaiguë ou chronique, l'anémie, la cholémie enfin, toutes ces causes pathogènes étant capables de déterminer des réactions prolifératives et hypertrophiantes des tissus lympho-conjonctifs.

Il n'y a point de différences anatomiques essentielles entre les rates des cirrhoses hépatiques veineuses, des cirrhoses biliaires et des splénomégalies primitives ; M. Gauckler est d'accord sur ce point avec MM. Gilbert et Lereboullet. On retrouve dans toutes ces rates la congestion pulpaire et sinusaire, des réactions cellulaires d'hémolyse, de macrophagie, la prolifération des corpuscules de Malpighi, la cirrhose hypertrophique de la pulpe.

Pour M. Gauckler, la splénomégalie ressortirait plus à la cirrhose hypertrophique même qu'à la congestion de l'organe ; cette cirrhose serait consécutive à la transformation en tissu conjonctif des macrophages proliférés, dont la réaction est elle-même suscitée par l'adultération sanguine.

Quoi qu'il en soit, MM. Gilbert et Lereboullet ont pu expérimentalement réaliser la tuméfaction splénique, en provoquant l'hypertension portale, non seulement par action directe sur la veine porte, mais par action indirecte, en causant la dilatation des voies biliaires, au moyen de ligatures.

M. Gauckler, de son côté, a mis en évidence l'action de l'hémolyse sur la tuméfaction splénique, en s'adressant à un poison sanguin, agent d'hémolyse et d'anémie. L'intoxication chronique par la toluyenediamine, détermine chez le lapin l'apparition d'une grosse rate, où l'on peut constater avec des réactions macrophagiques et folliculaires, de la sclérose hypertrophique plus ou moins organisée.

b. Splénomégalie des ictères. — La splénomégalie des ictères aigus, peu considérable, relève de facteurs multiples, comme celle des ictères chroniques, qui a surtout été étudiée.

Même dans la production des splénomégalies ictériques, l'hypertension portale joue un rôle, sur lequel MM. Gilbert et Lereboullet ont insisté, et dont ils ont donné les preuves. Mais l'intoxication biliaire d'une part, l'infection angiocholitique et sanguine de l'autre, l'hémolyse enfin collaborent pour produire l'hypertrophie de la rate. MM. Rist et Ribadeau-Dumas ont démontré l'action de l'intoxication biliaire pure, qui, comme d'autres intoxications, tuméfie et fait réagir la rate, organe d'hémolyse en même temps que d'hématopoïèse. C'est l'excès du fonctionnement splénique qui détermine dans l'organe une cirrhose secondaire. On sait, en effet, que la bile est un poison hémolytique. L'injection de taurocholate de soude, à la dose de $0^{gr},10$ par kilogramme d'animal, provoque, outre l'anémie globulaire et la leucocytose sanguine, une tuméfaction de la rate. Cette tuméfaction résulte de la congestion, mais surtout de la prolifération cellulaire de la rate et de sa transformation myéloïde. Cette splénomégalie a un rôle défensif et sert à l'immunisation de l'organisme contre les poisons biliaires : en effet, la splénectomie est suivie de mort chez le lapin immunisé, si on pratique, à sa suite, une injection d'une dose antérieurement inoffensive de taurocholate de soude.

Telles sont les explications, hépatiques en quelque sorte, des splénomégalies ictériques. Nous verrons que d'autres interprétations ont été données, où la rate joue un rôle plus important, des rapports qui lient ces deux phénomènes, l'ictère et la tuméfaction splénique.

2° *Symptômes hépatiques des splénomégalies.*—Les symptômes hépatiques, qui apparaissent chez les malades atteints de splénomégalies chroniques, sont expliqués différemment, suivant que les auteurs considèrent ou non comme démontrée l'existence de splénomégalies primitives.

a. Hémorragies. — Pour les auteurs qui, comme MM. Gilbert et Lereboullet, pensent que la splénomégalie relève principalement de l'hypertension portale, et constitue un symptôme révèlant la souffrance latente du foie, les hémorragies digestives sont un phénomène facile à interpréter, car elles trahissent, au même titre que la splénomégalie, l'hypertension portale, qui les provoque. D'ailleurs, la splénomégalie diminue ou disparaît momentanément, quand elles sont considérables ; ce fait fournit une nouvelle preuve en faveur de leur mécanisme physio-pathologique.

Quant aux épistaxis, elles proviennent, soit de nævi vasculaires, soit de troubles de la crase sanguine, comme celles des affections hépatiques.

Par contre, les auteurs, qui, avec Fedeli, attribuent aux

hémorragies une origine splénique, ne savent trop par quel mécanisme les expliquer.

b. Ictères. —Certaines splénomégalies d'apparence primitive s'accompagnent d'ictère ; certains ictères légers, passagers ou durables présentent concurremment une tuméfaction splénique, qui peut occuper le premier plan de la scène clinique.

Aussi, à côté des explications hépatiques, que nous avons exposées plus haut, et qui invoquent, dans des proportions diverses, pour éclairer la production de la splénomégalie, les multiples mécanismes de l'hypertension portale, de l'infection angiocholitique, de l'intoxication biliaire, et de l'hémolyse, a-t-on proposé une théorie splénique.

Il n'y a cependant rien d'anormal à ce que la souffrance latente du foie s'extériorise par des symptômes ectopiques. C'est là un point que nous verrons plus nettement à propos des cirrhoses. Toujours est-il que pour le cas présent, la cholémie précède toujours la splénomégalie, et que la splénomégalie, isolée ou accompagnée, fait partie du tableau des ictères chroniques simples (Gilbert et Lereboullet).

Les ictères, à qui l on attribue une origine splénique (Minkowski, Chauffard), congénitaux ou acquis, et parfois de type familial, ne s'accompagneraient ni de décoloration des matières, ni de cholémie, mais seulement d'urobilinurie ; ils ne susciteraient aucun symptôme d'intoxication biliaire et seraient, quoique chroniques, compatibles avec un bon état de santé.

L'ictère résulterait de la fragilité des globules rouges, dont la résistance est diminuée, et dont la coloration vitale démontre un état granuleux particulier (Chauffard, Widal).

Mais, même en admettant jusqu'à un certain point, l'existence d'ictère hémolytique, on ne peut accorder à la rate qu'un rôle tout à fait secondaire, semblable à celui qu'elle joue au cours de tous les processus hémolytiques, et c'est, en définitive, toujours à la cellule hépatique que revient le rôle principal dans la genèse de l'ictère. Bien plus, il est possible que des poisons puissent être à la fois hémolytiques et ictérogènes, et susciter de façon indépendante en quelque sorte l'ictère et la splénomégalie. Ne voyons-nous pas certaines toxines, comme celles de la fièvre jaune, produire simultanément l'ictère et un état hémorragique, alors que d'autres suscitent de façon isolée le purpura ou l'ictère? Nous avons insisté sur ce point à propos de l'association anémie pernicieuse, purpura et hémophilie, et M. Marcel Labbé a consacré une belle leçon à l'étude des associations de ces syndromes cliniques.

c. Cirrhoses. — L'explication de la splénomégalie qui apparaît au cours des cirrhoses du foie est facile. Son mécanisme de production est l'hypertension portale.

Il n'en est plus de même dans les cas où la splénomégalie paraît la première et où la cirrhose du foie semble une de ses complications tardives, comme dans les faits de Banti.

Le beau travail de MM. Gilbert et Lereboullet nous paraît avoir résolu la question, en montrant que cliniquement les faits étaient disparates, que les cas publiés s'expliquaient par des causes classées et d'ailleurs multiples, celles des cirrhoses vraies du foie, qu'anatomiquement les lésions de la rate, dans la maladie de Banti, étaient celles de la rate hépatique, que physiologiquement enfin, le mécanisme de la splénomégalie était l'existence de l'hypertension portale. D'ailleurs Gauckler, Cornil, de Bondareff refusent également toute caractéristique histologique à la maladie de Banti. On peut donc admettre que ces splénomégalies d'apparence primitive sont secondaires et consécutives à la souffrance du foie.

Par contre, M. Banti, pour qui la splénomégalie est la lésion primitive et l'altération hépatique, la lésion seconde, explique la tuméfaction splénique par des phénomènes d'hémolyse, de prolifération cellulaire et scléreuse, ressortissant à l'infection ou à l'intoxication chronique, et la cirrhose du foie par l'arrivée continuelle des produits toxiques venus de la rate.

Tels sont les faits cliniques, qui démontrent les connexions pathologiques intimes du foie et de la rate. Vous en voyez la complexité, puisque, pour chacun d'eux, les explications sont multiples et que beaucoup sont encore en cours de discussion. Mais ce qu'il faut retenir, c'est l'intimité des rapports morbides hépatico-spléniques.

Le retentissement des lésions du foie sur la rate est indéniable, de par le mécanisme presque uniforme de l'hypertension portale. Le retentissement des lésions de la rate sur le foie est beaucoup plus rare et peut-être pas prouvé. En effet, si on supprime les splénomégalies du type Banti, qui sont secondaires et d'origine hépatique, on voit que les splénomégalies primitives ne retentissent guère sur le foie. La chose se voit cependant dans certaines néoplasies spléniques (leucémie) et certaines infections chroniques, telles que la tuberculose, la syphilis. Encore doit-on faire des réserves, car si l'infection peut se localiser à la rate et de là s'étendre au foie, et produire des formes spléno-hépatiques, ces mêmes formes peuvent résulter de l'atteinte simultanée des deux viscères (1), ou même une hépatite chronique syphilitique, tuberculeuse, peut secondairement produire une rate hépatique comme toute autre cirrhose. En tout cas, seules les rates infectieuses chroniques nous semblent actuellement être démontrées capables de retentissement pathologique sur le foie.

Quoi qu'il en soit, retenez que c'est surtout le foie qui retentit sur la rate. Aussi, en présence d'une splénomégalie chronique, cherchez-en d'abord l'explication du côté du foie, et vous l'y trouverez presque toujours, comme l'ont montré les travaux du professeur Gilbert.

(1) Cette réserve est justifiée par les enseignements de la pathologie expérimentale. MM. Gilbert et Lion ont pu, par l'inoculation de bacilles tuberculeux dans les rameaux d'origine de la veine porte, réaliser chez l'animal des lésions presque uniquement localisées au foie et à la rate.

TRENTE-SEPTIÈME LEÇON

LES SYNDROMES HÉPATO-PANCRÉATIQUES

Par Paul CARNOT

Accouplement anatomique du pancréas et du foie. — A. Accouplement canaliculaire. — B. Accouplement vasculaire.
II. Synergie fonctionnelle du pancréas et du foie. — A. Synergie exocrine ou digestive. — B. Synergie endocrine ou sanguine.
III. Syndromes mixtes hépato-pancréatiques.
Pathogénie des syndromes mixtes. — A. Syndromes excréteurs, bilio-wirsunghiens. — B. Syndromes glandulaires, hépato-pancréatiques.
Étude clinique des syndromes mixtes. — A. Syndromes bilio-pancréatiques. — B. Syndromes hépato-pancréatiques.

Le pancréas et le foie, dérivés d'un même segment du mésentéron et qui ne constituent, d'ailleurs, chez beaucoup d'animaux qu'un seul et même organe, conservent encore, chez l'homme, de cette parenté originelle, une intrication anatomique et fonctionnelle qui explique la fréquente association de leurs troubles morbides.

Aussi ne peut-on bien comprendre les syndromes mixtes, hépato-pancréatiques, que si l'on se rappelle, tout d'abord, les relations anatomiques et fonctionnelles de ces glandes.

I. — ACCOUPLEMENT ANATOMIQUE DU PANCRÉAS ET DU FOIE.

Les relations anatomiques du pancréas et du foie résultent de leur origine commune.

Ontogéniquement, en effet, au cours du développement embryonnaire, le foie et le pancréas naissent du bourgeonnement d'un même segment du mésenteron ; plus tard, une fois différenciés, ils restent encore, avant tout, des glandes annexes du duodénum, y débouchent par un orifice commun au niveau de l'ampoule de Vater, et y déversent simultanément leurs sécrétions digestives.

Philogénétiquement, dans la série des Êtres, on retrouve les mêmes étapes. Les deux glandes sont d'abord réunies en un seul et même organe, l'*hépato-pancréas*, qui cumule, à la fois, leurs diverses fonctions ; tel est, par exemple, l'hépato-pancréas des mollusques et des poissons. Lorsque, plus tard, la complexité fonctionnelle croissante de cet organe mixte en entraîne le dédoublement, le pancréas et le foie, individualisés, restent encore intimement unis.

Chez l'homme adulte, le pancréas et le foie constituent deux glandes distinctes, mais accouplées anatomiquement par leurs deux voies de sécrétion, par les *canaux excréteurs*, voies de leur sécrétion intestinale d'une part et par les *vaisseaux*, voie de leur sécrétion sanguine d'autre part.

Ce double accouplement anatomique, canaliculaire et vasculaire, explique leur double synergie fonctionnelle, digestive et sanguine ; il explique aussi la double symptomatologie des syndromes mixtes, cholédoco-wirsungiens et hépato-pancréatiques.

1° *Accouplement canaliculaire du pancréas et du foie*. — Cet accouplement dérive, naturellement, de leur origine duodénale commune.

Canal de Wirsung et canal cholédoque débouchent, en effet, dans le duodénum, par un orifice commun, l'ampoule de Vater ; il sont, d'ailleurs, juxtaposés près de leur terminaison, au niveau de la tête pancréatique. Dans cette zone commune, ils peuvent se trouver, simultanément, exposés aux mêmes atteintes morbides.

On sait que le canal pancréatique principal aboutit au duodénum, après avoir parcouru transversalement l'axe de la glande et après avoir reçu, à angle droit, les canaux pancréatiques secondaires ; cette disposition a été comparée, par

Cruveilhier, à celle d'un millepattes, par Henle à celle d'un peuplier effeuillé.

A la vérité, un canal accessoire, le canal de Santorini, remonte obliquement dans la tête pancréatique, débouche dans l'intestin d'une façon indépendante, au niveau de la petite caroncule, et peut servir de voie dérivative au canal principal; mais les recherches de Schirmer (de Bâle) et de Opie ont montré que ce canal accessoire est souvent imperméable, et que la disposition réciproque des deux canaux est, en réalité, tellement variable que l'on ne peut pas compter, d'une manière absolue, sur cette anastomose, en cas d'obstruction vatérienne ou périvatérienne.

On sait, d'autre part, que le canal cholédoque, suite du canal hépatique après réunion du cystique, passe derrière le premier segment duodénal, et se creuse, à la face postérieure du pancréas, une gouttière profonde, transformée, dans le tiers des cas environ, en un tunnel intrapancréatique; puis, accolé au Wirsung, le cholédoque perfore les tuniques duodénales et s'ouvre dans l'ampoule de Vater.

L'ampoule de Vater, commune terminaison du cholédoque et du Wirsung, est généralement située au milieu du duodénum vertical, à 12 centimètres environ du pylore, d'après Schirmer : elle constitue une papille mobile, flottante, presque verticale, dirigée vers le bas, et percée à son sommet d'un étroit orifice elliptique : avec son capuchon et son frein, elle a souvent été comparée, dans sa forme, à un clitoris.

Sur une coupe longitudinale, on se rend compte des dispositions réciproques des canaux. Le plus souvent, ils débouchent, côte à côte, au fond d'une ampoule commune : le cholédoque, plus large, est situé en haut et en avant, séparé du Wirsung par un éperon; parfois l'un des canaux s'ouvre dans l'autre avant l'ampoule (c'est généralement alors le Wirsung qui s'ouvre dans le cholédoque); dans d'autres cas enfin, il n'y a pas de véritable cavité ampullaire, et les deux canaux débouchent côte à côte, en canon de fusil, au sommet de la grande caroncule.

Cholédoque et Wirsung accolés sont, d'ailleurs, encerclés par un sphincter musculaire, comprenant, à la fois, des fibres propres à chacun et des fibres communes entourant les deux conduits : le jeu de ce sphincter explique la simultanéité d'écoulement des deux sucs.

L'intrication terminale des deux conduits explique amplement que la moindre lésion de cette zone terminale, cholédoco-wirsungienne, entraîne un retentissement morbide dans toute l'étendue des deux arbres glandulaires susjacents.

2° *Accouplement vasculaire du pancréas et du foie.* — Cet accouplement est également très important; il a lieu simultanément par l'intermédiaire du système porte et des lymphatiques.

a. Par la *veine porte*, tout le sang issu du pancréas se déverse, en effet, directement dans le foie. La sécrétion interne des cellules pancréatiques arrive donc immédiatement au contact des cellules hépatiques.

On sait que le pancréas est très richement vascularisé et que, dans ses périodes d'activité physiologique notamment, la glande se congestionne et rougit : les îlots de Langerhans, surtout, sont très riches en capillaires, qui constituent de véritables pelotons vasculaires, comparables aux glomérules rénaux.

Le sang, venant des acini et des îlots, se jette dans les veines efférentes en suivant le trajet des artères, dans la veine splénique, dans une des deux mésaraïques, passe directement dans la veine porte ; il s'y mélange au sang venant de l'estomac, de l'intestin et de la rate ; au niveau du hile du foie, il suit les subdivisions intrahépatiques du système porte, parcourt les capillaires intralobulaires en direction radiée, directement en contact (à travers l'endothélium capillaire) avec les cellules hépatiques, en basse pression grâce au double système capillaire porte, et, par conséquent, dans les meilleures conditions pour les échanges intracellulaires.

Pareil accouplement vasculaire est, évidemment, en rapport avec la synergie fonctionnelle du pancréas et du foie.

b. Un autre mode de communication vasculaire entre le pancréas et le foie est constitué par les *lymphatiques.*

Les lymphatiques de la vésicule et des voies biliaires, une grande partie des lymphatiques du foie se jettent dans les ganglions du hile, puis, dans les chaînes ganglionnaires satellites des canaux où des artères, et se dirigent ainsi vers la tête du pancréas. Les lymphatiques du pancréas se jettent, d'autre part, dans les chaînes ganglionnaires satellites des arcades pancréatico-duodénales, antérieures et postérieures. Les deux groupes convergent, presque tous, vers la région de la tête pancréatique, où ils s'anastomosent largement, constituant un véritable carrefour lymphatique juxtaposé au tissu pancréatique.

La voie lymphatique est celle de certaines infections pancréatiques, de la tuberculose notamment, ainsi qu'en témoigne la fréquence des adénites tuberculeuses intrapancréatiques, que l'on a souvent prises pour des foyers tuberculeux de la glande elle-même ; pour Thiroloix et Mlle Maugeret, la pancréatite de la tête, consécutive à la cholélithiase, s'expliquerait par la propagation lymphatique de l'infection biliaire aux ganglions voisins de la tête.

II. — SYNERGIE FONCTIONNELLE DU PANCRÉAS
ET DU FOIE.

Au double accouplement anatomique, canaliculaire et vasculaire que nous venons de rappeler, correspond une double synergie fonctionnelle, exocrine ou digestive, endocrine ou sanguine.

1° *Synergie exocrine ou digestive.* — La synergie digestive du pancréas et du foie résulte, en grande partie, de leur accouplement canaliculaire.

Ce n'est pas, en effet, par une simple coïncidence que

le pancréas et le foie déversent leur sécrétion au même
endroit de l'intestin et que l'embouchure de leurs canaux
est encerclée par un sphincter commun.

L'action digestive complémentaire de la bile et du suc
pancréatique est, d'ailleurs, démontrée, d'une façon péremptoire, par deux expériences inverses de Cl. Bernard et de
Dastre :

Cl. Bernard a montré, chez le lapin (où le canal pancréatique débouche normalement dans l'intestin beaucoup plus
bas que le cholédoque, et où, par conséquent, les premières
portions de l'intestin ne reçoivent que de la bile sans addition du suc pancréatique), que, pendant la digestion d'un
repas riche en graisse, les chylifères ne sont injectés qu'au-
dessous du point d'abouchement du canal de Wirsung.
L'addition de suc pancréatique à la bile est donc nécessaire
pour l'absorption intestinale des graisses.

La contre-partie de cette expérience a été réalisée par
Dastre. Si, chez le chien, où les deux canaux s'ouvrent sensiblement au même endroit, on abouche artificiellement le
cholédoque dans une anse intestinale plus bas située, les
premiers segments de l'intestin ne reçoivent que du suc
pancréatique à l'exclusion de la bile : or, après un repas
riche en graisse, l'injection en blanc des chylifères ne se
produit qu'au-dessous de ce point d'abouchement, c'est-à-
dire à l'endroit où les deux sucs digestifs sont réunis dans
l'intestin.

Dans l'une et l'autre expérience, la présence simultanée
de bile et de suc pancréatique est donc nécessaire pour
assurer la digestion et l'absorption des graisses.

On a pu préciser, *in vitro*, le rôle favorisant de la bile
sur les ferments pancréatiques. On a vu, notamment, que
l'addition de bile pouvait accélérer l'action de la lipase pancréatique dans la proportion de 1 à 14 : cette action est due,
en majeure partie, aux sels biliaires ; elle peut être obtenue
par addition de glycocholates et de taurocholates synthé-
tiques.

L'activation des autres ferments pancréatiques, de la

trypsine notamment, par la bile, est admise par certains auteurs ; elle est, en tout cas, beaucoup plus inconstante et beaucoup plus faible que pour la lipase. On sait que l'activation de la trypsine est due, principalement, à un autre ferment d'origine intestinale, la kinase de Pawlow et Chepowalnikoff.

Si donc la digestion des graisses exige une synergie biliopancréatique, celle des albumines exige surtout une synergie intestino-pancréatique.

L'action synergique de la bile et du suc pancréatique sur certains actes digestifs explique la sécrétion simultanée des deux sucs au cours de la digestion. Si, comme nous l'avons fait chez des animaux munis d'une fistule duodénale, on recueille la sécrétion mixte obtenue par divers modes d'excitation, on voit que l'excrétion biliaire et celle du suc pancréatique, tout en n'étant pas nécessairement simultanées, sont, le plus souvent, synchrones. Si, notamment, on excite la sécrétion par introduction, dans le duodénum, d'acide ou de graisse, le suc recueilli est fortement coloré en jaune et, par conséquent, riche en bile, et il est, d'autre part, doué de pouvoir digestif sur les albuminoïdes.

On sait, d'ailleurs, que l'action d'un acide sur la muqueuse duodénale aboutit à la production d'une sécrétine, et que celle-ci, par injection, provoque abondamment, à la fois, la sécrétion de suc pancréatique et de bile.

2° *Synergie endocrine ou sanguine.* — La synergie du pancréas et du foie s'exerce, également, du côté de leurs sécrétions internes, ainsi qu'on pouvait le soupçonner par la disposition anatomique des vaisseaux que nous avons signalée. La démonstration physiologique en est, d'ailleurs, encore très incomplète.

C'est principalement dans le métabolisme des hydrates de carbone que l'on a pu mettre en évidence la synergie fonctionnelle du pancréas et du foie. Si, depuis Cl. Bernard, le rôle du foie sur les sucres est évident, caractérisé, principalement, par sa fonction glycogénique de réserve, le rôle du pancréas a été, d'autre part, démontré par Mehring et Minkowski, puisque la dépancréatisation totale provoque une glycémie et une glycosurie permanentes. Il semble donc y avoir une action combinée des deux glandes: l'une, réservoir nutritif des hydrates de carbone, l'autre, régulatrice de leurs réserves et de leur combustion.

A la vérité, de nouvelles recherches semblent remettre en question le rôle exclusif du pancréas en pareil cas. La glycosurie a été observée, non seulement après ablation du pancréas, mais aussi après lésion ou ablation du duodénum, après ablation des glandes salivaires, après lésion de l'hypophyse, etc. On connaît bien, d'autre part, depuis Blum, la glycosurie adrénalique. Le rôle du pancréas vis-à-vis du métabolisme des hydrates de carbone, vis-à-vis des réserves glycogéniques du foie notamment, paraît donc, actuellement, moins spécifique qu'on ne l'avait pensé tout d'abord.

S'agit-il d'un réflexe nerveux, comme l'avaient pensé tout d'abord Chauveau et Kaufmann, comme le pense encore aujourd'hui Pflüger? S'agit-il d'une sécrétion interne, déversée par le pancréas et impressionnant le foie à distance? La démonstration de cette sécrétion, « des hormones pancréatiques », suivant la terminologie de Starling, dans le pancréas ou dans le sang pancréatique, a été tentée maintes fois et n'a pu encore être faite d'une façon évidente. Pourtant, tout récemment, Hédon a montré que la circulation croisée d'un chien normal et d'un chien dépancréatisé fait cesser l'hyperglycémie et la glycosurie de ce dernier pendant quelque temps. La sécrétion pancréatique agit-elle directement sur le sucre, ou indirectement par l'intermédiaire du foie (Kaufmann), du muscle (Cohnheim), ou des leucocytes (de Meyer)? De nouveaux faits permettront probablement de mieux préciser la nature de la sécrétion pancréatique interne et celle de son action synergique sur le foie.

III. — SYNDROMES MIXTES HÉPATO-PANCRÉATIQUES.

L'accouplement vasculaire et la synergie fonctionnelle des deux glandes permettent, d'ores et déjà, de comprendre pourquoi leurs lésions sont si fréquemment associées.

De même qu'il y a, entre le pancréas et le foie, accouplement canaliculaire et vasculaire, synergie exocrine et endocrine, de même, en pathologie, on peut distinguer des types distincts de syndromes mixtes, suivant qu'ils sont canaliculaires ou glandulaires, bilio-wirsungiens, ou hépato-pancréatiques.

I. — Pathogénie des syndromes mixtes.

La pathogénie des lésions diffère pour chacune de ces variétés.

1° *Pathogénie des syndromes mixtes excréteurs (ou bilio-wirsungiens).* — Les syndromes bilio-wirsungiens (ou, d'une façon plus compréhensive, bilio-pancréatiques) résultent d'altérations siégeant au niveau de la zone commune qui enserre l'extrémité terminale des deux arbres canaliculaires, et qui, en raison de sa situation et de sa structure, est tout particulièrement vulnérable. Ces altérations provoquent immédiatement des modifications qui donnent lieu à des manifestations cliniques très caractéristiques.

a. Dans un premier groupe de cas, le plus fréquent peut-être, la lésion de la zone bilio-wirsungienne résulte du développement d'une *tumeur*, soit au niveau de l'ampoule de Vater, soit en un point de la tête pancréatique voisin de la traversée cholédocienne, soit, plus rarement, à la partie inférieure du cholédoque.

L'importance de ce carrefour anatomique est telle, qu'il suffit d'une très minime lésion siégeant en ce point pour provoquer un retentissement clinique à grand fracas. Une

tumeur de la grosseur d'un pois, d'un grain de blé, y suffit
pour provoquer, par compression du cholédoque, un ictère
intense, continu, progressif :

Nous avons observé, par exemple, un cas de cancer de
l'ampoule de Vater, à marche rapide, avec ictère continu,
décoloration des selles, etc., dans lequel la rétention bilio-
pancréatique était occasionnée par une masse néoplasique,
toute petite, siégeant dans la paroi même du Wirsung. Un
cas presqu'analogue, de M. Letulle est également bien net.

Nombreux sont, d'autre part, les cancers de la tête
pancréatique, ayant provoqué une symptomatologie d'a-
larme à grand fracas, alors qu'ils n'étaient encore que très
petits, passant même inaperçus à l'exploration chirurgicale
et décelés seulement sur les coupes. Leur siège est, fonc-
tionnellement, si important qu'une lésion de taille minime
y provoque des troubles graves, permettant un diagnostic
précis à une époque où elle passerait inaperçue en tout
autre point du pancréas ou du foie. Seules les lésions nerveuses ont des résultats cliniques aussi précis.

b. Dans un deuxième groupe de cas, la compression mixte
de la zone cholédoco-pancréatique a pour cause la présence
d'un *calcul*, généralement biliaire, parfois pancréatique. Un
calcul biliaire peut avoir franchi toutes les voies excrétrices
et, arrivé à la terminaison du cholédoque, se trouver arrêté
par le rétrécissement ou la coudure du conduit, par la
contracture du sphincter d'Oddi : l'arrêt du calcul, à la
traversée pancréatique du cholédoque, aboutit à l'obstruction de tout l'arbre biliaire et, souvent aussi, à l'obstruction
de l'arbre pancréatique. Nous verrons que des lésions de
nature infectieuse compliquent, le plus souvent, ces obstructions, purement mécaniques au début.

L'existence si fréquente des pancréatites chroniques de
la tête au cours de la lithiase, mise en évidence par Riedel
dès 1896, et qui occasionne parfois une symptomatologie
mixte, pancréato-biliaire, très bruyante, s'explique,
d'ailleurs, plutôt par les phénomènes infectieux consécutifs
que par la compression : elle est, en effet, souvent liée à la

présence d'un calcul, non à l'extrémité du cholédoque, mais à distance, dans la vésicule elle-même.

c. Dans un troisième groupe de cas, il s'agit d'*infection combinée* des voies biliaires et pancréatiques :

Les deux canaux, cholédoque et wirsungien, débouchent, en effet, accolés en canons de fusil, dans un milieu essentiellement septique, le duodénum. Même à l'état normal, ces canaux sont habités par une flore microbienne non négligeable : la flore anaérobie remonte, du reste, d'après Gilbert et Lippmann, beaucoup plus haut que la flore aérobie. Si, normalement, l'envahissement microbien de la glande n'a pas lieu, cela tient à ce que de multiples processus de défense (notamment la chasse biliaire ou pancréatique, l'action retardante ou atténuante des sécrétions sur les microorganismes, etc.), empêchent l'expansion microbienne. Mais si l'un de ces moyens de défense vient à manquer, si le flux glandulaire est interrompu par exemple, il se produit un envahissement microbien qui remonte les canaux, pénètre leurs parois et infecte le parenchyme glandulaire voisin.

Il en résulte, du côté du foie, des lésions d'angiocholite catarrhale, puis, à un degré plus accentué, des lésions d'angiocholite suppurée ; souvent enfin, à une époque plus tardive, des lésions de cirrhose biliaire. Du côté du pancréas, il en résulte également de l'angiopancréatite catarrhale, avec interruption de l'excrétion pancréatique, puis de l'angiopancréatite suppurée, et, souvent enfin, une pancréatite indurative de la tête.

Le plus souvent, ces diverses lésions, hépatiques et pancréatiques, sont combinées l'une à l'autre. Par exemple, en même temps qu'il y a ictère infectieux bénin, on peut observer une insuffisance pancréatique digestive ; en même temps qu'il y a lithiase infectée, on observe une sclérose de la tête pancréatique ; en même temps qu'il y a cirrhose biliaire, on constate des lésions pancréatiques connexes.

Il est donc nettement démontré qu'une infection canaliculaire ascendante est souvent mixte, à la fois cholédocienne et wirsungienne, et qu'elle se manifeste par des syndromes mixtes, à la fois biliaires et pancréatiques.

Si les infections canaliculaires doubles sont, le plus souvent, d'origine ascendante, d'autres infections mixtes peuvent, d'ailleurs, se produire par voie descendante. C'est ainsi que, pour les angiocholites typhiques, susceptibles de se compliquer d'angiopancréatites, l'infection est probablement réalisée par voie sanguine, les microorganismes étant excrétés par les glandes et dans le sens même de la sécrétion.

En d'autres cas enfin, certaines pancréatites induratives de la tête, consécutives à la cholélithiase, se produiraient par propagation lymphatique de l'infection vésiculaire à la tête pancréatique, suivant les chylifères qui se rendent de la vésicule aux ganglions péripancréatiques (Maugeret).

En réalité, la pathogénie des lésions mixtes, bilio-pancréatiques, est souvent complexe, et souvent, les différents types précédents se combinent l'un à l'autre.

Souvent, par exemple, un cancer se développe consécutivement à une ancienne lithiase et se complique ensuite d'infection ascendante bi-canaliculaire. Il est alors assez difficile d'analyser la part respective de ces différents facteurs dans la genèse de la lésion mixte.

Dans d'autres cas, si la lithiase biliaire ou pancréatique est provoquée par une infection ascendante ancienne, elle-même se complique ultérieurement d'autres infections ascendantes, plus importantes et plus aiguës, qui surajoutent, à l'ancienne angiocholite lithogène, une angiocanaliculite suppurée ou sclérogène récente.

En présence de cas aussi complexes, il est, le plus souvent, difficile d'affirmer la genèse des phénomènes. Quelques cas bien nets permettent cependant d'affirmer la réalité des processus élémentaires que nous venons de rappeler.

2° *Pathogénie des syndromes glandulaires (ou hépato-pancréatiques).* — Cette pathogénie est, surtout et avant tout, vasculaire. La propagation des lésions de l'une à l'autre glande peut alors se faire par voie lymphatique ou par voie veineuse.

Comme nous l'avons déjà vu, les lymphatiques du foie se rendent au hile et communiquent avec les ganglions de la tête pancréatique : il en résulte que, par voie lymphatique, des lésions du foie peuvent se propager à la tête pancréatique.

Inversement, le système veineux porte relie directement le pancréas au foie et peut propager à ce dernier organe les lésions pancréatiques initiales.

Un peu schématiquement, on pourrait donc admettre que *les lésions se propagent du pancréas au foie par voie veineuse, et du foie au pancréas par voie lymphatique.*

On doit enfin admettre des lésions mixtes concomitantes, dues à l'*action simultanée d'une même cause* (l'alcool par exemple) sur les deux parenchymes glandulaires, ou à une *commune fragilité héréditaire du foie et du pancréas* qui s'explique par leur commune origine.

Précisons ces trois cas par quelques exemples :

a. Comme type de la *propagation au foie des lésions du pancréas*, nous citerons, avant tout, le cancer du pancréas. On sait, en effet, que les noyaux secondaires du foie sont la règle en cas de néoplasmes pancréatiques, et que ces greffes secondaires ont la particularité très saisissante de reproduire, au milieu du foie, la forme et la structure de la cellule pancréatique originelle.

Plusieurs modalités peuvent, d'ailleurs, se présenter. Généralement, le noyau pancréatique primitif siège à la tête, point le plus vulnérable et le plus fréquemment atteint ; il peut alors provoquer une compression directe du cholédoque et donner lieu à un syndrome cholédoco-pancréatique, en même temps que des noyaux secondaires disséminés accentuent encore la participation hépatique. Mais, dans d'autres cas, le cancer pancréatique ne touche pas au cholédoque et n'amène pas de compression biliaire : la participation du foie apparaît alors uniquement due au développement des néoplasmes secondaires.

Dans les deux cas, on trouve généralement, au niveau du foie, une série de petits noyaux disséminés, blanc opalin, arrondis, en taches de bougie suivant l'expression de Bard et Pic.

Plus rarement, les noyaux hépatiques sont volumineux, à centre ramolli, parfois blanchâtre ; tel est le cancer en noix de coco de Hanot et de Gilbert.

Nous avons vu, récemment, dans le service de M. Gilbert, un foie énorme, constellé de masses néoplasiques volumineuses, les unes ramollies en leur centre, les autres rouge violacé et hématiques ; le pancréas était légèrement induré en un point, mais ce ne fut que sur les coupes histologiques que l'on y trouva un tout petit noyau cancéreux, au niveau de la tête, qui était, malgré sa petitesse, l'origine des énormes néoplasies secondaires du foie. Il est donc des cas où les néoplasmes secondaires du foie dominent la scène morbide et éclipsent le cancer pancréatique primitif, comme le fait se voit souvent pour de petits cancers de l'estomac ayant donné lieu à d'énormes cancers secondaires du foie.

La propagation du cancer du pancréas au foie se fait par voie veineuse, suivant le sens du courant sanguin ; on n'observe guère la propagation inverse du cancer primitif du foie au pancréas, sauf par contiguïté ou par voie lymphatique.

D'autres lésions pancréatiques se propagent de même par la veine porte (*porta malorum*), du pancréas au foie. Il en est notamment ainsi dans certains cas de pancréatite suppurée ou gangreneuse, avec petits abcès métastatiques au niveau du foie. Nous avons observé, de même, différents cas de tuberculose hépato-pancréatique propagée du pancréas au foie par la veine porte.

b. La *propagation des lésions du foie au pancréas* ne se fait guère que par voie lymphatique (et encore par contiguïté des ganglions juxta-pancréatiques avec le tissu glandulaire) ; car la propagation rétrograde, par voie veineuse, exigerait un reflux du sang porte, du foie au pancréas, à la rigueur possible, mais que rien ne démontre. Aussi est-il relativement assez rare d'observer des lésions pancréatiques intenses provoquées par des lésions glandulaires du foie. Cependant des pancréatites induratives de la tête s'observent au cours de certaines cirrhoses biliaires, vraisemblablement infectieuses. Telle est d'ailleurs la pathogénie des pancréatites induratives post-lithiasiques, d'après Thiroloix et Mlle Maugeret.

c. Les *lésions glandulaires mixtes, concomitantes*, sont généralement attribuables, pour le foie et le pancréas, aux mêmes causes, à l'alcool ou à la tuberculose notamment. Mais elles dérivent, pour une large part, d'une même débilité originelle des deux glandes sœurs.

Il en est probablement ainsi pour les lésions mixtes observées au cours des cirrhoses du foie.

Les lésions du pancréas dans les cirrhoses du foie, étudiées systématiquement par différents auteurs (Klippel et Lefas, P. Carnot, Gilbert et Weil, Steinhaus, etc.), sont, du reste, très variables et de sens inverse : on a trouvé, tantôt une sclérose atrophique du pancréas; tantôt, au contraire, une hyperplasie de l'organe; les îlots endocrines, dans les cirrhoses du foie, ont été trouvés parfois altérés, et souvent, au contraire, hypertrophiés (Carnot et Amet).

Il semble que les lésions du pancréas soient, en tout cas, moins marquées lorsqu'il s'agit de lésions glandulaires toxiques, que lorsqu'il s'agit de lésions biliaires (cirrhose biliaire, lithiase) ou vésiculaires, qui, elles, sont généralement infectieuses ou compliquées d'infection.

II. — Étude clinique des syndromes mixtes.

Cliniquement, les syndromes hépato-pancréatiques affectent, eux aussi, deux types un peu différents : le type excréteur et le type glandulaire. Aussi peut-on distinguer, cliniquement, des syndromes bilio-pancréatiques et des syndromes hépato-pancréatiques.

1° *Syndromes bilio-pancréatiques*. — Ces syndromes sont essentiellement caractérisés par la coexistence des troubles biliaires et des troubles pancréatiques.

a. Le type le plus caractéristique, avec rétentions biliaire et pancréatique complètes, s'observe dans les *cancers du confluent bilio-wirsungien*, qu'il s'agisse de cancers watériens, cholédociens ou pancréatiques.

La dominante du syndrome est alors un *ictère par rétention, précoce, intense, continu, progressif et sans rémission*, causé par le développement d'une masse néoplasique dure, non élastique, extensive, sans aucune tendance à la régression spontanée, et qui complète, chaque jour davantage, l'occlusion cholédocienne. Ce caractère de continuité de l'ictère ne manque guère que dans certains cas de néoplasmes watériens superficiels où l'obstacle peut se modifier facilement en raison de sa superficialité même ; encore n'attribue-t-on plus à la variabilité de l'ictère, en pareil cas, l'importance que lui avait reconnue Hanot.

En même temps que l'ictère, il se produit de la *cholurie*, de la *décoloration des fèces*. Le foie grossit par suite de la rétention biliaire plutôt que par le développement des noyaux secondaires. La vésicule biliaire se gonfle, par reflux de bile, l'obstacle à son évacuation étant situé plus bas que la conjonction des canaux hépatique et cystique : on sait la valeur diagnostique considérable de ce signe (*signe de Courvoisier-Terrier*).

La participation du pancréas à ce tableau morbide varie suivant les cas : elle est, le plus souvent, discrète, se caractérisant par des signes assez peu probants, et doit être généralement recherchée avec soin.

Parfois, on sent la *tumeur pancréatique* elle-même ; mais le fait est relativement rare, tant en raison de la profondeur de l'organe que de la petitesse fréquente du noyau cancéreux. Généralement, c'est la grosse vésicule que l'on prend, à tort, pour la tumeur elle-même.

Dans d'autres cas, la participation du pancréas se caractérise par de la *glycosurie*. Cette glycosurie, sur laquelle on a beaucoup discuté, n'est, d'ailleurs, pas la règle. Parfois, ainsi que l'a montré Mirallié, elle se montre dans la première période de la maladie et disparaît ultérieurement; la restriction du régime alimentaire, à la période cachectique, est probablement la cause de cette disparition. Parfois, au contraire, la glycosurie préexistait au cancer (ainsi que nous en avons vu récemment, à Broussais, un cas remarquable), et le cancer est la terminaison ultime d'un ancien diabète pancréatique : dans notre cas, le pancréas était atteint de scléro-lipomatose kystique, cause du diabète, et le cancer ne s'était développé que beaucoup plus tard, probablement en raison de l'inflammation chronique qui prédisposait l'organe au néoplasme.

Plus fréquemment, l'atteinte du pancréas se caractérise par des *troubles digestifs* : on observe alors une absence de digestion duodénale plus ou moins complète. La présence de *graisses non élaborées*, surtout après un repas d'épreuve (signe de Fr. Muller) est particulièrement importante ; elle se caractérise, cliniquement, par l'aspect blanchâtre et onctueux des selles, chimiquement, par l'abondance des graisses non saponifiées. La *non digestibilité des albuminoïdes* se caractérise par la présence, dans les fèces, de fibres musculaires non digérées ; on pourrait aussi, en ensemençant sur plaques de sérum de bœuf coagulé ou sur plaques de myosine coagulée, les matières fécales et en laissant vingt-quatre heures à l'étuve à 50° constater l'absence ou la pauvreté de trypsine.

Enfin, vis-à-vis de la nutrition générale, l'insuffisance pancréatique semble être directement responsable de la *déchéance*, et de l'*amaigrissement progressif* très rapide, que l'on observe presque constamment en pareil cas, et qui atteint, très vite, des limites extrêmes.

Tels sont les principaux éléments du syndrome biliopancréatique complet, tel qu'on l'observe dans les cancers de la tête pancréatique, avec obstruction bilio-wirsungienne.

b. Dans d'autres cas, le syndrome est moins complet, principalement si la compression est intermittente ; telle est, par exemple, l'*obstruction calculeuse du cholédoque, avec pancréatite indurative de la tête*, qui en a si souvent imposé pour un cancer de la tête : ici, même ictère par rétention, mais avec plus de variabilité ; même cholurie ; même décoloration des matières ; ici aussi, même élaboration défectueuse des graisses et des albuminoïdes. On sait combien le diagnostic est parfois difficile en pareil cas et quelle importance diagnostique offre le volume de la vésicule, constituant le signe de Courvoisier-Terrier.

Dans d'autres cas, le syndrome est plus fruste encore : l'ictère est discontinu : il peut manquer ; parfois la décoloration des fèces et leur caractère gras surviennent par période et ne persistent pas. Le syndrome bilio-pancréatique devient aussi de plus en plus atténué et difficile à mettre en évidence.

2° ***Syndromes hépato-pancréatiques***. — Les syndromes glandulaires mixtes (et non plus canaliculaires) se distinguent très nettement des précédents par l'absence de rétention biliaire, et notamment d'ictère ; ils sont, par là même, moins évidents et doivent être recherchés avec plus de soin.

a. Un type de transition peut être représenté par les cas où une lésion du foie, d'origine biliaire, est ultérieurement devenue glandulaire, et s'est accompagnée de lésions pancréatiques.

S'agit-il, par exemple, de cholécyste, de cirrhose calculeuse, ou de cirrhose biliaire avec pancréatite, le syndrome biliaire est assez fruste, le syndrome pancréatique plus fruste encore : l'ictère manque ou est peu marqué, incomplet ou intermittent ; le foie, par contre, est gros, dur, déformé, parfois douloureux ; la rate est volumineuse ; en même temps, existent des troubles digestifs, variables d'ailleurs, avec mauvaise utilisation des graisses ou des fibres musculaires ; parfois de la glycosurie ou un amaigrissement rapide décèlent l'atteinte concomitante du pancréas.

b. Par contre, dans certains de ces cas, les troubles pancréatiques passent au premier rang.

Tels sont les cas de *phtisie biliaire* calculeuse (Gilbert), survenant chez des vieillards atteints anciennement de coliques hépatiques, chez qui la lithiase biliaire reste silencieuse, marquée seulement par un peu de cystalgie passagère, par un léger subictère des téguments, par quelques accès espacés de fièvre intermittente; les troubles digestifs, par contre, sont très marqués, avec anorexie élective, mauvaise utilisation des graisses; enfin et surtout, un amaigrissement progressif survient, hors de proportion avec les autres signes, et qui, très vraisemblablement, doit être imputé au pancréas.

c. Dans les cas de lésions primitivement hépatiques, telles que la cirrhose de Laennec, on peut observer, avec plus ou moins de netteté, la superposition d'un syndrome pancréatique au syndrome hépatique. Tels sont les cas de *cirrhose avec glycosurie* :

Tantôt, il s'agit de glycosurie discrète, se manifestant après les repas, avec un caractère nettement alimentaire : la cause en est, peut-être, alors l'insuffisance glycogénique du foie, mais peut-être aussi l'altération pancréatique concomitante.

Dans d'autres cas, la glycosurie est beaucoup plus importante : il s'agit alors d'un véritable diabète avec cirrhose : tel est notamment le cas du *diabète bronzé*, caractérisé par de la pigmentation et par une glycosurie souvent considérable, où des lésions de cirrhose et de pigmentation existent, à la fois, au niveau du pancréas et du foie.

Il est, actuellement encore, assez difficile de se faire une idée précise de l'importance respective du pancréas ou du foie dans ces différents types de glycosurie.

d. Une autre forme clinique est la *cirrhose avec troubles digestifs prédominants* : à cette forme, digestive, des cirrhoses du foie, correspondent probablement des altérations pancréatiques qui les expliquent. La question est encore à l'étude. Elle est, en tout cas, complexe : car les troubles digestifs dépendent également, et des altérations du foie et de l'hypertension portale que provoque une stase veineuse du côté de l'intestin.

e. Enfin une autre forme clinique, où l'on doit probablement incriminer le pancréas, est la *cirrhose marastique,* avec une dénutrition et un amaigrissement beaucoup plus rapides qu'ils ne le sont d'habitude dans la cirrhose, et qui ne peuvent s'expliquer par de simples troubles circulatoires portes. Là encore, il y aurait intérêt à mieux connaître les altérations pancréatiques concomitantes, qui jouent probablement un rôle important dans la marche rapide de ces formes cliniques.

On voit, en résumé, que, dans un grand nombre de cas, le syndrome clinique est mixte, à la fois hépatique et pancréatique.

Tantôt, il s'agit surtout d'un *syndrome excréteur, bilio-wirsungien,* caractérisé par des troubles biliaires, par de l'ictère notamment, comme dans les obstructions cholédociennes.

Tantôt, il s'agit d'un *syndrome vasculaire hepato-pancréatique,* caractérisé, à la fois, par des troubles hépatiques, surtout d'ordre circulatoire, et par des troubles pancréatiques, surtout d'ordre digestif et nutritif.

Ces syndromes mixtes, hépato-pancréatiques, d'une grande importance clinique, seront d'autant mieux analysés dans l'avenir que l'on aura à sa disposition de meilleurs signes pour les révéler.

TABLE DES MATIÈRES

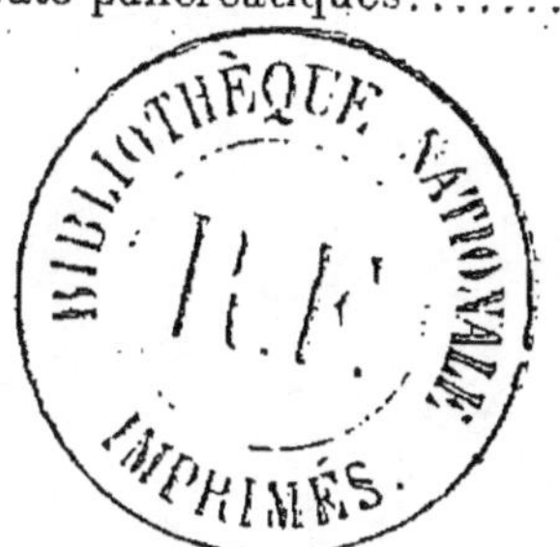